FRAKTUREN UND LUXATIONEN

EIN KURZGEFASSTES LEHRBUCH FÜR ÄRZTE UND STUDIERENDE

VON

Dr. med. K. H. BAUER

A. O. PROFESSOR FÜR CHIRURGIE AN DER UNIVERSITÄT
GÖTTINGEN

MIT 237 ABBILDUNGEN

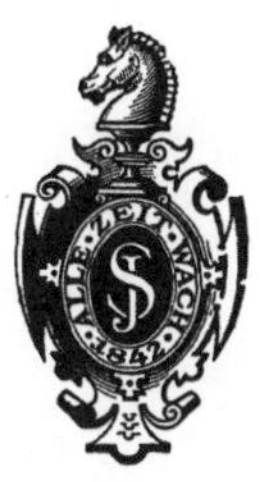

BERLIN
VERLAG VON JULIUS SPRINGER
1927

ISBN-13:978-3-642-89518-0   e-ISBN-13:978-3-642-91374-7
DOI: 10.1007/978-3-642-91374-7

Geleitwort.

Es war mir eine große Freude, die Entstehung des Lehrbuches der Frakturen und Luxationen meines langjährigen Mitarbeiters, Professor K. H. BAUER, Schritt für Schritt verfolgen zu dürfen. Habe ich doch in meinen jüngeren Dozentenjahren selber häufig und immer wieder mit Begeisterung die Vorlesungen über Frakturen und Luxationen abgehalten.

Schon lange habe ich die Empfindung, daß unsere Studierenden ein modernes Lehrbuch schmerzlich entbehren, das ihnen die Lehre von den Knochenbrüchen und Verrenkungen kurz und doch einigermaßen erschöpfend vermittelt. Einzelne neuere Bücher haben diesem Bedürfnis zwar nachzukommen versucht, aber ich glaube, daß es dem didaktischen Geschick BAUERS und seiner Fähigkeit, sich kurz und präzise auszudrücken, und dabei doch schulmeisterliche Trockenheit zu vermeiden, in besonders glücklicher Weise gelungen ist, den Stoff zu meistern.

Das Buch eignet sich nicht nur für den Studierenden, sondern auch für den fertigen Arzt. Seine guten Abbildungen und die zahlreich eingeflochtenen praktischen Beispiele werden gerade auch dem fertigen Arzt das Studium auch dann noch schmackhaft machen, wenn er abgespannt von der anstrengenden Berufsarbeit heimgekehrt ist und sich noch über einen besonderen Fall orientieren möchte.

Ich bin überzeugt, daß das Buch sich gerade an den Stellen rasch Eingang verschaffen wird, wo es sein Verfasser haben möchte.

Göttingen, im März 1927.

R. STICH.

Vorwort.

Der Medizinstudierende ist heute vielfach nicht mehr im Besitze eines eigenen Lehrbuches über Frakturen und Luxationen, obgleich dieser Lehrgegenstand für die Erziehung zum ärztlichen Sehen, wie für die Praxis gleich wichtig erscheint. Er verläßt sich vielmehr meist auf die in den Lehrbüchern der gesamten Chirurgie eingestreuten Abschnitte über Knochenbrüche und Verrenkungen. Dadurch gerät er in die große Gefahr, sein Gedächtnis mit speziellem Einzelwissen zu überladen und die übergeordneten allgemein zusammenfassenden Gesichtspunkte außer acht zu lassen.

Dazu kommt, daß von den vorhandenen Lehrbüchern über Frakturen die einen viel zu umfangreich sind, als daß sie Aussicht hätten, von den Studierenden benutzt zu werden. Anderen fehlen Abbildungen über Frakturpräparate und Röntgenbilder, andere endlich sind in ihrer äußeren Gestalt und Aufmachung dem Studierenden von heute fremd geworden. So glaube ich, daß die Bedürfnisfrage, was den Studierenden anlangt, zu bejahen ist.

Ein weiterer Gesichtspunkt betrifft die frakturbehandelnden praktischen Ärzte. Die Erfahrung bei Begutachtungen lehrt nachdrücklich, daß der praktische Arzt noch immer bei der Frakturbehandlung über der Sorge für die anatomische Restitution die für den Wiedergebrauch des betreffenden Körperabschnittes so ungemein wichtige funktionelle Behandlung vernachlässigt.

Gegen diese nicht geringe Gefahr schützt nur eine erweiterte und umfassendere Formulierung des Frakturproblems: Frakturen und Luxationen dürfen nicht nur als Verletzungen des Knochen- oder Gelenksystems allein betrachtet, sondern müssen ganz überwiegend als Verletzungskrankheiten des ganzen regionären Bewegungsapparates aufgefaßt werden. Diesen Gedanken schon dem Studierenden als Grundlage seiner Einstellung zum Frakturproblem, dem praktischen Arzt als oberstes Behandlungsprinzip für die von ihm versorgten Frakturen näherzubringen und als Leitmotiv durchzuführen, das ist eine der wichtigten Aufgaben, die sich der Verfasser in diesem Buch gestellt hat.

Dabei galt es die Darstellung des didaktisch vielleicht etwas spröden Stoffes durch prägnante, typische Beispiele lebendig zu gestalten, das visuelle Erlernen durch nicht zu knappes Illustrationsmaterial anzuregen und auch die therapeutische Technik der Frakturbehandlung, soweit sie nicht ausschließlich fachchirurgisch ist, zu berücksichtigen.

Die Abbildungen sind — bis auf ganz wenige — Originalabbildungen des Verfassers, wobei ihm das reiche Material der Sammlung von Frakturpräparaten der Göttinger Klinik, besonders aus den Zeiten von KÖNIG und BRAUN sehr zustatten kam. Bei mehreren wurden altbekannte Bilder als Vorlagen benutzt. Für sechs Abbildungen (Nr. 59, 141, 186, 210, 215 und 230) stammen die Unterlagen aus MOLLIER, Plastische Anatomie. Die schwarzweißen und farbigen Tuschzeichnungen sind von Fräulein INGEBORG FUCHS, die Kohle-, Kreide- und Bleistiftzeichnungen von Fräulein ANNEMARIE BLOCHMANN nach Skizzen des Verfassers gezeichnet.

Meinem Chef, Herrn Professor STICH, danke ich für die Überlassung des reichen pathologisch-anatomischen und klinischen Materials der Klinik und für die vielfachen Anregungen, die er mir bei der Durchsicht des Manuskriptes gegeben hat. Auch Herr Dr. SEBENING, Frankfurt a. M., hat mich gelegentlich seiner Austauschassistentenzeit in unserer Klinik mit wertvollen Hinweisen dankenswert unterstützt. Der Verlagsbuchhandlung JULIUS SPRINGER bin ich für das stets liebenswürdige Entgegenkommen und für die reiche Ausstattung des Buches zu besonderem Danke verpflichtet.

Göttingen, im März 1927.

K. H. BAUER.

Inhaltsverzeichnis.

Seite

Einleitung 1

Allgemeiner Teil.

A. Frakturformen und Frakturentstehung 3
    I. Die deskriptive Einteilung der Frakturen 3
        1. Einteilung nach der Knochenbeschaffenheit 3. — 2. Einteilung nach dem
        Grad der Fraktur 4. — 3. Einteilung nach dem Frakturlinienverlauf 6. —
        4. Einteilung nach der Zahl der Frakturen 9. — 5. Einteilung nach dem
        Zustand der bedeckenden Weichteile 9.
    II. Frakturentstehung und ätiologische Fraktureinteilung 10
        1. nach der Gewalteinwirkung 11. — 2. nach dem Entstehungsmechanismus 12.

B. Symptome, Diagnostik und Heilung der Frakturen 18
    I. Fraktusymptome 18
        1. Verletzungssymptome 18. — 2. Eigentliche Fraktursymptome 21.
    II. Frakturdiagnostik 26
        1. Anamnese 27. — 2. Inspektion 28. — 3. Palpation 29. — 4. Röntgen-
        untersuchung 30. — 5. Untersuchung auf Nebenverletzungen 33.
    III. Frakturheilung 35
        1. Physiologische (traumatische) Entzündung 35. —2. Die regenerative Knochen-
        neubildung 35. — 3. Die Konsolidation 36. — 4. Der Frakturcallus 37. —
        5. Heilungsvorgänge der umgebenden Weichteile 39.

C. Frakturbehandlung 41
    I. Notversorgung 42
    II. Die formative Frakturbehandlung 44
        1. Die Reposition 44. — 2. Die Retention 47.
    III. Die funktionelle Frakturbehandlung 56
    IV. Operative Frakturbehandlung 59
        1. Indikationsstellung 59. — 2. Die Methoden der operativen Fraktur-
        behandlung 61.

D. Störungen der Frakturheilung und Frakturkomplikationen 67
    I. Komplikationen von seiten der Fraktur selbst 67
        1. Heilung in schlechter Stellung 67. — 2. Störungen der Konsolidation 68.
        — 3. Die ausbleibende Konsolidation (Pseudarthrosenbildung) 69. —
        4. Störungen der Callusbildung 72.
    II. Komplikationen durch Nebenverletzungen 72
        1. Gefäßverletzungen 72. — 2. Verletzung von Nerven 75. — 3. Sogenannte
        Myositis ossificans 76. — 4. Komplikationen von seiten lufthaltiger Räume 76.
        — 5. Die Verletzung von Organen 77. — 6. Die komplizierte Fraktur 77.
    III. Komplikationen von seiten des Gesamtorganismus 79
        1. Die Fettembolie 79. — 2. Die Pneumonie 80. — 3. Delirium tremens 80.
        — 4. Der Decubitus 80.
    IV. Die Wundinfektion von Frakturen 81

E. Allgemeine Luxationslehre 82
    I. Einteilung und Entstehung der Luxationen 83
        1. Begriffsbestimmung 83. — 2. Luxationsformen 83. — 3. Die Entstehung
        von Luxationen 85.

II. Symptome und Diagnostik der Luxationen 87
   1. Verletzungssymptome 88. — 2. Eigentliche Luxationssymptome 88. —
   3. Diagnostik der Luxationen 90.
III. Luxationsbehandlung 91
IV. Komplikationen der Luxationen 94
   1. Die Mitverletzung von Knochen 94. — 2. Die Mitverletzung von Gefäßen
   und Nerven 95. — 3. Die Mitverletzung von Haut und Weichteilen 95. —
   4. Die Mitverletzung von inneren Organen 95.

Spezieller Teil.

Einleitung 97

Frakturen und Luxationen des Stammes.

A. Schädel 97
   I. Frakturen des Hirnschädels 97
      1. Entstehung und Bruchformen der Schädelbrüche 98. — 2. Primäre Folge-
      erscheinungen und Komplikationen der Schädelfrakturen 104. — 3. Symptome
      und Diagnostik der Schädelbrüche 107. — 4. Behandlung der Schädelbrüche
      109. — 5. Sekundäre Komplikationen nach Schädelbrüchen 111.
   II. Frakturen und Luxationen des Gesichtsschädels 112
      1. Frakturen des Oberkiefers 112. — 2. Frakturen des Jochbeins 113. —
      3. Frakturen der Nase 114. — 4. Frakturen und Luxationen des Unterkiefers 115.
B. Wirbelsäule und Brustkorb 122
   I. Wirbelsäule 122
      1. Anatomische Vorbemerkungen 122. — 2. Entstehung der Wirbelfrakturen 123.
      — 3. Symptome und Diagnostik 126. — 4. Komplikationen 127. — 5. Be-
      handlung der Wirbelbrüche 129. — 6. Luxationen der Wirbelsäule 131.
   II. Brustkorb 135
      1. Frakturen der Rippen 135. — 2. Frakturen des Brustbeins 137.

Frakturen und Luxationen der oberen Extremität.

A. Schultergürtel 138
   I. Frakturen des Schlüsselbeins 139
      1. Entstehung und Bruchformen 139. — 2. Symptome und Diagnostik 140.
      — 3. Komplikationen 141. — 4. Behandlung 141.
   II. Luxationen des Schlüsselbeins 142
      1. Luxatio claviculae sternalis 143. — 2. Luxatio claviculae acromialis 144.
   III. Frakturen des Schulterblattes 144
   IV. Schulterluxation 145
      1. Entstehung und Formen der Schulterluxation 145. — 2. Symptome und
      Diagnostik 147. — 3. Komplikationen der Schulterluxation 148. — 4. Die Be-
      handlung der Schulterluxation 149.
B. Frakturen und Luxationen der freien oberen Gliedmaße 152
   I. Frakturen des Oberarmes 152
      1. Frakturen am oberen Humerusende 153. — 2. Die Schaftbrüche des
      Humerus 156. — 3. Frakturen am unteren Humerusende 158.
   II. Luxationen im Bereich des Ellenbogens 164
      1. Luxatio antebrachii 165. — 2. Isolierte Luxation des Radius und der Ulna 167.
   III. Frakturen und Luxationen des Vorderarmes 167
      1. Isolierte Frakturen der Ulna 168. — 2. Isolierte Frakturen des Radius 171.
      — 3. Fractura antebrachii 175. — 4. Luxationen im Bereich des Vorder-
      armes 176.
   IV. Frakturen und Luxationen im Bereich der Hand 178
      1. Frakturen der Handwurzelknochen 178. — 2. Isolierte Luxationen von
      Handwurzelknochen 179. — 3. Frakturen und Luxationen der Mittelhand-
      knochen 180. — 4. Frakturen und Luxationen im Bereich der Finger und
      des Daumens 180.

Frakturen und Luxationen der unteren Extremität. Seite

A. Becken 183
   I. Entstehung und Bruchformen 183. — II. Symptome und Diagnostik 187. —
   III. Komplikationen 189. — IV. Behandlung 190.

B. Luxationen des Hüftgelenkes 192

C. Freie untere Gliedmaße I. (Oberschenkel) 197
   I. Die Schenkelhalsfraktur 197. — II. Die infratrochantere Oberschenkelfraktur
   204. — III. Schaftfrakturen des Femur 206. — IV. Die suprakondyläre Oberschenkelfraktur 209.

D. Freie untere Gliedmaße II. (Knie, Unterschenkel, Fuß) 211
   I. Frakturen und Luxationen im Bereich des Kniegelenkes 211
      1. Frakturen des Gelenkanteiles des unteren Femurendes 212. — 2. Frakturen
      und Luxationen der Patella 213. — 3. Luxationen des Kniegelenkes 216. —
      4. Frakturen des Gelenkanteiles der Tibia 218.
   II. Unterschenkel 220
      1. Schaftfrakturen beider Unterschenkelknochen 221. — 2. Die supramalleoläre
      Unterschenkelfraktur 224. — 3. Malleolarfraktur 225. — 4. Isolierte Frak-
      turen der Tibia und Fibula 227.
   III. Frakturen und Luxationen im Bereich des Fußes 228
      1. Frakturen der Fußwurzelknochen 228. — 2. Die Luxationen des Fußes 230.
      — 3. Frakturen und Luxationen der Metatarsalia und Phalangen 231.

Sachverzeichnis 232

Einleitung.

Von den Funktionen des menschlichen Körpers wird die Bewegung im Raume vom Laien gewöhnlich als etwas Selbstverständliches hingenommen.

Aber auch für den Arzt wird der Bewegungsapparat in seiner Bedeutung für Gesundheit, Lebensgefühl und Lebenserhaltung erst so ganz sinnfällig, wenn er sich jenen bejammernswertesten Kranken gegenüber sieht, denen dauernd der Gebrauch ihres Bewegungsapparates unmöglich geworden ist und die darum nur noch ein bewegungsunfähiges, ein ortsgebundenes, ein Pflanzendasein zu führen in der Lage sind.

Drei ganz verschiedene Krankheitsgruppen vermögen zum gleichen Effekt einer solchen Betriebsstillegung des Bewegungsapparates zu führen. So sehen wir, wie Kranke mit Osteomalacie ihre weich und biegsam gewordenen Knochen zu keiner statischen Funktion mehr gebrauchen können; wir sehen, wie die Polyarthritis deformans progressiva durch Versteifung sämtlicher Gelenke jede Statik und Dynamik aufhebt und wie endlich die progressive Muskeldystrophie durch Schwund der Muskulatur die aktive Beweglichkeit lahm legt.

Die Osteomalacie betrifft das Knochen-, die Polyarthritis das Gelenk-, die Dystrophia musculorum das Muskelsystem: drei große Gewebssysteme also sind es, deren Erkrankung Bewegungsunfähigkeit zur Folge haben kann.

Diese Beispiele aus der Pathologie werfen aber auch ein Licht auf die Physiologie der Knochen, Gelenke und Muskulatur: Die Dreiheit der Gewebssysteme ist es, die die Einheit des Bewegungsapparates ausmacht. Die Knochen bilden die auf Zug, Druck und Biegsamkeit beanspruchbaren und in sich unbeweglichen Hartgebilde, die Gelenke und Bänder die beweglichen Verbindungen der Knochen untereinander. Beide zusammen umfassen den passiven Bewegungsapparat, sie sind die Grundlage der Bewegungsmöglichkeit, nicht aber der aktiven Beweglichkeit selbst. Beide gestatten Beweglichkeit, aber Beweglichkeit vollbringen ist ausschließlich den Muskeln und Sehnen usw. vorbehalten.

Diese Einheit des Bewegungsapparates als Resultante einer Dreiheit von Bewegungssystemen muß der maßgebende Gesichtspunkt sein, von dem aus wir Knochenbrüche und Verrenkungen betrachten müssen, wenn wir sie umfassend beurteilen wollen.

Unter Fraktur oder Knochenbruch versteht man im engeren Sinne eine plötzliche Zusammenhangstrennung eines Knochens, unter Luxation eine solche eines Gelenkes. Diese Nominaldefinition trifft zwar deskriptiv den wichtigsten Punkt, aber eine Realdefinition muß auch noch die weiteren Beziehungen des Begriffsinhalts mitumfassen und in einem solchen weiteren Sinne handelt es sich bei den Frakturen und Luxationen stets um Verletzungskrankheiten des ganzen regionären Bewegungsapparates, denn jedes Ereignis, das einen Anteil des Bewegungsapparates trifft, zieht zwangsläufig die anderen Teile in Mitleidenschaft.

In einer solchen Grundeinstellung gegenüber dem Frakturproblem werden wir bestärkt durch die immer besonders gewichtigen Argumente der Entwicklungsgeschichte, durch Erfahrungen der Frakturpathologie und Frakturtherapie.

Die Entwicklungsgeschichte lehrt uns, daß alle jene Gewebssysteme, Knochen, Gelenke, Bänder, Muskeln, Sehnen, Fascien, Gleitbindegewebe usw. nicht irgendein rein zufällig zusammengewürfeltes Konglomerat sind, sondern sie gehen alle, so zeigt sie uns, onto- wie phylogenetisch auf den gleichen embryonalen Mutterboden aller Stützgewebe, auf das Mesenchym, zurück und stellen damit nicht nur eine gewebsfamiliäre Gemeinschaft, sondern auch eine formalgenetische Einheit von Geweben dar.

Diese Einheit illustriert uns aber die Frakturpathologie aufs deutlichste. Es wird sich zeigen, daß z. B. die Frakturheilung ein ausgesprochenes Reservat mesenchymaler Gewebsabkömmlinge ist.

So weisen uns denn Bau, Funktion, Onto- und Phylogenese, Physiologie und Frakturpathologie darauf hin, auch die Fraktur als eine Angelegenheit jener drei synergistischen Gewebssysteme anzusehen. Es wird sich ferner auch bei der Frage der Frakturbehandlung ergeben, daß sich die verschiedensten und oft genug scheinbar widersprechenden Methoden der Therapie ebenso zwanglos wie harmonisch unter dem Gesichtspunkt der Frakturen als *Verletzungskrankheit des regionären Bewegungsapparates* zusammenfassen lassen.

Allgemeiner Teil.

A. Frakturformen und Frakturentstehung.

Der Begriff „Fraktur" als Ausdruck für eine plötzliche Zusammenhangstrennung eines Knochens ist ein Sammelbegriff, der eine Fülle von einzelnen Frakturformen umfaßt. Eine gewisse, zunächst rein deskriptive Systematik der Frakturen erscheint um so notwendiger, als zahlreiche Hilfsbegriffe für Unterformen der Knochenbrüche durch einige wenige Fachausdrücke stets ein volles Bild der Sachlage vermitteln und so zugleich den einfachsten Weg für die Diagnosebezeichnung und für die wissenschaftliche Verständigung bedeuten.

Bei der Einteilung der Frakturformen unterscheidet man zweckdienlich:

I. Die Einteilung der Frakturen nach ihren äußeren Merkmalen (deskriptive Fraktureinteilung).

II. Die Einteilung der Frakturen nach ihrer Entstehung (ätiologische Fraktureinteilung).

Es leuchtet ohne weiteres ein, daß die rein beschreibende Einteilung schier unerschöpflich ist und damit von vornherein bewußt eine Beschränkung auf die geläufigsten Bezeichnungen erfordert.

I. Die deskriptive Einteilung der Frakturen.

Je nach den näheren, durch einfache Beschreibung charakterisierbaren Umständen unterscheidet man die einzelnen Frakturformen nach:

1. Knochenbeschaffenheit, 2. Grad der Fraktur, 3. Frakturlinienverlauf, 4. Zahl der Frakturen, 5. Mitverletzung der bedeckenden Weichteile.

Mit jedem nach diesen Gesichtspunkten gebildeten Hilfsbegriffe wird in der wissenschaftlichen Terminologie zugleich ein mehr oder minder umfangreicher Begriffsinhalt vermittelt.

1. Einteilung nach der Knochenbeschaffenheit.

Man unterscheidet:

a) traumatische Frakturen, b) pathologische Frakturen.

Unter traumatischen Frakturen versteht man die durch plötzliche Gewalteinwirkung (Trauma) an vorher gesunden, unter pathologischen Frakturen die ohne gröbere Gewalt an vorher schon kranken Knochen „spontan" auftretenden Zusammenhangstrennungen.

Beispiel: Fliegt ein Chauffeur in voller Fahrt mit dem Kopf gegen einen Baum und erhält einen Schädelbruch, so ist das eine reine traumatische Fraktur.

Gegenbeispiel: Bricht eine Patientin mit Mammacarcinom beim Aufrichten im Bett den Oberschenkel inmitten einer Knochenmetastase, so spricht man von einer pathologischen oder auch Spontanfraktur.

Für „Spontanfrakturen" kommen ursächlich rein örtliche Krankheitsprozesse oder allgemein-konstitutionelle Krankheiten mit symptomatischer Knochenbrüchigkeit in Betracht.

An örtlichen, gelegentlich zu Spontanfrakturen führenden Krankheitsprozessen sind zu nennen: Osteomyelitis, Gummen, Knochencysten, Osteosarkome, Echinokokken und besonders Knochenmetastasen maligner Tumoren, vor allem beim primären Mamma-, Schilddrüsen- und Prostatacarcinom.

Bei den allgemein-konstitutionellen Krankheiten sind zu unterscheiden erbliche Knochensystemerkrankungen (Osteogenesis imperfecta, sog. Marmorknochenkrankheit, Ostitis fibrosa) und erworbene Erkrankungen des Knochensystems (Skorbut, MÖLLER-BARLOWsche Krankheit, Rachitis, Osteomalacie).

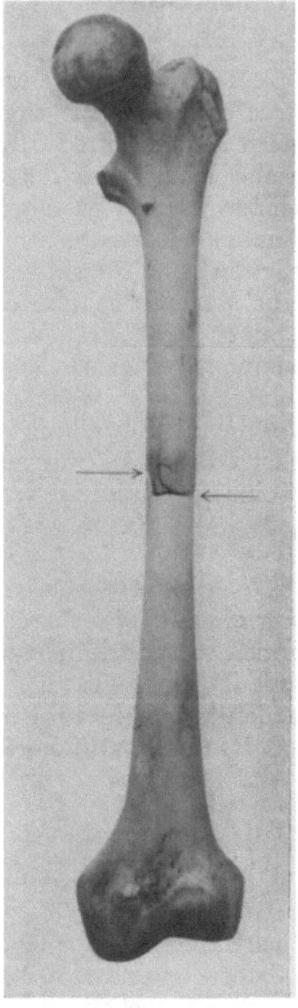

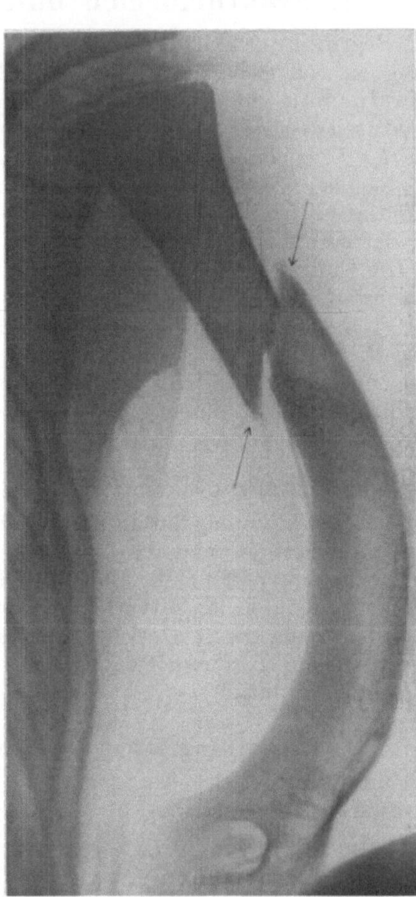

Abb. 1. Knochenpräparat einer frischen traumatischen Oberschenkelfraktur.

Abb. 2. Spontanfraktur des Humerus bei Osteogenesis imperfecta.

Da bei allen pathologischen Frakturen nicht die Fraktur, sondern als Hauptvoraussetzung der Fraktur die Grundkrankheit im Vordergrunde steht, gehören sie ins Gebiet der speziellen Pathologie jener Krankheiten, bleiben also in diesem Buch außer Betracht.

2. Einteilung nach dem Grad der Fraktur:

a) vollständige, b) unvollständige Frakturen.

Bei den vollständigen Frakturen ist der Knochen in seinem ganzen Durchmesser gebrochen — das Präparat, wie es Abb. 1 darstellt, zeigt eine vollständige

Fraktur des Oberschenkels. Man bezeichnet bei den vollständigen Frakturen die entstandenen Einzelbruchstücke als Fragmente, den zwischen den Knochenbruchenden entstandenen Zwischenraum als Bruchspalt und die Hauptrichtung des Bruchspaltes als Frakturlinie.

Die unvollständigen Frakturen sind in all ihren Unterformen dadurch ausgezeichnet, daß der Knochenzusammenhang wenigstens teilweise noch erhalten ist. Je nach dem Grad der teilweisen Kontinuitätserhaltung bieten sich die unvollständigen Frakturen dar

α) als Fissur oder Knochensprung,

β) „ Infraktion oder Einknickung bei Röhrenknochen,

γ) „ Impression oder Eindellung bei platten Knochen,

δ) „ Kompression oder Stauchungsbruch.

Die Fissuren sind unvollständige Knochenbrüche, bei denen eine spaltförmige Bruchlinie, ähnlich einem Sprung in einem Porzellangefäß, den betreffen-

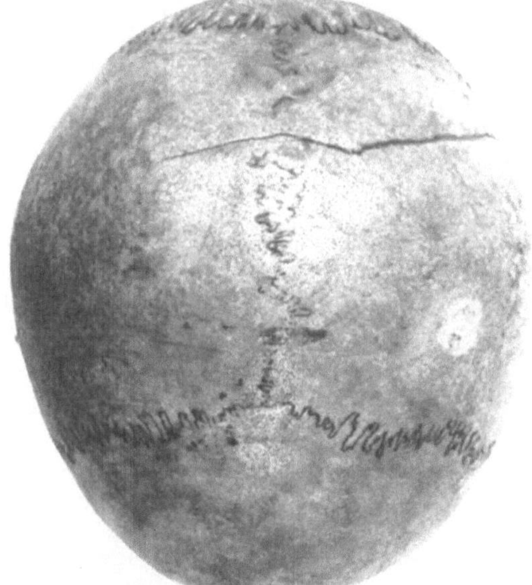

Abb. 3. Fissur des Schädeldaches.

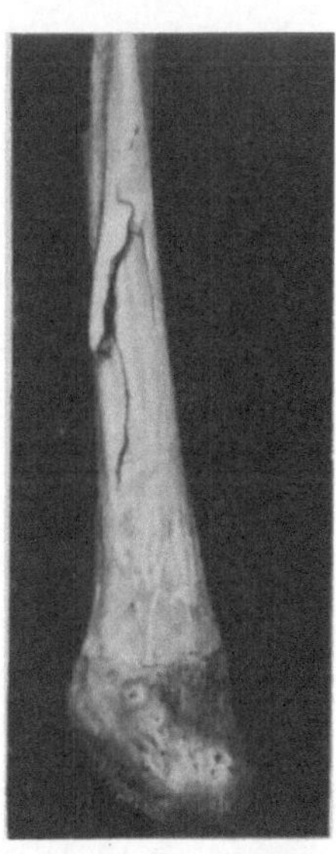

Abb. 4. Infraktion der Fibula.

den Knochen eine Strecke weit durchsetzt, ohne ihn aber völlig zu trennen. Sie sind die hauptsächlichste Bruchform der Schädelbrüche (s. Abb. 3), ferner kommen sie als Begleitfissuren neben der eigentlichen Fraktur bei den mannigfachsten Brüchen vor (vgl. Abb. 4, S. 5, Abb. 16, S. 13).

Bei der Infraktion oder dem Knickbruch bricht die Corticalis nur auf der einen Seite ein, während sie auf der anderen intakt bleibt. Der Mechanismus und die Bruchform lassen sich mit dem Brechen eines jungen Holzstückes vergleichen. Auch dabei pflegt die konvexe Seite quer einzubrechen, während der konkave Teil sich nur verbiegt. Nach dieser Analogie bezeichnet man dann auch solche Infraktionen als „Grünholzfrakturen" (vgl. Abb. 4).

Die Impression ist nur eine Variante der Infraktion und dem Eindrücken einer Celluloidkugel vergleichbar. Besonders an den platten oder breiten Knochen, wie Schädeldach (Abb. 5), Schulterblatt, Darmbein ist die vollständige Fraktur seltener. Die Infraktion geht dann mit einer charakteristischen Eindellung einher,

die die gesonderte Bezeichnung rechtfertigt. Ein einfaches Beispiel sind die von
der Geburtshelferzange herrührenden Schädelimpressionen des Neugeborenen.

Der Kompressions- oder Stauchungsbruch ist gleichfalls ein unvoll-
ständiger Bruch, da es nicht zu einer grobanatomischen Zusammenhangstrennung
kommt; vielmehr wird bei spongiösen Knochen ohne Entstehung eines Bruchspaltes das Gerüstwerk der Spongiosa in sich selbst zusammengedrückt (s. Abb. 6)
und dabei lediglich die äußere Form verändert.

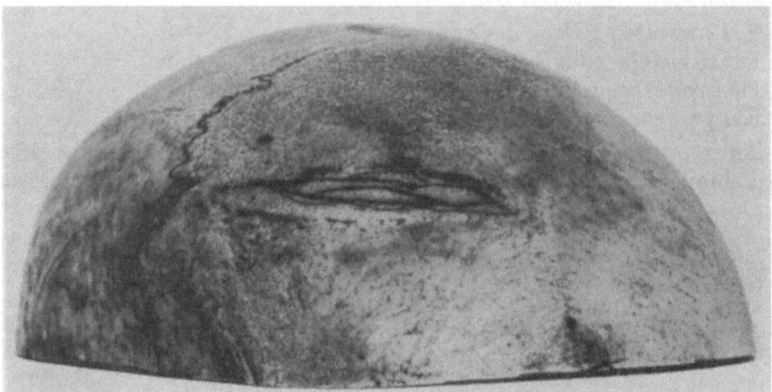

Abb. 5. Impressionsfraktur des Schädeldaches.

Den Übergang von den unvollständigen zu den vollständigen Frakturen stellen
die subperiostalen Frakturen des Kindesalters (vgl. Abb. 7). Bei ihnen
ist zwar der eigentliche Knochen selbst in ganzer Dicke frakturiert, der unverletzt

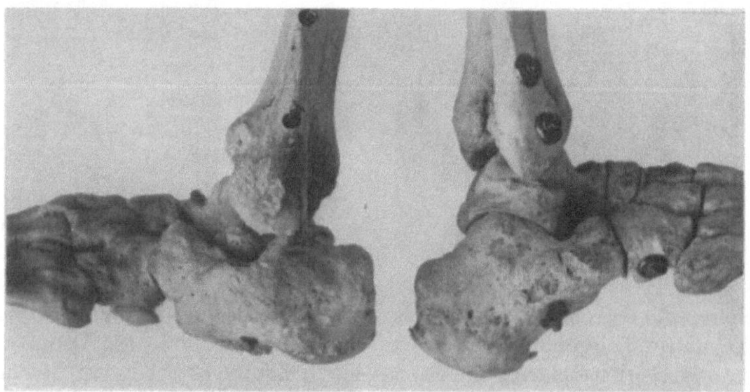

Abb. 6. Stauchungsbruch des Fersenbeins mit normalem Vergleichspräparat.

gebliebene Periostschlauch läßt es jedoch nicht zu einer völligen Zusammenhangstrennung kommen, sondern hält die Bruchenden wie eine unnachgiebige Bandage
in der natürlichen Stellung des Knochens fest.

3. Einteilung nach dem Frakturlinienverlauf.

a) **Querfrakturen.** Der betreffende Knochen ist mehr oder minder genau
senkrecht zu seiner Längsachse in seiner Kontinuität getrennt.

b) **Schrägfrakturen.** Die Bruchlinie verläuft in einem spitzen Winkel zur
Längsachse des betreffenden Knochens.

c) Längsfrakturen. Die Frakturlinie verläuft in der Längsrichtung des Knochens. Dieser Bruchlinienverlauf ist selten und, wenn vorhanden, meist noch mit anderen Bruchlinien kombiniert.

d) Spiralfrakturen. Bei ihnen verläuft die Bruchlinie ähnlich wie die Kante eines Korkenziehers schraubenförmig gewunden.

e) Frakturen mit mehrfachen Bruchlinien. Der Bruchspalt ist zusammengesetzt aus einer mehr oder minder größeren Zahl von verschiedenen Bruchlinien.

In dem bunten Bild der Einzelfrakturen mit mehrfachen Bruchlinien unterscheidet man wiederum im einzelnen:

α) die T- und Y-förmige Bruchform, β) Stückbrüche, γ) Splitter- oder Komminutivbrüche.

Y- und T-förmige Bruchlinien entstehen besonders häufig bei Condylenfrakturen des Humerus (vgl. Abb. 9), der Tibia und des Femur.

Stückbrüche, bei denen im Bruchspalt selbst ein oder mehrere Bruchstücke ausgesprengt sind, sind relativ häufig. Die Form der Einzelfragmente variiert stark, doch kommen bei bestimmten Mechanismen (s. S. 12) bestimmte Formen, wie dreieckige

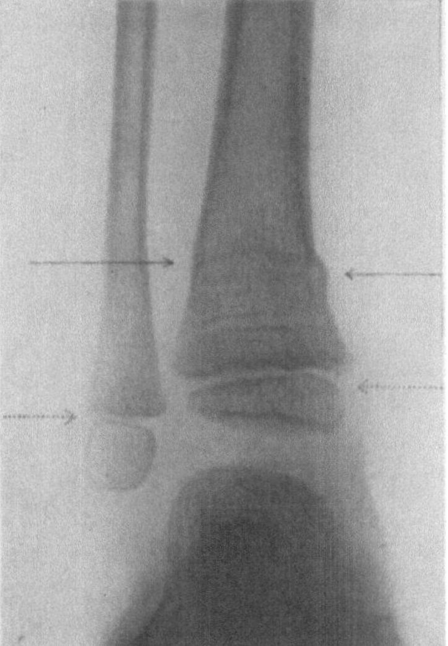

Abb. 7. **Subperiostale Tibiafraktur.** (Die ausgezogenen Pfeile bezeichnen die Fraktur, die punktierten Pfeile die unteren Epiphysenlinien von Tibia und Fibula.)

(s. Abb. 10), in anderen Fällen rautenförmige oder quadratische Formen zustande.

Bei der Splitter- oder Komminutivfraktur ist der betreffende Knochen an der Frakturstelle in zahlreiche, oft sogar zahllose einzelne Knochensplitter auf-

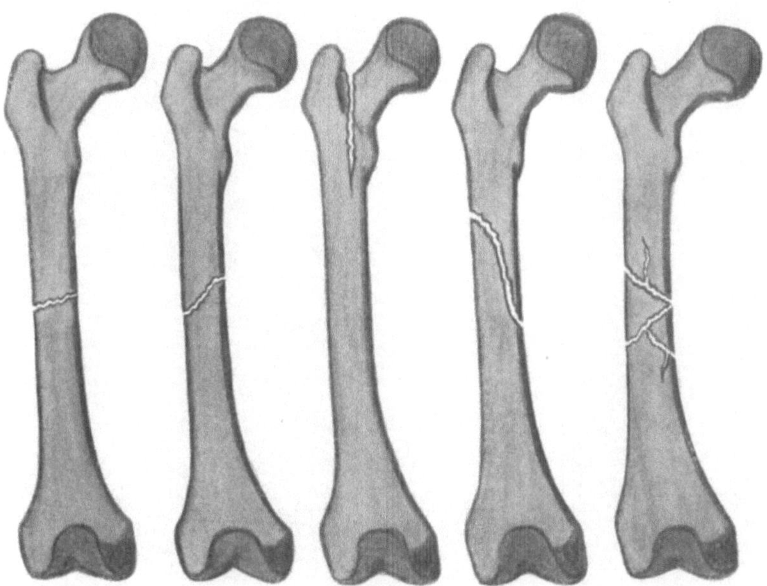

Abb. 8. Schema des Frakturlinienverlaufs.

gelöst. Es ist dies besonders bei Frakturen nach Überfahrenwerden, Schußverletzungen u. dgl. der Fall (vgl. Abb. 11).

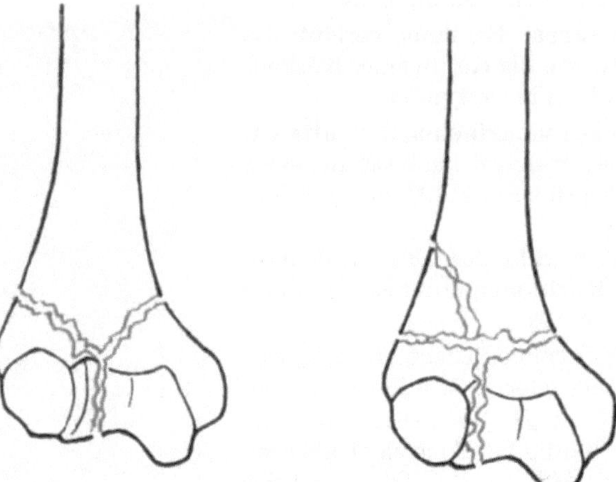

Abb. 9. Y- und T-Fraktur des Humerus nach KOCHER.

Die Mehrzahl der Frakturen zeigt solche mehr oder minder genau charakterisierbaren Bruchlinien. Oft genug allerdings finden sich selbst in einer einzelnen Bruchlinie verschiedene Frakturlinienformen irgendwie kombiniert.

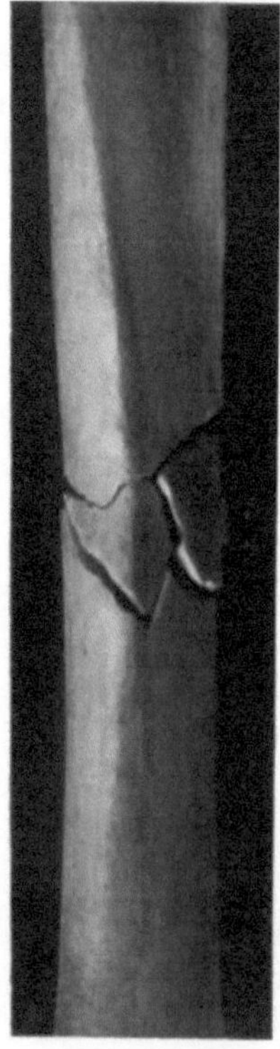

Abb. 10. Stückbruch bei Tibiaschaftfraktur.

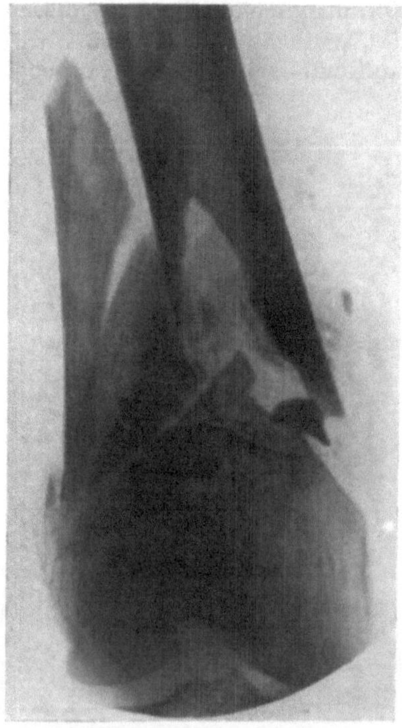

Abb. 11. Komminutivfraktur des Femur.

4. Einteilung nach der Zahl der Frakturen:

a) Einzelfrakturen, b) Doppelfrakturen, c) multiple Frakturen.

Weitaus die größere Mehrzahl der Knochenbrüche sind Einzelfrakturen, d. h. der betreffende Knochen ist nur an einer Stelle seiner Kontinuität frakturiert. Von Doppel- und Mehrfachfrakturen spricht man dann, wenn ein und derselbe Knochen an zwei verschiedenen Stellen zugleich frakturiert ist, von multiplen Frakturen, wenn zwei und mehr Frakturen an verschiedenen Knochen auftreten.

Doppelfrakturen kommen besonders an der Clavicula infolge ihrer S-förmigen Krümmung, fernerhin an der Fibula dank ihres im Vergleich zur Länge nur dünnen Kalibers, seltener am Femur und an den übrigen langen Knochen, gelegentlich am Unterkiefer vor.

Drei- und vierfache Brüche desselben Knochens werden selten beobachtet, in typischer Weise kommen sie jedoch an den Rippen beim Überfahrenwerden vor, und zwar dann, wenn das Rad beim ersten Auftreffen auf eine Rippe diese sogleich und dann noch nacheinander an weiteren sich folgenden Stellen frakturiert (sog. Sukzedanfrakturen).

Multiple Frakturen kommen besonders vor bei großen Gewalten, so bei Abstürzen im Gebirge, im Bergwerksschacht oder bei Gewalten, die längere Zeit einwirken (Geschleiftwerden) und solchen, die an verschiedenen Stellen des Körpers zugleich einwirken, wie bei Verschüttungen oder Granatverletzungen.

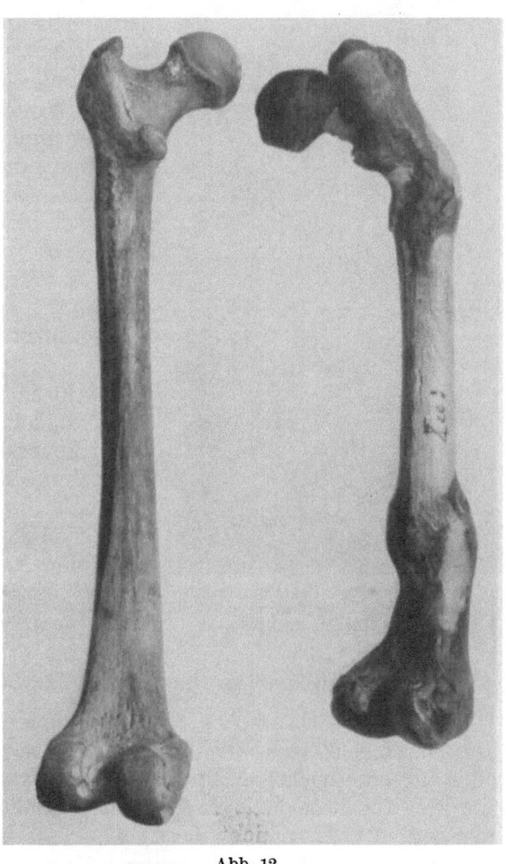

Abb. 12.
Doppelfraktur des Femur mit normalem Vergleichspräparat.

5. Einteilung nach dem Zustand der bedeckenden Weichteile:

a) einfache oder subkutane Frakturen, b) komplizierte oder offene Frakturen, c) Frakturen mit akzidenteller Weichteilverletzung.

Bei den subkutanen Frakturen ist die bedeckende Haut unverletzt, die Fraktur selbst steht unter den für die Frakturheilung entscheidend günstigen aseptischen Bedingungen.

Von komplizierten Frakturen spricht man dann, wenn eine, und sei es auch nur kleinste, äußere Verletzung eine Kommunikation zwischen dem inneren Frakturgebiet und der Außenwelt herstellt. So sind z. B. alle Schußfrakturen ohne Ausnahme zugleich komplizierte Brüche. Die „komplizierende" Wunde kann gesetzt sein durch die Frakturgewalt selbst, durch ein die Haut an- und durchspießendes Fragment oder durch eine nachträglich, z. B. durch tiefe Nekrose, entstehende Wunde.

Der grundsätzlich unterscheidende Gesichtspunkt ist hier die Gefährdung durch Infektion. Der Krieg hat uns gelehrt, jede Schußfraktur ohne weiteres als infiziert zu betrachten. Ebenso ist auch jede komplizierte Friedensfraktur prinzipiell als infiziert anzusehen und so lange als infiziert zu behandeln, bis der Verlauf selbst den Infektionsverdacht widerlegt.

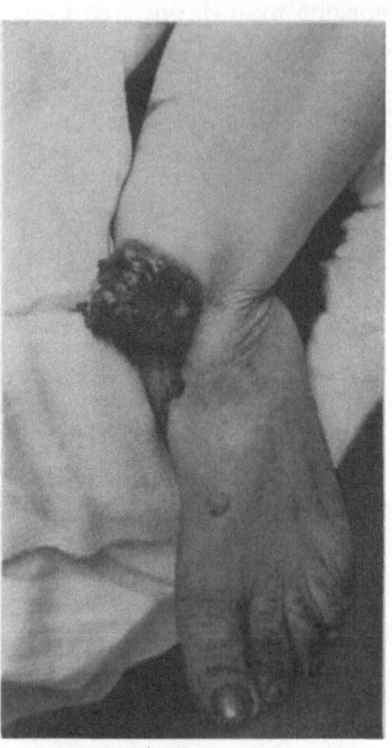

Abb. 13. Komplizierte Luxationsfraktur des Fußes (mit Circulationsstörungen des peripheren Gliedabschnittes).

Von gewissen Frakturen (Phalangen-, Ober-, Unterkieferfrakturen) ist stets die Mehrzahl dank der oberflächlichen Lage der betroffenen Knochen kompliziert.

In anderen Fällen findet sich eine akzidentelle äußere Wunde, die jedoch nicht in Verbindung mit der inneren Frakturwundhöhle steht. Es ist klar, daß eine solche Fraktur mit akzidenteller Weichteilverletzung nicht als offene, aber auch nicht ohne weiteres als einfache Fraktur bezeichnet werden kann, da auch bei ihr durch diese Wunde für die Fraktur, z. B. durch Verschleppung auf dem Lymphweg, eine erhöhte Infektgefährdung anzuerkennen ist.

Die bisherigen Einteilungsformen der Frakturen sind lediglich deskriptiv und sagen über die ursächliche Bedingtheit der Fraktur und über den Entstehungsmechanismus noch nichts aus. Es liegt nahe, daß man überall dort, wo es möglich ist, mit der näheren Frakturbezeichnung zugleich auch noch eine Aussage über die Ursache der Fraktur verknüpfen will. Wir kommen damit zur Frakturentstehung überhaupt.

II. Frakturentstehung und ätiologische Fraktureinteilung.

Die Frakturhäufigkeit ist verschieden, je nach der Gegend, nach Lebensalter, Geschlecht und betroffenen Knochen. Rein regionär spielt die Art der Bevölkerung eine wichtige Rolle, je nachdem ob ländliche oder Fabrikbevölkerung oder die Arbeiterschaft in Grubenbetrieben das Hauptkontingent der schwer arbeitenden Volksschicht darstellt.

Ferner ist die Frakturfrequenz sehr verschieden je nach Lebensalter. Jede Altersstufe hat ihre typischen Frakturen. Das hat nicht nur in der in den verschiedenen Altersstufen verschiedenen Gefährdung, sondern auch in dem je nach Lebensalter verschiedenen Zustand des Knochensystems seine Ursache.

Das 1. Jahrzehnt stellt die geringste Frakturfrequenz (Biegsamkeit, Elastizität des Knochens, relativer Schutz vor sehr groben Gewalten). Die Epiphysenlösungen, Infraktionen, subperiostalen Frakturen stehen im Vordergrunde.

Im 2. Jahrzehnt steigt die Kurve. Spiel und Sport und beginnende Berufsgefährdung bestimmen die Entstehung, die Epiphysentrennungen werden mit fortschreitender Verknöcherung der Knorpelfugen von den Frakturen in zunehmender Zahl abgelöst.

Das 3. Jahrzehnt bringt eine weitere, das 4. Jahrzehnt bringt die höchste Steigerung der Fraktur- und Luxationsfrequenz. Mit dem 5. Jahrzehnt nehmen die Frakturen nur noch relativ zu, aber die Luxationen ab.

Das Geschlecht spielt im ganzen lediglich hinsichtlich der größeren Gefährdung des männlichen Geschlechtes in den Berufen mit schwerer körperlicher Arbeit eine Rolle; eine endogene Verschiedenheit besteht nicht. Immerhin bedingt die größere Exposition eine 4—5 malige Frequenz der Frakturen beim männlichen als beim weiblichen Geschlecht.

Am prägnantesten ist die verschiedene Frakturhäufigkeit der einzelnen Knochen. Ein Bild der statistischen Erfahrung ergibt die auch im speziellen Teil verwandte Statistik von BRUNS. Die kausale Bedingtheit der hohen Frakturgefährdung bei den einen, die geringe bei anderen Knochen soll im speziellen Teil im einzelnen erörtert werden.

Tabellarische Übersicht über die verschiedene Frakturhäufigkeit der einzelnen Knochen unter Zugrundelegung der Frakturstatistik von BRUNS.

	vH	vH	vH
I. Stamm			16,3
1. Schädel		6,3	
a) Hirnschädel	3,4		
b) Gesichtsschädel	2,8		
2. Wirbelsäule		0,4	
3. Brustkorb		9,6	
a) Rippen	9,5		
b) Brustbein	0,1		
II. Obere Extremität			51,5
1. Schultergürtel		12,4	
a) Schulterblatt	1,1		
b) Schlüsselbein	11,3		
2. Freie obere Gliedmaßen		39,1	
a) Oberarm	10,2		
b) Vorderarm	22,2		
c) Hand	6,7		
III. Untere Extremität			32,2
1. Becken		0,8	
2. Freie untere Gliedmaßen		31,4	
a) Oberschenkel	14,1		
b) Unterschenkel	16,0		
c) Fuß	1,3		

Hinsichtlich des Zustandekommens kann man von den traumatischen Frakturen ganz allgemein sagen, daß sie nur durch eine grobe, die normale Festigkeit und Elastizität des Knochens übertreffende Gewalt entstehen können.

Dabei kommt es weniger auf die Größe der frakturierenden Gewalt, nach Meterkilogramm berechnet, als vielmehr auf die im Augenblick des Frakturereignisses jeweils vorhandene Gesamtkonstellation der einzelnen Bedingungen an. Einerseits spielen bei der Gewalt selbst Richtung der Kraft, Geschwindigkeit derselben als Hauptkomponente der Wucht eine ebenso große Rolle, wie die bloße Größe der Gewalt, andererseits sind es von seiten des betroffenen Körpers in gleicher Weise die Größe der Auftrefffläche, die augenblickliche Stellung des Gliedabschnittes, Festigkeit und Elastizität des Knochens, die ihrerseits das Zustandekommen und die Art der Fraktur mitbeeinflussen.

Die ätiologische Einteilung unterscheidet die Frakturen:
1. nach der Gewalteinwirkung, 2. dem Entstehungsmechanismus.

Man unterscheidet hinsichtlich der Frakturentstehung:

1. nach der Gewalteinwirkung
a) direkte Frakturen, b) indirekte Frakturen.

Die direkten Frakturen entstehen unmittelbar am Ort der Gewalteinwirkung.

Beispiel: Wenn einem Fuhrmann ein Wagenrad über den hohlliegenden Unterschenkel hinweggeht, so entsteht am Ort der Gewalt selbst eine direkte Fraktur.

Stürzt jemand bei Glatteis mit großer Wucht aufs Knie und schlägt mit der Kniescheibe auf, so kommt es zu einem direkten Bruch der Patella.

Die indirekten Frakturen entstehen fernab der Gewalteinwirkung durch Fortpflanzung der Gewalt und Frakturierung an der Stelle, wo übergroße Zug- und Druckkräfte eine die Festigkeit und Elastizität des Knochens übersteigende Spannung erzeugen.

Beispiele: Ein Rennreiter stürzt und fällt auf die instinktiv seitlich vorgestreckte Hand, der Aufschlagstoß setzt sich von dem gestreckten Arm auf das Schlüsselbein fort, das Schlüsselbein als schwächster Knochen frakturiert durch indirekte Gewalteinwirkung fernab vom Aufschlag.

Ein Stallknecht bekommt einen Hufschlag gegen das Kinn, das starke Corpus mandibulae hält stand, dagegen wird der schwächere Gelenkfortsatz durch Fortpflanzung der Gewalt gegen die Schädelbasis gestemmt und bricht fernab der eigentlichen Gewalteinwirkung indirekt durch.

Ein Förderstuhl saust infolge Bruches des Förderseiles in die Tiefe. Beim Aufschlag auf der Sohle kommt es bei dem in völlig gestreckter Körperhaltung stehenden Führer zu einer Fortpflanzung der Gewalt durch die untere Extremität und Wirbelsäule und dann zu einem Einstemmen der Halswirbelsäule in die Schädelbasis und so bei Einwirken der Gewalt von der Fußsohle aus zu einer indirekten Schädelbasisfraktur.

2. Unterscheidung der Knochenbrüche nach dem Entstehungsmechanismus.

Die große Mannigfaltigkeit der auf den Menschen einwirkenden Gewalten einerseits, die ganz verschiedene Exponiertheit, Form, Festigkeit der Knochen andererseits machen es verständlich, daß das Bild der Frakturmechanismen ein schier unübersehbar buntes ist. Es ist aber ebenso sicher, daß zahlreiche Entstehungsmechanismen in gleicher oder ähnlicher Form immer wiederkehren, daß es also eine Reihe typischer Entstehungsmechanismen gibt.

Je nach der Richtung, Art, Angriffsfläche und Größe der Gewalten, je nach der Beanspruchung auf Zug, Biegsamkeit, Druck und Festigkeit kommen verschiedene typische Frakturmechanismen zustande. Wir unterscheiden:

a) Rißmechanismus, b) Biegung, c) Stauchung, d) Abscherwirkung, e) Torsion.

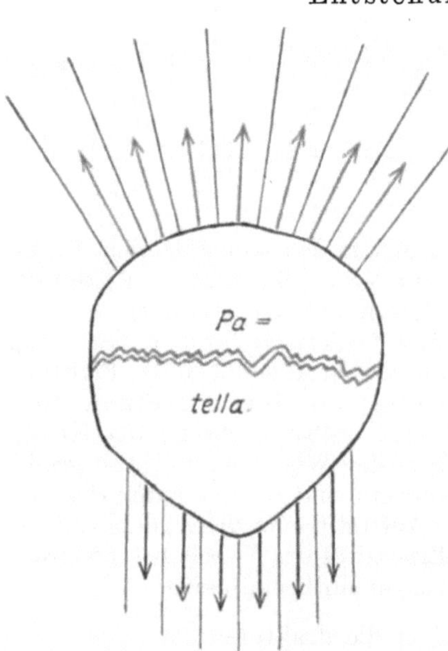

Abb. 14. Schema des Rißfrakturmechanismus.

a) Rißmechanismus. Bei den Rißfrakturen wirken, wie beim Zerreißen eines Fadens, die frakturierenden Kräfte in genau entgegengesetzter Richtung. Sie entstehen als direkte Frakturen nur bei Maschinen-(Transmissions-)-verletzungen, bei denen ganze Gliedabschnitte buchstäblich ausgerissen werden, besonders aber als indirekte Frakturen durch plötzliche intensivste isolierte Muskelkontraktion. Hierbei pflegen nicht die Muskeln selbst oder ihre Sehnen zu rupturieren, sondern es werden gewöhnlich die knöchernen Ansatzstellen vom Knochen abgerissen (sog. Abrißfrakturen).

Beispiel: Ein Müllerbursche trägt einen schweren Sack Mehl eine Treppe hoch, gleitet aus und droht aufs Knie zu stürzen. Mit aller Kraft sucht er sich aufzurichten, muß dabei aber mit größter Schnelligkeit und Intensität das Bein strecken, um die Fallbewegung aufzuhalten, sein eigenes Körpergewicht und dazu die schwere Last emporzudrücken: Der dazu nötige maximale Zug des M. quadriceps femoris reißt die Patella als typischen indirekten Querbruch durch Muskelzug entzwei.

Die Schulbeispiele von Rißfrakturen betreffen die sehnigen Ansätze kräftiger Muskeln an prominierenden Punkten des Knochensystemes: Abriß am Tuber calcanei durch die Achillessehne, des Proc. coronoideus durch den M. temporalis, des Trochanter minor femoris durch den M. ileopsoas, der Eminentia intercondylica durch das Lig. cruciatum usf.

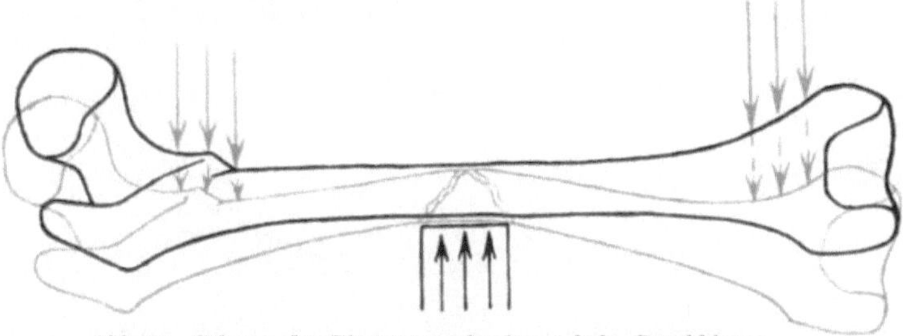

Abb. 15. Schema des Biegungsmechanismus beim Durchbiegen.

b) Biegung. Die Biegungsbrüche kommen dadurch zustande, daß, wie beim Brechen eines Stockes überm Knie (Typ I), an der scharf umschriebenen Stelle des Druckes auf der konkaven Seite maximale Druck-, an der gegenüberliegenden konvexen Seite der Spannung maximale Zugkräfte entstehen (s. Abb. 15).

Beispiel: Ein hohlliegender Unterschenkel wird durch einen aufschlagenden Baumstamm „durchgebrochen".

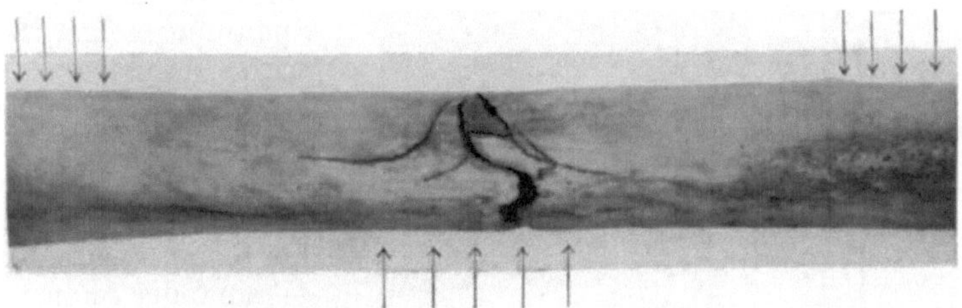

Abb. 16. Biegungsbruch des Femurschaftes.

Solche Fälle kann man am Präparat (vgl. Abb. 16) und im Röntgenbild leicht an der Art der Frakturlinien wieder erkennen und auch daraus den Biegungsmechanismus als solchen, Auftreffstelle der Gewalt (z. B. ob medial oder lateral) und Richtung derselben rekonstruieren, was forensisch von Bedeutung sein kann.

So ist z. B. im Falle des Präparates der Abb. 16 aus dem Fraktur- und Fissurlinienverlauf der dem Schema der Abb. 15 entsprechende Mechanismus ohne weiteres abzulesen.

Bei dieser Art direkter Biegungsfrakturen kommt es häufig zum Ausbrechen einzelner keilförmiger Fragmente, die dann aber auch stets, wie im Präparat der Abb. 10, den Biegungsmechanismus erkennen lassen. Im Röntgenbild zeigen

solche Stückbrüche Dreiecksform. Die Basis des Keiles entspricht der Seite der
Konkavität und damit des Druckes, die Spitze läuft auf die Stelle der höchsten
Spannung und auf den ersten Einriß zu (Abb. 10).

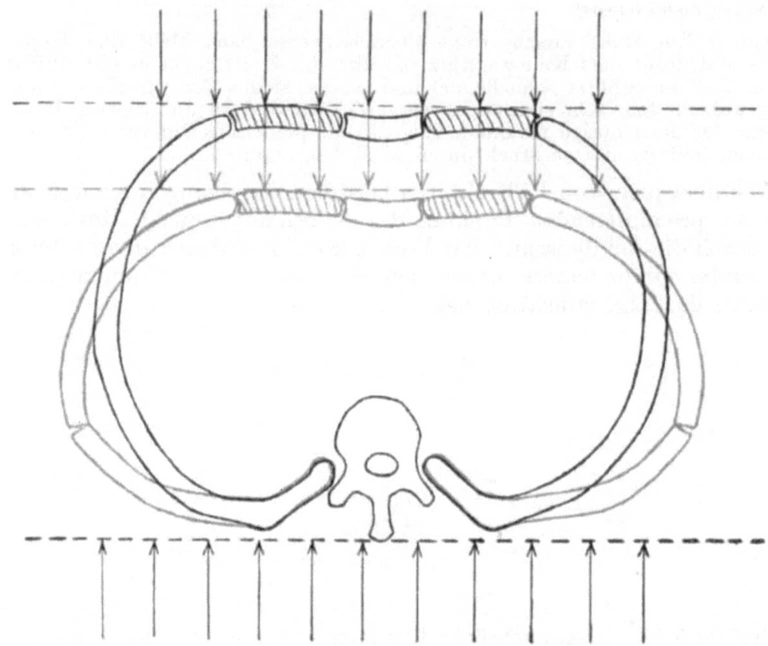

Abb. 17. Schema des Biegungsmechanismus bei bogenförmiger Überspannung.

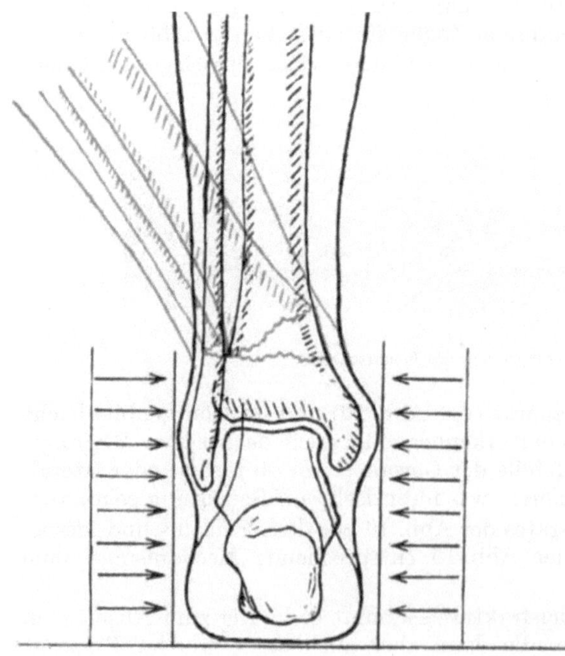

Abb. 18. Schema des Biegungsmechanismus bei einseitiger Fixation.

Ein anderer Biegungsmechanismus (Typ II) ist vergleichbar dem Brechen eines Bogens bei allzu straffer Spannung seiner Sehne, er trifft besonders gekrümmte Knochen und kommt dadurch zustande, daß die beiden Enden des betreffenden Knochens — z. B. eine Rippe bei Kompression des Thorax — einander immer mehr genähert werden, bis dann der Knochen auf der Höhe des Spannungsscheitels beim Überschreiten der Elastizitätsgrenze durch Biegung ein- und durchbricht (s. Abb. 17).

Die dritte Art (Typ III) betrifft eine Entstehungsform, bei der ein Knochen an dem einen Ende, wie ein Holzstab in einem Schraubstock, eingespannt ist, während der freiragende Teil durch Angriff der Gewalt am peripheren Ende seitlich abgebogen wird (s. Abb. 18).

Beispiel: Ein Hochtourist gerät mit einem Fuß in eine schmale Gletscherspalte, er verliert das Gleichgewicht, fällt nach der Seite um, der Fuß wird festgehalten, der fallende Körper wirkt als seitlich abbiegende Gewalt: Biegungsbruch des Unterschenkels.

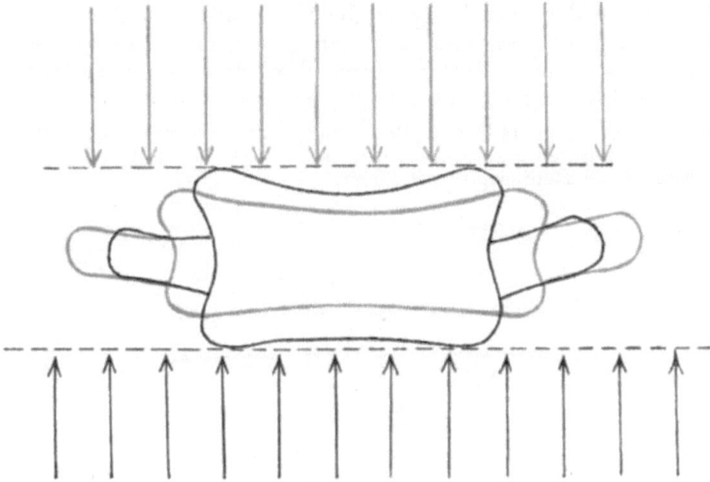

Abb. 19. Schema des Stauchungsmechanismus.

Zu den Biegungsbrüchen gehört die Mehrzahl der Frakturen der langen Röhrenknochen, sowie all der Knochen überhaupt, bei denen, wie bei der Clavicula, den Rippen, die Länge die Dicke überragt.

c) Stauchung. Bei den Stauchungsbrüchen beanspruchen die Kräfte den Knochen auf Druckfestigkeit, sie wirken auf den gleichen Knochen von zwei Seiten, aber in genau entgegengesetzter Richtung (Beispiel I) oder von einer Seite senkrecht auf eine feste Unterlage (Beipsiel II, Abb. 19), oder es werden die primär nach einem anderen Frakturmechanismus entstandenen Fragmente durch weiterwirkende Gewalt gegenseitig in sich hineingetrieben (Beispiel III, Abb. 20).

Beispiel I: In einer Seekriegsschlacht erfolgt Explosion unter Deck. Die Matrosen auf Deck erleiden als typische Seekriegsverletzung Fersenbeinbrüche. Mechanismus: Der plötzliche Explosionsdruck trifft das Fersenbein senkrecht von unten nach oben, das Körpergewicht wirkt senkrecht von oben nach unten. Im Zusammenprall beider Kräfte werden die Fersenbeine in genau entgegengesetzter Richtung zusammengedrückt: Kompressionsbruch des Calcaneus.

In anderen Fällen erfolgt die Stauchung durch senkrechten Druck von oben auf einen fest und breit aufliegenden Knochen (Abb. 19 und Beispiel II).

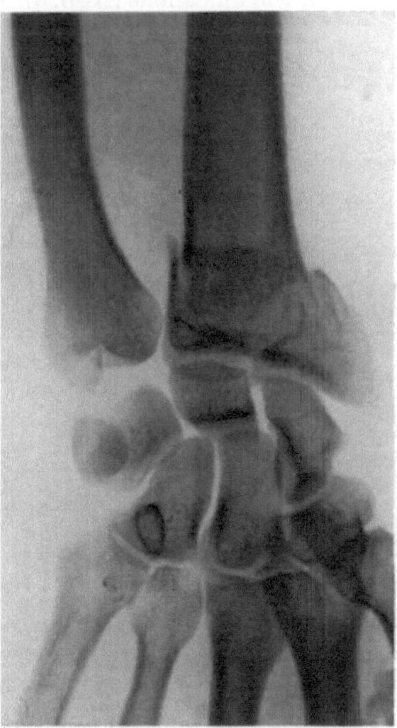

Abb. 20. Eingekeilte Radiusfraktur als Beispiel einer Stauchungsfraktur.

Beispiel II: Beim Kirschenpflücken fällt ein Mann vom Baum und schlägt mit dem Gesäß auf. Becken und untere Lendenwirbelsäule werden mit einem Ruck angehalten, der noch nachstürzende Oberkörper schlägt gleichsam auf den schon unbeweglichen Unterkörper auf. Die Lendenwirbelsäule wird zum Amboß, die Brustwirbelsäule zum heruntersausenden Hammer, der dazwischen geratene 1. Lendenwirbel wird in sich buchstäblich breit gehämmert (vgl. Abb. 19 und Abb. 122).

Die dritte Form der Stauchung ist die Stauchungseinkeilung. Sie verläuft als Schlußmechanismus bei anderen Entstehungsformen von Frakturen, in denen bei einer schon entstandenen Fraktur durch Weiterwirken der Gewalt die Fragmente in sich hineingestaucht, „eingekeilt" werden (Abb. 20).

Beispiel III: Ein Junge fällt vom Rad, stürzt auf die vorgestreckte Hand, es entsteht ein Bruch am unteren Radiusende. Die noch nicht erschöpfte Gewalt treibt den Radiusschaft tief in die Radiusepiphyse hinein.

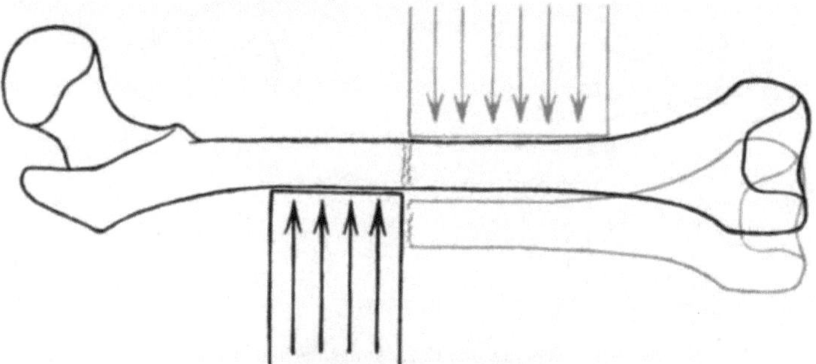

Abb. 21. Schema des Abschermechanismus.

Stauchungsbrüche kommen besonders vor an den „spongiös" gebauten Knochen, wie Calcaneus (Abb. 6), Wirbelkörper (Abb. 122), Hand- und Fußwurzelknochen, als Einkeilung bei Schenkelhalsfraktur, Condylenfrakturen der Tibia und des Femur, Brüchen des unteren Radiusendes (Abb. 20), am Collum chirurgicum humeri usf.

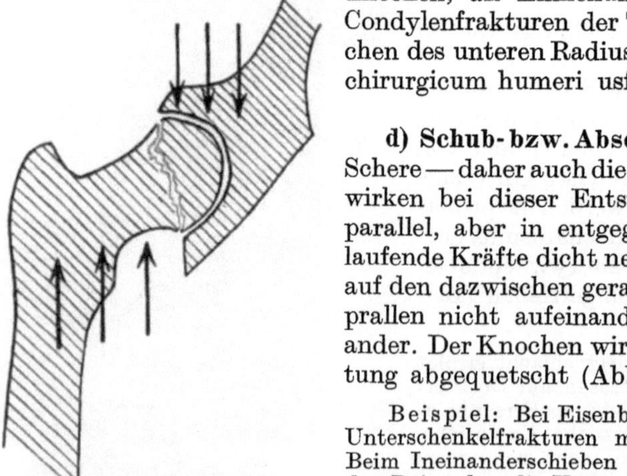

Abb. 22. Abscherfraktur des Schenkelhalses.

d) Schub- bzw. Abscherwirkung. Wie bei einer Schere — daher auch die Bezeichnung „Scherung" — wirken bei dieser Entstehungsform zwei einander parallel, aber in entgegengesetzter Richtung verlaufende Kräfte dicht nebeneinander vorbei direkt auf den dazwischen geratenen Knochen. Die Kräfte prallen nicht aufeinander, sondern begegnen einander. Der Knochen wird meist in rein querer Richtung abgequetscht (Abb. 21).

Beispiel: Bei Eisenbahnunglücken ist die Zahl der Unterschenkelfrakturen meist unverhältnismäßig groß. Beim Ineinanderschieben der Wagen werden den sitzenden Reisenden die Unterschenkel bis handbreit unterm Knie durch die eigene Bank fixiert, die gegenüberliegende Bank wird beim Ineinanderschieben der Wagen gegen die eigene Bank geschoben, der dazwischen geratene Unterschenkel wird zermalmt, wenn die Bänke aufeinander treffen, er wird abgeschert, wenn die eine Bank unter die andere untergeschoben wird.

Schubwirkung kann auch indirekt zustande kommen, wenn im Bereich von Gelenken ein bewegter peripherer Gelenkanteil gegen den ruhenden zentralen angedrückt und beim Weiterwirken abgestemmt wird.

Beispiel: Fall auf die Hand bei rechtwinklig gebeugtem Ellenbogen. Diese, einer forcierten Hobelbewegung vergleichbare Gewaltrichtung stößt den Processus coronoideus der Ulna gegen die Trochlea des Humerus. Letztere stemmt dann den Kronenfortsatz durch Schubwirkung ab. Die weiterwirkende Gewalt luxiert dann noch den Unterarm nach hinten.

Am häufigsten kommt dieser Mechanismus am Hüftgelenk zustande. Beim Aufsprung auf den Fuß wird bei durchgedrücktem Knie der in der Hüftgelenkspfanne festgehaltene Schenkelkopf vom Pfannendach, abgeschert: sog. mediale Schenkelhalsfraktur (Abb. 22).

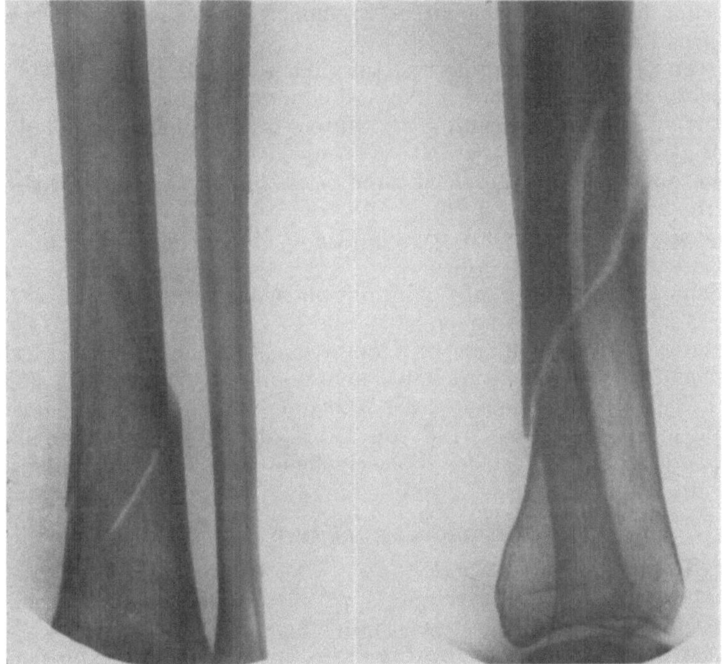

Abb. 23. Torsionsfraktur der Tibia mit spiraligem Verlauf der Bruchlinie.

e) Die Torsion. Bei den Torsionsbrüchen wirkt die verletzende Gewalt im Sinne eines Drehmomentes um die Längsachse des betreffenden Knochens, wobei der Schwungkraft die entscheidend frakturierende Rolle zukommt. Dabei bewegen sich seltener zwei um eine Längsachse torquierende Kräfte (Vergleich: Auswringen eines nassen Wäschestückes) in entgegengesetzter Richtung, meist wird das eine Ende, wie beim Schraubstockmechanismus, fest fixiert, während das andere um die Längsachse gedreht wird.

Beispiel: Ein Skifahrer gerät mitten in großer Fahrt mit dem einen Ski in eine tiefe, festgefrorene Wagenspur. Der betreffende Fuß wird sofort angehalten und festgeklemmt, der andere Ski saust weiter und gibt dem Oberkörper eine gewaltige Schwungkraft, die sich an der Grenze, wo Fixation und Schwung zusammentreffen, als Torsion auswirkt.

Die Torsionsfraktur ist am Präparat und im Röntgenbild stets an der längsspiraligen Bruchlinie erkennbar (Abb. 23); oft wird, besonders bei mehrmaliger Umkreisung der Zirkumferenz, ein rhombisches Einzelfragment ausgesprengt.

Deskriptive und ätiologische Fraktureinteilung sind einseitig nach dem Knochen allein orientiert, das Studium der durch eine Fraktur bedingten Krankheitszeichen (Fraktursymptome) wird jedoch sogleich zeigen, daß wir das Wesen einer Fraktur erst dann voll erfassen können, wenn wir auch seine zwangsläufigen Rückwirkungen auf den Bewegungsapparat mit in den Rahmen der Frakturpathologie einbeziehen.

B. Symptome, Diagnostik und Heilung der Frakturen.

I. Fraktursymptome.

Erfolgt an irgendeiner Stelle des Körpers eine Zusammenhangstrennung eines Knochens, so äußert sich dieses Ereignis in einer Reihe von Symptomen oder Krankheitszeichen.

Von diesen Symptomen hat die Fraktur nicht wenige mit anderen Verletzungen wie Quetschungen (Kontusionen), Verstauchungen (Distorsionen) und Verrenkungen (Luxationen) gemeinsam, z. B. Blutergüsse, Schmerz u. dgl. Wir unterscheiden sie als Verletzungssymptome schlechthin von denjenigen Krankheitszeichen, die ausschließlich bei Frakturen vorkommen, als den Fraktursymptomen im engeren Sinne.

Wir teilen demnach die Fraktursymptome folgendermaßen ein:

1. Verletzungssymptome:
   a) Schmerz, b) Bluterguß, c) Funktionsbehinderung.
2. Fraktursymptome im engeren Sinne:
   a) abnorme Beweglichkeit, b) Krepitation, c) Dislokation und Deformität.

Zu diesen örtlichen Fraktursymptomen kommen in einzelnen Fällen noch regionäre Symptome von seiten der Nebenverletzungen benachbarter Gewebe und Organe und Fernsymptome von seiten des Gesamtorganismus. Von all diesen wird ausführlicher bei den Folgeerscheinungen und Komplikationen der Frakturen die Rede sein.

1. Verletzungssymptome.

a) Der Schmerz. Er äußert sich

   α) als spontaner Frakturschmerz, β) als direkter lokaler Druckschmerz,
   γ) als indirekter, fortgeleiteter Stauchungsschmerz.

Der spontane Frakturschmerz wird nicht von der Knochensubstanz selbst, sondern von der reichlichst mit sensiblen Elementen ausgestatteten Knochenhaut, dem Periost, ausgelöst und besteht in einem zunächst dauernd vorhandenen Schmerzgefühl an der Bruchstelle und ihrer näheren Umgebung. Er steigert sich erheblich, sobald der Verletzte den Versuch macht, irgendeine Bewegung mit dem verletzten Körperteil auszuführen, z. B. einen frakturierten Unterschenkel anzuheben oder mit einem gebrochenen Unterkiefer fest zuzubeißen.

Diesem spontanen Frakturschmerz kommt jedoch, da er nur zu leicht auch durch eine Kontusion, Distorsion vorgetäuscht werden kann, lediglich die Bedeutung eines ersten Hinweises auf die Möglichkeit einer Fraktur zu. Eine gewisse objektive Beweiskraft bekommt der Schmerz dann, wenn ihn der Untersucher durch bestimmte Palpationsmaßnahmen selbst auslöst bzw. steigert.

Eine solche Prüfung erfolgt durch direkten Druck auf die Frakturstelle selbst (lokaler Druckschmerz) oder durch Erschütterung des frakturierten Knochens fernab von der Fraktur; dadurch wird indirekt ein fortgeleiteter Druck auf die Frakturstelle ausgeübt und Schmerz erzeugt (Stauchungsschmerz).

Dieser Stauchungsschmerz läßt sich an röhrenförmigen Knochen besonders leicht als „Achsenstoßschmerz", d. h. durch plötzlichen kurzen Stoß in der Längsrichtung des Knochens auslösen.

Ein sehr wichtiges Symptom ist der Stauchungsschmerz, wo er als Kompressionsschmerz durch Zusammendrücken eines knöchernen Ringsystems (Becken, Thorax, Schädelbasis) an der Bruchstelle als fortgeleiteter Bruchschmerz ausgelöst wird.

b) Bluterguß. Der Bluterguß entsteht als eigentliches Frakturhämatom durch Verletzung der Periost- und Markgefäße und als Weichteilhämatom durch Verletzung von Gefäßen der Umgebung.

Der Bluterguß selbst ist eine obligate Frakturfolge und daher stets vorhanden, das Blutergußsymptom ist aber nur fakultativ, d. h. trotz Vorhandenseins ist das Hämatom nur unter günstigen Bedingungen nachweisbar. Die Gründe dafür sind zeitliche und örtliche. Zeitlich ist das Symptom so lange negativ, bis eine gewisse Minimalzeit seit der Verletzung bis zum Erscheinen an der Oberfläche ver-

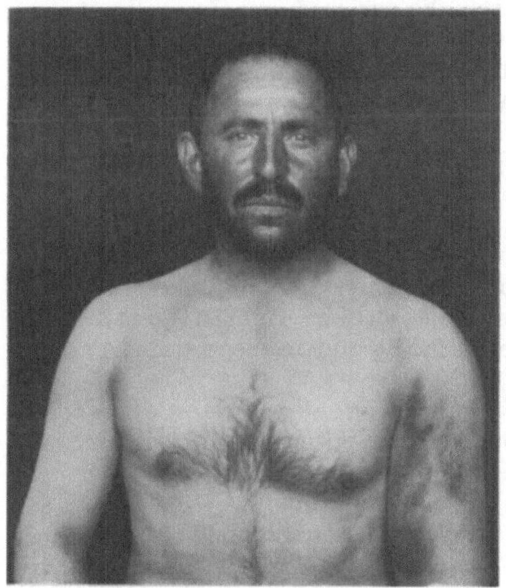

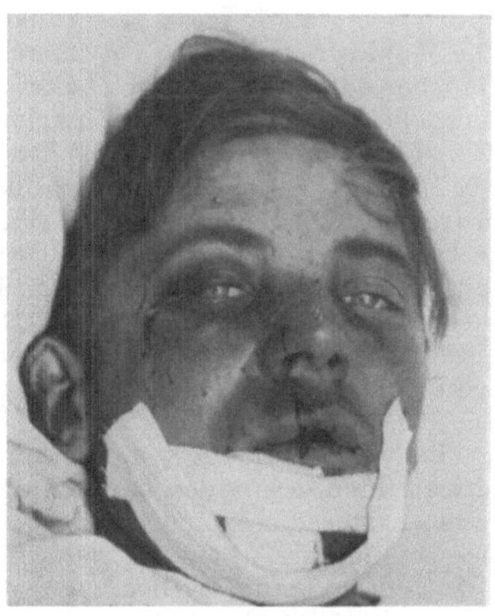

Abb. 24. Ausgedehntes Hämatom bei frischer Fraktur am Collum chirurgicum humeri.

Abb. 25. Charakteristisches Hämatom bei Schädelbasisfraktur.

flossen ist. Rein örtlich scheitert der Nachweis oft genug an der zu großen Tiefe des frakturierten Knochens, beispielsweise bei Frakturen der Wirbelkörper oder des Trochanter minor femoris.

Wo der Bluterguß jedoch nachweisbar ist, kommt ihm oft eine Bedeutung für die topische Diagnose der Fraktur zu. Im Falle der Abb. 24 weist die Art der Ausdehnung des Hämatoms ohne weiteres auf die Höhe der Fraktur (Collum chirurgicum) hin. Die Tatsache, daß die Schulter und die Gelenkkopfgegend frei ist, daß das Hämatom unmittelbar darunter beginnt und dort zugleich am stärksten ist, läßt den Erfahrenen die Diagnose einer Collumfraktur schon allein aus dem Hämatom mit großer Wahrscheinlichkeit stellen. Die Ausbreitung über den ganzen peripheren Oberarmabschnitt erfolgt in solchen Fällen lediglich unter der Einwirkung der Schwere.

In anderen Fällen spielt der Bluterguß eine gewisse Rolle bei der Differentialdiagnose zwischen Fraktur einerseits, Kontusion, Distorsion und Luxation andererseits. So spricht ein mächtiges Hämatom stets für eine Fraktur und gegen eine Luxation (s. a. S. 88).

Ja, in einzelnen Fällen fällt dem Bluterguß geradezu die Entscheidung der Diagnose zu. So ist z. B. ein Bluterguß der Ober- und Unterlider zusammen mit Blutungen aus Ohr, Mund, Nase bei Schädeltraumen geradezu pathognomonisch für eine Schädelbasisfraktur (s. Abb. 25, S. 19).

c) Die Funktionsbehinderung. Während die Verletzungssymptome des Frakturschmerzes und des Blutgusses ganz überwiegend durch den gebrochenen Knochen selbst bedingt sind, so stoßen wir bei der Funktionsbehinderung zum erstenmal auf die zwangsläufige Mitbeteiligung der Muskeln und Gelenke.

Es wird nämlich, sobald der passive Bewegungsapparat des Knochensystems an irgendeiner Stelle in der Kontinuität eines Knochens unterbrochen ist, sogleich auch der aktive Bewegungsapparat der Muskeln in Mitleidenschaft gezogen und dadurch wiederum auch die Gelenkfunktion beeinträchtigt oder aufgehoben. Diese Betriebsstillegung des regionären Bewegungsapparates äußert sich in einer Fülle von klinischen Einzeldaten, die wir zusammenfassend mit dem Symptom der Functio laesa, der Funktionsbehinderung, bezeichnen.

Die Muskeln selbst werden unmittelbar nach der Fraktur durch drei Momente mehr oder minder ausgeschaltet, das sind die schmerzreflektorische Ruhigstellung, die Veränderung der Muskelmechanik und der Muskelstupor.

Die schmerzreflektorische Ruhigstellung kommt dadurch zustande, daß bei den geringsten Bewegungen durch Verschiebungen an den Bruchenden intensiver Bruchschmerz ausgelöst wird. Es werden deshalb vom Verletzten selbst Bewegungen bewußt peinlichst vermieden, aber auch für den Verletzten unbewußt sorgt die Schmerzerfahrung noch reflektorisch dafür, daß auch minimale Muskelaktionen unterlassen werden. Diese reflektorische Ruhigstellung betrifft hauptsächlich die nicht unmittelbar betroffenen, besonders die von der Fraktur entfernter gelegenen Muskeln.

Die Muskelmechanik erfährt durch eine Fraktur eine schwere Beeinträchtigung. Da weitaus die meisten Frakturen zu einer Verkürzung des Knochenabschnittes führen, so werden dadurch die Ursprungs- und Ansatzpunkte der mitbetroffenen Muskeln einander genähert. Diese Verkürzung hebt den Tonus — zunächst wenigstens — auf und verurteilt den Muskel zur Unfähigkeit, sich wirksam zu kontrahieren. Wieder anderen Muskeln, besonders solchen fernab der Frakturstelle, fehlt der knöcherne Widerhalt an dem betreffenden Knochen, den sie zu ihrer Wirksamkeit unbedingt gebrauchen.

Der Muskelstupor endlich ist der Ausdruck für die aufgehobene elektrische und damit auch für die nervöse Erregbarkeit, er wird auf den Verletzungsschock bezogen. Vielleicht allerdings spiegelt er lediglich das anfängliche Unvermögen des Muskels, sich in verkürztem Zustande zu kontrahieren, wieder. Er hält 6—8 Tage an, eine Tatsache, die zu einer Reihe praktischer Konsequenzen führt.

Diese drei posttraumatischen Folgeerscheinungen an der Muskulatur machen es verständlich, daß sie gleichsinnig zu einer weitgehenden Betriebsstillegung des regionären Bewegungsapparates führen. Sie sind es auch, die die benachbarten Gelenke ruhigstellen.

Diese funktionelle Immobilisierung der Gelenke infolge Ausschaltung des natürlichen Muskelspieles führt zur Innehaltung bestimmter Gelenkstellungen, zur Ruhigstellung der Kapsel- und Bandapparate und der Gleitgewebe und damit über die natürlichen Folgeerscheinungen hinaus schnell zu schweren Komplikationsmöglichkeiten, deren dann gesondert gedacht werden soll.

Gelenkbehinderung, Muskelveränderungen und die aufgehobene Kontinuität am Knochen bedingen das komplexe Symptom der Functio laesa, die sich vornehmlich in der Behinderung der statischen und dynamischen oder beider Aufgaben des Knochensystems äußert.

α) **Die statische Funktionsbehinderung** ist ohne weiteres bei allen Frakturen der eigentlichen Stützorgane der unteren Extremitäten, des Beckens und der Wirbelsäule verständlich. Sie ist aber auch bei Frakturen der oberen Extremitäten feststellbar, sobald diese z. B. durch Aufstützen auf die Hand zur Stützfunktion herangezogen werden soll. Die Feststellung solcher Symptome einer behinderten Statik wird dann umgekehrt zu einem wichtigen Hilfsmittel der Frakturdiagnostik.

β) **Die dynamische Funktionsbehinderung** erklärt sich aus der Tatsache, daß an jedem Knochen Muskeln, Sehnen, Bänder und Kapselteile ansetzen und zu ihrer Funktion normalerweise eine Beweglichkeit der Knochen zur Voraussetzung haben. Jede Fraktur ändert die Mechanik des Muskelspiels, ja sie hebt bestimmte Muskelfunktionen mehr oder minder gänzlich auf. So geben auch die Symptome der Behinderung von Muskelaktionen besonders bei tiefgelegenen Frakturen wertvolle Hinweise auf die Fraktur selbst.

Beispiele: Bei einer Fraktur des Jochbeines, tief verborgen in einer mächtigen Schwellung und so der Diagnose schwer zugänglich, weist das stark behinderte Zubeißen auf den funktionellen Ausfall des am Jochbein entspringenden M. masseter hin.

Rippenfrakturen behindern die Hebung und Senkung der Rippen, die Tätigkeit der Intercostalmuskulatur und so die Funktion des tiefen, freien Durchatmens.

Eine sonst kaum diagnostizierbare Abrißfraktur des Trochanter minor verrät sich in der Behinderung des an ihm ansetzenden M. ileopsoas: Das Bein kann im Hüftgelenk zwar (durch den M. rectus femoris) bis zur Horizontalen, aber nicht darüber hinaus (Aktion des Ileopsoas!) gebeugt werden.

Die Funktionsbehinderung kann aber trotz Fraktur auch **fehlen** oder wenigstens klinisch nicht erkennbar sein. Es ist dies der Fall bei **fehlender** statischer und dynamischer **Funktion** des betreffenden Knochens (z. B. Schädeldach), bei **Funktionsübernahme** durch einen benachbarten, nicht frakturierten Knochen (z. B. bei Fibulafraktur und Übernahme der Funktion durch die Tibia) und endlich bei **Einkeilung**. So kommt es vor, daß Verletzte mit eingekeilter Schenkelhalsfraktur noch relativ große Strecken gehen können, ja sogar noch weiter arbeiten.

Schmerz, Bluterguß, Funktionsbehinderung sind nun aber als Verletzungssymptome nur Fraktur**hinweise**, jedoch noch keine in jedem positiven Falle entscheidend feststellende Fraktur**beweise**.

2. Eigentliche Fraktursymptome.

a) Abnorme Beweglichkeit. In der Begriffsbestimmung wurde für die Fraktur als Hauptcharakteristikum die Zusammenhangstrennung bezeichnet. Dasjenige Krankheitszeichen, welches diese Zusammenhangstrennung allein eindeutig beweist, ist die abnorme Beweglichkeit, d. i. die Verschiebbarkeit eines Bruchendes gegen das andere.

Technisch prüft man dieses Symptom dadurch, daß man mit der einen Hand den proximalen Gliedabschnitt festhält und mit der anderen Hand den distalen Teil seitlich ähnlich einer Abscherbewegung daran vorbei zu bewegen sucht.

Die Prüfung der abnormen Beweglichkeit löst meist einen intensiven Bewegungsschmerz aus, sie ist daher so schonlich wie möglich auszuführen.

Abnorme Beweglichkeit ist zwar vorhanden, aber **nicht nachweisbar** bei den für Palpation unzugänglichen Knochen, z. B. Rippenbrüchen, Handwurzelknochen, besonders aber solchen in der Tiefe größerer Muskelmassen gelegenen Frakturen, z. B. des Beckens oder von Querfortsätzen der Wirbel.

Abnorme Beweglichkeit fehlt bei allen unvollständigen Brüchen, so bei Fissuren, wie den Berstungsfissuren der Schädelbasis, bei Infraktionen, Impressionen und meist auch bei subperiostalen Frakturen, endlich bei fehlendem Bruchspalt, also bei allen reinen Kompressionsbrüchen, z. B. des Calcaneus, der Wirbelkörper und bei Einkeilung.

b) Krepitation. Die Krepitation oder das Knochenreiben entsteht bei gegenseitiger Verschiebung der rauhen und unebenen Fragmente gegeneinander, sie äußert sich

α) als Reibegefühl, wenn es nur mit dem Tastsinn der palpierenden Hände und

β) als Reibegeräusch, wenn es akustisch als Knarren wahrnehmbar ist.

Bei traumatischen Epiphysentrennungen der Jugend ist Krepitation manchmal als ein sehr viel weicheres „Knorpelreiben" erkennbar.

Krepitation ist dort, wo sie vorhanden ist, ein sicheres Fraktursymptom. Es darf aber nie aus dem Fehlen der Krepitation auf das Nichtvorhandensein einer Fraktur geschlossen werden, da häufig genug auch bei bestehender Fraktur ein Reiben der Fragmente ausgeschlossen ist.

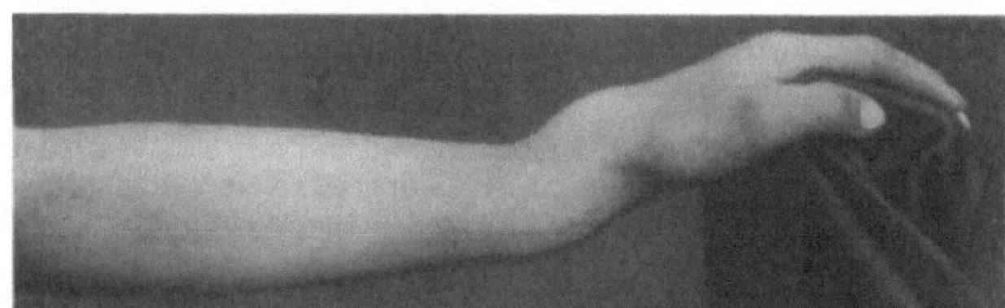

Abb. 26.   Dislokation der Hand bei Radiusfraktur („Fourchette-Stellung.")

Trotz Fraktur fehlt Krepitation:

aa) bei Fehlen von abnormer Beweglichkeit, also z. B. bei Fissuren, Infraktion, Impression, Kompression und bei Einkeilung; bei unzugänglichen Frakturen ist sie nicht nachweisbar;

bb) bei fehlender Berührung der Fragmente, also

α) bei sog. Diastase der Fragmente, dann also, wenn die Knochenbruchstücke mehr oder minder weit auseinander gezogen sind (s. S. 24, vgl. auch Abb. 31), wie das für die Mehrzahl der Abrißfrakturen zutrifft,

β) beim sog. Reiten der Fragmente, das ist dann der Fall, wenn die Bruchstücke so stark aneinander vorbeigeschoben sind, daß nirgends mehr Knochenbruchstücke miteinander in Berührung zu kommen vermögen (s. S. 25, vgl. auch Abb. 32),

γ) bei Interposition oder Zwischenlagerung von irgendwelchen Weichteilen, die ein Gegeneinanderreiben der Knochen verhindern; besonders kommen hierfür Muskeln, Sehnen, Bänder und Kapselteile in Betracht.

Krepitation kann gelegentlich verwechselt werden mit den Knarren bei Tendovaginitis crepitans, mit dem Knirschen in entzündlich veränderten Schleimbeuteln und mit dem Knistern bei Hautemphysem (s. S. 76).

c) Dislokation und Deformität. Abnorme Beweglichkeit und Krepitation sind auf den Bruch des Knochens selbst zu beziehen. Dasjenige Fraktursymptom, welches wieder — vorwiegend wenigstens — auf den aktiven Bewegungsapparat hinweist, ist die Dislokation. Sobald eine völlige Zusammenhangstrennung eines Knochens erfolgt ist, entsteht sogleich oder alsbald eine Verschiebung der Frag-

mente gegeneinander (Dislokation) und als unmittelbare
Folge der Dislokation eine Gestaltsänderung des betreffenden Körperabschnittes (Deformierung).

Die Verschiebung der Fragmente wird hervorgerufen:

α) durch die Gewalt selbst;

Beispiel: „Fourchette"-förmige Verschiebung der Hand bei
typischer Radiusfraktur (s. Abb. 26);

β) durch Muskelzug der an den Fragmenten ansetzenden Muskeln und Sehnen;

Beispiel: Clavicularfraktur, craniale Verschiebung des sternalen Fragments durch den dort inserierenden Kopfnicker,
s. Abb. 138, S. 140);

γ) durch das Eigengewicht des betreffenden Körperabschnittes.

Beispiel: Herabsinken der Schulter bei Fraktur des Collum
scapulae, der Clavicula (s. Abb. 139, S. 141). An der unteren Extremität fällt stets der distal von der Fraktur gelegene Gliedabschnitt durch das Gewicht des peripheren Teiles nach außen
um, sofern der knöcherne Zusammenhang wirklich völlig durchtrennt ist (Abb. 27, vgl. auch Abb. 35, S. 29).

Abb. 27 zeigt ein charakteristisches Beispiel einer kombiniert durch Muskelzug und Eigengewicht bedingten Dislokation und Deformität. Der Muskelzug der Oberschenkelmuskulatur bedingt eine deutliche Verkürzung, die ohne
weiteres beim Vergleich des beiderseitigen Kniescheiben-
und Knöchelstandes zu erkennen ist. Das Eigengewicht
des peripheren Gliedabschnittes bedingt das „Umfallen"
des Unterschenkels und Knies nach außen.

Man beachte außerdem den Erguß im Kniegelenk, auf der
Abbildung erkennbar als quere halbmondförmige Auftreibung
unmittelbar oberhalb der Patella

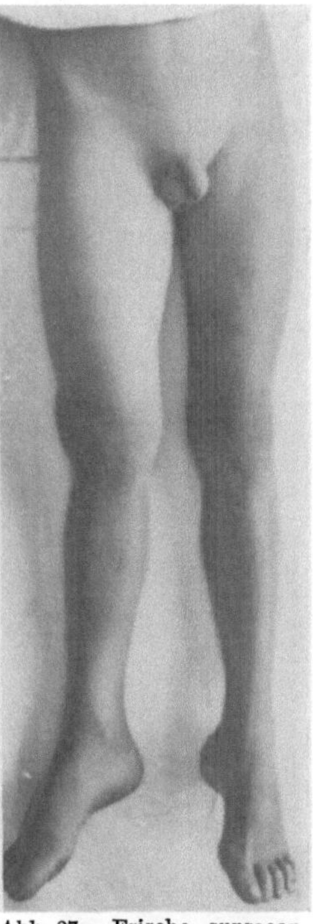

Abb. 27. Frische supracondyläre Oberschenkelfraktur
und typische durch Muskelzug und Gewicht bedingte
Dislokation.

Von den dislozierenden Kräften spielt praktisch der Muskelzug weitaus die
größte Rolle, da er nicht nur die Mehrzahl der Dislokationen bedingt, sondern

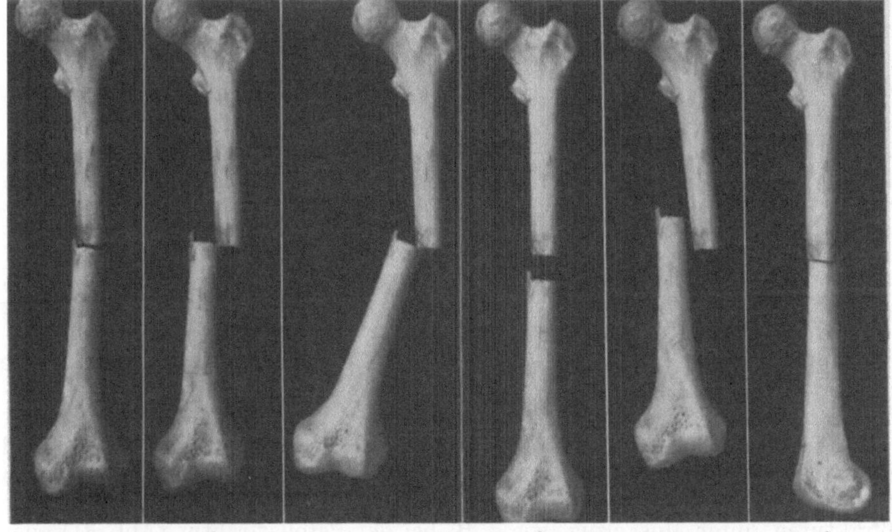

a   b   c   d   e   f

Abb. 28a—f. Typische Dislokationsformen. [An einem frischen Frakturpräparat (Abb. 1) künstlich gestellt.]

auch durch immer weitere Retraktion der Muskulatur jede Dislokation im Laufe der Zeit noch zu vergrößern vermag.

In Anbetracht der Ähnlichkeit immer wiederkehrender typischer Frakturereignisse, der Gleichartigkeit der jeweiligen Muskel- und Eigengewichtskräfte nimmt es nicht wunder, daß es auch wohl unterscheidbare typische Dislokationsformen gibt. Dabei wird in der Frakturterminologie die Dislokation stets nach der Stellung des distalen Abschnittes benannt.

Man unterscheidet:

1. Die seitliche Verschiebung (Dislocatio ad latus). Bei ihr sind die Knochenbruchstücke, auf die Hauptlängsachse bezogen, seitlich gegeneinander so verschoben, daß die verlängerten Mittellinien der beiden Fragmente zueinander parallel verlaufen (s. Abb. 28b u. Abb. 29).

Am häufigsten trifft man diese seitliche Verschiebung bei Querfrakturen, dann aber auch bei Schräg- und Spiralbrüchen.

2. Die winklige Verschiebung (Dislocatio ad axin). Bei ihr bilden die

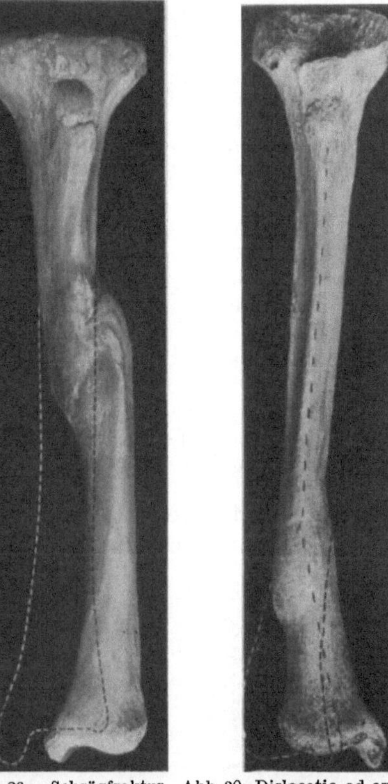

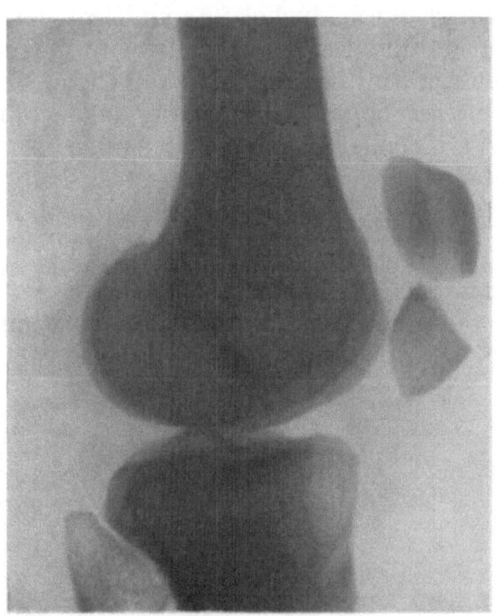

Abb. 29. Schrägfraktur der Tibiamitte mit Dislocatio ad latus.

Abb. 30. Dislocatio ad axin bei alter Tibiafraktur zwischen unterem und mittlerem Drittel.

Abb. 31. Dislocatio ad longitudinem cum distractione (Diastase) bei Patellarfraktur.

Mittellinien der Fragmente einen mehr oder minder stumpfen Winkel miteinander. Weitaus die meisten Frakturen verlaufen mit einer solchen winkligen Verschiebung (s. Abb. 28c; s. Abb. 30).

3. Die Längsverschiebung (Dislocatio ad longitudinem). Bei ihr sind die Bruchenden in der Längsrichtung gegeneinander verschoben. Eine solche Längsverschiebung kann zu einer Verlängerung oder Verkürzung führen:

a) Bei einem Auseinanderrücken in der Längsrichtung (Dislocatio ad longitudinem cum distractione) kommt es zu einer Verlängerung. Man spricht von einer Diastase der Bruchenden; sie ist vor allem typisch für alle Rißfrakturen durch Muskelzug, wie z. B. bei der Patellarfraktur (Abb. 31) oder dem Abriß des Olecranons.

Diastasen sind unter gewöhnlichen Verhältnissen nur an knöchernen Muskelansatzpunkten möglich, bei denen der axiale Teil des betreffenden Abschnittes (z. B. der Femurschaft) intakt ist, und nur Randteile des Knochens (z. B. Trochanter major) oder Teile außerhalb des axialen Systemes, wie die Patella, frakturiert werden und isoliert dem Muskelzug verfallen. Sonst ist eine Diastase nur unter künstlichen Bedingungen, z. B. bei „Verlängerungen" von Zwergen, denkbar. Abb. 28d gibt den Zustand eines solchen künstlich distrahierten Knochens wieder.

b) Die Längsverschiebung führt umgekehrt zu einer Verkürzung, wenn sich die Fragmente, wie das beim Reiten der Fragmente die Regel ist, aneinander vorbei verschieben (Dislocatio ad longitudinem cum contractione). Es leuchtet ein, daß eine solche Längsverschiebung wie beim Reiten der Fragmente nur möglich ist, wenn vorher eine seitliche Verschiebung bereits vorausgegangen ist (s. Abb. 31 d).

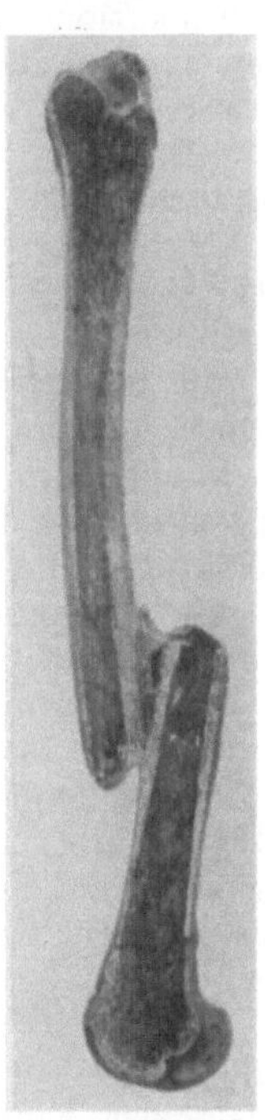

Abb. 32. Dislocatio ad longitudinem cum contractione bei Schaftbruch des Femur. (Sogenanntes Reiten der Fragmente.)

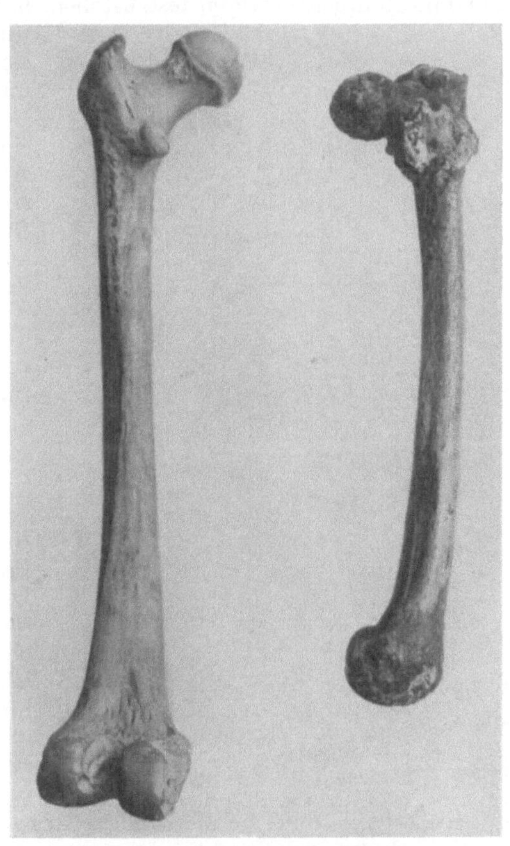

Abb. 33. Dislocatio ad peripheriam bei Schenkelhalsfraktur. Der Vergleich zwischen Stellung des Schenkelhalses am oberen Ende und der Condylenquerachse am unteren Ende zeigt, daß der Schaft gegen den Schenkelhals fast um 90° gedreht ist.

4. Die Verschiebung durch Drehung (Dislocatio ad peripheriam). Sie entsteht dadurch, daß der distale Gliedabschnitt gegen den proximalen im Sinne einer Drehung um die Längsachse des Knochens torquiert wird. Eine solche Dislokation ist besonders typisch für Torsionsfrakturen, wo sie durch den Frakturmechanismus selbst erzeugt wird, dann aber für die meisten Schaftfrakturen, bei denen sekundär, wie z. B. bei der nicht eingekeilten Schenkelhalsfraktur, das Eigengewicht der Extremität nachträglich das periphere Ende nach außen dreht.

Es leuchtet ohne weiteres ein, daß selten eine Dislokationsform rein, d. h. allein für sich ausgeprägt ist. So hat ja z. B. die Verkürzung (außer bei Einkeilung) geradezu eine vorherige seitliche Verschiebung zur Voraussetzung. Praktisch genommen sind meist mehrere Dislokationsformen miteinander kombiniert, wobei dann aber auch wieder eine Dislokationsform im Vordergrunde zu stehen und charakteristisch zu sein pflegt.

Besonders deutlich kommt diese Kombination von Dislokationen zum Vorschein, wenn man dieselbe Fraktur in zwei aufeinander senkrechten Ebenen betrachtet (s. Abb. 34).

Dislokation und Deformität sind vorhanden, aber nicht nachweisbar oder nur mit Röntgenverfahren festzustellen, besonders bei tief gelegenen Frakturen. Ferner sind sie bei Einkeilungen zu wenig ausgeprägt, um rein klinisch erkannt zu werden. Bei Einkeilungen allerdings wird eine am Ort der Fraktur selbst nicht erkennbare Dislokation oft noch fernab an den prominenten Knochenpunkten erkennbar (Trochanterhochstand bei eingekeilter Schenkelhalsfraktur).

Dislokation fehlt bei kleinen Knochen, z. B. der Handwurzel und bei unvollständigen Frakturen jeglicher Art.

So sind alle Fissuren, wie die ausgedehnten Berstungsfissuren bei Schädelbasisfrakturen, die meisten Infraktionen und subperiostalen Frakturen durch das Fehlen der Dislokation und Deformität geradezu ausgezeichnet. Auch bei Kompressionsbrüchen fehlt die Dislokation, dafür ist aber die Deformität im Sinne einer Formveränderung des ganzen Knochens (Wirbelkörper) stets erkennbar (vgl. Abb. 6).

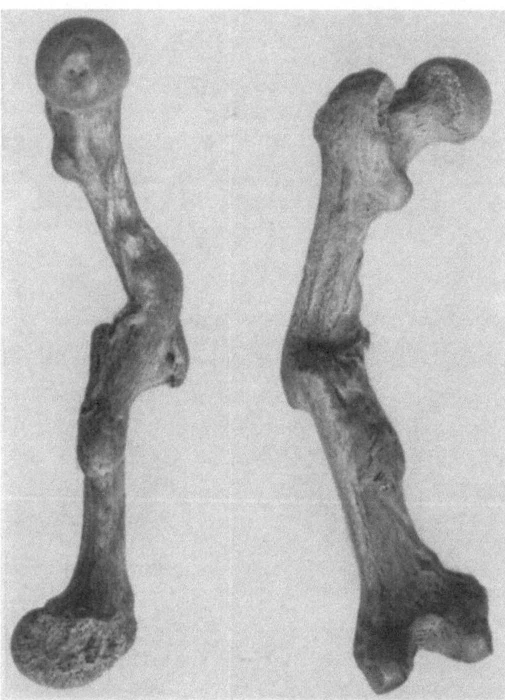

Abb. 34. Kombination verschiedener Dislokationsformen bei verheiltem Schaftbruch des Femur (siehe Text).

Das wechselvolle Spiel im Vorhandensein bald dieser, bald jener Symptome, das häufige Fehlen von Fraktursymptomen trotz Fraktur, der Einblick in Einzelheiten der Fraktur, das alles macht die Auswertung der Symptome für die Diagnostik der Frakturen zu einer oft genug ebenso schwierigen, wie gerade darum reizvollen und in der therapeutischen Auswirkung bedeutsamen Aufgabe.

II. Frakturdiagnostik.

Die Diagnostik eines Knochenbruches wertet alle durch Untersuchung feststellbaren Fraktursymptome aus, um dadurch zu einer alle Befunde einheitlich zusammenfassenden Krankheitsbezeichnung zu gelangen. Sie beginnt mit dem Erheben der Anamnese, fährt fort mit der Inspektion, greift dann zu den verschiedenen Palpationsmaßnahmen, um weiterhin mit der Röntgenuntersuchung die rein klinische Diagnostik zu vertiefen und mit der Untersuchung auf Nebenverletzungen abzuschließen. Sie erstrebt, in erster Linie diagnostisch das Vorhandensein, in zweiter Hinsicht aber auch unter Ausgestaltung der Diagnose die Formen und Einzelheiten eines Knochenbruches festzustellen. Eine genaue Frakturdiagnose ist als unbedingte Voraussetzung für Indikationsstellung und Durchführung folgerichtiger Therapie die Grundlage unseres Handelns.

1. Anamnese.

Das Erheben der Anamnese leitet den Arzt auf die Spuren, die es bei der klinischen Untersuchung weiter zu verfolgen gilt; sie vermag bereits für sich gewisse Wahrscheinlichkeits- und Differentialdiagnosen zu stellen und hat eine wichtige Bedeutung für die Begutachtung der Frakturfolgen.

a) Anamnese und Wahrscheinlichkeitsdiagnose: Typische, immer in gleicher oder ähnlicher Form wiederkehrende Frakturmechanismen führen zu typischen Frakturformen. Typische Frakturformen haben typische Frakturanamnesen, die Anamnese wird in solchen Fällen die Grundlage einer Wahrscheinlichkeitsdiagnose und damit zu einem ersten Hinweis auf Sitz und Art der Fraktur, noch bevor eine Untersuchung beginnt.

Beispiele: Ein junger Bauernbursche sieht bei einer Kirchweihschlägerei plötzlich einen Eichenknüppel auf seinen Kopf niedersausen. Er hat gerade noch Zeit, sich zu ducken und blitzschnell den rechten Arm über den Kopf zu werfen; im selben Augenblick fährt der Schlag auf den Unterarm hernieder. Typische Anamnese für die sog. Parierfraktur der Ulna.

Ein Telegraphenarbeiter rutscht am Mast mit dem Steigeisen ab, gleitet am Stamm entlang und stürzt mit beiden Füßen auf die Erde: doppelseitige Kompressionsfraktur des Calcaneus.

Ein Dienstmädchen gleitet bei Frostwetter beim Heruntertreten vom Bürgersteig aus, knickt mit dem Fuß um und kann keinen Schritt mehr weiter gehen: Malleolarfraktur.

Es leuchtet ein, daß solche Wahrscheinlichkeitsdiagnosen auf Grund der Anamnese der weiteren Untersuchung nur den Weg weisen, um schnell bestätigt oder widerlegt zu werden.

b) Anamnese und Diagnostik von Komplikationen. Ein nicht geringer Teil von primären Frakturkomplikationen (s. Abschn. D., S. 67) ist schon mit einer gewissen Wahrscheinlichkeit aus der Anamnese ableitbar.

Beispiele: Die Angabe des bei der Arbeit abgestürzten Dachdeckers, daß ihm beim Aufschlag die Beine momentan — „wie vom Blitz getroffen" — gelähmt gewesen seien, ist geradezu pathognomonisch für Querschnittslähmung des Rückenmarks bei Wirbelfraktur.

Wenn uns über einen bewußtlos eingelieferten Schädelverletzten berichtet wird, daß er nach seinem Sturz vom Rad zunächst bewußtlos gewesen, aber nach 20 Minuten bereits wieder zum vollen Bewußtsein erwacht, nach weiteren 2 Stunden aber benommener und benommener geworden sei, so genügt diese Anamnese mit der Schilderung der drei Stadien, um sofort die Diagnose Zerreißung der A. meningea media bei Schädelfraktur zu stellen (s. S. 107).

Einem Landwirt gehen infolge Scheuens der Pferde die Räder über die Brust; er hat sofort sehr starke Schmerzen beim Atmen, bekommt Hustenreiz, der Husten schmerzt intensiv, nach einer halben Stunde hustet er blutigen Auswurf aus: typische Anamnese für Pleura- und Lungenverletzung bei Rippenfraktur.

c) Anamnese und Differentialdiagnose. Nicht minder aufschlußreich ist gelegentlich die Anamnese für die Abgrenzung gegen Verletzungszustände mit ähnlichen Symptomen, wie Kontusion, Distorsion und Luxation.

Beispiel: Ein Verletzter mit sonst typischer Anamnese für Malleolarfraktur gibt an, daß er nach dem Umknicken des Fußes zwar nur unter erheblichen Schmerzen, aber doch eine halbe Stunde Wegs bis nach Hause habe zurücklegen können. Eine solche Angabe spricht mit größter Wahrscheinlichkeit für Distorsion, aber gegen Malleolarfraktur.

Wenn man nun weiter noch bedenkt, daß uns die Anamnese gelegentlich auch noch den Entstehungsmechanismus (ob Biegung, Stauchung, Torsion) und über die Form der Fraktur (z. B. Ab- oder Adduktionsfraktur des Humerus, der Malleolen usw.) Anhaltspunkte gibt, so bedeutet das alles Veranlassung genug, die Anamnese stets mit Sorgfalt zu erheben, um so mehr, als sie wohl das schonlichste diagnostische Hilfsmittel ist.

Das genaue Erheben und schriftliche Festhalten der Anamnese wird aber dem Arzt heute durch die bestehenden sozialen Versicherungsverhältnisse geradezu zur Pflicht gemacht. Man kann ruhig sagen, daß 80—90 vH aller Frakturen früher oder später Gegenstand einer ärztlichen Begutachtung werden, bei der dann gerade die ersten Angaben des Verletzten unmittelbar nach dem Unfall von entscheidender Bedeutung sind.

Selbstverständlich bleiben wir uns beim Erheben der Anamnese als eines diagnostischen Hilfsmittels stets seines nur relativen Wertes bewußt.

2. Die Inspektion.

Kaum etwas anderes ist in gleicher Weise geeignet, dem angehenden Arzt den ärztlichen Blick zu schulen und zu schärfen, als die sorgfältige Betrachtung und Beobachtung eines Verletzten. Diese Inspektion stellt sich die Aufgabe, dem Untersucher

    a) einen Allgemeineindruck,
    b) ein regionäres Bild über den betroffenen Körperabschnitt,
    c) ein örtliches Bild über die Bruchstelle selbst zu verschaffen.

a) Die Allgemeinbetrachtung orientiert schnell und oft auch sehr sicher über manche akute und manche später hinzukommende Gefahr.

So läßt die Inspektion die drohende Verblutung schon an der „Leichenblässe", den schweren Chok am fahlen, „kollabierten" Aussehen, die Wahrscheinlichkeit intraabdomineller Verletzung an der Facies hippocratica, den beginnenden Tetanus am Risus sardonicus, die große motorische Unruhe das drohende Delirium tremens sicher vermuten oder lenkt die weitere Untersuchung in die entsprechende Richtung.

b) Die regionäre Betrachtung, die mit einem Blick die ganze Konfiguration des verletzten Körperabschnittes zu erfassen sucht, findet einen ausgezeichneten Vergleichsmaßstab in der Betrachtung des entsprechenden Abschnitts auf der unverletzten Seite. Es trägt ja jeder Mensch, wenn man so will, in der einen Körperhälfte seinen eigenen Normalmaßstab für die andere mit.

Die regionäre Betrachtung erfaßt in bilateralen Asymmetrien, bestimmten Haltungsanomalien, Funktionsbehinderungen, Verkürzungen, Verlängerungen und sonstigen Deformitäten eine komplexe Fülle von Abweichungen, deren Auflösung in die Einzelkomponenten klare Einblicke in den Sitz der Fraktur, Stellung der Fragmente usw. gibt. Das Augenmaß entdeckt hierbei oft genug Differenzen, wo das Bandmaß bereits an der Schwierigkeit des Messens scheitert.

Beispiel: Erfährt der Arzt von einem Fall auf die Hüfte und sieht mit einem Blick das verletzte Bein in Verkürzung und Außenrotation liegen und den Kranken selbst krampfhaft seine Hüfte festhalten, so ist die Diagnose „Schenkelhalsfraktur" für ihn durch Anamnese und Inspektion bereits so gut wie entschieden (vgl. Abb. 35).

c) Die lokale Betrachtung endlich stellt charakteristische Hämatome, akzidentelle Wunden, Schwellungen, Zirkulationsveränderungen und Verfärbungen fest. Gerade die Dislokation an der Frakturstelle selbst im Sinne einer Abwinkelung, Vorbuckelung der Weichteile durch andrängende Fragmente, das Herausragen eines Fragmentes bei komplizierten Frakturen, sind nicht selten ungemein charakteristisch und allein schon beweisend.

Ohne die Einzelheiten vorweg zu nehmen, sei endlich hier schon darauf verwiesen, daß sich auch einzelne Nebenverletzungen, sowie Früh- und Spätkomplikationen, wie Radialislähmung bei Oberarmschaftfraktur, ischämische Muskelkontraktur des Unterarms (s. S. 73) oder Querschnittslähmung des Rückenmarks bei Wirbelbrüchen allein durch Inspektion diagnostizieren lassen.

Es zeugt von Mangel an ärztlicher Selbstdisziplin, wenn der Untersucher die Methoden der Anamnese und Inspektion nicht voll erschöpft. Beide Methoden sind nicht nur die einfachsten und schonlichsten Untersuchungsmethoden, sondern sie gestatten sehr oft auch die weiteren schmerzhaften Untersuchungsmethoden behutsamer und kürzer zu gestalten. Jedenfalls stehen unter den Komponenten, die Ruhm und Ruf weithin bekannter praktischer Ärzte bedingen, die erfolgreiche Handhabung der Anamnese und die sorgsame Beobachtung mit an erster Stelle, gerade weil ja zahlreiche andere diagnostische Untersuchungsmethoden wegen zu großer Apparatur, zu seltener Anwendungsmöglichkeit und zu großen Zeitaufwandes dem praktischen Arzt versagt sind.

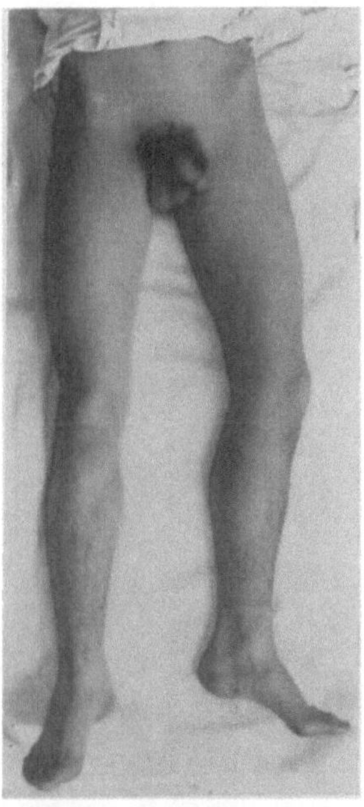

Abb. 35. Haltung und Deformität des Beines bei nichteingekeilter Schenkelhalsfraktur.

3. Die Palpation

ergibt objektive Befunde für die Frakturdiagnose sowohl, wie für die Erkennung von Komplikationen, und zwar

a) durch Palpation am Ort der Fraktur, b) durch Palpation der benachbarten Körperabschnitte, c) durch Messung.

a) Die örtliche Palpation weist durch Auslösung des lokalen Druckschmerzes, durch digitalen Nachweis eines Bruchspaltes bei Diastasen von Fragmenten (Beispiel: Olecranonfraktur) oder durch Abtastung eines Fragmentes z. B. beim Entlangtasten der frakturierten Tibiakante wichtige Frakturzeichen nach. Darüber hinaus ist aber die örtliche Palpation diejenige Untersuchungsmethode, die durch Feststellung von abnormer Beweglichkeit und in Tateinheit damit von passivem Bewegungsschmerz und Krepitation klinisch eine Fraktur in jedem Falle, wo sie anwendbar ist, eindeutig und allein voll beweist.

b) Die regionäre Palpation vermag besonders Nebenverletzungen, wie ausgedehnte schwappende Hämatome bei Arterienverletzung, eventuell pulsierende Hämatome, Decollement der Haut, Hautemphysem (s. S. 76), Zirkulationsbehinderungen durch vergleichende Prüfung der Wärme, posttraumatische Thrombose usw. festzustellen.

c) Die Messung endlich ist gleichfalls insofern eine Palpationsmaßnahme, als sie stets von der Palpation leicht zugänglicher Knochenvorsprünge ausgeht.

Sie vermag durch vergleichende Messung oftmals den Sitz einer Fraktur oder die Differentialdiagnose, ob Luxation oder Fraktur, zu entscheiden.

Die Messung dient ferner während der Behandlung zur Kontrolle, besonders hinsichtlich der Verkürzung und endlich bei der Nachbehandlung und Begutachtung als Beurteilungsgrundlage zur Festlegung von Längen-, Winkel- und Umfangsmaßen der verletzten und unverletzten Gliedmaßen. Es erscheint dies besonders wichtig; da die Kontrolle der Maße Besserungen auch objektiv

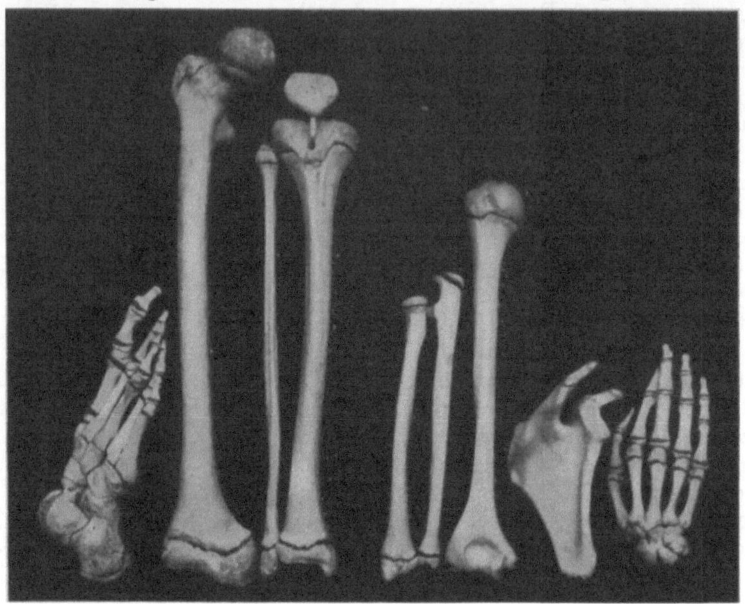

Abb. 36. Übersicht über die hauptsächlichsten zur Verwechslung mit Frakturen führenden Epiphysenfugen.

nachzuweisen gestattet, können ja Unfallrenten niemals lediglich auf Grund anderer Beurteilung, sondern bloß bei objektivem Nachweis einer Besserung herabgesetzt werden.

Um Fehler bei der Messung zu vermeiden, ist es technisch wichtig, stets die Normalmaße des betreffenden Gliedabschnittes von der unverletzten Seite zu nehmen, dabei aber immer auf genau gleiche Lagerung der betreffenden Körperabschnitte zu achten.

4. Die Röntgenuntersuchung

tritt bei normalen Gang der Frakturdiagnostik erst nach Erschöpfen der Anamnese, Inspektion und Palpation in ihr Recht. Es verrät wenig Freude am ärztlichen Diagnostizieren, wenn der Arzt ohne eingehende klinische Untersuchung gleich Röntgenaufnahmen machen läßt und nur nach dem Röntgenbild diagnostiziert, abgesehen davon, daß bei solch „großzügigem" Verfahren nur zu leicht Nebenverletzungen übersehen werden.

Allerdings müssen zwei Voraussetzungen erfüllt sein: Die technisch einwandfreie Ausführung (Handhabung der Apparatur, richtige Lagerung, entsprechende Einstellung) ist ebenso wichtig, wie für die richtige Beurteilung der Röntgenbilder die Kenntnis der Röntgenbilder normaler Knochen, Kenntnis der Skelettvarietäten, Projektionsfehler und Kunstprodukte unentbehrlich erscheint. Am häufigsten verwechselt der Anfänger die auf dem Röntgenbild als Spalt erscheinenden Epiphysenfugen — der Knorpel gibt keinen Schatten! — und Frakturen. Es seien daher die hauptsächlichsten Epiphysenfugen im Bilde (Abb. 36) dargestellt. Im übrigen wird bezüglich des Röntgenogramms von Epiphysenfugen auf die Abb. 36 verwiesen.

Sowohl für die technische Ausführung, wie besonders für die Beurteilung eines Röntgenbefundes ist es erforderlich, daß das Röntgenbild, da es als Fläche nur eine zweidimensionale Orientierung gestattet, stets in zwei aufeinander senkrechten Ebenen oder, wo dies technisch nicht möglich ist, stereoskopisch anzufertigen ist,

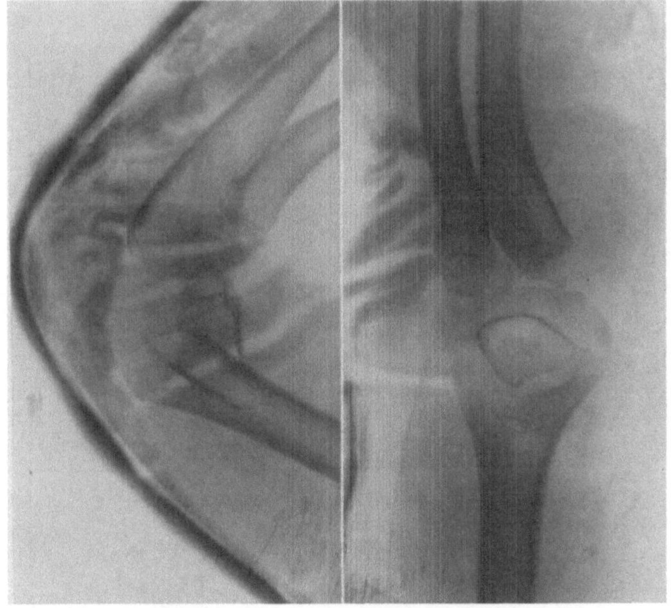

Abb. 37. In der einen Ebene scheinbar sehr gut, in der zur ersten senkrechten zweiten Ebene als schlechtstehend erwiesene supracondyläre Oberarmfraktur.

um so besonders bei Dislokationen eine richtige, d. h. dreidimensionale Vorstellung zu vermitteln.

Oft genug scheinen die Fragmente in der einen Aufsicht durch Übereinanderprojektion ausgezeichnet zu stehen, während sie in der Ebene senkrecht dazu eine erhebliche Dislokation zeigen (s. Abb. 37).

In anderen Fällen z. B. bleibt eine Fraktur in der einen Ebene verborgen und wird überhaupt erst in der zweiten Ebene sichtbar (s. Abb. 38).

In wieder anderen Fällen endlich wird in der einen Ebene wohl eine Fraktur, aber erst in der anderen Ebene eine weitere Fraktur oder Luxation erkennbar (s. Abb. 39).

Alle diese Täuschungsmöglichkeiten sind natürlich Veranlassung genug, um grundsätzlich die Forderung nach Aufnahmen in zwei Ebenen zu erheben oder, wo dies, wie am Schultergelenk, Scapula oder Hüftgelenk schwierig ist, bei zweifelhafter Situation stereoskopische Aufnahmen heranzuziehen.

Sind die technischen und sonstigen Voraussetzungen erfüllt, dann stellt die Röntgenuntersuchung eine ganz außergewöhnliche Bereicherung und Vertiefung unseres diagnostischen, therapeutischen und gutachtlichen Könnens dar.

Diagnostisch bringt uns das Röntgenbild so gut wie stets den sicheren Nachweis einer Fraktur, oft genug auch dort, wo — wie z. B. bei den der

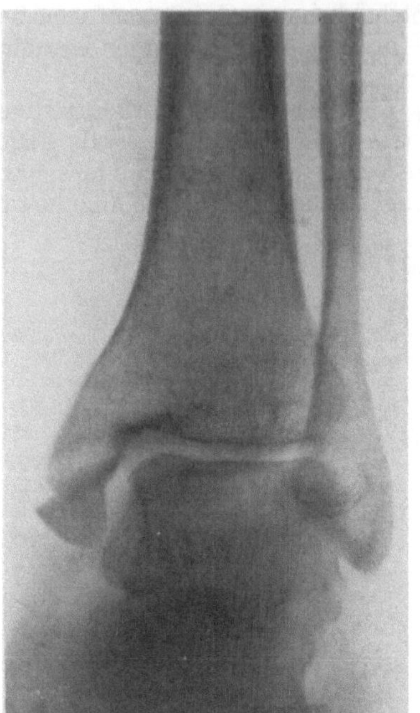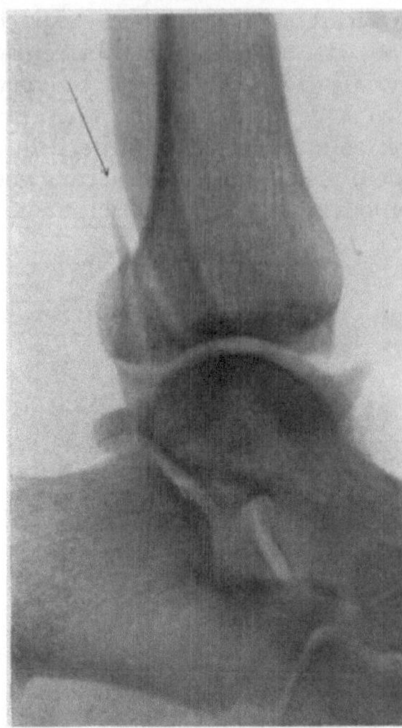

Abb. 38. In der Aufnahme von vorn unsichtbare, erst bei der seitlichen Aufnahme nachgewiesene Fibulafraktur.

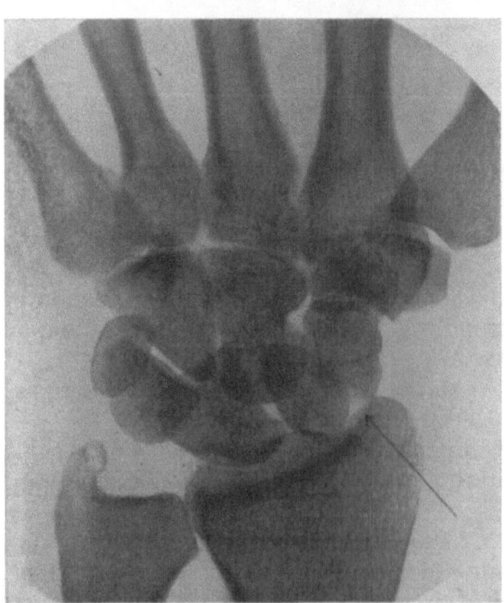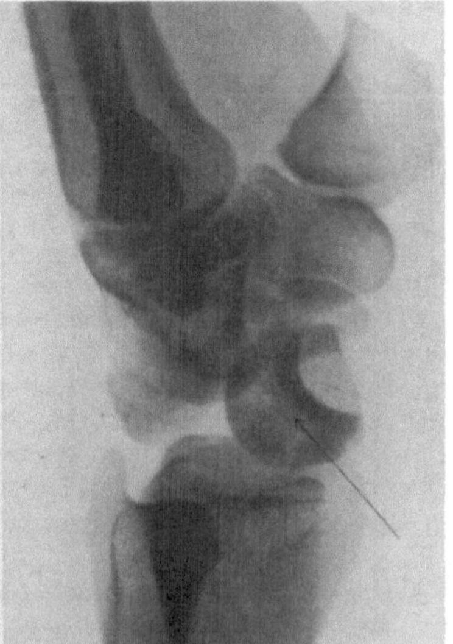

Abb. 39. In der dorso-volaren Aufnahme Feststellung einer Fraktur des Os naviculare, in der dazu senkrechten Aufnahme Nachweis einer gleichzeitigen Luxation des Os lunatum.

Inspektion und Palpation unzugänglichen Knochen der Hand- und Fußwurzel oder in großer Tiefe (z. B. Querfortsätze der Wirbel — alle sonstigen diagnostischen

Methoden versagen. Mehr aber noch ins Gewicht fällt der röntgenologische Nachweis von Fraktureinzelheiten. Der Frakturlinienverlauf, Splitterungen, Stellung der Fragmente, knöcherne Repositionshindernisse werden eindeutig erkennbar. Ebenso sind auch nicht wenige Frakturkomplikationen, wie Fortsetzung einer Frakturlinie ins Gelenk oder gleichzeitige Subluxationen und Luxationen, aus dem Röntgenbild zu diagnostizieren.

In therapeutischer Hinsicht ist uns heute das Röntgenbild geradezu unentbehrlich als eine wichtige Grundlage unserer Indikationsstellung, besonders bei der Entscheidung, ob konservative oder operative Therapie, ferner als Kontrolle unserer therapeutischen Maßnahmen hinsichtlich ihres Effektes (Ausgleich von Dislokationen, von Verkürzung, ebenso wie von Diastase) und als Überwachung des Heilungsverlaufes (Callusbildung, Konsolidation).

Für die Unfallbegutachtung nach Frakturen kommt dem Röntgenbild die Bedeutung eines unfälschbaren Dokumentes über den Zustand des Skelettabschnittes zur Zeit der Aufnahme zu.

Auch über die Art des Traumas läßt der Frakturlinienverlauf, so bei Torsions-, Biegungs und Kompressionsbrüchen, gewisse Schlußfolgerungen zu.

Endlich vermag das Röntgenbild zu einer auch forensisch verwertbaren Grundlage, z. B. bei Schußfrakturen, über Art, Erfolg und Mißerfolg der Therapie oder über Gebrauchsfähigkeit zu werden.

Röntgentiefenbestimmungen von Fremdkörpern, z. B. bei Schußfrakturen, sind rein spezialistisch-chirurgische Methoden, sollen daher hier nur gestreift werden.

So wird uns heute das Röntgenbild zu einer vielseitigen und in vielen Situationen unentbehrlichen diagnostischen Methode und es sind, am Ganzen gemessen, nur wenige Frakturen, bei denen man bis zu einem gewissen Grad von einem Versagen des Röntgenbildes sprechen kann. Trotz Bestehens einer Fraktur entzieht sich diese gewöhnlich dem Röntgennachweis bei Schädelbasisfraktur, wo sich bei allen Aufnahmen die zahlreichen Knochenvorsprünge, Gruben, Kanten und Dellen zu einem unentwirrbaren Labyrinth von Linien vereinigen, aus dem die Berstungsfissuren nicht ohne weiteres zu differenzieren sind.

Ein weiteres Beispiel für gelegentliches Versagen des ersten Röntgenbildes sind jene Kompressionsbrüche der Wirbelkörper, bei denen es nicht zu der üblichen, in der äußeren Form erkennbaren Gestaltsänderung des Wirbels, sondern nur zu kleinsten Einbrüchen des feinen Spongiosagerüstes kommt. Eine solche Fraktur wird tatsächlich erst dann, wenn der Wirbelkörper bei der zu frühen Belastung weiter zusammen gesintert ist (sog. KÜMMELLsche Krankheit, näheres s. S. 128) röntgenologisch sichtbar. Oft genug ist das erst nach vielen Monaten der Fall.

Gerade deswegen aber, weil das Röntgenverfahren so selten versagt, so ist die Unterlassung heute, wo nicht besondere Umstände vorliegen, zu verwerfen; es liegen Gerichtsentscheidungen vor, die wegen Nichtanwendung einer Röntgenuntersuchung bei Frakturen den Arzt für die durch die Unterlassung bedingten Schäden zur Verantwortung ziehen.

5. Untersuchung auf Nebenverletzungen.

Steht nun auf Grund aller bisher erörterten Untersuchungsmethoden die Diagnose der Fraktur und ihrer Einzelheiten fest, so wäre es absolut zu verwerfen, wollte man sich befriedigt damit begnügen. Jede fraktursetzende Gewalt kann neben dem Knochen noch benachbarte oder ferne Gebilde, jedes Fragment selbst kann sekundär noch Gebilde in der Umgebung verletzen, alles sog. Nebenverletzungen, die unter allen Umständen noch vor Abschluß der Untersuchung festgestellt oder ausgeschlossen sein müssen.

Von besonderer Wichtigkeit sind hier

a) Gefäß- und Nervenverletzungen, deren Vorhandensein so gut wie stets der Indikationsstellung und Therapie eine entscheidende Änderung gibt. Es wird bei den Komplikationen davon die Rede sein, daß eine übersehene Gefäßverletzung den Verlust der Extremität bedeuten kann, eine Gefahr, die unbedingt in jedem Falle eine Prüfung der Zirkulationsverhältnisse erfordert.

Bei dem Übersehen primärer Nebenverletzungen ist der Arzt der Gefahr ausgesetzt, daß die später erkannte Nervenlähmung nicht der Verletzung, sondern seiner Behandlung selbst oder wenigstens Versäumnissen zur Last gelegt wird.

Diese Forderung ist um so energischer zu vertreten, als es ja nur ganz weniger und nur kurze Zeit in Anspruch nehmender Prüfungen bedarf, um sich an Hand des Pulses, der Hautfarbe, Hautwärme und der Motilität über die Zirkulation und mit Hilfe einiger weniger Griffbewegungen der Hand (Hochheben der flektierten Hand: N. radialis; Faustschluß: N. medianus; Spreizen der Finger: N. ulnaris) über die Hauptnerven des Armes und mit Fußheben, -senken, Pro- und Supination über die des Beines zu vergewissern.

b) Organverletzungen spielen besonders bei Frakturen des Beckens, der Wirbelsäule, des Thorax und des Schädels eine Rolle. Gewöhnlich tritt dann die Organverletzung, z. B. bei stumpfen Bauchverletzungen, so sehr in den Vordergrund, daß die betreffende Organ- und Körperhöhlendiagnostik die Frakturdiagnostik zunächst in den Hintergrund treten läßt. Von dieser speziellen Diagnostik wird bei den betreffenden Frakturen die Rede sein.

c) Fernverletzungen. Nicht nur regionär in der näheren und weiteren Umgebung ist ein Verletzter zu untersuchen. Man muß es sich zur Pflicht und Gewohnheit machen, bei jeder Fraktur — und sei es im Einzelfalle bei einer einfachen Radiusfraktur nur ganz kurz — sich über den übrigen Körper und die Möglichkeit weiterer Verletzungen zu vergewissern, denn oft genug steht dem Verletzten selbst subjektiv nur die besonders schmerzhafte Fraktur im Vordergrunde seiner Beschwerden, es darf aber nicht deswegen unter den vielen „blauen" Flecken" z. B. eine eingekeilte Collumfraktur des Humerus oder eine Luxation der Clavicula übersehen werden.

Zu einem absoluten Erfordernis aber wird diese Untersuchung des ganzen Skelettsystemes bei benommenen Schwerverletzten, die selbst keine Angaben über weitere Verletzungen machen können. Bei ihnen ist grundsätzlich das ganze Knochensystem abzusuchen und alle Körperhöhlen sind auf Verletzungen zu prüfen.

Überblickt man die geschilderten diagnostischen Möglichkeiten und zieht die tatsächliche Erfahrung der täglichen Praxis zu Rate, so kommt man zu dem Schluß, daß die Frakturdiagnostik nicht nur im Nachweis der Fraktur selbst, sondern auch in der Erkennung vieler Einzelheiten eine ungemein sichere geworden ist.

Wie immer in der Medizin, so ist auch bei den Frakturen die Diagnostik die Grundlage unseres therapeutischen Handelns. Um auf Grund der Diagnose den Heilungsverlauf planmäßig zu beeinflussen, bedarf es aber noch der Kenntnis der normalen Vorgänge bei jeder Frakturheilung.

III. Frakturheilung.

Weitaus die große Mehrzahl der Frakturen vermag der Organismus knöchern, d. h. unter Überbrückung des Frakturspaltes durch voll beanspruchbares neues Knochengewebe, in entsprechender Zeit auszuheilen.

Die ursächliche Bedingtheit der Frakturheilung liegt in der Fraktur selbst. Das traumatisch geschädigte Knochen-, Periost- und Markgewebe geht zum Teil zugrunde. Die dabei entstehenden Gewebsautolysate stellen zugleich den physiologisch adäquaten Reiz für die regenerative Knochenneubildung dar.

Man kann bei der Frakturheilung drei, zwar ineinander übergehende, aber doch dem Wesen nach verschiedene Stadien unterscheiden:

1. Die physiologische (traumatische) Entzündung,
2. die regenerative Knochenneubildung,
3. die endgültige Konsolidation.

Diese Stadien finden ihre Kennzeichnung durch den die betreffende Phase entscheidend bestimmenden Vorgang, wobei selbstverständlich zahlreiche andere Vorgänge gleichzeitig noch mitverlaufen.

1. Die physiologische (traumatische) Entzündung.

Unmittelbar nach dem Frakturereignis werden der Bruchspalt und die benachbarten Gewebslücken zunächst durch das flüssige Frakturhämatom angefüllt. Alsbald jedoch kommt es durch die aus den zertrümmerten Zellen freiwerdende reichliche Thrombokinase und durch die Berührung des flüssigen Blutes mit den fremdartigen Geweben durch Fibrinabscheidung zur Gerinnung des Hämatoms. Von diesem Zeitpunkt an stehen nun die Erscheinungen der aseptischen Entzündung im Vordergrunde. Es setzt eine starke Hyperämie, reaktive Schwellung und vor allem eine reichliche Exsudation von Serum und Zellelementen des Blutes ein, Vorgänge, die zunächst der Verflüssigung der Gewebstrümmer, der Resorption derselben und damit Reparationsaufgaben dienen.

Hand in Hand damit geht dann die Wucherung zahlreicher jugendlicher Zellelemente. Sie entstammen dem ortsansässigen Bindegewebe, den Adventitiazellen, Lymphgefäßendothelien und besonders dem End- und Periost, also durchweg mesenchymalen Gewebsabkömmlingen. Diese in lebhaften Kernteilungen begriffenen Zellen ersetzen das Hämatom des Frakturspaltes allmählich immer mehr durch ein neues, jugendliches Keimgewebe, welches vorerst allein den Bruchspalt überbrückt (sog. bindegewebiger oder provisorischer Callus). Während dieser Zeit besteht an der Bruchstelle noch abnorme Beweglichkeit, also noch keinerlei Festigkeit.

2. Die regenerative Knochenneubildung.

In ein zweites Stadium tritt die Frakturheilung durch die Umwandlung des jugendlichen Keimgewebes in chondroides und osteoides Gewebe. Es hat nämlich das Endost und besonders das Periost bis in das höchste Lebensalter hinein die Fähigkeit, neuen Knochen zu bilden, behalten. Durch schnell sich folgende Zellteilungen beteiligt sich das Periost in hervorragendem Maße an der Umdifferenzierung des jugendlich-fibrillären Keimgewebes teils mittelbar in Knorpel und von da durch „enchondrale Ossifikation" in Knochen oder unmittelbar in osteoides Gewebe, so daß nunmehr der Bruchspalt vornehmlich durch Knorpel überbrückt wird (sog. Knorpel- oder Übergangscallus).

Dieses Stadium setzt in seinen ersten Anfängen schon in der zweiten Woche nach der Fraktur ein und dauert je nach Dicke und Größe des Knochens bis zu vielen Wochen.

3*

Während dieses zweiten Abschnittes der Frakturheilung ist die Frakturstelle zwar nicht mehr voll beweglich, aber auch noch nicht fest, sie gibt bei der Prüfung auf Festigkeit noch nach: „sie federt noch".

3. Die Konsolidation.

Die weitere Umwandlung der zahlreichen, im Übergangscallus eingelagerten Knorpelinseln in Knochengewebe, die Anlagerung von weiterem, unmittelbar aus dem Keimgewebe zu Knochen sich umdifferenzierenden Callusgewebe, endlich die von der zweiten Woche an dauernd zunehmende Einlagerung von Kalksalzen, Phosphaten und Carbonaten führt dann zur Bildung des knöchernen oder endgültigen Callus und damit zur Konsolidation.

Auf dem Röntgenbild ist der Callus erst von der beginnenden Einlagerung von Kalksalzen, also meist erst von der 2.—3. Woche an, zuerst als zarter periostaler Schleier, später in zunehmender Dichtigkeit (s. Abb. 138) und schließlich in seiner ganzen Mächtigkeit sichtbar (s. Abb. 42).

Die Konsolidation ist dadurch ausgezeichnet, daß nicht nur der Frakturspalt knöchern überbrückt, sondern auch die abnorme Beweglichkeit wieder völlig beseitigt ist und der Knochen seine alte Beanspruchbarkeit auf Zug, Druck und Biegsamkeit wieder erlangt hat.

Die Zeitdauer einer Frakturheilung bis zur völligen Konsolidation ist begreiflicherweise je nach der Mächtigkeit des betroffenen Knochens oder nach der Stellung der Fragmente verschieden. Man rechnet durchschnittlich bei den Phalangen 2, bei den Rippen 3, bei der Clavicula 4, bei der Ulna, Fibula und Radius 5, beim Humerus 6, bei der Tibia 7, bei der Unterschenkelfraktur 8, beim Femur 10, beim Schenkelhals 12 Wochen bis zur

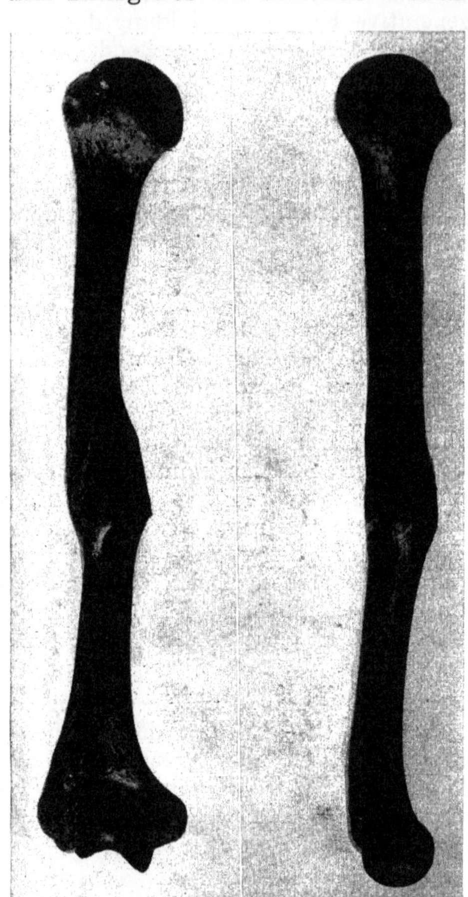

Abb. 40. In guter Stellung und mit geringer Callusbildung geheilte Schaftfraktur des Humerus.

vollkommenen Konsolidation. Doch können diese Zahlen als physiologische Durchschnittszahlen unter besonders günstigen Regenerationsverhältnissen, besonders bei Kindern eine Verkürzung, unter pathologischen Bedingungen (s. S. 68) eine erhebliche Verlängerung erfahren.

Die komplizierte Fraktur heilt, sofern durch Excision und Naht der komplizierenden Wunde (s. S. 77) die endgültige Umwandlung in eine geschlossene aseptische Fraktur gelingt, im ganzen unter den gleichen Bedingungen, wie die subcutane Fraktur. Gelegentlich erfolgt die Konsolidation etwas verzögert, was man auf das Ausfließen des für den Regenerationsreiz günstigen Hämatoms zu beziehen geneigt ist Dagegen ist die Frakturheilung eine in vielem andersartige,

wenn es sich um eine infizierte Fraktur handelt. Davon wird bei den Frakturkomplikationen (s. S. 81) ausführlich die Rede sein.

4. Der Frakturcallus.

Der fertige Callus besteht schließlich aus einem der Menge nach geringen, den
Frakturspalt verlötenden endostalen, dem die Bruchenden muffartig umgreifen-
den, mächtigen periostalen und endlich aus dem vom benachbarten Bindegewebe aus angelagerten parostalen Callus.

Das Endstadium und die endgültige Umgestaltung des Frakturcallus erfolgt
erst bei der funktionellen Beanspruchung. Der Callus wird zunächst stets in
einem Übermaß gebildet, erst bei Beanspruchung durch Zug und Druck entstehen

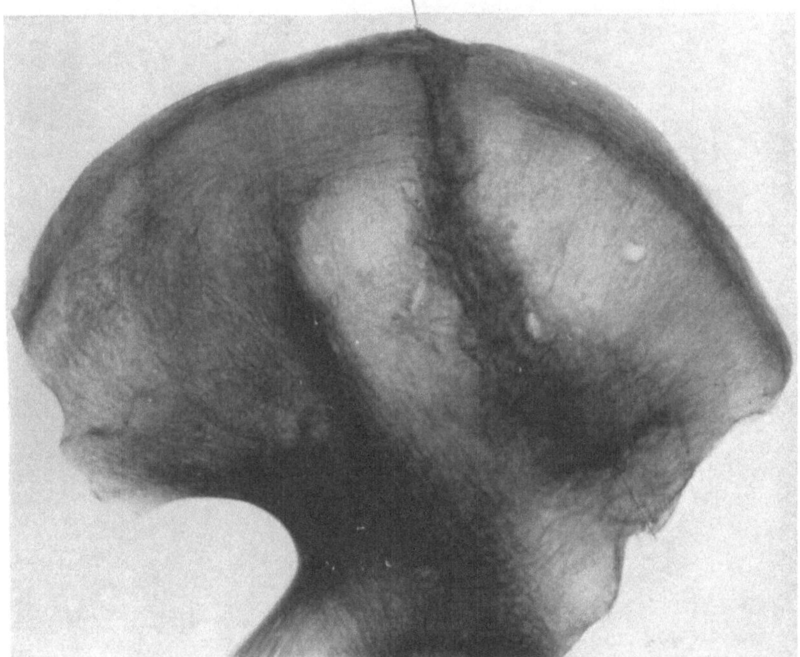

Abb. 41. Frakturcallus bei altem, ohne Dislokation geheilten Beckenrandbruch.

auch im Callus gesetzmäßig angeordnete Spannungslinien, wobei sich der Knochen
an Stellen der Beanspruchung verstärkt, während der mechanisch und physiologisch nicht in Anspruch genommene Knochen durch Osteoklastentätigkeit allmählich der Rückbildung verfällt. Schließlich gibt die neue Architektur des
Callus ein getreues Spiegelbild der veränderten Mechanik (vgl. Abb. 42, 43).

Das Ergebnis selbst der besten Frakturheilung bleibt stets eine Frakturnarbe
des Knochens. Ist die Heilung eine ideale, so weicht allerdings der ausgeheilte
Knochen, abgesehen von der Callusauftreibung, kaum mehr von der vorherigen
Gestalt ab (s. Abb. 44).

Der Menge und Mächtigkeit nach variiert der Drakturcallus je nach Art des
Knochens (ob platter, langer, röhrenförmiger oder kurzer Knochen), nach Sitz
der Fraktur (ob metia-, epi- oder diaphysär) nach der Stellung der Fragmente
bei der Heilung und offenbar auch von Individuum zu Individuum außerordentlich.

Fissuren und subperiostale Frakturen sind später meist auch im Röntgenbild kaum mehr zu entdecken.

Bei den platten Knochen, wie Scapula, Darmbein, ist der Callus später lediglich noch an der Verdickung der Knochenstruktur nachweisbar (s. Abb. 41).

Auch an vorwiegend spongiösen Knochen, wie Calcaneus, Wirbelkörper, ist später ein eigentlicher Callus nicht sichtbar, die Fraktur wird an der Formveränderung erkannt (vgl. Abb. 6).

Mit zunehmender Deformierung eines frakturierten Knochens pflegt auch die Callusbildung zuzunehmen, und entsprechend der veränderten Mechanik nimmt dann die Corticalis in der Hauptbelastungszone erheblich an Dicke zu (vgl. Abb. 42).

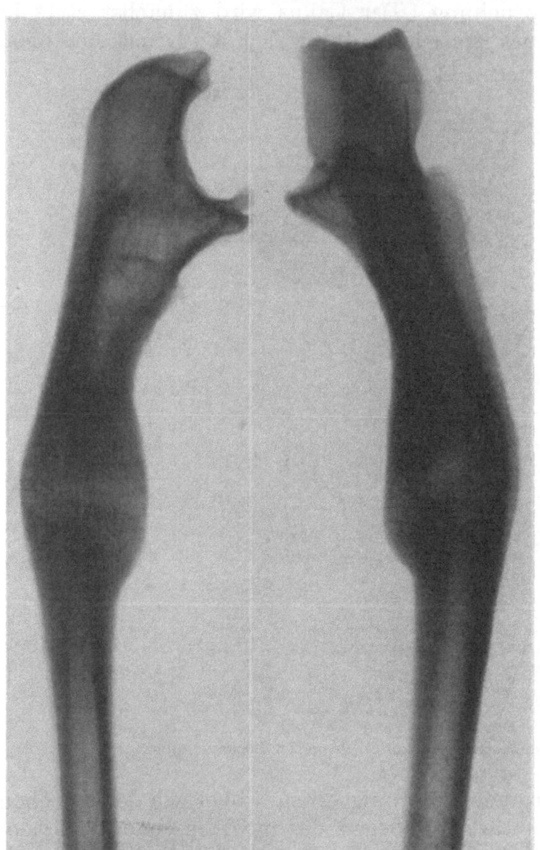

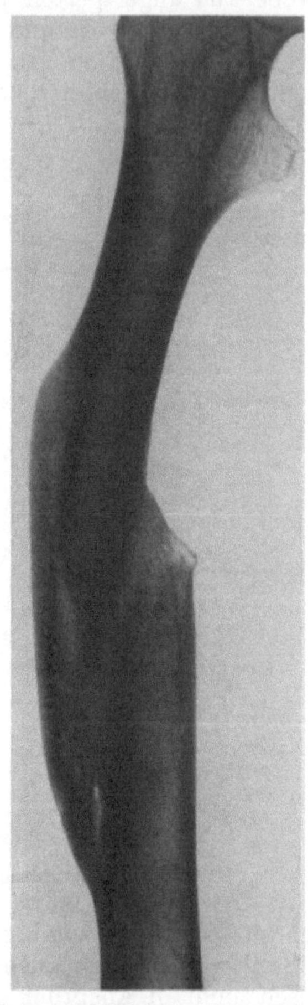

Abb. 42. Starke Callusbildung bei einer unter Deformierung geheilten Fraktur der Ulna.

Abb. 43. Mächtige Callusbildung bei deform geheilter Schaftfraktur des Femur.

Besonders mächtig wird der Callus bei Dislokation der Fragmente in der Belastungsachse des Skeletts. In solchen Fällen erstreckt sich der Callus auf weite Strecken und erhöht damit seine Belastungsfähigkeit (s. Abb. 43).

Die Markhöhle des Knochens wird zunächst durch den endostalen Callus verschlossen, die Lichtung der Markhöhle stellt sich jedoch bei günstiger Stellung der Bruchenden mit zunehmendem Abbau des überschüssigen Callus allmählich mehr und mehr wieder her. Eine gewisse Einengung der Lichtung pflegt allerdings auch in den günstigsten Fällen übrig zu bleiben (s. Abb. 44).

Bei fehlender Berührung der Bruchenden, wie z. B. beim Reiten der Fragmente (vgl. Abb. 45) kann sich natürlich die Markhöhle nicht wieder herstellen. Die

Markhöhlen beider Fragmente verschließen sich durch end- und periostalen Callus völlig, ihre Enden runden sich beim Callusabbau ab und der tragfähige Callus wird nur vom Periost allein gebildet.

Zwischen diesen beiden an sich seltenen Extremen der völligen Wiederherstellung und des völligen Verschlusses liegt die große Mehrzahl der Fälle, bei denen der Callus und die Wiederherstellung der Markhöhle alle Gradabstufungen zeigt.

Mit der Heilung der Knochenwunde selbst ist aber die Frakturheilung im eigentlichen Sinne

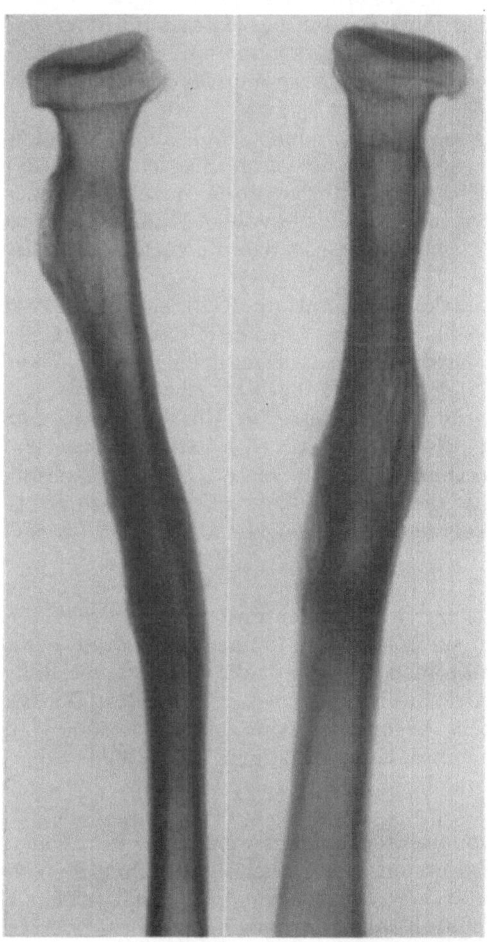

Abb. 44. Wiederherstellung der Markhöhle bei gutgeheilter Radiusfraktur. (Nebenbefund: posttraumatische Arthritis deformans am Radiusköpfchen.)

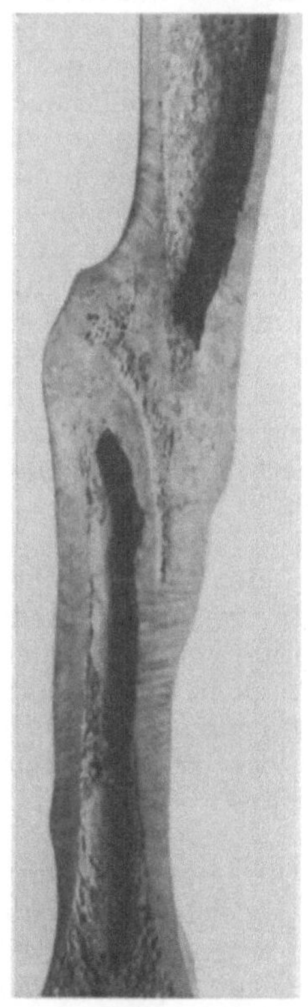

Abb. 45. Völliger Verschluß der Markhöhlen beider Bruchenden beim Reiten der Fragmente.

noch nicht erschöpft. Denn mit der Wiederherstellung der Kontinuität hat sich nur die Form restituiert, der Knochen ist aber damit noch nicht wieder in das funktionelle Spiel der Muskeln, Gelenke, Sehnen und Bänder eingefügt. Darüber entscheiden die Heilungsvorgänge an den benachbarten Weichteilen.

5. Heilungsvorgänge der umgebenden Weichteile.

a) Muskulatur. Es war oben (s. S. 20) die Rede davon, daß unmittelbar nach der Fraktur der aktive Bewegungsapparat der Muskulatur schmerzreflektorisch, muskelmechanisch und durch Gewebsstupor weitgehend ausgeschaltet wird und daß sich diese primäre Ausschaltung im Symptomkomplex der Functio laesa äußert.

Es ist nun aber für die Frakturtherapie von grundsätzlicher Bedeutung, daß dieses anfängliche Verhalten der Muskulatur (s. S. 20) nur sehr kurz dauert. Schon nach wenigen Tagen, spätestens vom achten Tage ab, hat die Muskulatur in der verkürzten Stellung nicht nur ihren Tonus wiedergewonnen, sondern es kommt sogar unter den dauernden Reizimpulsen von der Frakturstelle her zu einem sekundär stark erhöhten Tonus. REHN nennt ihn muskelphysiologisch sogar einen „intermittierenden Tetanus". Der erhöhte Spannungszustand führt zu weiterer Verkürzung und schließlich zu weitgehender muskulärer Retraktion, einem gefürchteten Zustand, da er mit jedem Tage später doppelt schwer wieder ausgleichbar ist.

Dazu kommt noch, daß die Muskelquetschungen und Muskelwunden nur in Form von Muskelschwielen ausheilen, die nun ihrerseits die narbige Schrumpfungstendenz des Muskelbindegewebes noch erhöhen.

Zu diesen Vorgängen tritt endlich meist noch die völlige Ruhigstellung hinzu, so daß eine schnell zunehmende Muskelatrophie das oft verhängnisvolle Bild der Muskelheilung vervollständigt.

Bleibt also eine Fraktur mit starker Dislokation, z. B. eine Oberschenkelfraktur, mehr oder minder sich selbst überlassen, so bedeutet das für die Heilungsvorgänge in der Muskulatur den Endzustand einer hochgradigen Muskelatrophie in muskulärer und narbiger Retraktionsstellung.

Daraus geht schon hervor, daß für die Vorgänge im Muskel im Anschluß an eine Fraktur nichts schädlicher ist, als eine starke Dislokation, besonders eine starke Verkürzung, die der Retraktion Vorschub leistet. Die Muskelfunktion kehrt um so schneller wieder, je früher der normale Kontraktionsreiz einsetzt, und dieser erfolgt nur bei aktiver Bewegung oder wenigstens aktivem Bewegungsversuch.

b) Gelenke. Sie drohen bei lange erzwungener Ruhigstellung in zunehmendem Maße zu versteifen, besonders wenn sie mit einem Hämatom angefüllt sind. Die Resorption von Ergüssen, von Hämatomen und damit die Wiederherstellung der Gleitfähigkeit der Gelenkflächen wird durch nichts besser als durch Wiederkehr der Bewegungsbeanspruchung erzielt, besonders dann, wenn während der unvermeidbaren Ruhigstellung das Gelenk in einer günstigen Mittelstellung (s. S. 56) sich befand.

c) Die Gelenkbänder, das regionäre Gleitbindegewebe und die Sehnen bekommen gleichfalls ihre normalen Exkursionsmöglichkeiten am schnellsten wieder bei frühzeitiger Inanspruchnahme auf Zug, Arretierung und Elastizität.

Jede zu lange Immobilisation und Funktionsausschaltung beantworten die Sehnen mit Verwachsungen in den Sehnenscheiden und alle bindegewebigen Gebilde mit bindegewebiger Retraktion oder narbiger Contractur.

Erst wenn auch alle diese Weichteilverletzungen der Umgebung ausgeheilt sind und ihr volles Bewegungsspiel wieder erlangt haben, vermag sich der der Form nach geheilte Knochen auch in die statische und dynamische Funktion des Gliedabschnittes wieder voll einzufügen.

Kenntnis der Symptomatologie, Beherrschung der Diagnostik und das Wissen um die normalen Vorgänge der Frakturheilung sind die theoretischen und praktischen Voraussetzungen, die sowohl ganz allgemein, wie speziell für die betreffende Fraktur, voll erfüllt sein müssen, wenn man an die Behandlung einer Fraktur herantreten will.

C. Frakturbehandlung.

Die Frakturbehandlung erfordert hohe ethische, ärztliche und soziale Verantwortung.

Unwissenheit mag oft genug, besonders bei kaum beeinflußbaren Krankheiten, wenig schaden. Unwissenheit in der Diagnostik und Behandlung von Frakturen bringt — wenn man von den wenigen nebensächlichen Frakturen absieht — stets, und zwar dauernden Schaden: dem Patienten, dem Arzt und der Allgemeinheit.

Dem Kranken bedeutet eine schlecht geheilte Fraktur oft eine Entstellung, meist eine Quelle von Beschwerden, stets eine Minderung seiner Arbeitskraft.

Für den Arzt ist der offenkundige Mißerfolg einer Frakturbehandlung eine dauernde Anklage und Minderung seines Ansehens.

Für die Allgemeinheit bedeutet jede schlecht geheilte Fraktur einen doppelten Verlust, ein Mehr an unproduktiven Ausgaben für Renten und zugleich ein Weniger an produktiver sozialer Leistungskraft.

Die Frakturbehandlung stellt sich die Aufgabe, den Zustand vor dem Knochenbruch soweit als möglich wiederherzustellen. Dazu bedarf es einer der Dauer der Frakturheilung entsprechend langen Zeit und innerhalb dieser Zeit wechseln bei derselben Fraktur mit den Phasen der Heilung die Methoden der Behandlung. Der Standpunkt, daß die Frakturen nicht nur als eine Angelegenheit des Knochensystems, sondern als Verletzungskrankheit des ganzen regionären Bewegungsapparates aufgefaßt werden müssen, wird durch nichts entschiedener bekräftigt, als durch die Erfolge und Mißerfolge ihrer Behandlung. Steht in der einen Heilungsperiode die Rücksicht auf den Knochen und die Stellung seiner Fragmente allein im Vordergrunde, so ist es in einer anderen die Rücksicht auf die Gelenke und in wieder anderen die Sorge vor der irreparablen Muskelretraktion, die uns die Handlungsweise vorschreibt.

Es kommen aber nicht nur nacheinander verschiedene Methoden in Betracht, sondern verschiedene Methoden auch zu gleicher Zeit. Die Kombination verschiedener Methoden und Prinzipien ist heute geradezu das Kennzeichen der modernen Frakturtherapie. Diese Kombination ist der Ausdruck unserer Berücksichtigung des Bewegungsapparates im ganzen, nicht nur des Knochens.

Um aber erfolgreich kombinierte Therapie treiben zu können, muß man erst das Wesen, Grundgedanken, Anwendungsmöglichkeiten und auch die Grenzen ihrer Wirksamkeit kennen, ganz abgesehen von der reinen Technik, die stets nur, soweit sie den praktischen Arzt angeht, für diese Fälle aber ausführlicher besprochen werden soll.

Gewöhnlich, aber nicht immer, überwiegen in den verschiedenen Heilungsperioden verschiedene Gesichtspunkte. Unmittelbar nach der Fraktur steht der symptomatische Charakter unserer Maßnahmen (Schmerzbetäubung usw.) im Vordergrunde, die Prinzipien der Notversorgung dominieren. Sobald die endgültige Therapie eingeleitet wird, geht die erste Sorge um die Wiederherstellung nicht nur in der verloren gegangenen Kontinuität, sondern damit zugleich der normalen äußeren Form. Wir bezeichnen diese auf die Restitution der normalen Gestalt, der forma des Knochens abzielende Therapie die „formative" Frakturbehandlung zum Unterschiede von der „funktionellen" Frakturbehandlung, die den frakturierten Knochen stets schon während der Heilung in das aktive Bewegungsspiel des betreffenden Gliedabschnittes zurückzugewinnen sucht. Wo endlich die unblutigen Methoden nicht oder nicht allein zum Ziele führen,

tritt noch die operative Behandlung hinzu, ohne aber damit die übrigen
Behandlungsprinzipien außer Aktion zu setzen.

Vorwiegend aus didaktischen Gründen teilen wir die Frakturbehandlung ein in:

I. Notversorgung,
II. formative Frakturbehandlung,
III. funktionelle Frakturbehandlung,
IV. operative Frakturbehandlung.

I. Notversorgung.

Die Zahl der Frakturen, die sogleich eine endgültige Versorgung erlauben
(Radius-, Clavicula-, Rippenfrakturen) ist gering. In der Mehrzahl der Fälle fällt
demnach dem Arzte zuerst die Aufgabe zu, eine frische Fraktur provisorisch
zu versorgen. Die erste Behandlung besteht in der Linderung der Fraktur-
beschwerden (Frakturschmerz, Zwangshaltung) und vor allem in der Verhütung
von Komplikationen (Zunahme der Dislokation, Durchspießung von Fragmenten,
Nebenverletzungen, Verunreinigung von Wunden). Der Schwerpunkt der Notversorgung liegt dem-
nach hauptsächlich auf
dem Gebiet der prophy-
laktischen und sympto-
matischen Therapie.

Dabei hat jede ein-
zelne Fraktur auch bei
der ersten Versorgung
ihre Besonderheiten. Un-
beschadet dieser spe-
ziellen Aufgaben wird
aber bei weitaus den
meisten Frakturen eine
alsbaldige Schmerz-

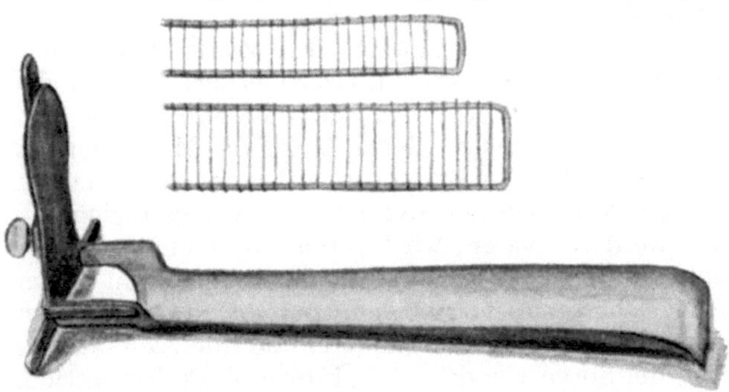

Abb. 46. Volkmannsche Schiene für die untere Extremität mit T-Bügel und
Cramer-Schiene für die obere Extremität.

linderung, vor allem aber die Immobilisation durch geeignete Verbände und
die Sorge für entsprechende Lagerung bzw. für sorgsamen und schnellen Ab-
transport die Hauptsache der Notversorgung ausmachen.

Bei der Schmerzlinderung soll im allgemeinen, da es sich gewöhnlich ja
nur um ein- oder zweimalige Gaben handelt, mit wirksamen Mitteln (bei Erwachsenen Morphium, Pantopon, bei Kindern nötigenfalls Pyramidon, Chloral-
hydrat) nicht gegeizt werden.

Das wichtigste ist die ausreichende provisorische Immobilisation. Es gibt
unzählige Notverbände für die verschiedenen Frakturen, prüft man aber die Notverbände zahlreicher Kliniken, so zeigt sich immer wieder, daß man sich fast
überall mit je einem Verband für die obere und untere Extremität begnügt. Es
ist das die alte Volkmannsche Schiene für die untere und die Cramer-Schiene
für die obere Extremität. Beide sind ebenso einfach, wie zuverlässig, sie genügen
den Anforderungen der Klinik, sie können daher auch dem praktischen Arzt als
ausreichende Hilfsmittel der ersten Immobilisation nur aufs wärmste empfohlen
werden.

Beide Schienen, richtig angelegt (s. u.), genügen dem Prinzip der Schmerzlinderung an Ort und Stelle der Fraktur, der wirksamen Ruhigstellung und der
Prophylaxe hinsichtlich weiterer Frakturschädigungen. Sie sollen stets die beiden
benachbarten Gelenke mit immobilisieren.

Technik. I. Materialien: 1. Volkmann-Schiene. Es genügen drei Modelle,
eine kurze Schiene (sog. Volkmann-Stiefel), bis zum Knie reichend, für Frakturen und

Verletzungen unterhalb des oberen Sprunggelenkes, eine mittellange Schiene, bis zur Mitte des Oberschenkels reichend, für Verletzungen bis unterhalb des Knies, und eine lange Schiene, bis aufs Gesäß reichend, für Knieverletzungen und solche unmittelbar oberhalb des Knies.

Für Oberschenkelfrakturen genügt die lange VOLKMANN-Schiene allein nicht, da sie das Hüftgelenk nicht ruhigstellt; in solchen Fällen wird eine breite CRAMER-Schiene nach unten in die seitliche Wölbung der VOLKMANN-Schiene eingelegt und nach oben bis zum Thorax hinaufgeführt und angewickelt.

2. T-Bügel. Der mit seinem langen Schenkel an der Fußsohle verstellbar angebrachte Bügel gestattet, das Fußgelenk der Extremität etwas höher zu stellen, besonders aber ist er dazu da, das „Umfallen" des Fußes nach außen und dadurch eine Dislokation der Fragmente durch Drehung im Verband zu verhüten.

3. Polstermaterial. Die Schiene einerseits, nach Einbettung der Extremität die obere Fläche des Beines andererseits, müssen wegen der zu erwartenden Zunahme der Schwellung und wegen der Druckgeschwürgefahr ausgiebig gepolstert werden. Es geschieht dies durch Zellstoff und Watte. In dem Bereich der Kniekehle und oberhalb der Ferse kommt je eine besondere quere Polsterlage.

4. Bindenmaterial. Besser als die einfachen Mullbinden sind Binden aus Flanell, Leinen, Trikotschlauch oder Idealbinden.

II. Anlegung des Verbandes: Erst wenn alles fix und fertig vorbereitet, insbesondere die Schiene ausreichend gepolstert ist, wird der Verband angelegt. Bei der Anlegung selbst sind langsames, aber kräftiges Ziehen am peripheren Ende des gebrochenen Gliedes, manuelles Unterstützen der Bruchstelle und Vermeidung jeder unnötigen Bewegung, die Maßnahmen, welche dem Kranken trotz Schmerzen doch sofort Vertrauen in das sachgemäße Handeln seines Arztes einflößen. Die Extremität wird so gelagert, daß die ganze Fußsohle die überpolsterte Schienensohle berührt, daß die Kniescheibe genau nach oben zeigt und die Linie von der Spina iliaca anterior superior zur Kniescheibenmitte und von da zum I. Interdigitalraum eine Gerade bildet. Dann wird das ganze Bein mit einer Lage Zellstoff

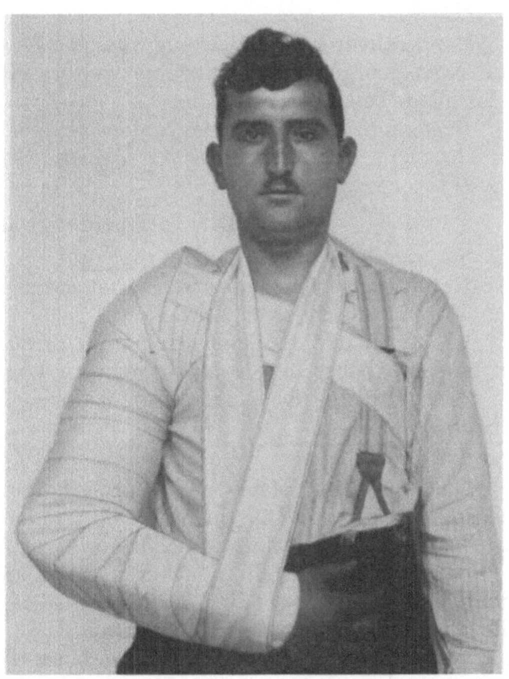

Abb.47. Provisorischer Verband mit CRAMER-Schienen bei frischer Oberarmfraktur.

oder Watte bedeckt und sodann die Extremität fest angewickelt. Die Zehen bleiben frei. (Prüfung auf Zirkulation, Sensibilität, Motilität!!) Es wird nochmals kontrolliert, ob der Verband nirgends drückt und insbesondere ob die Ferse allseitig freiliegt (Decubitusgefahr!). Zum Schluß wird der T-Bügel angebracht und die Extremität sanft ansteigend hochgelagert.

III. Fehler und Gefahren: Decubitus bei ungenügender Polsterung. Die gefährlichsten Stellen sind die Ferse und die Gegend der Achillessehne oberhalb der Ferse, die seitlichen Kniepartien und die Gegend entsprechend dem oberen Rand der Schiene. Vermeidung: genügende Polsterung und Kontrolle.

An der oberen Extremität genügt die Anwicklung von CRAMER-Schienen wohl allen ersten Anforderungen. Die Schienen sind biegsam und werden für den jeweiligen Zweck nach den Größenverhältnissen des gesunden Armes zurechtgebogen.

Technik. I. Materialien: CRAMER-Schienen verschiedener Breite, Drahtschere, Polstermaterial (Watte, Zellstoff), Binden.

II. Anlegung des Verbandes: Zunächst wird eine Schiene entsprechender Breite am gesunden Arm so abgemessen, daß sie die beiden benachbarten Gelenke mit immobilisiert, bei Unterarmfrakturen muß sie also bis zur Achselhöhle, bei Oberarmfrakturen bis auf die Scapula reichen. Das überstehende Ende wird mit einer Drahtschere abgetragen; sodann wird die Schiene entsprechend den erforderlichen Gelenkstellungen (s. S. 57) zurechtgebogen und doppelseitig mit Polsterzellstoff eingewickelt und sodann die Polsterung festgewickelt. Nach Lagerung des Armes in der gepolsterten, meist auf der Streckseite angelegten Schiene wird die noch freie Fläche des Armes gut gepolstert und dann die Schiene fest angewickelt. Die Finger bleiben stets frei (Kontrolle auf Zirkulation, Sensibilität und Motilität).

III. Fehler und Gefahren: Für kurzdauernde Verbände hat diese Methode kaum einen Nachteil, für längere Dauer aber (jenseits des 6.—8. Tages) kann jedoch nicht genug vor der großen Gefahr einer Versteifung im Schultergelenk in der ungünstigen Stellung mit herabhängendem Oberarm gewarnt werden (näheres s. S. 156). In solchen Fällen tritt dann für längere Immobilisation die sog. Abduktionsschiene (s. S. 47 und Abb. 51) in ihr Recht.

Bei Frakturen des Beckens, der Wirbelsäule und des Schädels kommen für die Notversorgung noch einzelne weitere Gesichtspunkte hinzu; davon wird im speziellen Teil die Rede sein.

Bezüglich der außerordentlich wichtigen Notversorgung komplizierter Frakturen wird auf das Kapitel über die Behandlung der Frakturkomplikationen (S. 77) verwiesen.

II. Die formative Frakturbehandlung.

Sie sucht die natürliche Form und damit zugleich die verloren gegangene Kontinuität des Knochens möglichst getreu wieder herzustellen. Dies geschieht im Prinzip durch zwei Methoden:

1. durch die Reposition: d. i. durch Zurückbringung der Frakturenden in eine möglichst der Norm angepaßte Lage,

2. durch die Retention: d. i. durch Erhaltung der Fragmente in der Repositionsstellung.

1. Die Reposition.

Die Reposition ist bestrebt, durch Aufeinanderstellen der Fragmente die Vorbedingungen für eine möglichst ideale Wiederherstellung der Form und für Wiederaufnahme der Funktion zu schaffen.

Die Reposition stellt den wichtigsten, meist den Erfolg entscheidenden Akt der Therapie dar, ihr Gelingen ist die Voraussetzung weiterer den Erfolg ergänzender und sicherstellender Maßnahmen.

Vorbedingung für das Gelingen einer Reposition ist — von wenigen Ausnahmen abgesehen — die Ausschaltung von Schmerz und Muskelspannung.

Zwar gelingt es auch durch Plexusanästhesie an Arm und Bein oder durch Lumbalanästhesie für die unteren Extremitäten den Schmerz auszuschalten und gewisse Repositionen durchzuführen, beides jedoch, Schmerz und Muskelspannung zugleich wird, in vollkommener Weise nur durch tiefe Narkose erzielt. Zu verwerfen sind — wenige Fälle ausgenommen — Repositionsversuche im Äther- und Chloräthylrausch oder im Excitationsstadium der Narkose, da hier die Muskelspannung reflektorisch sogar noch erhöht wird.

Die Technik der Reposition besteht in einfachen Fällen, z. B. an den Extremitäten, in Zug, Gegenzug und gleichzeitig korrigierender allseitiger Koaptation.

Der Verletzte wird zum Zwecke der Reposition auf einen Operations- oder Verbandstisch gelegt und festgeschnallt. Die gebrochene Extremität wird dauernd sorgsam fixiert gehalten. Erst nachdem tiefe Narkose erzielt ist, wird der proximale Gliedabschnitt von einer Assistenz mit beiden Händen umfaßt, fixiert und —

was für das Gelingen einer Reposition von nicht geringer Bedeutung ist — in sog. Entspannungs- oder Ruhelage der Gelenke (s. S. 56) gehalten. Die Reposition wird immer am peripheren Gliedabschnitt vorgenommen. Der Arzt faßt dicht unterhalb der Fraktur und sucht zunächst durch kräftigen Zug die Verkürzung auszugleichen und erst dann die seitlichen und winkligen Verschiebungen durch allseitigen Druck zu beseitigen. Wenn es irgend möglich ist, werden die Fragmente aufeinander gestellt und zur „Verzahnung" gebracht (s. Abb. 65). Einer gelungenen Reposition schließen sich sofort die Retentionsmaßnahmen an.

Was den Zeitpunkt der Reposition betrifft, so ist diese im Prinzip tunlichst sofort vorzunehmen. Bestimmend dafür ist der Charakter der Reposition als eines neuen unvermeidbaren Traumas und das Verhalten der Muskulatur.

Wenn schon die Reposition eine neue traumatische Schädigung der Frakturgegend bedeutet, so muß immer diese Noxe möglichst gering sein. Die Reposition ist dazu bestimmt, endgültige innere Wundverhältnisse für die Heilung zu schaffen. Liegen erst einmal Tage zwischen Trauma und Reposition, so ist die Heilung in schlechter Stellung bereits im Gange, sie wird durch die Reposition gestört; die erneute Blutung und Gewebsschädigung ist dank der bereits eingetretenen reaktiven Hyperämie um ein Erhebliches stärker, als wenn die Reposition gleich erfolgt.

Der andere bestimmende Gesichtspunkt ist die Muskulatur. Unmittelbar nach der Fraktur befinden sich die Muskeln im Muskelstupor, insbesondere haben sie sich noch nicht retrahiert, die Reposition ist ceteris paribus sofort nach der Fraktur am leichtesten und sichersten.

Diesem allgemeinen Prinzip der möglichst frühzeitigen Reposition stehen im Einzelfalle einmal (Chok, Verdacht auf Fettembolie, s. S. 79) Gegengründe entgegen, die eine Verschiebung auf den nächsten oder übernächsten Tag als Ausnahme rechtfertigen. Mit jedem Tag später wird die Noxe größer und die Schwierigkeiten beträchtlicher, nach einer Woche aber nehmen die Schwierigkeiten bereits ganz erheblich zu.

Die Reposition ist unnötig:

a) bei allen unvollständigen Frakturen (Infraktionen, Fissuren, subperiostalen Frakturen);

b) bei allen vollständigen Frakturen mit fehlender Dislokation. Es trifft dies zu für manche Querbrüche ohne Verschiebung der Fragmente. Gerade bei solchen Brüchen darf aber unter keinen Umständen noch nachträglich eine Dislokation erzeugt werden, indem man beim Anlegen eines Verbandes z. B. eine subperiostale Unterschenkelfraktur beim Halten sich nach hinten durchbiegen läßt. Hierher gehören ferner noch Frakturen kleiner Knochen, wie Sesambeine, Hand- und Fußwurzelknochen, deren Fragmente sich bei ihren engen Raumverhältnissen nicht stärker verschieben können.

c) Bei gewissen Formen von Einkeilung. Bei der Einkeilung hängt die Entscheidung, ob reponiert werden muß oder nicht, ab von der Art und Stellung der Fraktur.

Was die Art der Fraktur anlangt, so ist z. B. bei der Schenkelhalsfraktur die Einkeilung ein die Heilungsaussichten derart entscheidend begünstigender Faktor, daß eine Lösung der Einkeilung zum Zwecke der Reposition als ein grober Fehler bezeichnet werden müßte. Man würde in einem solchen Falle die Gefahr einer ausbleibenden knöchernen Konsolidation oft geradezu heraufbeschwören (siehe hierüber Genaueres S. 69 u. 70).

Bei anderen Einkeilungen kommt eine Lösung derselben nur bei grob ungünstiger Stellung in Frage, z. B. bei den in starker Adduktionsstellung des Armes eingekeilten Frakturen des Collum chirurgicum humeri, bei Einkeilung der typischen Radiusfraktur mit starker Dislokation, wie sie z. B. der Fall von Abb. 26 dargeboten hat. Dagegen ist bei Einkeilung in günstiger Stellung die Reposition in jedem Falle unnötig.

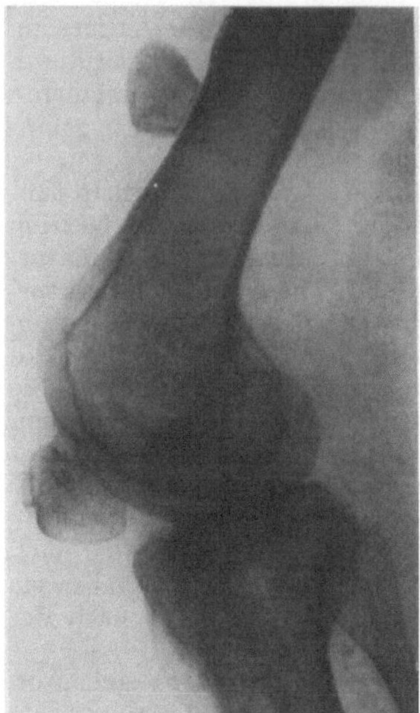

Abb. 48. Patellarfraktur mit maximaler Retraktion des proximalen Fragmentes nach oben.

Die Reposition ist unmöglich:

a) bei Abrißfrakturen mit Diastase der Fragmente. So können tiefgelegene Abrißfrakturen (Eminentia intercondylica, Querfortsätze) unblutig überhaupt nicht reponiert werden, da die Fragmente keinerlei manuelle Handhabe für die Reposition darbieten. Aber auch ganz oberflächlich gelegene Abrißfrakturen, wie die der Patella und des Olecranons, widersetzen sich der Reposition, sobald der zugehörige seitliche Streckapparat des betreffenden Gelenkes mitdurchrissen und so das proximale Fragment der muskulären Retraktion überantwortet ist.

Abb. 48 zeigt einen derartigen Fall extremer Retraktion des oberen Fragmentes einer Patellarfraktur und demonstriert sinnfällig, daß hier unblutig jede Reposition unmöglich ist.

b) Bei reinen Kompressionsfrakturen, z. B. des Fersenbeines, der Wirbelkörper. Eine Wiederaufrichtung des in sich zusammengedrückten Spongiosagerüstes, wie z. B. in den Fällen der Abb. 6 und Abb. 122, ist ausgeschlossen.

c) Bei Interposition, sei es von Weichteilen oder von Einzelbruchstücken.

Die Zwischenlagerung von Weichteilen wird an dem eigenartigen Gewebswiderstand beim Repositionsversuch und an der nicht auslösbaren Krepitation erkannt.

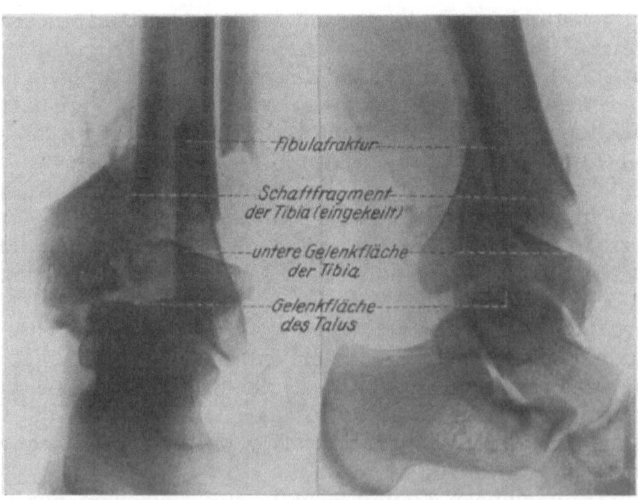

Abb. 49. Komplizierte Unterschenkelfraktur. Unmögliche Reposition wegen Drehung und Zwischenlagerung eines Gelenkfragmentes.

Die Zwischenlagerung von Einzelfragmenten bei Stückbrüchen kann zwar oft schon nach dem Röntgenbild vermutet (vgl. Abb. 49), als wirkliches Repositionshindernis aber immer erst beim Repositionsversuch erwiesen werden, sobald man dabei plötzlich auf einen unüberwindlichen knöchernen Widerstand stößt.

d) Bei veralteten Frakturen mit irreparabler Retraktion der Weichteile.

Die Bedeutung der Reposition für den Erfolg der Frakturbehandlung kann nicht hoch genug eingeschätzt werden. Oft begegnet man der völlig zu verwerfenden Einstellung, die sich mit halben Maßnahmen begnügt und sich alles Weitere von sekundären Retentionsmethoden verspricht. Es muß grundsätzlich von der Reposition gefordert werden, daß sie stets bis an die Grenze des jeweils Erreichbaren gelangt und sich erst zufrieden gibt, wenn auch der überhaupt mögliche Erfolg der Reposition durch Kontrolle der Stellung, Prüfung des Verkürzungsausgleiches usw. sichergestellt ist.

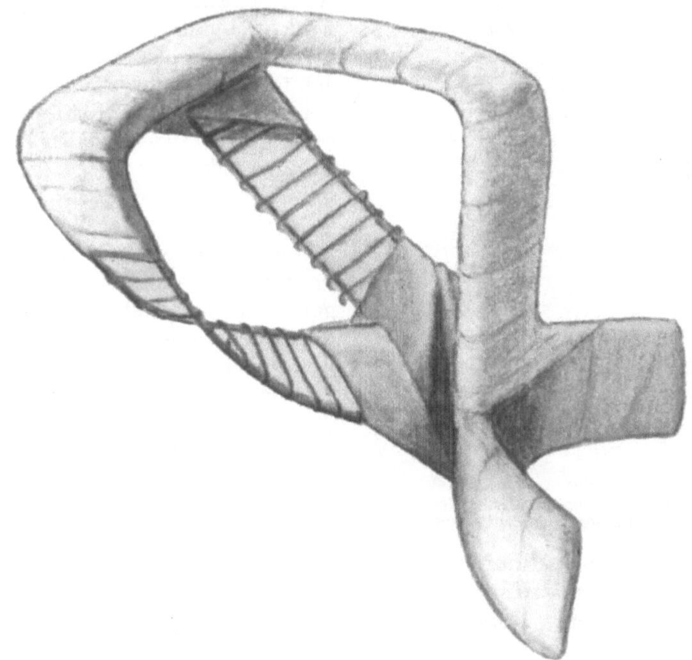

Abb. 50. Abduktionsschiene für den Oberarm.

2. Die Retention.

Die Retention verfolgt das Ziel, die reponierten Fragmente gegenüber neu dislozierenden Kräften, besonders entgegen der Muskelretraktion, in der Repositionsstellung zu erhalten.

Die technischen Hilfsmittel für die Retention sind Schienenverbände, erstarrende Verbände, Lagerungsschienen, Streckverbände und endlich Kombinationen dieser einzelnen Vorrichtungen.

a) Schienenverbände. Die Schienenverbände, die bei der Notversorgung mit Recht eine große Rolle spielen, haben bei der endgültigen Behandlung als ausschließliche Methode der Retention nur eine geringe Bedeutung. Sie werden lediglich an Extremitäten und dort hauptsächlich bei eingekeilten, nicht stärker dislozierten Knochen, bei Absprengungen und Infraktionen, bei Abrißfrakturen,

z. B. der Patella und des Olecranons, also überall dort verwendet, wo eine
Dislokation nicht besteht, nicht zu befürchten oder nicht zu vermeiden ist.

Für solche Fälle kommen für die untere Extremität wiederum die VOLK-
MANN-Schienen (s. S. 42 und Abb. 46) und für die obere Extremität die jeweils
zurechtbiegbaren CRAMER-Schienen in Betracht. Die glücklichste Verwendung
finden sie in der Form der aus dem Triangelverband entwickelten sog. Abduktionsschiene des Oberarmes (Abb. 51), die außer der Immobilisation zugleich noch die für das Schultergelenk auf längere Dauer allein zuträgliche Abduktionsstellung des Oberarmes gestattet.

Da sich Oberarmfrakturen bei der allseitigen Umgreifbarkeit des Humerus
oft leicht und gut stellen lassen, da fernerhin nicht wenige Frakturen am Collum
chirurgicum sich verkeilen, so ist die Verwendung der auch sonst vielseitig be-
währten Schiene, wie im Falle der Abb. 51, auch für die Retention einer
Fraktur nicht selten möglich.

Außer den obenerwähnten Fällen genügen einfache Schienenverbände bei
Frakturen von Phalangen, Metatarsal- und Metacarpal-, Hand- und
Fußwurzelknochen.

b) Erstarrende Verbände. Es handelt sich bei ihnen um Stoffe, die,
in weicher, schmiegsamer Form angelegt, alsbald fest werden und dabei
den betreffenden Körperabschnitt genau in der ihm bei der Reposition
gegebenen Form erhalten.

An Materialien kommen Leim, Wasserglas, Stärkebinden, Celluloid
und Gips in Betracht. Allen diesen Stoffen kann noch verstärkend wirkendes Material in Form von Papp-

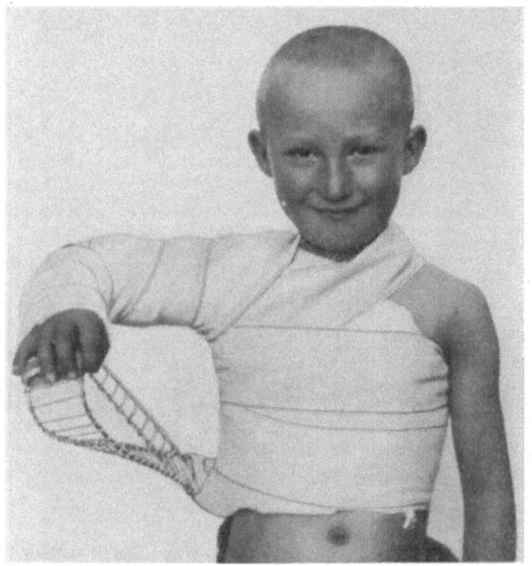

Abb. 51. Retention einer reponierten Schaftfraktur des Humerus auf der Abduktionschiene des Oberarmes.

streifen, Drahtleiter-, Aluminium-, Holz-(„Schusterspan“-)schienen eingefügt
werden. Für die Verhältnisse der Praxis spielen nur Stärkebinden- und vor
allem Gipsverbände eine Rolle.

c) Der Gipsverband. Der Gips kommt als schwefelsaurer Kalk in der Natur
nur zusammen mit Kristallwasser vor. Der durch Erhitzung seines Kristall-
wassers künstlich beraubte Gips ist ein lockeres weißes Pulver von stark hy-
groskopischem Charakter. Dieser Eigenschaft verdankt er seine Verwendbarkeit
für erstarrende Verbände. Bringt man nämlich Gipspulver durch Einstreuen oder
Einreiben zwischen die Maschen von Mullbinden und legt diese ins Wasser und
umwickelt dann irgendeinen Körperteil, so verwandelt sich der Gips innerhalb
von 3—5 Minuten in eine starre Masse, wobei er jeweils die Form beibehält, die
man dem Verbande gibt.

Somit hat der Gipsverband eine Reihe gewichtiger Vorteile. Damit, daß sich
der Gipsverband genau der Form des umschlossenen Gliedes anschmiegt, genügt
er nach gelungener Reposition dem Prinzip der Retention im Sinne der Erhaltung
der Form theoretisch geradezu ideal. Seine sofort schmerzstillende Wirkung, die
relative Einfachheit seiner Technik, seine völlige Immobilisierung, sein Wert bei
Transporten und manche andere Vorteile mehr lassen es verstehen, daß er nach

seiner Einführung durch den holländischen Militärarzt MATTHYSEN (1852) die
Frakturbehandlung fast ausschließlich beherrschte und auch heute noch eine
nicht geringe Bedeutung hat.

Wenn sein ursprünglich übergroßer Anwendungsbereich heute eingeschränkt
ist, so sind dafür die Nachteile des Gipsverfahrens verantwortlich zu machen.
Grundsätzlich ist gegen den Gipsverband geltend zu machen, daß er nur der
Wiederherstellung der Form, nicht der Funktion dient, daß er nur den Knochen
behandelt, den übrigen Bewegungsapparat aber unberücksichtigt läßt, ja sogar
schwere Gefahren für die Muskulatur und Weichteile und schwere Beeinträchtigung
der Gelenkfunktion heraufbeschwört. Zu den prinzipiellen kommen noch praktische Nachteile. Die direkte Kontrolle der Frakturstelle und der Weichteile ist
ausgeschlossen, es drohen Zirkulationsbehinderungen und Drucknekrose, alles
Dinge, die einerseits eine klare Indikationsstellung für die Anwendung erfordern,

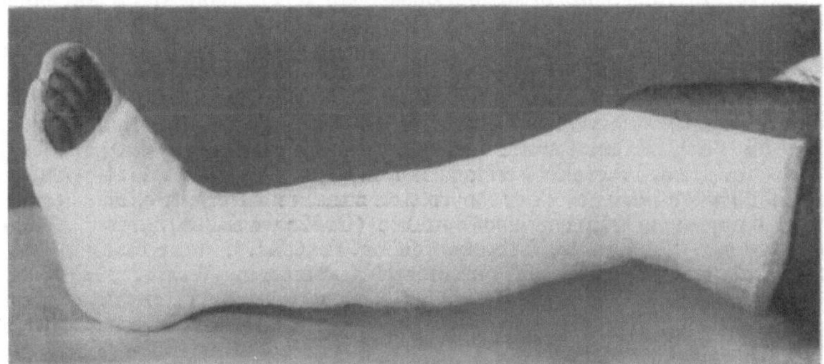

Abb. 52. Zirkulärer Gipsverband bei Unterschenkelfraktur.

andererseits eine gründliche Beherrschung der Technik und Kenntnis der Fehler-
quellen und ihrer Verwendung zur Voraussetzung der Verwendung des Verfahrens
machen.

Unbeschadet der Verwendungsanzeigen bei den speziellen Frakturen kann
man ganz allgemein sagen: eine Indikation zum Gipsverfahren ist gegeben

1. als Verband für längeren Transport,

2. als Verband bei schwerem Infekt von Frakturen,

3. als temporäre Teilmethode einer Kombinationstherapie dort, wo seine Vorteile die Nachteile überwiegen und die Nachteile wieder ausgeglichen werden
können.

Mit dieser letzten Indikationsstellung sei schon an dieser Stelle klar ausgesprochen, daß es keine Fraktur gibt, bei der der Gipsverband als alleinige Methode der Behandlung ausreichte. Er tritt nur in gleichzeitigem Verein oder in
Ablösung mit anderen Methoden, dann aber in sein unbestreitbares Recht. Der
Gipsverband wurde schon oft durch die Eiferer neuer Methoden zum Tode verurteilt, er hat sich aber immer lebenszäher als seine Richter erwiesen. Wann er
bei der einzelnen Fraktur angezeigt erscheint, davon wird jeweils im speziellen
Teil die Rede sein.

Die Formen der Anwendung des Gipsverbandes sind höchst vielseitig. Bald dient er in seiner häufigsten Verwendung als zirkulärer Gipsverband
vor allem der Fixation und Ruhigstellung (Abb. 55), bald als Gehgipsverband
der Fixation und Entlastung (Abb. 226), bald wird er vor allem an der oberen
Extremität als halbzirkulärer Verband dazu benutzt, um eine genau anmodellierte
Gipsschiene herzustellen (Abb. 176) oder um mit Hilfe eines Thoraxgipsverbandes

als feste Unterlage für Streckverbände des Oberarmes zu dienen. In ganz anderer Art verwendet man wieder Gips, um bei Wirbelbrüchen mit Hilfe eines dem Rücken genau anmodellierten „Gipsbettes" oder „Gipskorsetts" für die Immobilisation zu sorgen. Endlich aber wird der Gips oft ein wichtiges Teilsystem bei Kombinationsverbänden, so z. B. bei dem „gefensterten" Gipsverband für komplizierte Frakturen oder bei dem mit Schienen und Bügeln verstrebten „Brückengipsverband" für infizierte Frakturen.

Technik. I. Materialien: 1. Gips und Gipsbinden. Seiner hygroskopischen Eigenschaft wegen muß der Gips absolut trocken sein und luftdicht (in Blechbüchsen) und trocken (in Schränken) aufbewahrt werden. Gipsbinden selbst herzustellen, lohnt nur in großen Betrieben. Die Gipsbinden sollen mindestens 10 cm breit und höchstens 5 m lang sein.

2. Trikotschlauch. Er läßt sich an den Enden nach Anlegen des Gipsverbandes umschlagen, auf diese Weise wird der Verband am Ende abgerundet und das Hineingelangen von Gipsbröckeln zwischen Hand und Verband unmöglich gemacht.

3. Polstermaterial: Nicht entfettete, sog. Polsterwatte oder Polsterzellstoff.

4. Wasser von Zimmertemperatur mit Zusatz einer Handvoll Alaun auf einen Eimer Wasser, um das Hartwerden des Verbandes zu beschleunigen.

5. Gipsinstrumente (Gipsmesser, Gipsschere), um nach Fertigstellung überflüssige Teile, z. B. an den Zehen abschneiden oder Fenster einschneiden zu können.

II. Anlegung eines zirkulären Gipsverbandes, z. B. bei Frakturen des Unterschenkels: Nach vorheriger Reposition wird das Bein von der Fußspitze bis oberhalb der Mitte des Oberschenkels mit dem Trikotstrumpf überzogen, sodann mit einer Lage gerollten Polsterzellstoffes umwickelt, auf diese Polsterlage kommt noch eine dicke Wattepolsterung über der Frakturstelle wegen der nach der Reposition zunehmenden Schwellung, ferner Polsterung über die typischen Knochendruckpunkte (Großzehenballen, Ferse, Achillessehne, Fußrücken, vordere Tibiakante, Fibulaköpfchen, Patella, Femurcondylen). Währenddessen werden die ersten Gipsbinden von einer Hilfsperson ins Wasser gelegt und bleiben darin, bis keine Luftblasen mehr aufsteigen, dann werden sie durch Druck von beiden Seiten soweit ausgedrückt, bis sie nicht mehr triefen. Nunmehr wird, stets peripher beginnend und zentral fortschreitend, Bindentour auf Bindentour angewickelt, ohne daß dabei die Binden stärker angezogen werden dürfen. 6—7 Lagen genügen. An Stellen erhöhter Bruchgefahr des Gipses (Frakturstelle, Gelenke) werden einige Gipslongetten als „Verstärkung" eingegipst. Zum Schluß werden die Trikotschlauchenden auf dem Gips umgeklappt und die Zehen (zur Kontrolle auf Zirkulation, Sensibilität und Motilität) freigemacht. Der Gips wird nach 4—5 Minuten fest. Er bleibt zum Austrocknen den ersten halben Tag offen liegen. Das Datum der Anlegung wird auf den Gips mit Tintenstift aufgeschrieben. Bezüglich der Stellung der Gelenke wird auf S. 56 verwiesen.

III. Fehler und Gefahren: 1. Spitzfußstellung. Sie ist später schwer auszugleichen und behindert die Gehfunktion. Sie wird vermieden durch genau senkrechte Stellung des Fußes.

2. Durchbiegen nach hinten: Gerade wenn auf richtige Stellung des Fußes allein geachtet wird, kommt es leicht durch Druck auf die Fußsohle zu einer Hebelwirkung an der Frakturstelle mit dem Effekt einer winkligen Knickung nach hinten, was nur durch Unterstützen der Bruchstelle und Kontrolle vermieden werden kann.

3. Decubitus bei ungenügender Polsterung, besonders wenn nach der Reposition die Schwellung stark zunimmt, weshalb stets der erste Gipsverband am stärksten zu polstern ist.

4. Zirkulationsbehinderung: Der zunehmende Schwellungsdruck findet bei ungenügender Polsterung nach außen eine Grenze für seine Ausdehnung am Gips, er wirkt infolgedessen nach innen und komprimiert bald die einzig kompressiblen Gebilde, die Gefäße; jeder Gipsverband ist daher stets in den ersten Tagen sorgsam zu überwachen, jede auftretende Cyanose oder gar Anämie der Zehen, jede Störung der Motilität und Sensibilität verlangt sofortiges teilweises Öffnen und, sofern dies nicht sofort hilft, völliges Aufschneiden des Gipsverbandes.

Es wird im folgenden noch an zahlreichen Stellen darauf zurückzukommen sein, wie bei vielen Frakturen der große Vorteil des Gipsverbandes, eine nach der Reposition gegebene Form sicherer als bei jeder anderen Methode festzuhalten, wahrgenommen werden kann, ohne daß seine Nachteile allzu stark mit in Kauf genommen zu werden brauchen. Wir halten hier lediglich daran fest, daß man heute den Gips grundsätzlich immer nur als temporäres Teilverfahren einer Kombinationstherapie verschiedener Methoden verwenden darf.

Es hat nun natürlich nicht an Versuchen gefehlt, den Hauptnachteil des Gipsverbandes, daß er bei der Fraktur als Verletzungskrankheit des Bewegungsapparates von den drei Anteilen desselben die wichtigen Komponenten, Gelenke und Muskeln, außer acht läßt, zu umgehen.

d) Streckverbände. Das Wesen des Streckverbandes beruht darin, daß er den Hauptgegner einer Restitution zur Norm, die Muskelkontraktion direkt angreift, indem er durch eine entsprechend starke Zugkraft die Retraktionskraft der Muskulatur überwindet und so durch Dauerzug nach der Reposition eine erneute Dislokation verhindert. Es kommt hinzu, daß er durch geeignete Stellungen (s. S. 56) auch die Gelenke berücksichtigt, ja Bewegungen in ihnen gestattet und daß er jederzeit eine direkte Kontrolle mit dem Auge zuläßt.

Diesen Vorzügen steht als einziger grundsätzlicher Nachteil die unvollkommene Immobilisation an der Frakturstelle gegenüber. Im Streckverband sind wenigstens im Beginn dauernd kleinste Bewegungen möglich. Wohl ist das für gewöhnlich ohne Belang, bei sehr erheblichem Hämatom jedoch, besonders aber bei drohendem oder bestehendem Infekt, wird diese Rücksicht der völligen Ruhigstellung ausschlaggebend und verbietet dann das Extensionsverfahren.

Es bedeutet ferner ein völliges Mißverstehen des Wesens des Streckverbandes, wenn man ihm zugleich und ausschließlich auch die Reposition zumutet. Der Streckverband ist lediglich eine Retentionsmaßnahme, die günstigstenfalls, was die Reposition anlangt, deren Effekt noch steigern kann. Was irgend schon durch die Reposition ausgeglichen werden kann, soll durch diese erreicht werden, die Reposition soll als einmaliges Ereignis sogleich den bestmöglichen Stand der Fragmente anstreben, während die erst in Repositionsstellung angelegte Extension diesen Stand durch dauernden Zug lediglich erhalten, womöglich noch verbessern und außerdem noch funktionelle Therapie (s. S. 56) gestatten soll.

Die Zugkraft des Streckverbandes hat ihre Quelle meist in angehängten und über Rollen geleiteten Gewichten (s. Abb. 53) oder in elastischen Zügen (eingeschalteten Gummischnüren, Stahlfedern u. dgl.) oder in dem Eigengewicht der Extremität selbst, wie beim ZUPPINGERschen Apparat (s. später, S. 53).

Die Hauptzugrichtung ist bei allen Extensionsverfahren die Längsrichtung. Bei kräftigem Zug wirkt der Längszug stets auch noch korrigierend auf seitliche, winklige und Drehungsverschiebungen. Ist diese sekundäre Zugwirkung nicht stark genug, um auch diese Dislokationen auszugleichen, so kann sie noch durch Seiten- und Rotationszüge verstärkt werden.

Reicht bei sehr starker Belastung die Körperschwere als Gegengewicht nicht aus, so kann man einen Gegenzug durch Hochstellen des Bettes am Fuß- oder Kopfende oder durch Schlingenzüge anbringen.

Die Lagerung bei Streckverbänden wird diktiert durch die Rücksicht auf die Extensionswirkung und auf die Gelenkfunktion. Entweder wird die Extremität, z. B. bei den Oberschenkelfrakturen der Kinder, vertikal extendiert (s. Abb. 106) und dabei nur durch die Zugkraft gehalten oder sie wird in Binden und Tüchern hängemattenartig suspendiert (s. Abb. 53) oder auf Lagerungsschienen gebettet (s. Abb. 60).

Die Haupttypen der unblutigen Extensionsverfahren sind

1) Heftpflasterextensionsverband nach BARDENHEUER.

Bei ihm wird die Zugkraft der Gewichtsbelastung durch Heftpflasterzüge auf die Weichteile des verletzten Gliedabschnittes und von diesen auf die Fragmente übertragen. Das Verfahren vermag erhebliche Verkürzungen und sonstige Dislokationen auszugleichen, läßt günstige Gelenkstellungen zu und gestattet eine dauernde Kontrolle und sehr frühe Bewegungstherapie. Es findet heute ihr Hauptanwendungsgebiet bei Kindern zwischen 6 und 15 Jahren.

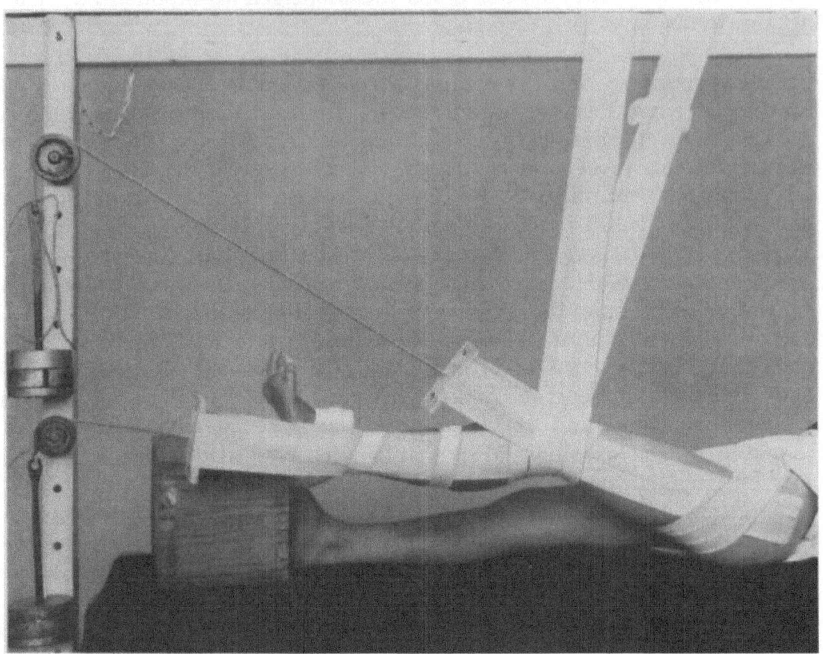

Abb. 53. Heftpflasterextensionsverband bei Oberschenkelfraktur älterer Kinder.

Es scheitert bei größeren Weichteilwunden, sehr großer Dislokation und bei empfindlicher, entzündlicher oder gar ekzematöser Haut, endlich bei nicht ganz frischen Frakturen mit erheblicher Retraktion der Muskulatur. Es eignet sich wegen der dauernd erforderlichen Kontrolle und der im Privathause schwierigen Aufstellung und Anbringung der notwendigen Gestelle kaum für die freie Praxis.

Die Heftpflasterextension erfordert sehr sorgfältige Technik und sorgfältige Kontrolle. Die Hauptgefahr besteht im Einschneiden der scharfen Ränder, der Entstehung von Zirkulationsstörungen und von Drucknekrosen. Abb. 54 zeigt die schweren Folgeerscheinungen einer solchen fast zirkulären, nach Heftpflasterextension bei Oberschenkelfraktur entstandenen Drucknekrose der Haut. Die Vernarbung dauerte viele Monate, und es blieben Spitzfußstellung, Extensionscontractur der Zehen und weitgehende Einschränkung der Beweglichkeit im oberen und unteren Sprunggelenk als Dauerfolgen eines falsch angelegten Heftpflasterzugverbandes zurück.

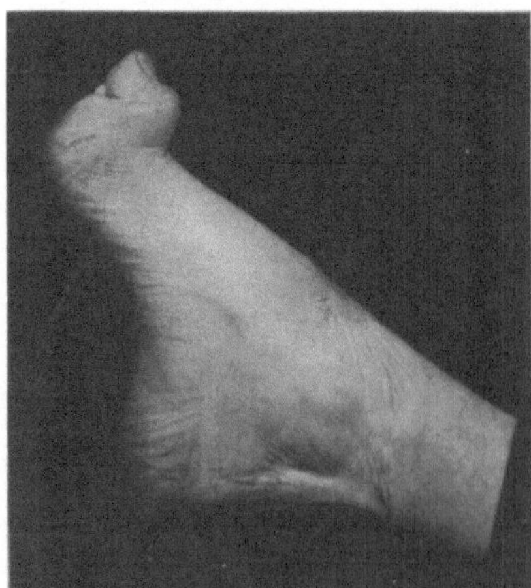

Abb. 54. Endzustand nach Drucknekrose bei Heftpflasterextensionsverband.

Sie wird heute meist nicht mehr in Streckstellung, wie von BARDENHEUER ursprünglich angegeben, sondern besser in Semiflexionsstellung des Knie- und

Hüftgelenks (s. S. 59), dann aber mit geteiltem Achsenzug am Oberschenkel und am Unterschenkel, wie es Abb. 53 zeigt, angelegt.

2. Die Extensionslagerung nach ZUPPINGER. ZUPPINGER lagert und befestigt die untere Extremität auf einer nach dem Prinzip des Parallelogramms der Kräfte konstruierten Schiene, die an allen Winkelpunkten (B, C, D, E) durch Scharniere gelenkig beweglich ist (s. Abb. 55). Als Zugkraft wirkt die Schwere der auf der Fläche BC gelagerten Extremität. In dem Maße, wie sie auf die Unterlage BC drückt, verkleinert sie den Neigungswinkel α zu α' und entfernt den beweglichen Punkt B von dem unbeweglichen Punkt A. Diese Verlängerung der Strecke AB wirkt als kontinuierlicher Längszug. Da bei loser

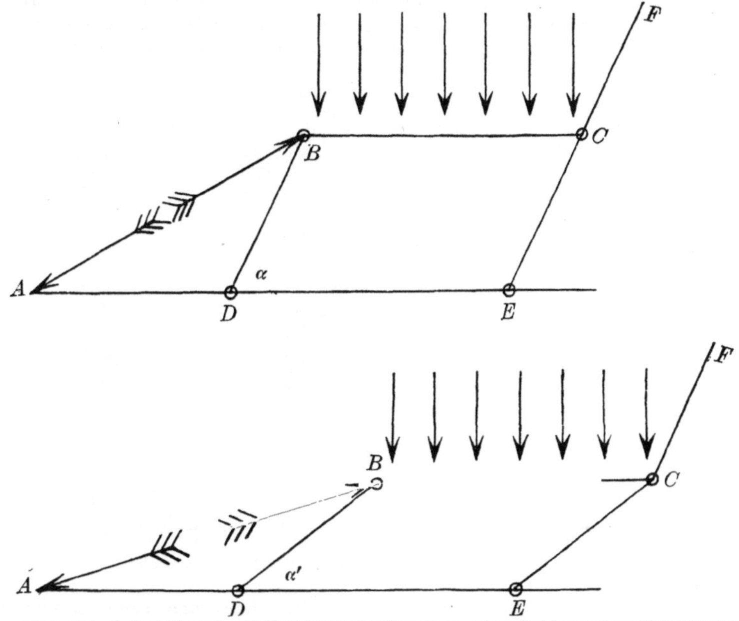

Abb. 55. ZUPPINGER-Prinzip bei Oberschenkelfraktur (unter Benutzung einer Zeichnung von HELFERICH als Vorlage).

Lagerung der Unterschenkel auf der Unterlage BC in der Richtung von C nach B zurückrutschen würde, so wird dies durch Befestigung des Fußes am Fußbrett CF verhütet.

Das Wesen des Verfahrens beruht aber weniger auf dem Ausnutzen des Eigengewichtes als Zugkraft, als dem zielbewußten Ausnutzen der Semiflexionsstellung für die Herstellung des Muskelgleichgewichtes und der für die Gelenk- und Bänderfunktion günstigen Stellung. Die geschichtliche Bedeutung des ZUPPINGERschen Verfahrens ist darin zu sehen, daß es zum ersten Male nicht bloß dem passiven Bewegungsapparat (Knochen und Gelenke), sondern auch dem aktiven Bewegungsapparat der Muskeln und der Muskelphysiologie gerecht zuwerden bestrebt war. Es hat allen späteren Lagerungs- und Extensionsmethoden in der Kombination: Zugwirkung, Semiflexion und Ermöglichung von Bewegungen als Ausgangspunkt gedient. Auch die Heftpflasterextension macht heute von der Semiflexionsstellung Gebrauch (vgl. Abb. 53).

Von neueren vom ZUPPINGER-Prinzip erfolgreich Gebrauch machenden Extensionsschienen seien besonders die von ZIEGLER, die unter Fortdauer der Zugwirkung sehr frühzeitig Bewegungstherapie gestattet und die von MATT aus der SAUERBRUCHschen Klinik erwähnt.

3. **Gipssohlenstreckverband** nach v. Gaza. Er ist von den bisherigen Extensionsverfahren dadurch unterschieden, daß hier die Angriffsfläche der Zugkraft vornehmlich auf den Fuß verlegt ist, indem der Zug an einer der Plantarfläche des Fußes aufmodellierten und mit Flanellstreifen am Fuß befestigten Gipssohle ausgeübt wird. Er eignet sich vor allem für Malleolar- und Supramalleolarfrakturen, kommt aber auch bei höher sitzenden Frakturen in Betracht und kann selbst bei Oberschenkelschaftbrüchen als Zusatzextension am Unterschenkel zur direkten Zugbehandlung am Oberschenkel hinzutreten.

Er ist einfach anzulegen, gestattet jede beliebige Änderung der Zugrichtung und insbesondere sofortige Bewegungstherapie.

Technik. I. Materialien (s. Abb. 56): 1. Gipsschiene für die Planta pedis. 2. Drahtösen zum Eingipsen in die Gipssohle. 3. Drei Streifen Flanellbinde: Streifen I ist dazu bestimmt, von der Ferse über die Gipssohle hinweg auf den Fußrücken aus-

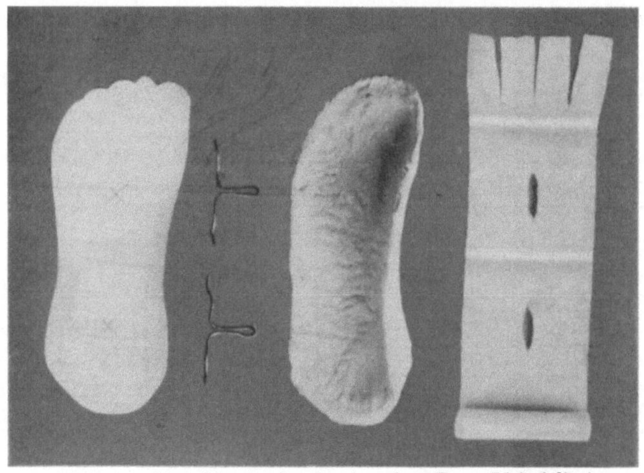

Abb. 56. Gipssohlenstreckverband nach v. Gaza (Materialien).

zulaufen; das eine Ende muß daher für die vier Zwischenzehenräume in vier 8—10 cm lange Einzelstreifen geschnitten sein. Streifen II 20 cm lang, Streifen III 40 cm lang. 4. Mastisol. 5. Mullbinden.

II. Anlegung des Verbandes (s. Abb. 57). Eine Gipslonguette wird entsprechend der Form der Fußsohle zurechtgeschnitten, zwei Drähte werden zu Ösen geformt und zwischen die Gipsschiene gelagert. Sodann Anmodellieren der Gipslonguette an die Fußsohle, am einfachsten durch Anwickeln und Erstarrenlassen. Nach Abnahme der Binde wird die Schiene mit dem Gipsmesser entsprechend der Fußsilhouette genau nachgeschnitten.

Nunmehr wird die Gipssohle befestigt. Fuß und untere Hälfte des Unterschenkels werden mit Mastisol eingepinselt. Streifen I befestigt die Sohle in der Längsrichtung, er läuft von der Ferse über die Sohle, zwischen den Interdigitalfalten in vier Streifen zum Fußrücken. Über den Ösen werden Öffnungen eingeschnitten. Streifen II läuft quer zur Fußsohle am Vorderfuß, Streifen III über Ferse, Knöchel seitlich zu beiden Seiten des Unterschenkels. Alle drei Streifen werden schließlich mit einer Mullbinde festgewickelt (auf Abb. 58 weggelassen). Lagerung in Semiflexion (Abb. 58), Belastung bis zu 20 Pfund.

4. **Distraktionsgipsverband** nach Hakenbruch. Einen prinzipiell andersartigen Weg, eine Streckwirkung zu vollbringen, geht Hakenbruch, der peripher und zentral von der Fraktur je eine feste Gipshülse anlegt und den Zwischenraum durch zwei seitliche „Distraktionsklammern" überbrückt. Die Extensionswirkung erfolgt durch Schrauben, die in entgegengesetzter Richtung auseinandergeschraubt werden und so durch Gegendruck gegen gut gepolsterte fixe Knochenpunkte diese selbst voneinander entfernen und damit verlängernd und je nach stärkerem Schraubenzug der einen oder der anderen Seite auch korrigierend wirken.

Endlich läßt sich auch noch mit Hilfe der (feststellbaren) Kugelgelenke Beweglichkeit erzielen, so daß sich die Methode gut zur ambulanten Gipsbehandlung eignet.

Das was der allgemeinen Einbürgerung entgegensteht, ist die schwierige Technik und die nicht geringe Decubitusgefahr an den Gegendruckstellen des Knochens.

Die Entscheidung, ob nun nach der Reposition Schienenverbände ausreichen oder ob erstarrende oder Streckverbände anzulegen sind, ist von Fraktur zu

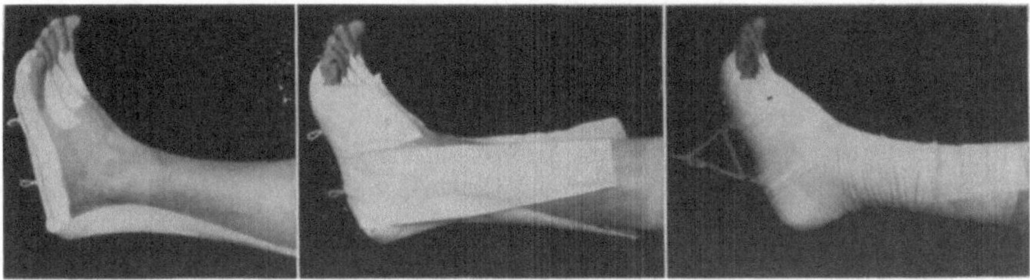

Abb. 57. Anlegung des v. GAZAschen Gipssohlenstreckverbandes.

Fraktur je nach den örtlich-topographischen Verhältnissen der Frakturstelle und je nach Art der Fraktur verschieden zu fällen. Es ist dies die hauptsächlichste Aufgabe des speziellen Teils.

Welche Retensionsmaßnahme man nun auch ergreift, immer wäre es gänzlichst verkehrt, die Frakturbehandlung mit diesen Methoden zur Restitution der Kontinuität erschöpft zu sehen. Alle diese Methoden der formativen Frakturbehandlung

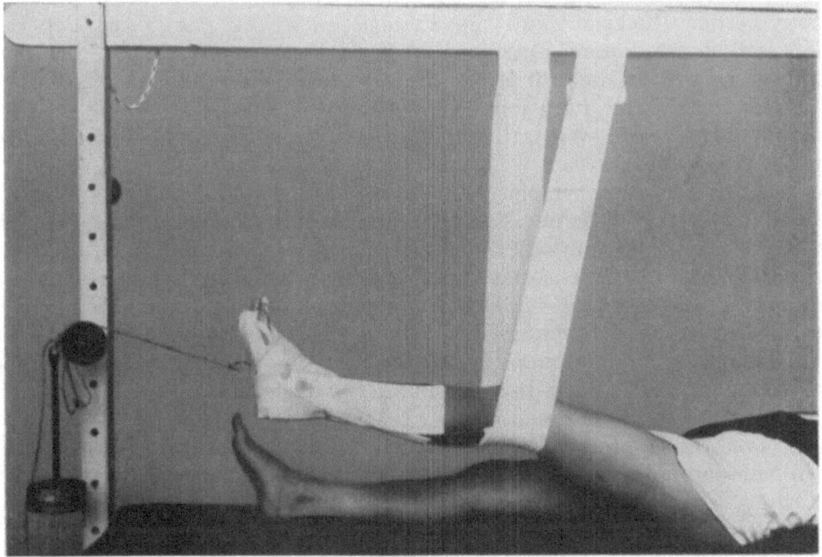

Abb. 58. Lagerung beim Gipssohlenstreckverband.

zielen vornehmlich auf die Wiederherstellung der Form des Knochens ab und stellen damit nur die passive Bewegbarkeit des Knochens wieder her. Wohl gibt es ohne Wiederherstellung der passiven Bewegbarkeit keine Heilung eines Knochenbruchs, ebenso aber gibt es ohne Wiederherstellung der aktiven Bewegung keine Heilung für die Verletzungskrankheit des Bewegungsapparates. Die aktive Beweglichkeit wiederherzustellen ist eine weitere, ungemein wichtige Obliegenheit der Frakturbehandlung.

III. Die funktionelle Frakturbehandlung.

Der funktionellen Frakturbehandlung fällt die Aufgabe zu, bei Frakturen im Zusammenhang mit der Restitution der Form eines gebrochenen Knochens auch dessen funktionelles Zusammenspiel mit der Muskulatur und den Gelenken und damit die volle statische und dynamische Gebrauchsfähigkeit des Bewegungsapparates wiederherzustellen.

Der funktionellen Behandlung als der Fürsorgerin für die beiden übrigen Komponenten des Bewegungsapparates kommt eine außerordentliche Bedeutung zu. Nicht nur durch die Fraktur selbst, auch noch durch die Konsolidationsmaßnahmen werden die benachbarten Gebilde im Sinne einer Funktionsbehinderung oder Funktionsausschaltung in Mitleidenschaft gezogen. Das Resultat der anatomisch bestgeheilten Fraktur ist illusorisch, sobald es mit Funktionseinbuße erkauft ist. Ja, es gibt Frakturen, bei denen ein ideales anatomisches Resultat überhaupt kaum zu erreichen ist, wo aber andererseits die Funktion völlig wiederhergestellt werden kann; in solchen Fällen, z. B. bei den Claviculafrakturen, steht dann also die funktionelle Behandlung sogar weit im Vordergrunde.

Es wäre nun das Verkehrteste, wollte man daraus, daß die funktionelle erst nach der formativen Frakturbehandlung besprochen wird, schließen, daß sie erst nach Abschluß der formativen Behandlung, also nur als Nachbehandlung, in Betracht käme. In Wirklichkeit ist der funktionelle Gesichtspunkt von allem Anfang an dem anatomischen gleichgeordnet.

Schon bei der Reposition muß auf die Zugrichtung der dislozierenden Muskeln und auf ihre Entspannung geachtet werden, bei der Retention ist die Stellung geradezu von der Rücksicht auf die Funktion diktiert, während der Konsolidation setzen besondere funktionelle Methoden ein und nach der Konsolidation ist es wieder die Funktion, die die Nachbehandlung beherrscht.

Die Hilfsmittel der funktionellen Behandlung sind

a) die Wahl für die Wiederherstellung der Gelenk- und Muskelfunktion günstiger Gelenkstellungen.

Man weiß aus muskelphysiologischen Untersuchungen, daß die Entspannung der Muskulatur am vollkommensten in jenen Mittel- und Ruhestellungen ist, die der Mensch im ruhigen Schlaf einzunehmen pflegt. So sind z. B. in Streckstellung des Beines die Extensoren und Flexoren in gleicher Weise gespannt, in Beugestellung des Knies und der Hüfte zugleich jedoch beide in gleicher Weise entspannt. Diesem Gesichtspunkt trägt man denn auch schon bei der Reposition Rechnung, indem man Frakturen stets in Entspannungslage, Oberschenkelfrakturen also z. B. in Beugestellung von Knie und Hüfte, um ein Vielfaches leichter und sicherer reponiert.

Ebenso wichtig ist dieser Gesichtspunkt bei der Dauerzugbehandlung, bei der in Entspannungsanlage geringere Gewichte einen größeren Zugeffekt vollbringen als große Gewichte in Extensionsendstellungen. Am wenigsten kann man beim Gipsverband (abgesehen vom Fußgelenk) darauf achten.

Aber nicht nur für die Retraktionsgefahr der Muskulatur und für Wiederkehr ihrer Funktion, auch für die Gelenke ist die Semiflexion am günstigsten, da in diesen Stellungen auch die Gelenkkapseln und die Bänder entspannt sind.

An der oberen Extremität ist dieser Gesichtspunkt der entspannenden Mittellage dann am besten gewahrt, wenn (vgl. Abb. 51, S. 48) das Schultergelenk in rechtwinkliger Abduktionsstellung (eventuell sogar Elevationsstellung), das Ellbogengelenk in rechtwinkliger Beugestellung, der Vorderarm in Mittelstellung zwischen Pro- und Supination und das Handgelenk in gewöhnlicher Haltung (Mittelstellung zwischen stärkster Volar- und Dorsalreflexion) fixiert wird.

An der unteren Extremität steht es um die Wiederkehr von Gelenk- und Muskelfunktion am günstigsten, wenn für das Fußgelenk die rechtwinklige Stellung des Fußes, für das Kniegelenk die halbe Beugung und für das Hüftgelenk eine etwas geringere Beugung (von etwa 30°) bei gleichzeitiger leichter Abduktionsstellung gewahrt werden kann.

Für eine derartige Kombination bestimmter Gelenkstellungen eignet sich die BRAUNsche Lagerungsschiene ganz besonders gut (s. Abb. 60), sie hat außerdem noch den besonderen Vorteil, daß auf ihr sich jede Art von Extension, gleichviel ob blutiger oder unblutiger Art, anbringen und in allen Einzelheiten dauernd leicht kontrollieren läßt.

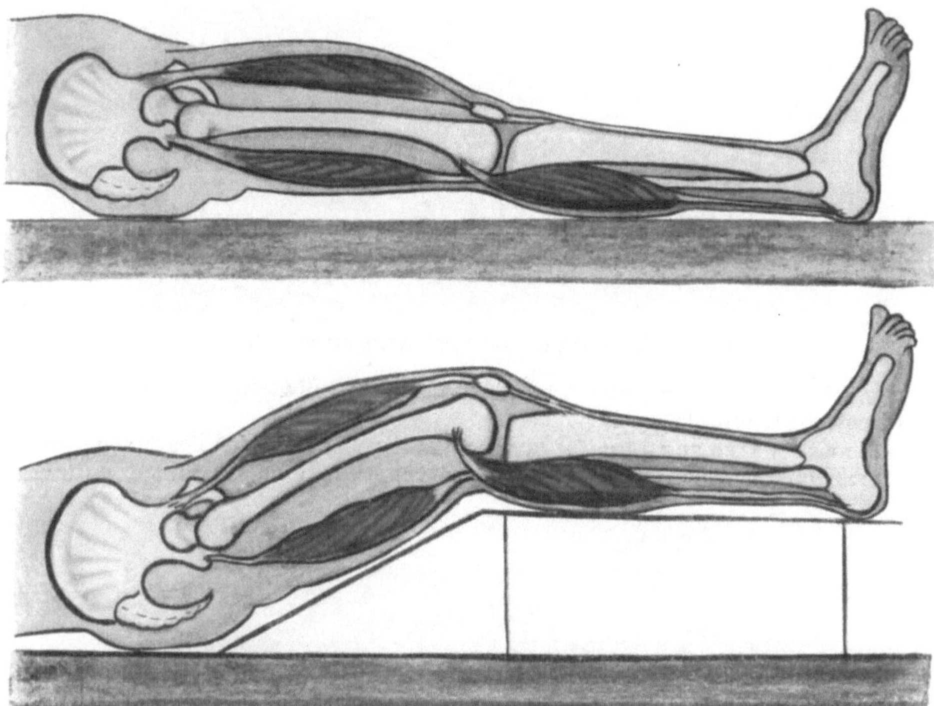

Abb. 59. Wirkung der Semiflorien auf die Entspannung der Ober- und Unterschenkelmuskulatur (unter Benutzung einer Zeichnung von MOLLIER als Vorlage).

Die Wahl günstiger Gelenkstellungen für die Entspannung der Muskeln, Gelenkkapseln und Bänder ist eine wichtige passive Vorbedingung für die Wiederkehr der Funktion, aktiv angebahnt wird die Funktion aber nur durch wirkliche Funktionsausübung. Dazu dient

b) die mobilisierende Bewegungstherapie, und zwar in Form der passiven, dann der aktiven und in der Kombinationsform der mediko-mechanischen Übungstherapie.

Die passive Bewegungstherapie darf im allgemeinen einsetzen, sobald die Gefahr einer erneuten Dislokation vorüber ist oder mit Sicherheit verhütet werden kann. Dieser Zeitpunkt ist natürlich nach Sitz, Form und Behandlung der Fraktur verschieden. So wird man z. B. bei einer eingekeilten Radius- oder Collumfraktur des Humerus schon nach 8—10 Tagen mit vorsichtigen passiven Bewegungsübungen beginnen dürfen, ja bei einer extendierten und daher auch bei passiven Bewegungen unter Zug liegenden Unterschenkelfraktur kann man sogar

schon nach Aufhören des Frakturschmerzes, also schon wenige Tage nach der
Fraktur, mit Übungen anfangen.

Auch bei eingegipsten Frakturen läßt sich zwischen zwei Gipsverbänden die
Extremität passiv bewegen, wenn man sie dabei einige Zeit in dem an beiden Seiten

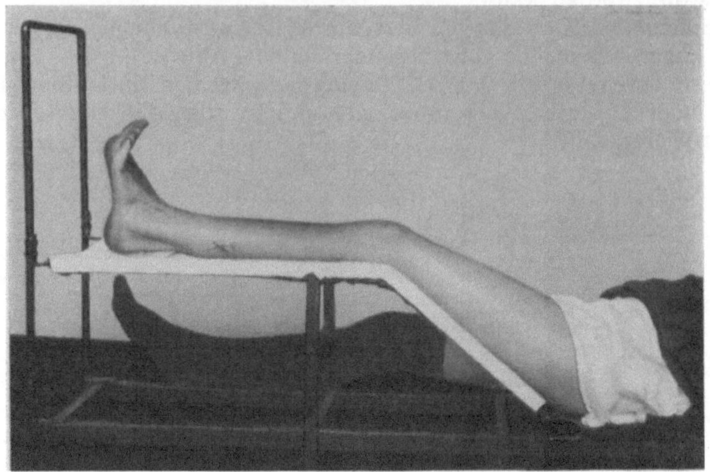

Abb. 60.   Lagerungsschiene für die untere Extremität nach H. BRAUN.

als „Gipsschale" aufgeschnittenen Gipsverband, aus dem man sie herausheben
und bewegen kann, liegen läßt.

Die aktive Bewegungstherapie von seiten des Kranken beginnt mit dem
Versuch, die einzelnen Muskelgruppen des verletzten Gliedabschnittes zu inner-

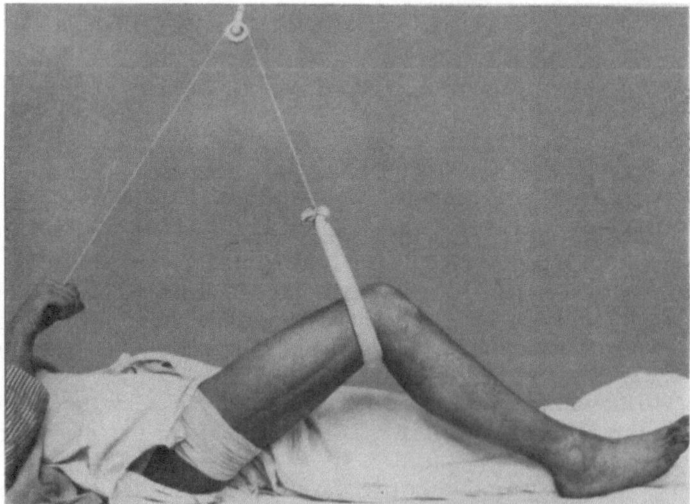

Abb. 61.   Rollenzug zur selbsttätigen mobilisierenden Bewegungstherapie für Knie und Hüfte.

vieren, sie steigert den Effekt mit aktiven, aber zunächst noch anderweitig unter-
stützten Bewegungsversuchen, bis die volle Funktion wiederhergestellt ist. Die
aktive Bewegungstherapie ist besonders früh dort möglich, wo sie in Retentions-
stellung bei Extensionsverbänden entgegen den Zuggewichten ausgeübt werden kann.

Die mediko-mechanische Übungstherapie an Pendel-, Rotations-, Zugapparaten usw. baut sich auf dem Prinzip von Widerstandsübungen auf und steigert stufenweise die Beweglichkeit und die Kraft zugleich. Das Improvisationstalent findet hier weiten Spielraum. Das Einfachste ist aber auch hier das Beste. So lassen wir den Patienten selbst das Fußgelenk mit einem einfachen, unter der Sohle des Vorfußes laufenden Bindenzügel, das Knie- und Hüftgelenk durch einen Rollenzug (s. Abb. 61), das Hüftgelenk isoliert durch Anheben des Oberkörpers im Bett mit Hilfe eines am Fußende des Bettes befestigten Bettzügels mobilisieren.

Die Schulter wird ausgezeichnet durch einen in jedem Privathause leicht zu improvisierenden Gewichtszug mobilisiert, während wir beim Ellbogen besonders bei Kindern gern zu der halbtägig abwechselnden Anwicklung der HEUSSNERschen Spiralfederschienen für Streck- und Beugestellung (s. Abb. 159 und 160, S. 164) greifen.

c) Die physikalische Therapie sucht durch Anwendung von Heißluft in Heißluftkästen (steigende Temperaturen von 75—125° bei steigender Dauer bis zu 20 Minuten der jeweiligen Maximalwärme), Diathermie, Sandbäder, eventuell von Packungen und Wechselbädern eine aktive Hyperämie in Sinne BIERS und damit günstige Resorptions- und Heilungsbedingungen zu schaffen, ferner durch Massage einen Reiz auf die Muskulatur, Zirkulation und Resorption (Ödeme!) auszuüben und durch Elektrisieren die Muskeltätigkeit anzuregen. Es ist falsch, diese Maßnahmen immer nur als Methoden der „Nachbehandlung" zu bezeichnen, gerade die Massage kann bei vielen Frakturen (Patellarfraktur!) gar nicht früh genug einsetzen.

Aus allem geht hervor, daß der funktionelle Gesichtspunkt von allem Anfang an sowohl die Reposition wie die Retention mit beeinflußt, daß er eine Frühbehandlung während der Konsolidation inauguriert und die „Nachbehandlung" nach dem Festwerden eines Knochenbruches entscheidend bestimmt.

IV. Operative Frakturbehandlung.

Die operative Frakturbehandlung ist eine Errungenschaft der jüngsten Neuzeit. Erst mit dem Aufkommen der Anti- und Asepsis sind die Voraussetzungen erfüllt, um Bakterien mit großer Sicherheit von der Operationswunde fernzuhalten und so eine Freilegung und operative Vereinigung der Frakturenden (Osteosynthese) riskieren zu lassen.

Im einzelnen ist die operative Frakturbehandlung nach der technischen Seite die Domäne der Fachchirurgen. Dagegen ist die Indikationsstellung in gleicher Weise eine Angelegenheit des Chirurgen, wie des frakturbehandelnden praktischen Arztes. Denn für den praktischen Arzt ist es bei der Frakturbehandlung wohl wichtig zu wissen, was er tun muß, ebenso wichtig aber ist es zu wissen, was er nicht selbst übernehmen darf, sondern in fachärztliche Hände zu geben verpflichtet ist.

1. Indikationsstellung.

Grundsätzlich ist stets daran festzuhalten, daß jede operative Frakturbehandlung subkutaner Brüche, sofern sie die Fraktur unmittelbar angeht, eine bis dahin geschlossene Fraktur wenigstens für die Dauer der Operation in eine offene, komplizierte Fraktur verwandelt. Dieser Umstand bringt bis zu einem gewissen Grade ein höheres Gefahrmoment der ektogenen Infektion mit sich.

Ganz allgemein wird man sagen können, die operative Behandlung ist dort indiziert, wo die konservative Therapie erfahrungsgemäß versagt und wo bei der operativen Behandlung der zu erwartende Gewinn das heute an sich geringe Risiko um ein Erhebliches übersteigt.

Einen Zwang zur Operation aus Gründen der Lebenserhaltung gibt es bei der Frakturbehandlung im engeren Sinne nicht. Zwar operieren wir häufig, z. B. bei Schädelfrakturen mit Meningeazerreißung, bei drohender Verblutung, aus vitaler Indikation, doch darf dabei nicht übersehen werden, daß hier nicht die Frakturbehandlung selbst operativ ist, sondern die Behandlung einer Komplikation. Eine absolute, d. h. vitale Indikation zur operativen Frakturbehandlung selbst gibt es nicht. Um so dringlicher sind aber andererseits oft genug die relativen Indikationen.

a) Primäre Indikation: Eine solche besteht, sofern überhaupt eine Indikation zur Reposition der Fraktur gegeben ist,

α) bei unmöglicher Reposition (Interposition von Weichteilen, Einklemmung gedreht liegender Einzelfragmente, vgl. Abb. 49).

β) bei Gelenkbrüchen und gelenknahen Frakturen, besonders dann, wenn sich ein Fragment in den Gelenkspalt einklemmt, ein frakturierter Gelenkanteil luxiert ist oder die Diastase der Fragmente eine stärkere Inkongruenz der Gelenkflächen und damit eine erhebliche Funktionsstörung und spätere posttraumatische Arthritis deformans befürchten läßt;

γ) bei unblutig nicht ausgleichbaren Diastasen.

Hierher gehören zahlreiche Abrißfrakturen, die ja alle mit Distraktion einhergehen, so z. B. die Olecranon- und Patellarfraktur, der Abriß der Tuberositas tibiae, des Processus posterior calcanei. Bei ihnen allen ist die Indikation zur blutigen Reposition gegeben, sobald die Funktion des betreffenden Knochenstückes aufgehoben ist.

δ) Bei einzelnen, erfahrungsgemäß sonst schlecht heilenden Frakturen.

Es trifft dies z. B. zu für die Vorderarmfrakturen. Ist dort einer der beiden Knochen allein frakturiert und disloziert, so erschwert der andere die Reposition. Sind beide Knochen gebrochen, so bedingt häufig die Reposition des einen eine neue Dislokation des anderen Knochens. Außerdem kommt hier noch die Gefahr des Brückencallus (s. S. 72) und der Pseudarthrose hinzu (s. S. 69).

ε) Bei denjenigen komplizierten Frakturen, bei denen die Frakturstelle ohnehin bei der Wundversorgung freiliegt oder freigelegt werden muß. Freilich wird man dann stets mit den einfachsten Methoden zur Herstellung einfachster Wundverhältnisse auskommen müssen.

b) Sekundäre Indikation geben Fälle mit an sich gelungener Reposition, aber unmöglicher Retention, sodann die gegen die Extensionsbehandlung refraktären Fälle von bleibender Dislokation und endlich Fälle von Pseudarthrose.

Die operativen Chancen werden, was den funktionellen Erfolg anlangt, mit zunehmender Zwischenzeit zwischen Fraktur und Operation wegen der immer schwerer ausgleichbaren Muskelretraktion immer geringer, und nach Wochen kann eine blutige Osteosynthese gelegentlich größten Schwierigkeiten begegnen.

c) Kontraindikationen gegen operative Frakturbehandlung sind

α) jede pyogene oder putride Infektion, sei es im Bereich der Frakturstelle, sei es sonstwo als Primärherd, da bekanntlich eine hämatogene Verschleppung sich gerade an einem solch günstigen Ort mit Hämatombildung, Vielbuchtigkeit der Wunde usw. metastatisch besonders gern ansiedelt.

β) Allgemeinerkrankungen, soweit sie das Knochensystem und die Wundheilung in Mitleidenschaft ziehen, wie Diabetes, Tabes, floride Rachitis, Osteomalacie, bis zu einem gewissen Grad auch Lues.

γ) **Kindliches und höheres Alter**, wenigstens in gewisser Hinsicht. Im Kindesalter tritt erfahrungsgemäß auch bei ungünstiger anatomischer Heilung oft genug noch beim weiteren Wachstum, z. B. bei suprakondylärer Oberarmfraktur, ein auffallender Ausgleich der Dislokation ein. Im höheren Alter ist man wohl ganz allgemein zurückhaltender mit der Stellung der Indikation zur Operation.

2. Die Methoden der operativen Frakturbehandlung.

Alle Frakturoperationen bleiben, da peinlichste Asepsis Voraussetzung ist, den Krankenhäusern und Kliniken vorbehalten. Die operative Technik ist somit eine rein facharztlich-chirurgische Angelegenheit. Für den Studierenden und praktischen Arzt handelt es sich also nicht darum, Einzelheiten der Durchführung, sondern nur Prinzip und Anwendungsgebiet der hauptsächlichsten Methoden kennen zu lernen.

Es besteht nun ein wichtiger Unterschied, ob man mit seinen operativen Methoden entfernt von der Frakturstelle oder gar an einem benachbarten Knochen durch operative Maßnahmen lediglich **indirekt** Einfluß auf die Stellung, Reposition und Retention der Fragmente zu gewinnen sucht (operative Extensionsbehandlung der Frakturen) oder ob man unmittelbar die Fraktur selbst angeht (operative Frakturbehandlung im engeren Sinne).

I. Operative Extensionsbehandlung der Frakturen.

Bei der unblutigen Extensionsbehandlung, besonders mit dem BARDENHEUERschen Heftpflasterverfahren, stehen den großen Vorzügen des Verfahrens gewisse Nachteile (schwierige Technik des Verbandes, Ekzem-, Decubitusgefahr) gegenüber. Besonders ins Gewicht aber fällt die Unmöglichkeit, die Gewichtsbelastung über eine bestimmte Grenze hinaus zu steigern.

Es war nun ein glücklicher Gedanke, die Extension nicht an dem bedeckenden Weichteilschlauch, sondern durch operativ in den Knochen eingetriebene Nägel, Stifte, Drähte oder Zangen am Knochen selbst, sei es am frakturierten oder an einem distal gelegenen Knochen angreifen zu lassen.

a) Die Nagelextension nach STEINMANN. Sie besteht im Wesen darin, daß quer durch das distale Fragmentende oder durch einen distal davon gelegenen gesunden Knochen ein 3—5 mm dicker Stahlnagel durchgetrieben wird und an seinen beiden Enden eine Zugbelastung erhält (vgl. Abb. 62).

Bei ihrer Verwendung ist genaue Kenntnis der Fehler und Gefahren dieser Methodik (Vermeidung des Frakturhämatoms, der Markhöhle, der Gelenkkapsel, der Epiphysenfugen) vonnöten.

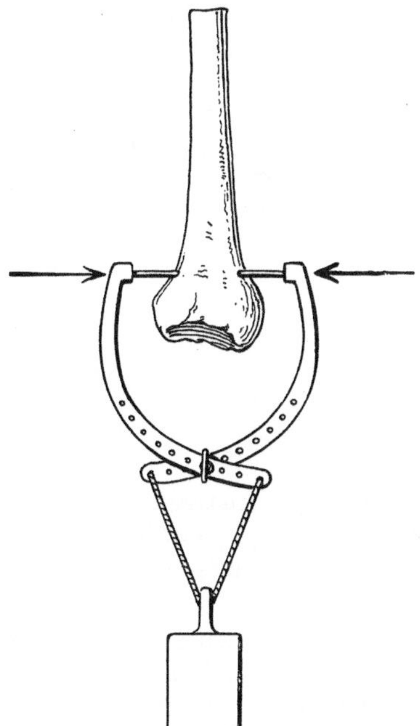

Abb. 62. Nagelextension nach STEINMANN.

Das Anwendungsgebiet sind vor allem unteres Femurende, Tibiakopf, unteres Tibiaende, Calcaneus, und zwar jeweils für die oberhalb dieser Punkte gelegenen Frakturen.

Die Nagelextension hat den Vorteil relativ großer Einfachheit, sehr hoher Belastungsmöglichkeit bei direktem Angriff am Knochen selbst. Sie bedeutet damit einen grundsätzlichen Fortschritt.

Der allseitigen Ausbreitung dieser Methode stehen jedoch vor allem die Infektionsgefahr und dann die langwierige Fisteleiterung des Bohrkanals im Wege.

b) Drahtextension nach KLAPP. Dort, wo Heftpflasterextension wegen Verletzungen, Wunden oder Ekzem am Unterschenkel nicht möglich ist und wo sich

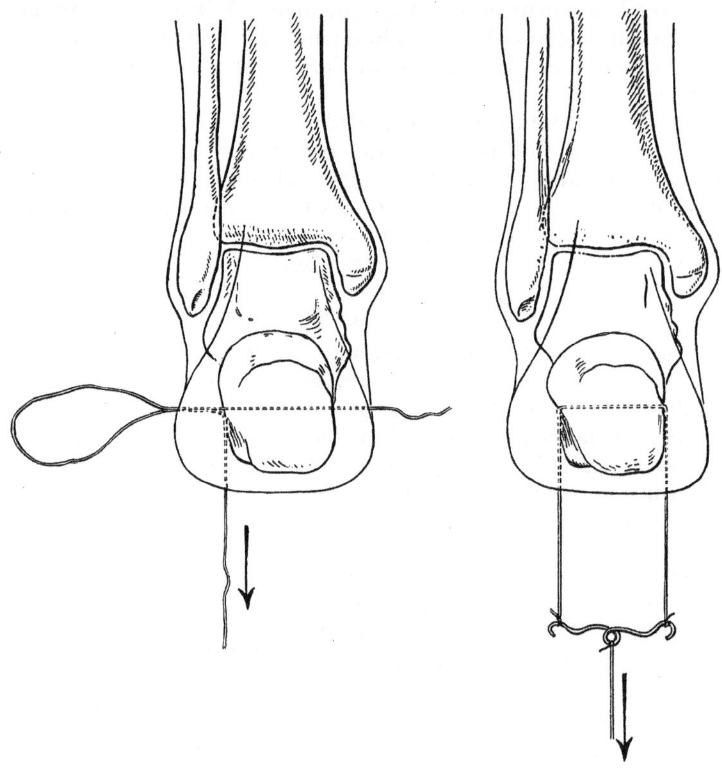

Abb. 63. Drahtextension nach KLAPP-GELINSKY.

der Gipssohlenstreckverband aus irgendwelchen Gründen nicht anlegen läßt, kommt die gleichfalls am Knochen direkt angreifende Drahtextension nach KLAPP, besonders für Extension am Calcaneus (s. Abb. 63) oder Tuberositas tibiae in Betracht.

Der Draht wird zuerst von zwei seitlichen Stichincisionen aus entweder durch den Calcaneus (KLAPP) oder besser quer dicht oberhalb des Calcaneus (GELINSKY) durchgeführt, dann werden beide Drahtenden durch die Perforationsstelle nochmals eingeführt und nach unten durch die Fußsohle durchgestoßen, um auf diese Weise eine Drucknekrose der Haut zu vermeiden.

Die Methode hat den Vorteil, daß eine Durchbohrung des Knochens unnötig und somit die Gefahr einer Infektion des Knochens wesentlich geringer ist. Sie hat weiter besonders den Vorteil, daß sie das ganze Bein und den Fuß völlig freiläßt und jeder funktionellen Behandlung ihre Wirkung ermöglicht. Die Anwendungsmöglichkeiten sind nicht sehr zahlreich.

c) Zangenextension. Die Zangenextension greift gleichfalls direkt Knochen an, hat vor dem Nagel den Vorteil nur minimaler Knochenläsion, vor dem Draht den Vorteil vielseitiger Verwendung und höchster Belastungsfähigkeit.

Ob man sich dabei des ältesten Modelles von HEINECKE oder neuerer nach HOFFMANN oder REH bedient, ist im Prinzip gleich. In der Göttinger Klinik ist die SCHÖMANNsche Zange in reichlichem Gebrauch (s. Abb. 64).

Bei der praktischen Verwendung wird die Zange fast ausschließlich an der unteren Extremität verwandt und hier sehr glücklich mit der BRAUNschen Lagerungsschiene kombiniert (s. Abb. 60, S. 58).

Wir halten das Extensionsverfahren im ganzen für die glücklichste Bereicherung unseres therapeutischen Rüstzeugs seit Einführung des Gipsverbandes. Unter den Extensionsverfahren selbst wiederum scheinen uns die am Knochen

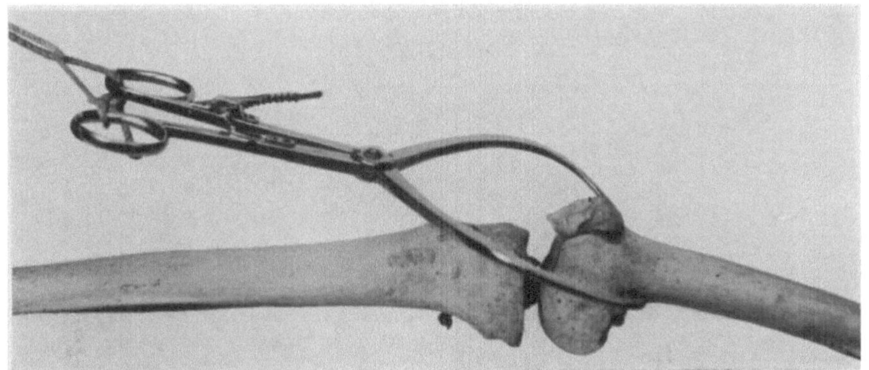

Abb. 64. Zangenextension an den Femurcondylen mit SCHÖMANNscher Zange.

selbst angreifenden die wirksamsten zu sein und unter diesen wiederum erachten wir die SCHÖMANNsche Zange für das einfachste, schonlichste, zuverlässigste und damit für das beste Verfahren.

Alle operativen Extensionsverfahren vermeiden grundsätzlich die Frakturstelle selbst und greifen peripher am intakten Knochen an. Die Fraktur selbst bleibt unter den Bedingungen der subkutanen Fraktur und wird also im Prinzip indirekt und konservativ behandelt, es ist also, wenn man so will, die operative Extensionsbehandlung eine kombiniert operativ-konservative Frakturtherapie.

Von operativer Frakturbehandlung im engeren Sinne sprechen wir dann, wenn die Operation unmittelbar die Frakturstelle aufsucht und die Fraktur selbst operativ versorgt.

II. Operative Frakturbehandlung im engeren Sinne.

Die Methoden sind sehr zahlreich. Einem für die Prognostik bedeutungsvollen Punkt nach kann man sie je nach Verwendung oder Nichtverwendung von Fremdkörpermaterial gruppieren.

a) Die Verzahnung. Bei der Verzahnung werden die Bruchenden freigelegt, durch Zug, Gegenzug und Koaptation oder allenfalls unter Zuhilfenahme geeigneter Hebelinstrumente einander gegenübergestellt und dann werden die

„Zähne" des einen in die entsprechenden Lücken des anderen Fragmentes hineingepaßt.

Praktisch genügt es, wenn sich einzelne wenige Zacken des einen Bruchendes nach „Stellen" der Fragmente irgendwo in das andere Fragment einbohren.

Ist auf diese Weise durch Verzahnung die Reposition gelungen, so besorgt im allgemeinen die Muskelkontraktion die Aufeinanderpressung und damit die Retention in der Längsrichtung, so daß die weiteren Retentionsmaßnahmen dann nur die Winkel- und Drehungsverschiebungen zu verhüten haben.

Bei gelungener Verzahnung sind für die Frakturkonsolidation die günstigsten Vorbedingungen gegeben. Vor allem kommt ihr bei den Querbrüchen eine große Bedeutung zu.

Droht bei der Verzahnung besonders von Schrägbrüchen ein nachträgliches Abrutschen, so kann dieser Gefahr durch stufenförmige Anfrischung der beiden Fragmente wirksam begegnet werden.

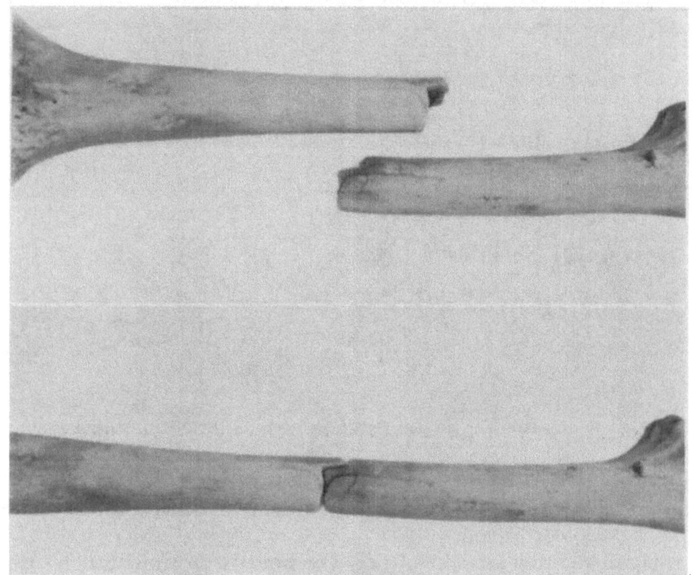

Abb. 65. Frischer Oberschenkelschaftbruch mit Längsverschiebung (oben) durch Ineinanderpassen der Fragmente verzahnt (unten).

b) Die Bolzung. Man kann operativ eine „innere Schienung" einer Fraktur dadurch bewerkstelligen, daß man in die Markhöhle beider Fragmente einen autoplastisch freitransplantierten periosthaltigen Knochenspan einige Zentimeter weiter einkeilt und über den Span als „Bolzen" die Fragmente aufeinander stellt. Ein solcher Span kann ohne große Umstände der vorderen Tibiakante, dem Beckenrand oder einer Rippe entnommen werden (vgl. Abb. 66 u. 76).

Der Knochenspan pflegt zwar der Resorption anheimzufallen, doch genügt die Zwischenzeit, um eine Konsolidation in guter Stellung anzubahnen.

Von der alloplastischen Bolzung von Frakturen mit Elfenbein- oder Hornstiften u. dgl. ist man wohl allgemein wieder abgekommen.

Das Anwendungsgebiet der Bolzung ist auf Röhrenknochen und hier auf solche größeren Durchmessers (Femur, Humerus, Radius u. dgl.) beschränkt.

c) Knochenschienung durch lebenden Knochen. Ist weder eine wirksame Verzahnung noch Bolzung möglich, so kann die Frakturheilung durch geeignete

Anlagerung eines samt Periost freitransplantierten Knochenstückes, welches die Fraktur überbrückt, angebahnt werden. Wir kommen auf diese Methode bei der Behandlung der sog. Pseudarthrose (s. S. 69), wo sie ihre Hauptrolle spielt, nochmals zurück.

Sie leitet insofern aber zu den Methoden mit Fremdkörpermaterial über, als die angelagerten Periost-Knochenstücke öfters nicht bloß mit gewöhnlichem Nahtmaterial, sondern mit Drähten oder Schrauben befestigt werden müssen. Verzahnung, Bolzung und Knochenschienung haben den großen Vorteil, daß sie an der Fraktur relativ einfache Wundverhältnisse schaffen, kein Fremdmaterial gebrauchen und die Callusbildung eher fördern als stören. Sie haben aber den Nachteil, daß sie alle noch weitere Retentionsmaßnahmen erfordern und nicht immer allein zum Ziele führen. In solchen Fällen treten dann auch noch operative Methoden mit Zuhilfenahme von fixierendem Fremdkörpermaterial in ihr Recht.

d) Die Nagelung. Das Einschlagen eines Nagels nach Reposition zur Sicherung der Retention kommt bei Abrißfrakturen und besonders dort in Betracht, wo sich die Nagelung in einfacher Weise percutan durchführen läßt. Meist allerdings tritt dann, wenn sie anwendbar ist, zweckdienlicher die Verschraubung an ihre Stelle.

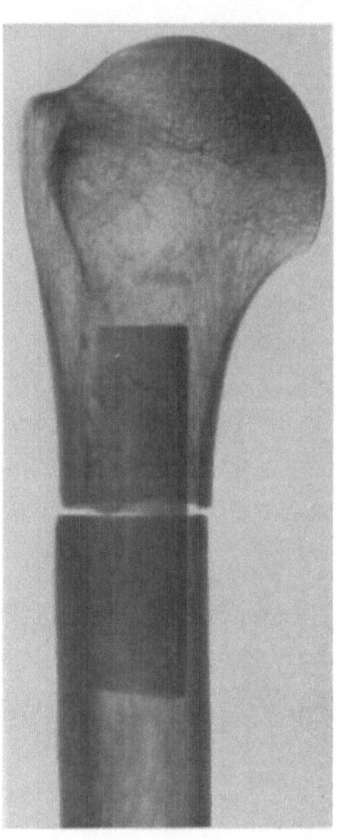

Abb. 66. Röntgenbild einer Frakturbolzung (Demonstrationsmodell).

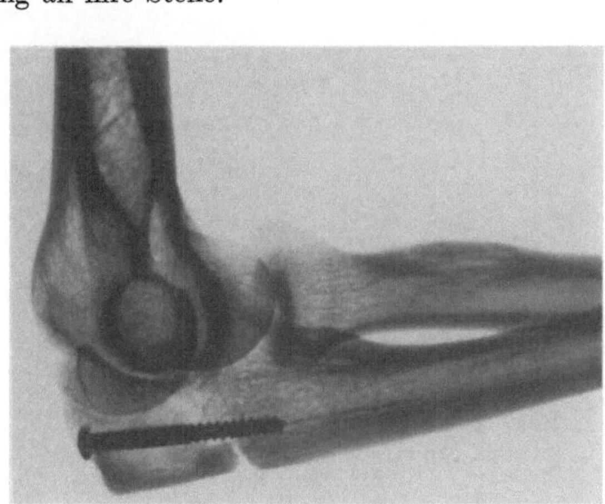

Abb. 67. Osteosynthese einer Olecranonfraktur durch Verschraubung (Demonstrationsmodell).

e) Die Verschraubung. Bei der Befestigung von Fragmenten durch Verschraubung werden die Bruchstücke durch das Gewinde fest aufeinander gepreßt. Es dient also der Schraubenzug nicht nur zur Retention, sondern sogleich ausgezeichnet zur Reposition (vgl. Abb. 67 und 158). Das Herausnehmen der Schrauben geht, sofern es überhaupt nötig wird, durch einfaches Rückwärtsdrehen ohne Erschütterung der Frakturstelle sehr schonlich vor sich. Diese Art der Verschraubung findet ihr besonderes Anwendungsgebiet bei Abrißfrakturen, wo sie Gutes leistet. Endlich dient die Verschraubung häufig dazu, um an dem Knochen selbst von außen irgendwelche Metallplatten anzuschrauben und auf diese Weise eine äußere Schienung, am Knochen selbst angebracht, durchzuführen.

f) Die Knochennaht. Wo feste Verzahnung unmöglich ist, wo Abrutschen droht und frühzeitige Bewegungen unerläßlich sind, kommt direkte Vereinigung der Fragmente durch Knochennaht, durch Einführen eines hochbelastungsfähigen Nahtmaterials und Knüpfen desselben in irgendeiner Form in Betracht.

Die einfachste Form ist die Drahtumschlingung der Fraktur oder Cerclage, bei der die Fragmente, nachdem sie gestellt sind, fest aufeinander gepreßt und fixiert gehalten werden.

Das manuelle Anziehen der spröden Drähte läßt eine solche feste Umklammerung allerdings nicht zu. Die unbedingt notwendige Anspannung des Drahtringes wird in ausgezeichneter Weise durch den „Drahtspanner" von KIRSCHNER be-

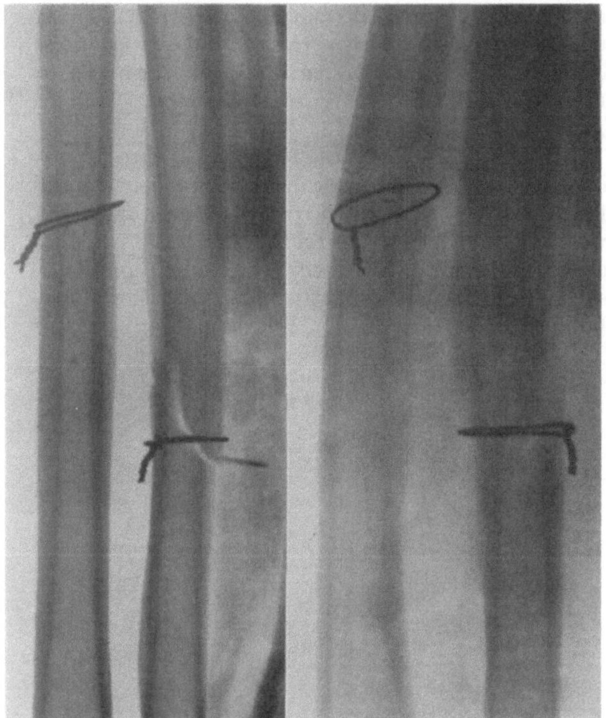

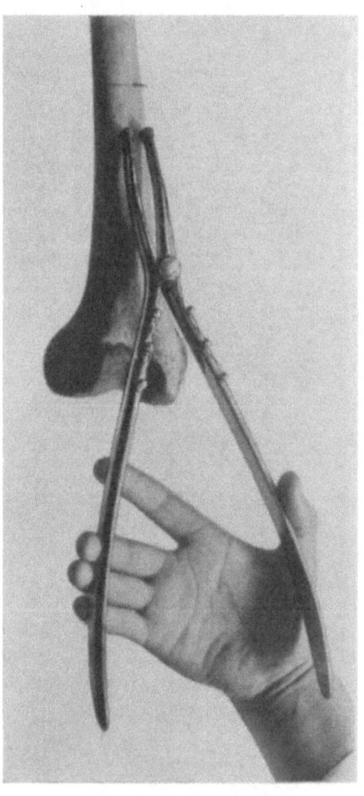

Abb. 68.   Osteosynthese einer Unterarmfraktur
mit Drahtumschlingung.

Abb. 69.   Drahtspanner
nach KIRSCHNER.

werkstelligt, welcher außerdem noch den Vorteil hat, ohne weiteres auch widerspenstige Dislokationen auszugleichen und die Fragmente in sich bis zu einem gewissen Grade zu verkeilen.

Die operative Frakturbehandlung hat seit ihrem Bestehen unser therapeutisches Können wesentlich erweitert und insbesondere bei unblutig nicht völlig korrigierbaren Dislokationen noch gute, sonst nicht erreichbare Resultate erzielen lassen.

Mit der zunehmenden Erfahrung und Verbesserung der Technik werden auch die Erfolge dauernd besser und sicherer, und damit erweitert sich auch als natürliche Folge die Indikation immer mehr.

Überblickt man die heutige Frakturtherapie ganz allgemein, so steht außer Frage, daß sie heute nur einen letzten zusammenfassenden Gesichtspunkt,

die Behandlung des ganzen regionären Bewegungsapparates, kennt.
Im einzelnen stehen bei den verschiedenen Frakturen verschiedene, bei den gleichen
Frakturen zu verschiedenen Zeiten verschiedene Methoden im Vordergrund, die
bald auf den Knochen, bald auf die Muskulatur, bald auf die Gelenke, bald auf
zwei, bald auf drei Komponenten des Bewegungsapparates ihr Augenmerk richten.
So ist denn heute die Frakturbehandlung eine ausgesprochene Kombinationstherapie gleichzeitig verschiedener und nacheinander verschiedener Methoden.
Welche bei der einzelnen Fraktur in Betracht kommen, wie sie sich ablösen oder
ergänzen, davon handelt die Therapie der speziellen Frakturlehre.

D. Störungen der Frakturheilung und Frakturkomplikationen.

Es liegt auf der Hand, daß eine Gewalt, die imstande ist, einen Oberschenkel-
knochen zu brechen, sich häufig nicht mit der Frakturerzeugung erschöpft, sondern noch fortwirkt und, sei es selbst, sei es durch die eben erzeugten Fragmente,
weitere Verletzungen setzt. Ferner können auch vom Organismus aus Störungen
auftreten oder endlich von außen her noch sekundär in Gestalt einer Infektion
neue Gefährdungen an den frakturkranken Organismus herangetragen werden.

Wir unterscheiden so

I. Komplikationen von seiten der Fraktur,
II.   „   durch Nebenverletzungen,
III.   „   von seiten des Organismus,
IV.   „   durch Infektion.

I. Komplikationen von seiten der Fraktur selbst.

1. Heilung in schlechter Stellung (Fractura male sanata).

Eine Heilung in schlechter Stellung tritt ein, wenn eine Fraktur zu spät erkannt
oder zu spät behandelt wird. Es kommt dann vor, daß die Muskelretraktion
nach der Fraktur als Anpassung an die Ver-
kürzung so hochgradig geworden ist, daß sie
nicht mehr ohne weiteres ausgeglichen werden
kann.

Sodann kommt es zu einer Heilung in
schlechter Stellung bei fehlerhafter Behandlung,
vor allem, wenn vor der fixierenden Behandlung keine ordnungsgemäße Reposition erfolgt,
endlich wenn Hindernisse für die Reposition
vorhanden und diese allenfalls unmöglich gemacht haben.

Unter den bleibenden Dislokationen sind
Achsenknickung (vgl. Abb. 70, 71) und gleichzeitige Verkürzung die häufigsten.

Von den betroffenen Knochen ist es vor
allem das Femur, dessen Frakturen dank der
besonders starken Muskelkräfte des Oberschenkels relativ häufig in ungünstiger Stellung
ausheilen (vgl. die Präparate der Abb. 12, 32).

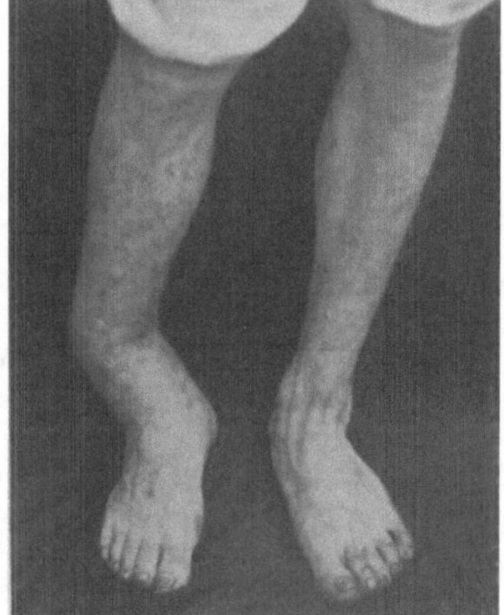

Abb. 70. Fractura cruris male sanata.

Von den Dislokationen ist die Parallelverschiebung im Sinne der Dislocatio
ad latus, wie z. B. im Präparat der Abb. 29, nicht so verhängnisvoll für die Gelenkfunktion, da ja die Gelenkmechanik relativ die gleiche bleibt, dagegen führt jede

winklige Verschiebung sofort zu einer erheblichen Mitbeteiligung der benachbarten Gelenke (vgl. Abb. 71).

Die Heilung in schlechter Stellung wirkt sich sekundär in der mannigfachsten Form aus. Es wird nicht nur das gesamte Muskelspiel gestört und mancher Muskel zu teilweiser Einbuße seiner Funktion verurteilt, sondern auch die benachbarten Gelenke (veränderte Statik, damit leichtere Ermüdbarkeit, veränderte Gelenkflächenbeanspruchung mit der Gefahr einer sekundären Arthritis deformans) werden in Mitleidenschaft gezogen. Verkürzungen an den unteren Extremitäten können zwar bis zu 3—4 cm durch kompensatorische Beckensenkung ausgeglichen werden, doch pflegt bei stärkeren Verkürzungen schließlich, besonders bei jugendlichen Individuen, das ganze Skelett statisch umgebaut zu werden (Beckenasymmetrie, kompensatorische Skoliose im Lenden- und ausgleichende entgegengesetzte Skoliose im Brustteil der Wirbelsäule usw.).

Therapeutisch kommt, wenn erst die schlechte Stellung nach Abschluß der Konsolidation endgültig geworden ist, nur die Osteotomie am Ort der Fraktur oder in ihrer Nähe in Betracht. Es lassen sich damit noch weitgehende Besserungen erzielen, doch bleibt das Resultat stets hinter dem der primär guten Stellung wegen der Retraktion der Weichteile zurück.

2. Störungen der Konsolidation.

Die für die Zeitdauer der Frakturheilung angegebenen Zahlen (s. S. 36) sind Durchschnittszahlen für Frakturen bei Gesunden. Eine Verzögerung der Konsolidation kann eintreten zunächst aus

a) lokalen Gründen, α) bei Abfließen des Frakturhämatoms durch eine offene Wunde. Mit dem Wegfall des Blutergusses verliert die Fraktur zugleich den physiologisch adäquaten und intensiven Reiz für die Knochenneubildung;

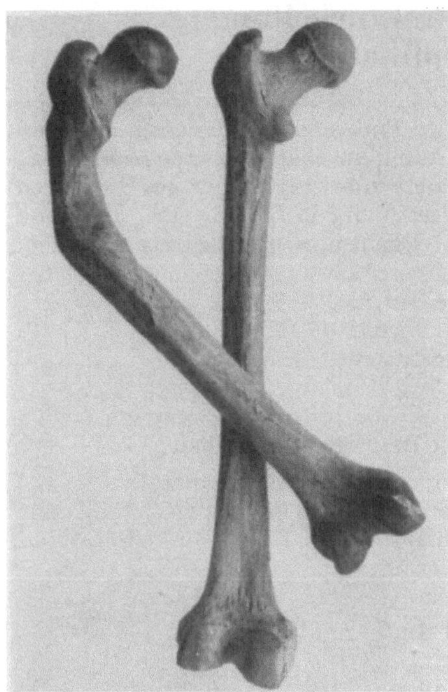

Abb. 71. In schlechter Stellung geheilte subtrochantere Oberschenkelfraktur mit normalem Femur zum Vergleich.

β) bei teilweiser Interposition von Weichteilen; sie wirkt verzögernd dadurch, daß sie die Fläche der sich berührenden Knochenbruchenden verkleinert;

γ) bei Sitz der Fraktur an bestimmten Stellen. Erfahrungsgemäß konsolidieren Frakturen an der Grenze zwischen unterem und mittlerem Drittel des Unterarms und Unterschenkels schlechter. Offenbar sind es die Stellen, an denen breite Muskelansatzflächen fehlen und lediglich Sehnen über die betreffende Knochenpartie hinwegziehen. Dem Zug breit ansetzender Muskulatur scheint ein Einfluß auf das Periost zuzukommen (REHN).

b) allgemein-konstitutionellen Ursachen: Es gibt eine Reihe von allgemein-konstitutionellen Störungen und Krankheiten, die sich örtlich in einer Verlangsamung der Konsolidation auszuwirken imstande sind. So nimmt es, wenn wir gehört haben, daß die Frakturheilung eine Angelegenheit der mesenchymalen

Gewebsabkömmlinge ist, nicht weiter wunder, daß die erworbenen Konstitutionsanomalien, die sich ausschließlich oder wenigstens vorwiegend in den mesenchymalen Geweben abspielen, wie Rachitis, Skorbut und Osteomalacie, eine Verzögerung der Frakturheilung zeigen.

Von endogenen Zuständen sind es vor allem die endokrinen Störungen von seiten der Schilddrüse, den Nebenschilddrüsen, der Thymus und Hypophyse, die dank ihrer engen Beziehungen zum Knochenwachstum bei Hypofunktion leicht zur Verzögerung der Konsolidation führen.

Erfahrungsgemäß heilen endlich Frakturen im Puerperium, bei der Tabes, beim Diabetes, während akuter Infektionskrankheiten und bei Kachexie verzögert.

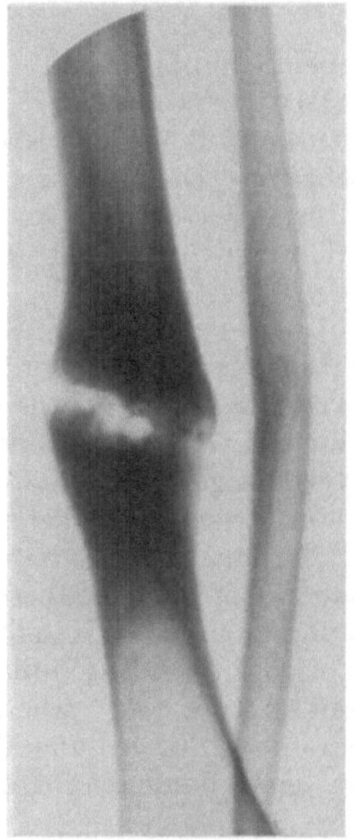

Abb. 72. Pseudarthrose der Tibia.

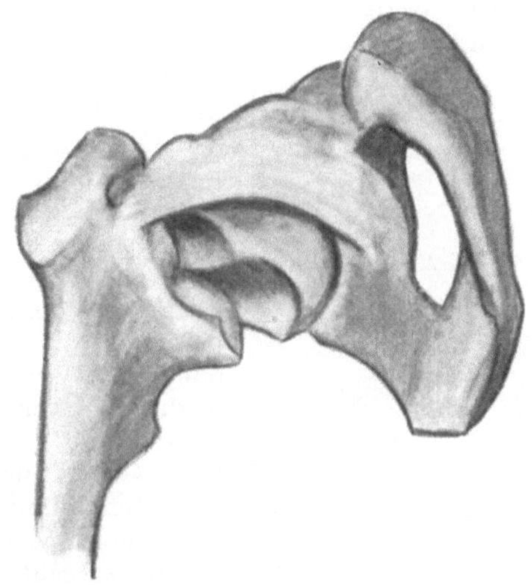

Abb. 73. Pseudarthrotische Nearthrose einer Schenkelhalsfraktur. Der Stumpf des Schenkelhalses bildet eine Art neuen Gelenkkopf, der im Kopffragment als Pfanne um eine parallel der Trochanterlinie verlaufende Achse sich bewegt. Die beiden Flächen passen genau aufeinander. Die Beweglichkeit dieser Nearthrose wird noch dadurch erhöht, daß sich das Kopffragment, sobald die Nearthrose am Ende ihrer Exkursionsfähigkeit angelangt ist, noch in seiner alten Pfanne dreht.

Die Therapie bei verzögerter Konsolidation ist in jedem Falle. eine Reiztherapie. An örtlichen Maßnahmen kommen mechanische Reize in Betracht (täglich mehrfaches Beklopfen der Frakturstelle mit dem Perkussionshammer, Gegeneinanderreiben der Fragmente, Belastung im. fixierenden Verband bei Frakturen am Bein), ferner physikalische Reize (Heißluft, Diathermie, BIERsche Stauungsbehandlung), endlich chemische Reize (Injektion von Eigenblut, von Periostgewebsbrei, von Natrium-Glykokoll-Phosphat (EDEN), welches unter dem Namen „Ossophyt" im Handel ist).

Eine nicht geringe Bedeutung kommt der Allgemeintherapie (vitaminreiche Kost, Klimawechsel, Wechsel der Lebensweise, Luft- und Sonnentherapie) zu.

3. Die ausbleibende Konsolidation (Pseudarthrosenbildung).

Kommt es aus irgendwelchen endo- oder exogenen Gründen zu keiner knöchernen Überbrückung des Frakturspaltes, so wandelt sich das dazwischenliegende Gewebe in narbiges Bindegewebe um, die abnorme Beweglichkeit am Ort der Fraktur bleibt und die beiden Fragmente bilden eine Art von neuem Gelenk an der Stelle der Fraktur (bindegewebige Pseudarthrose).

Im Röntgenbild erkennt man die Pseudarthrose an dem dem Frakturspalt entsprechenden „Gelenkspalt". Ungemein charakteristisch ist das für die Therapie bedeutungsvolle Phänomen, daß sich die Markhöhlen beider Bruchenden unter gleichzeitiger mächtiger Sklerosierung der Markhöhle völlig abschließen (siehe Abb. 72).

Veranlassung für die Entstehung einer Pseudarthrose bilden im allgemeinen die gleichen Faktoren wie für die verzögerte Konsolidation:

a) ausgedehnte Interposition von Weichteilen, die die Überbrükkung des Frakturspaltes durch Callus verhindern;

b) das sog. Reiten der Fragmente, bei dem die Bruchenden so weit einander vorbeigeschoben sind, daß sie nicht mehr miteinander in knöchernen Kontakt zu treten vermögen;

c) sehr große Knochendefekte, besonders bei Schußbrüchen;

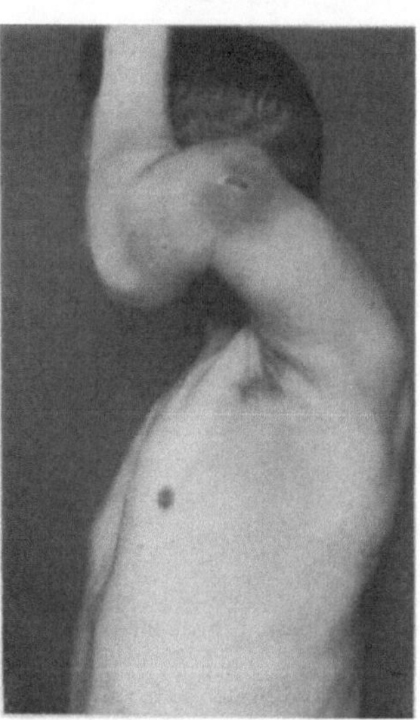

Abb. 74. Pseudarthrose des Oberarmes.

d) Störungen der Blutversorgung. Bei medialen Schenkelhalsfrakturen z. B. ist der Kopf von der Ernährung ausgeschaltet. Die Arterie im Lig. teres ist im höheren Alter meist obliteriert, das ernährende Periost reicht nicht über den knorpelüberzogenen Kopf hinweg;

e) die Infektion einer Fraktur (s. S. 81).

Besteht die Pseudarthrose lange und werden insbesondere die beiden Knochenenden gegeneinander dauernd bewegt, so kann sich das Zwischengewebe in der Reibungsebene verflüssigen. Es entsteht auf diese Weise eine Art von einem Gelenkspalt und neuer Gelenkflüssigkeit. Ja, unter dem Reiz der fortgesetzten Reibung vermögen sich die gegenüberstehenden Knochenenden wieder mehr oder minder kongruent zurecht zu schleifen und sogar mit einem unvollkommenen Gelenkknorpel zu überziehen. Nimmt man dazu noch die Umwandlung des benachbarten Gewebes in eine bindegewebige Hülle als neue Gelenkkapsel, so hat man ein neues Gelenk — eine pseudarthrotische Nearthrose — vor sich, die zu allem Überfluß sogar zur Bildung von Gelenkzotten, freien Gelenkkörpern, zu Arthritis deformans Veranlassung geben kann (vgl. Abb. 73).

Funktionell bedeutet der Ausgang in Pseudarthrose das Bestehenbleiben der abnormen Beweglichkeit. Das besagt an der Clavicula z. B. nicht viel, da diese ja funktionell entbehrlich ist — Leute mit angeborenem Schlüsselbeindefekt sind funktionell kaum behindert — am Arm bedeutet sie eine Aufhebung der groben Kraft, nicht aber eine solche der feinen Verrichtungen, am Unterkiefer bereits eine schwere Einbuße der Kaufunktion, am Bein stärkste Beeinträchtigung der Belastungsfähigkeit.

Die Behandlung der Pseudarthrose ist operativ oder orthopädisch.

Die operative Therapie sucht auf verschiedene Weise die Pseudarthrose selbst zu beseitigen, die orthopädische beläßt sie und beseitigt ihre störendsten Symptome. Die orthopädische Behandlung tritt in ihr Recht, sobald eine Pseudarthrose überhaupt nicht operativ zu heilen ist, wenn der operative Versuch mißlingt oder eine Gegenanzeige gegen die Operation vorliegt.

Die operative Therapie besteht in Exstirpation des ganzen oder der einen Hälfte des pseudarthrotischen Knochens, sofern dieser, wie z. B. bei Pseudarthrose des Os naviculare, funktionell entbehrlich ist.

Neuerdings verspricht ferner die von KIRSCHNER angegebene „Aufsplitterung" des Knochens eine neue Bereicherung unserer therapeutischen Möglich-

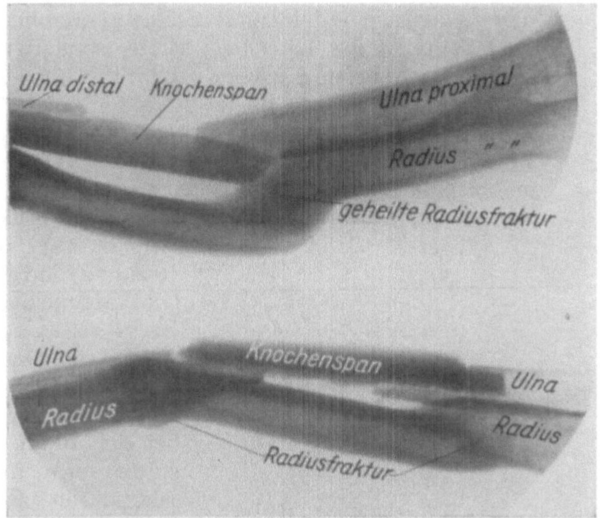

Abb. 75. Freie Periost-Knochentransplantation bei Pseudarthrosis ulnae.

keiten zu werden. Diese Methode besteht darin, daß die Knochenenden nicht quer angefrischt, sondern in der Längsrichtung durch Meißelschläge in zahlreiche einzelne kleine Fragmente „aufgesplittert" werden. Die gegenseitige Verschiebung und Ineinanderschachtelung der Splitter schafft eine sehr große knöcherne Wundfläche mit vielfach vergrößerter Chance der Konsolidation.

Die einfache Excision des Zwischengewebes und Anfrischung der Bruchenden mit folgender direkter Knochennaht genügt gewöhnlich nicht, da der Defekt zu groß wird, sobald man erst einmal durch die sklerosierten Enden hindurch bis in die freie Markhöhle hinein — man vergleiche Abb. 72! — allen Knochen wegnimmt. So kommt meist die plastische Deckung des durch Anfrischung entstandenen Defektes vermittels Einpflanzen eines freitransplantierten Periost-Knochenspans als das gegebene Verfahren in Betracht (s. Abb. 75).

Die operativen Verfahren führen nicht in allen Fällen zum Ziel. Abb. 76 zeigt z. B. ein Präparat, bei dem der aus der Fibula entnommene Span zwar proximal, aber nicht distal eingeheilt ist.

In anderen Fällen tritt auch am Span eine Pseudarthrose auf. In wieder anderen Fällen, z. B. im hohen Alter, verbietet sich die operative Therapie oder verspricht keinen Erfolg, z. B. bei medialen Schenkelhalspseudarthrosen.

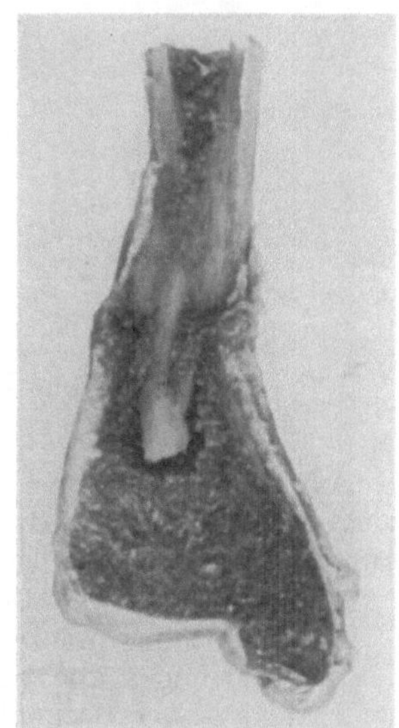

Abb. 76. Implantation eines Fibulaspanes bei Pseudarthrose der Tibia. (Transplantat distal nicht eingeheilt.)

In solchen Fällen versucht dann die orthopädische Behandlung die störendsten Folgeerscheinungen der Pseudarthrose, z. B. die mangelnde Belastungsfähigkeit des Beines, mit Schienenhülsenapparaten zu beseitigen.

4. Störungen der Callusbildung

Frakturieren mehrere benachbarte Knochen zugleich (Unterarm, Unterschenkel, Wirbel, Rippen), so bildet sich nicht selten der entstehende Callus nicht nur zwischen den Fragmenten eines Knochens selbst, sondern auch zwischen zwei benachbarten Knochen und führt als sog. Brückencallus zur Synostose beider Knochen (Abb. 77).

Da bei Vorderarmfrakturen eine Synostose durch Brückencallus gleichbedeutend mit der Aufhebung von Pro- und Supination ist, so ist operative Beseitigung des Zwischencallus und Interposition eines doppelt gelegten Fascienlappens zur Verhütung des Rezidivs und Erhaltung der Gleitfähigkeit geboten.

In selteneren Fällen entsteht dann, wenn der physiologisch stets im Übermaß gebildete primäre Frakturcallus bei der funktionellen Beanspruchung nicht zur teilweisen sekundären Resorption gelangt, ein übermäßiger Callus: Callus luxurians. Er entwickelt sich erfahrungsgemäß besonders häufig bei paraartikulären Frakturen und hier wiederum besonders häufig bei Schenkelhalsbrüchen. Ob wirklich ausgedehnte Periostablösung oder ein blander Infekt durch Reizung des osteoblastischen Gewebes ihn hervorzurufen imstande ist, bleibe dahingestellt.

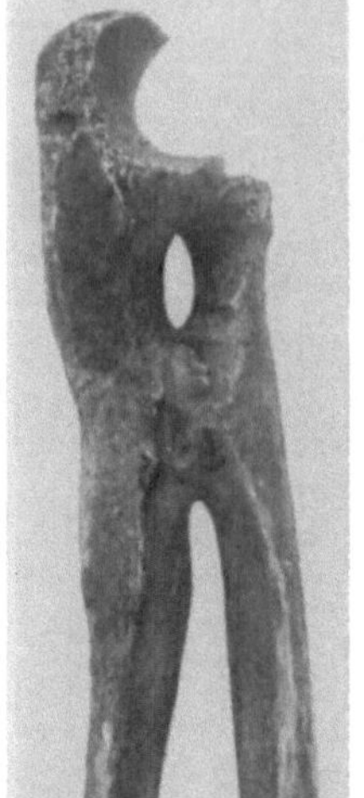

Abb. 77. Brückencallus.

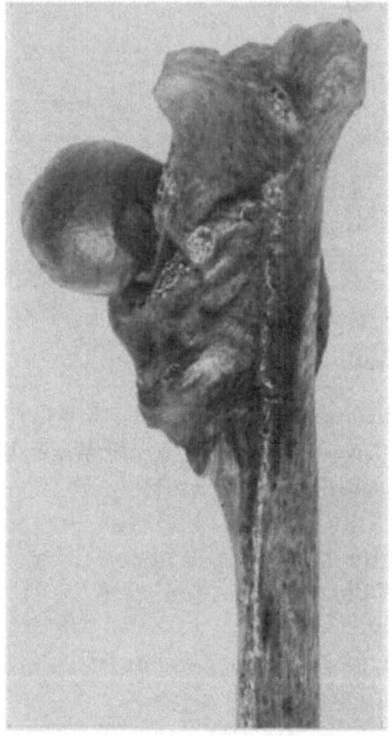

Abb. 78. Callus luxurians bei eingekeilter lateraler Schenkelhalsfraktur.

II. Komplikationen durch Nebenverletzungen.

1. Gefäßverletzungen.

Auf Grund klinischer und experimenteller Erfahrungen ist man der Überzeugung, daß das bei jeder Fraktur entstehende Frakturhämatom im Sinne eines Anreizes der Knochenregeneration einen günstigen Faktor darstellt.

Von einer Komplikation ist erst die Rede, wenn es sich um eine

a) Verletzung größerer Arterien und Venen handelt.

Von Blutungen aus Venen sind besonders die aus den großen Beckenvenen bei Frakturen der Beckenknochen gefürchtet. Verblutungen bei Frakturen sind allerdings, wenn man von den Schußfrakturen absieht, selten.

b) Aneurysmen nach Fraktur. Bei der Verletzung von Arterien kann es zur Bildung pulsierender Hämatome und von Aneurysmen kommen, die fast stets operative Therapie (Freilegung, Unterbindung oder Gefäßnaht) erfordern. Sie sind unbedingt dem Chirurgen zuzuführen.

c) Nekrose. Eine völlige Unterbrechung der arteriellen Blutzufuhr erfolgt bei Ruptur des Gefäßes, bei Kompression des Lumens durch ein Hämatom oder Fragment und bei arterieller, besonders nach Intimazerreißung auftretender Thrombose. Sie führt die Gefahr der Nekrose des peripheren Gliedabschnittes herbei, sobald es sich, wie z. B. bei der A. poplitea, um eine Arterie handelt, die nur selten auf dem Wege über Kollateralen funktionell ersetzt werden kann.

Eine besondere Gefahr droht den Gefäßen auch von seiten einschnürender Verbände. Werden alsbald nach der Fraktur, noch bevor das Hämatom seinen Höhepunkt erreicht hat, ohne genügende Polsterung zirkuläre, besonders Gipsverbände angelegt, so findet der noch zunehmende Schwellungsdruck einerseits im Gipsverband ein völlig unnachgiebiges Hindernis, andererseits in den Gefäßen die einzig kompressiblen Gebilde. Ein solcher Druck führt meist zur Zirkulationsbehinderung, und zwar zuerst zu venöser Stauung, da die Venen zuerst verlegt werden, dann aber zur Aufhebung der Zirkulation, die zur Nekrose und damit zum Verlust der Extremität führt, wenn nicht noch rechtzeitig eingegriffen und der schnürende Verband abgenommen wird.

Ist ein solcher Kausalzusammenhang erweisbar, so trifft den Arzt die volle Verantwortung.

Einen wirksamen Schutz gewährt nur die ärztliche Gewissenhaftigkeit und das lebendige Verantwortlichkeitsgefühl gegenüber dem kranken Menschen. Der sorgfältige Arzt kontrolliert jede frisch eingegipste Extremität fortlaufend auf Zirkulation in vier Punkten: durch Prüfung des Aussehens und der Temperatur der deswegen stets freizulassenden Finger oder Zehen, der Motilität und Sensibilität. Ist er selbst verhindert, so ist eine zuverlässige Person bezüglich der zu beachtenden Punkte aufs genaueste zu instruieren.

d) Ischämische Muskelcontractur. Gar nicht so sehr selten, besonders in der Jugend und vor allem bei Verletzungen im Bereich des Ellbogengelenkes, kommt es bei solcher arteriellen Blutsperre nicht sofort zu einer völligen Nekrose, sondern zu einer Nekrobiose des peripheren Abschnittes, die sich dann in dem wichtigen Krankheitsbild der ischämischen Muskelcontractur auswirkt.

Es handelt sich dabei um eine myogene Contractur von Extremitätenabschnitten, die auf eine schwere posttraumatische Behinderung der arteriellen Blutzufuhr zurückzuführen ist.

Neben Trauma, Zirkulationsbehinderung, bestimmter anatomischer Region ist aber als vierter wichtiger Faktor Kindesalter unbedingte Voraussetzung; das Krankheitsbild ist ja in der großer Mehrzahl der Fälle aufs erste Lebensjahrzehnt beschränkt, im zweiten Lebensjahrzehnt schon selten und jenseits des 20. Jahres kaum bekannt. Es liegt nahe, die Erklärung darin zu sehen, daß die ischämische Muskelcontractur das frühjugendliche Äquivalent für spätere Nekrosen darstellt.

Pathologisch-physiologisch handelt es sich um einen Grad der arteriellen Blutsperre, der zwar nicht zur völligen Nekrose, aber zu einer so schweren Nekrobiose der contractilen Substanz führt, daß diese schollig zerfällt und in straffes, derbes, narbiges Bindegewebe umgewandelt wird. Damit erlischt jegliche Muskelfunktion, andererseits führt die Retraktion des narbigen Bindegwebes zu schweren Contracturstellungen in der Peripherie.

Die arterielle Zirkulationsstörung kann ursächlich bedingt sein

a) durch ein die benachbarten Gefäße, meist A. brachialis oder poplitea, komprimierendes Fragment oder Hämatom, oder durch das aseptisch-entzündliche Exsudat,

b) durch eine Verletzung der Gefäße, entweder bei der Fraktur oder bei Repositionsmaßnahmen,

c) durch Abschnürungen, sei es durch zu lange liegende Blutleere oder durch abschnürend wirkende Verbände, besonders durch den zirkulären Gipsverband.

Freilich muß auch bei der an einem fehlerhaft angelegten Verband sich anschließenden ischämischen Muskelcontractur noch die Möglichkeit einer anderen, vom Verband unabhängigen Zirkulationsstörung (z. B. nach Intimaverletzung der Gefäße) zugegeben werden.

Pathologisch-anatomisch zeigt die Muskulatur makroskopisch im ersten Stadium eine fettgelbe Farbe, Brüchigkeit und Zerfall, später helle Farbe und bindegewebigen Charakter, mikroskopisch im akuten Stadium Kernverlust der Muskelzellen, Verlust der Querstreifung und später derbes, fibröses Bindegewebe.

Die klinische Symptomatologie ist im akuten Stadium durch heftigste ziehende Schmerzen im peripheren Gliedabschnitt, venöse Stauung und Schwellung, zunehmende Bewegungsstarre und beginnende Contracturstellung der Finger und Zehen gekennzeichnet.

Im endgültigen Stadium sind alle Muskeln stark atrophisch und narbig retrahiert. Es bilden sich charakteristische Zwischenstellungen zwischen Extension und Flexion aus, die je nach dem Grade des Befallenseins einzelner Muskeln und Muskelgruppen verschieden sind. Stets aber sind die Abschnitte starr, aktiv und passiv völlig unbeweglich.

Therapie: Im Vordergrunde steht die sorgsame, besonders bei Ellbogen- und Kniefrakturen verantwortungsbewußte Prophylaxe (Untersuchung auf Zirkulationsstörung, Polsterung der provisorischen Verbände, keine zirkulären Gipsverbände, Kontrolle!).

Im akuten Stadium ist Abnahme des Verbandes oder bei Blutsperre am Ort der Fraktur operative Therapie (Ausräumung eines komprimierenden Hämatoms, eventuell Unterbindung des rupturierten Gefäßes oder Gefäßnaht und bei dieser Gelegenheit blutige Reposition und Osteosynthese) striktest indiziert.

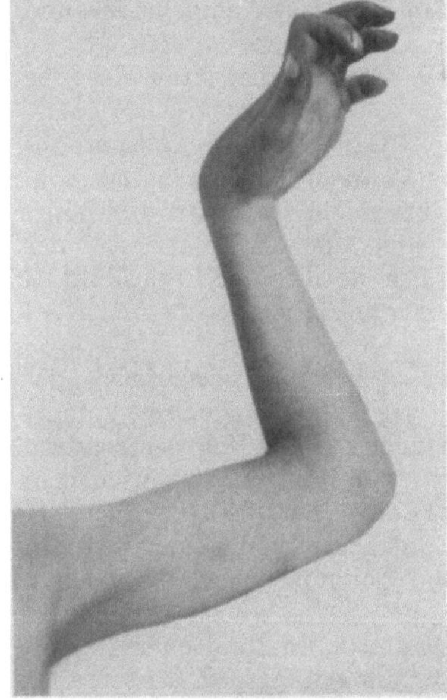

Abb. 79. Ischämische Muskelcontractur des Vorderarmes nach suprakondylärer Oberarmfraktur.

Im ausgebildeten Stadium ist eine Heilung nicht mehr möglich. Die Muskelcontractur selbst ist irreparabel und identisch mit dem funktionellen Verlust des betreffenden Gliedabschnittes. Lediglich die schlechten Stellungen lassen sich konservativ am besten mit der sog. Quengelmethode oder operativ mit partiellen Knochenresektionen, Sehnenverlängerungen, -verlagerungen u. dgl. verbessern; für die Funktion bedeutet das jedoch meist keinen, nur gelegentlich am Unterschenkel einmal einen Gewinn für die Statik.

e) Thrombose und Embolie. An sekundären Komplikationen von seiten der Gefäße kann sich endlich, auch ohne daß eine Verletzung derselben stattgefunden hat, im Anschluß an eine Fraktur eine Thrombose der benachbarten oder fernabliegenden Venenstämme anschließen, die dann gelegentlich zu kleineren oder größeren, aber auch zu letalen Embolien Veranlassung geben kann.

2. Verletzung von Nerven.

Hier sind es vor allem die streckenweise dem Knochen unmittelbar anliegenden Nerven, die besonders häufig mitverletzt werden. An erster Stelle steht der N. radialis, der bei seinem Verlauf im Sulcus radialis des Oberarmschaftes bei Frakturen desselben leicht mitbetroffen wird. An zweiter Stelle steht der auch sonst leicht verletzliche und dem Fibulaköpfchen dicht anliegende N. peroneus, sodann der N. ulnaris bei Frakturen des Condylus medialis humeri, endlich kommen noch bei Clavicula- und Humerusfrakturen einzelne Äste oder der ganze Plexus brachialis in Gefahr.

Bei Schädelbasisbrüchen werden die Hirnnerven bei ihrem Durchtritt durch die Schädelbasis gefährdet und je nach der Länge des Verlaufes im Knochen, der Lage im Frakturgebiet mehr oder minder häufig mitverletzt (s. S. 106).

Aber nicht nur primär bei der Frakturentstehung, auch sekundär bei der Frakturheilung kommen einzelne Nerven noch in Gefahr, und zwar sind es auch hier wiederum aus den gleichen anatomischen Gründen der N. radialis, ulnaris und peroneus, die bei Frakturen in der Höhe des Nervenverlaufes noch sekundär in die entstehende Narbenmasse oder besonders in den entstehenden Callus einbezogen, immer fester umklammert und so schließlich zur völligen Lähmung gebracht werden. Diese sekundären Nervenlähmungen pflegen mit zunehmender Callusbildung in der dritten und vierten Woche allmählich aufzutreten und langsam fortzuschreiten.

Komplette Nervenlähmungen bei Frakturen sollen, sobald sie erkannt werden, operativ freigelegt und bei Durchtrennung genäht, bei Einbeziehung in den Callus aus diesem befreit, verlagert und durch Einscheidung in Muskel- oder Fettgewebe gegen neue Calluskompression gesichert werden.

3. Sogenannte Myositis ossificans.

Es handelt sich bei der sog. Myositis ossificans traumatica um eine gelegentlich im Anschluß an Frakturen, aber auch an Luxationen und sonstige Traumen auftretende Knochenneubildung inmitten benachbarter Muskeln.

Ganz besonders disponiert erscheint der M. brachialis internus bei Frakturen und Luxationen der Ellbogengegend, aber auch an anderen Stellen (M. quadriceps femoris, deltoideus, subclavius usw.) wird diese Muskel-Knochenbildung im Anschluß an Traumen beobachtet.

Formalgenetisch hat man vielfach an abgelöstes und ver-

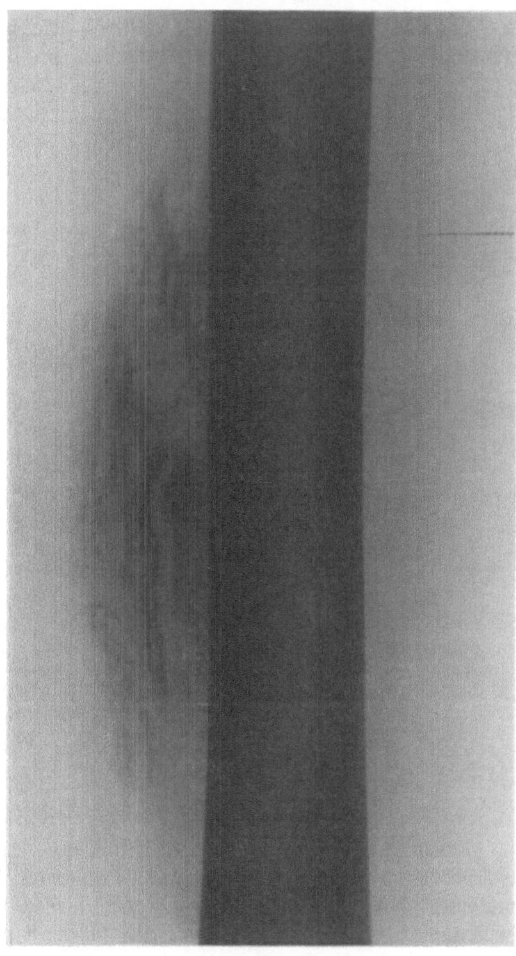

Abb. 80. Sogenannte Myositis ossificans.

sprengtes Periost als Quelle der Knochenbildung gedacht. Die Tatsache aber, daß sich der Prozeß weitgehend an die Muskelsepten hält, daß nie eine direkte Verbindung mit Knochen selbst gefunden wird, daß sich experimentell mit Periostverpflanzung in die Muskulatur keine Myositis ossificans erzeugen läßt, sprechen gegen die periostale Genese. Vielmehr handelt es sich wohl um eine Metaplasie des posttraumatisch auch in den Muskeln entstandenen jugendlichen Keimgewebes, besonders der Muskelsepten in Bindegewebsknochen. Die Bezeichnung „Myositis" erscheint daher unglücklich, da es sich weder um eine Erkrankung der eigentlichen myogenen Substanz, noch um eine Muskelentzündung handelt.

Meist pflegt der Prozeß nach kurzer Zeit zum Stillstand zu kommen, ja er ist sogar spontaner Rückbildung fähig; therapeutisch kommt operative Excision des Muskel-Knochens erst nach längerer konservativer Behandlung (feuchte Verbände, cave Massage) oder bei Druck auf Nerven oder Gefäße in Betracht.

4. Komplikationen von seiten lufthaltiger Räume.

Werden bei Rippenbrüchen durch die beiden Pleurablätter hindurch Lungenalveolen oder bei Schädelbrüchen pneumatische Kammern des Schädels, wie Stirnhöhle, Siebbeinzellen usw., eröffnet, so kann unter Umständen aus diesen lufthaltigen Räumen Luft in die darüber liegenden Gewebe und von da aus schnell ins lockere Unterhautzellgewebe gelangen und sich dort auf weite Strecken ausbreiten, sog. Luftemphysem.

Klinisch äußert sich das Luftemphysem in einer Anschwellung der betreffenden Gewebspartie, die sich eigentümlich weich, kompressibel, wie ein Luftkissen anfühlt. Ferner ist das beim Aufdrücken des Fingers durch Entweichen von Luft entstehende Knistergefühl („Schneeballknirschen") sehr charakteristisch. Endlich sichert, besonders an den Randpartien, die Wegmassierbarkeit des Emphysems die Diagnose.

Therapeutisch erfordert das Luftemphysem nur bei sehr großer, bedrohlicher Ausdehnung aktives Eingreifen (Thorakotomie, Lungennaht).

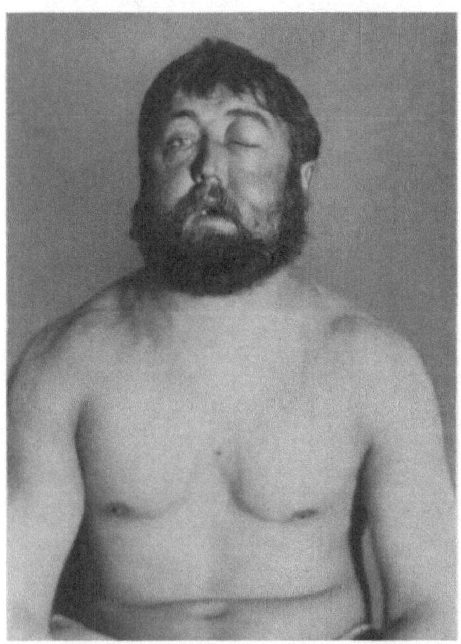

Abb. 81. Ausgedehntes Hautemphysem bei Rippenfrakturen.

5. Die Verletzung von Organen.

Entsprechend der Schutzfunktion des Knochensystems für die Organe der drei großen Körperhöhlen können Verletzungen dieses knöchernen Schutzsystems gleichzeitig Verletzungen der eingeschlossenen Organe zustande bringen, sei es, daß die Frakturgewalt selbst die Organe mitverletzt, sei es, daß die Fragmente weitere Verletzungen setzen.

In der Schädelhöhle ist es das Gehirn, welches von der leichten Erschütterung bis zur völligen Zerstörung alle Gradabstufungen von Verletzungen aufweisen und der Verletzung allein den Stempel der Schwere aufdrücken kann. Im Wirbelkanal bestimmt stets das Rückenmark das klinische Bild bei Wirbelfrakturen in entscheidender Weise. In der Brusthöhle werden durch Sternal- und Rippenbrüche Lungen und Gefäße gefährdet, in der Bauchhöhle sind es die Verletzungen durch die stumpfen Traumen bei Wirbel- und Beckenbrüchen und in der Beckenhöhle die Blasen- und Harnröhrenrupturen, die schwere Frakturkomplikationen bedeuten.

Die Besprechung dieser Komplikationen im einzelnen muß dem speziellen Teil vorbehalten bleiben.

6. Die komplizierte Fraktur.

„Kompliziert" oder „offen" nennen wir eine Fraktur dann, wenn eine, und sei es auch noch so kleine, äußere Wunde eine Kommunikation zwischen dem inneren Frakturgebiet und der Außenwelt, beispielsweise bei den Schußfrakturen, herstellt (s. Abb. 13).

Die oberflächliche Lage des Knochens einerseits, der Entstehungsmechanismus fast ausschließlich durch direkte grobe Gewalten andererseits bringen es mit sich, daß bei einzelnen Knochen (Oberkiefer, Unterkiefer, Phalangen) die Mehrzahl ihrer Frakturen kompliziert ist.

— Die grundsätzliche Sonderstellung der komplizierten Fraktur liegt in der Infektgefahr. Daraus leiten sich folgende wichtige Richtlinien für die Behandlung ab:

a) Jede komplizierte Fraktur gilt grundsätzlich als frisch infiziert.

b) Der Wundversorgung gebührt das Primat vor der Frakturbehandlung.

Nirgends liegt das Schicksal des Frakturkranken in gleichem Maße in der Hand des ersten Arztes wie bei der Behandlung komplizierter Frakturen. Wir haben bei der Wundheilung komplizierter Frakturen (s. Abschnitt 3, S. 36) gehört, daß eine offene Fraktur, sobald es gelingt, sie durch frühzeitigste Excision und Naht der Wunde in eine geschlossene zu verwandeln, genau wie eine subcutane Fraktur heilt. Wir werden unten bei der Komplikation des Infektes einer Fraktur (s. S. 81) davon hören, daß die Infektion eine der schwersten Komplikationen mit einer Fülle weiterer sekundärer Gefahren bedeutet.

Es kommt also alles darauf an, daß der erste Arzt bei der Notversorgung einer komplizierten Fraktur schnell und folgerichtig handelt. Der Zeitpunkt der Wundversorgung ist die Schicksalsstunde der komplizierten Fraktur. Der erstgerufene Arzt hat also eine solche Fraktur auf dem kürzesten Wege aufzusuchen und auf dem kürzesten Wege der aseptischen Wundversorgung zuzuführen. Dabei ist jede Polypragmasie von Übel. Es genügt Desinfektion der Umgebung (nicht der Wunde!!) durch einfachen Jodanstrich, Bedecken der Wunde mit sterilem Verbandstoff, Immobilisation für den Transport durch Schienenverband und schnellster Transport zur nächstgelegenen aseptischen Operationsgelegenheit.

Die endgültige Versorgung der komplizierten Fraktur besteht in Wundversorgung, Immobilisation und Impfung gegen Tetanus. Sie beginnt damit, daß nach den Prinzipien der Wundbehandlung, nach Reinigung und Desinfektion der Umgebung jeglicher grober Schmutz entfernt, die komplizierenden Wunden unter Beseitigung aller Buchten und Höhlen auf das sorgfältigste excidiert, lose Knochensplitter entfernt und die Wunden in den ersten 12 Stunden genäht werden. Nach den ersten 12 Stunden, sowie bei großer Verschmutzung treten Drainage, später noch Gegenincisionen an den tiefsten Punkten hinzu.

Die Frakturbehandlung selbst tritt zunächst zurück. Zwar wird man eine Reposition zu machen und eventuell sogar die offene Fraktur unter Kontrolle des Auges zu stellen suchen, doch dürfen diese Maßnahmen nicht in Konflikt mit den Rücksichten auf die Wundheilung selbst geraten. Den Erfordernissen der Fraktur- und Wundheilung zugleich genügt in solchen Fällen nur ein Prinzip: das der Immobilisation, da diese zugleich auch für eine gefährdete Wundheilung einen günstigen Faktor darstellt. Die sicherste Immobilisation gibt der „gefensterte Gipsverband", der im zirkulären Gips am besten ruhigstellt, durch das eingeschnittene oder freigelassene Fenster aber zugleich die allzeit nötige Kontrolle gestattet (vgl. Abb. 82).

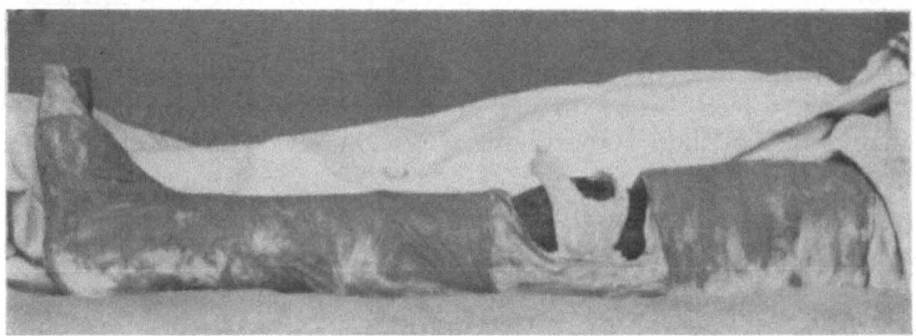

Abb. 82. Gefensterter Liege-Gipsverband bei komplizierter und infizierter Fraktur der Patella.

Für Schußfrakturen, die stets kompliziert sind, gilt grundsätzlich das gleiche, es kommt bei ihnen lediglich noch die Projektilfrage bei Steckschüssen hinzu. Eine primäre Geschoßentfernung ist nur erlaubt, wo dasselbe bei sonst notwendig gewordener Operation in den Bereich der Operationswunde kommt und ohne weitere Umstände entfernt werden kann. Dagegen ist die Extraktion eines Projektils immer dann angezeigt, wenn es eine akute oder chronische Eiterung unterhält oder an einer Funktionsstörung schuld ist.

Bei jedem Fall von Schußfraktur, sowie bei allen nur irgendwie mit Staub, Schmutz, Erde in Berührung gekommenen komplizierten Frakturen ist prophylaktisch Tetanusantitoxin zu geben.

III. Komplikationen von seiten des Organismus.

1. Die Fettembolie.

Bei jeder Fraktur kommt es zu einer mehr oder minder reichlichen Zerstörung und Zerreibung von Fettgewebe, vor allem im Fettmark der Knochenmarkshöhle und dadurch zum Austritt von freiem Fett aus den Zellen.

Die posttraumatische Fettembolie besteht in einer Verschleppung verflüssigten Fettes von der Verletzungsstelle durch die Körpervenen in die Lungen, wo es zum größten Teil zurückgehalten wird. In einem geringen Prozentsatz der Fälle passiert das Fett aber auch noch die Lungencapillaren in größerer Menge und gelangt so in den großen Kreislauf, wo es dann besonders in Herz, Nieren und Gehirn zu einer Blockierung der betroffenen Capillar- und Gefäßgebiete mit all ihren sekundären Folgeerscheinungen kommt.

Bei der großen Mehrzahl von Frakturen wird diese Embolisierung verflüssigten Fettes ohne nachweisbare oder nur geringe „pneumonische" Erscheinungen überwunden. In einer kleinen Minderzahl von Frakturen dagegen bedeutet die Fettembolie mit zunehmender Ausdehnung eine zunehmende Gefahr und in 0,3 bis 0,5 vH aller Frakturen endet sie letal.

Die Fettembolie ist im allgemeinen an das Alter zwischen dem 20. und 50. Lebensjahr gebunden. Diese empirische Tatsache findet in dem fettarmen, noch lymphoiden Knochenmark der ersten beiden Dezennien und in der gallertigen Umwandlung des Fettmarkes in den letzten Jahrzehnten seine Erklärung.

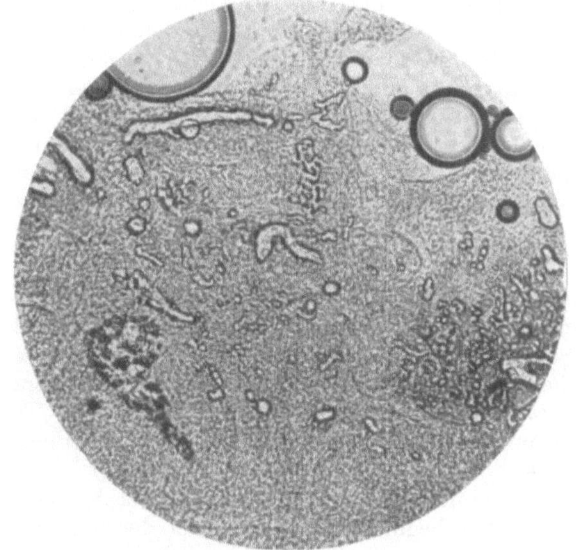

Abb. 83. Nachweis von Fettembolie im sogenannten Quetschpräparat.
(Mikrophotogramm Dr. Tammann.)

Wenn bei Kindern Fettembolien vorkommen, so pflegt eine Umwandlung des lymphoiden Knochenmarks in Fettmark im Anschluß an längere Ruhigstellung, besonders im Gipsverband, vorangegangen zu sein.

Klinisch äußert sich die Fettembolie als pulmonale Form in zunehmender Unruhe, Kurzatmigkeit, Cyanose, Husten und serös-blutigem Sputum. Die Blockade großer Stromgebiete führt schließlich zu Lungenödem, dadurch wird weiteres Lungengewebe von der Atmung ausgeschaltet und der Tod tritt ein unter den Zeichen pulmonaler Erstickung. Experimentelle Ergebnisse sprechen dafür, daß bereits eine Verlegung von einem Drittel der arteriellen Lungenversorgung nicht mehr mit dem Leben vereinbar ist.

Ein geringer Teil der Fettembolien verläuft als cerebrale Form. Es stehen dann klinisch Sopor, Koma, tonische und klonische Krämpfe, schließlich zentrale Atem- oder Herzlähmung im Vordergrunde. Oft genug freilich werden sich pulmonale, cerebrale, dann auch kardiale (Verstopfung der Endgebiete der Kranzgefäße!) und renale Störungen kombinieren und kumulieren.

Die Fettembolie wird klinisch mit dem Nachweis einer Fettschicht auf dem

Urin, pathologisch-anatomisch durch den Nachweis der Verstopfung der Lungen-capillaren durch Fett, im Gehirn durch den Nachweis von Hyperämie, Ödem und punktförmigen Hirnblutungen sichergestellt.

Der Nachweis in den Lungen ist sehr einfach; es wird ein flaches Stückchen Lungengewebe zwischen Objektträger und Deckgläschen gepreßt, ein solches „Quetschpräparat“ läßt dann das Fett in den Lungencapillaren als kleine wurstförmige Gebilde erkennen (Abb. 83). Im Gefrierschnitt erfolgt der Nachweis durch die bekannte Fettfärbung mit Sudanrot.

Die Behandlung der Fettembolie ist zunächst eine prophylaktische. Prüfung auf abnorme Beweglichkeit und Krepitation ist schonlich vorzunehmen, bei sonst sicherer Diagnose zu unterlassen. Bei klinisch sicheren Zeichen von Fettembolie ist jeder Transport kontraindiziert, die Reposition muß verschoben, bei operativer Freilegung der Fraktur aus irgendeiner dringlichen Indikation das Fett abgesaugt werden. Therapeutisch hat man den Aderlaß empfohlen. Man verspricht sich eine teilweise Entfernung des Fettes mit dem Blute, besonders wenn gleichzeitige intravenöse Infusionen bei der pulmonalen Form mit steigendem Blutdruck die Ausschwemmung aus dem Capillargebiet noch fördern und die verloren gehende Gewebsflüssigkeit schnell wieder ersetzen. Der Erfolg ist zweifelhaft. Im ganzen ist bei ausgesprochenem klinischem Bild die Therapie ziemlich machtlos und allein auf symptomatische Maßnahmen angewiesen.

2. Die Pneumonie.

Die Entstehung einer Pneumonie wird zunächst dadurch begünstigt, daß die Verletzten oft genug nach dem Unfalle lange unbeweglich an Ort und Stelle liegen bleiben müssen. Weiterhin wird einer Pneumonie durch kleinere, sich dem klinischen Nachweis entziehende Fettembolien Vorschub geleistet. Endlich sind es bestimmte Frakturen, die im Bereich des Thorax das freie Durchatmen erschweren und so die Gefahr hypostatischer Pneumonien heraufbeschwören.

Bei alten Leuten kommt es fernerhin noch zur Gefährdung durch Bettruhe, die wiederum Hypostasen begünstigt. Gerade bei der typischen Fraktur des Alters, der Schenkelhalsfraktur, muß die Sorge für die Heilung der Frakturen zurücktreten gegenüber den Maßnahmen zur Verhütung der Pneumonie.

3. Delirium tremens.

Bei Gewohnheitstrinkern vermag die im Zusammenhange mit dem Trauma erfolgende plötzliche Entziehung des gewohnten Alkohols ein Delirium tremens auszulösen. Ein solches bedeutet eine schwere Komplikation, da bei der außerordentlichen Unruhe die Kranken keine Verbände zu dulden und die Fraktur nicht im geringsten zu schonen pflegen.

4. Der Decubitus.

Das Druckgeschwür droht bei ungenügender Polsterung in jedem festen Verband, und zwar immer an den Aufliegestellen (Ferse, Kreuzbein, Schulterblätter usw.), es droht besonders den Kranken, die durch die Art der Fraktur, z. B. Wirbelfraktur mit Querschnittslähmung, multiplen Frakturen, schwere Erschöpfung usw. zu dauerndem Festliegen verurteilt sind. Vom äußeren Decubitus aus drohen sekundär zahlreiche weitere Gefahren, wie Erysipel, Abszesse, Phlegmonen, Osteomyelitis, Allgemeininfektion usw.

IV. Die Wundinfektion von Frakturen.

a) Infektionsweg. Pyogene Bakterien können auf dreierlei Infektionswegen in eine Fraktur hineingelangen. Der häufigste Modus ist die rein **ektogene Infektion** bei komplizierter Fraktur, bei der durch die verletzende Gewalt selbst, durch Verschmutzung oder von der Haut her infektiöses Material in die Tiefe der Frakturhöhle eingeführt wird. Sodann kommt die **lymphogene Infektion** bei infizierten akzidentellen Wunden der Umgebung und endlich die **hämatogene Infektion** von irgendwelchen Primärherden in Betracht.

An sich stellt jedes Frakturhämatom einen denkbar günstigen Nährboden und infolge Mangels an Abwehrkräften im Hämatom einen **Locus minoris resistentiae** dar. Hinzu kommt noch der Gewebs- und allgemeine Chok, die Vielbuchtigkeit der Wunden, alles Dinge, die pyogenen, wie putriden Keimen besonders günstige Entwicklungsbedingungen verleihen.

b) Die Frakturheilung bei infizierter Fraktur. Es war oben die Rede davon, daß die Heilung einer subcutanen Fraktur histologisch mit einer aseptischen, sog. traumatischen Entzündung einhergeht. Die Frakturheilung bei infizierter Fraktur erfolgt grundsätzlich qualitativ gleichfalls unter den Symptomen der Entzündung, jedoch quantitativ unter maximaler Steigerung aller Entzündungserscheinungen, sowohl am Knochen, wie an den Weichteilen, wie in der Reaktion auf den Gesamtorganismus. Am frakturierten Knochen selbst verläuft sie völlig unter dem Bilde der akuten **Frakturosteomyelitis.**

Es erfolgt ein Infekt des Knochenmarkes und des Periostes. Die entstehende Markphlegmone wie die Periostitis führen zu Bildung eines eitrigen Exsudates. Der infizierte Knochen selbst verfällt, soweit er durch eitrige Einschmelzung des Periostes und Markes gänzlich von der Ernährung ausgeschaltet ist, der Nekrose. Der nekrotische Abschnitt wird durch eine typische demarkierende Entzündung gegenüber dem gesunden, lebenden Knochen abgegrenzt und allmählich durch reichliches jugendliches Granulationsgewebe losgelöst (Sequestrierung).

Mit zunehmender Bewältigung der Infektion selbst nehmen die gleichzeitigen **reparativen Vorgänge** an Umfang und Bedeutung zu. Das gesunde Periost fängt an unter den Erscheinungen der **Periostitis ossificans** neuen Knochen zu bilden, der dann als echte „Totenlade" sowohl die sich allmählich demarkierenden Sequester umscheidet, als auch den Frakturspalt als osteomyelitisch-periostitischen Callus einhüllt und so gleichzeitig die Konsolidation anbahnt. Schließlich werden kleinste Sequester allmählich rarefiziert und resorbiert oder sie stoßen sich spontan ab, oder sie müssen (in der Regel) operativ entfernt werden. Auf solche Weise werden selbst schwer infizierte Frakturen fest, wenn auch unter wesentlich erschwerten Bedingungen und in erheblich längerer Zeit. Je nach Knochen, Virulenz des Infekts, Ausdehnung der Trümmerzone usw. dauert die Ausheilung 3—12 Monate.

c) Komplikationen der Infektion. Diesem günstigen Verlauf stehen seltenere Fälle mit **weiteren Komplikationen** gegenüber. Bei sehr ausgedehnter Splitterung des Knochens, starker Quetschung und Durchblutung der Weichteile, hoher Virulenz der infizierenden Bakterien kann es zu einer so stürmischen **Ausbreitung des Infektes** in Form von ausgedehnten Weichteilphlegmonen, Erysipel, Lymphangitis, Thrombophlebitis, Gelenkinfekt kommen, daß überall dort, wo dies wie an den Extremitäten möglich ist, die Ablatio des betreffenden Gliedabschnittes zur Erhaltung des Lebens indiziert erscheint.

Auch bei **putriden Infektionen** von Frakturen (Gasphlegmonen, Gasbrand, malignem Ödem) ist im allgemeinen schleunigste Amputation oder Exartikulation aus vitaler Indikation erforderlich. Aber auch mit solch radikalen Maßnahmen ist der letale Ausgang durch Allgemeininfektion nicht immer zu verhüten.

Bei all diesen Wundinfektionen, ebenso wie beim Tetanus im Anschluß an komplizierte Frakturen, steht dann die Infektion so vollkommen im Vordergrunde, daß der Fraktur selbst zunächst nur nachgeordnete Bedeutung zukommt. Bezüglich der Pathologie und Therapie der Wundinfektion selbst muß auf die Lehrbücher der allgemeinen Chirurgie verwiesen werden.

Von besonderen Komplikationen der infizierten Frakturen im eigentlichen Sinne seien noch die Gefahr der septischen Arrosionsblutung und der Pseudarthrosenbildung erwähnt.

Zu Arrosionsblutung kommt es nach Bersten der Arterienwand infolge Übergreifens des Infektes auf die Arterienwand (Arteriitis) oder nach Verletzung durch kleinste und größere, bei der Frakturosteomyelitis entstehende Sequester.

Eine erhöhte Pseudarthrosengefahr infizierter Frakturen besteht bei allen jenen Fällen, bei denen die zu große Ausdehnung des zugrunde gegangenen Periostes eine knöcherne Überbrückung und Konsolidation der Fraktur unmöglich macht. Die Pseudarthrose nach Frakturosteomyelitis ist therapeutisch ein ganz besonders undankbares, schwieriges Objekt, da sich alle Maßnahmen in einem schwer veränderten Gewebe abspielen. Operative Behandlung kommt frühestens 6 Monate nach völliger (!) Abheilung der Wunden in Betracht.

Die Behandlung infizierter Frakturen hat ebenso den Prinzipien der Osteomyelitis, wie denen der Frakturbehandlung gerecht zu werden. Die erste Maßnahme ist stets die Sorge für einwandfreien Abfluß der Wundsekrete durch breites Öffnen der komplizierenden Wunden, ausgedehnte Incisionen, Geneninzisionen und Drainage.

Die zweite Maßnahme ist die Immobilisation. Wo irgend anwendbar, ist der gefensterte Gipsverband die günstigste Methode, da er sowohl der Immobilisation dient, wie er eine Kontrolle der Wunde und Behandlung erlaubt. Bei starker Absonderung der Wunde besteht beim einfachen gefensterten Gipsverband die Gefahr, daß ein Teil der Wundsekrete in den Gipsverband gelangt. Eine ausgezeichnete Variante ist für solche Fälle der „Brückengipsverband", bei dem proximal und distal von der Wundfläche getrennte Gipshülsen angelegt und dann durch eingegipste CRAMER-Schienen überbrückt werden. Die Fraktur ist dann sicher immobilisiert und zugleich völlig frei für Verbände usw.

Im späteren Verlauf kommen Sequestrotomien zur Entfernung der Knochennekrose in Betracht. Die funktionelle Therapie tritt lange in den Hintergrund.

Es wäre nun irrig anzunehmen, daß man mit den bisher erörterten Prinzipien der allgemeinen Frakturlehre auskäme. Vielmehr kommt bei den Frakturen der einzelnen Knochen jeweils noch jene Fülle von Dingen hinzu, die dem betreffenden Knochen allein als Besonderheit eigen sind. Es wird also eine spezielle Frakturlehre grundsätzlich die gleiche Bedeutung wie die allgemeine haben.

E. Allgemeine Luxationslehre.

Wie die Knochen, so gehören auch die Gelenke zum passiven Bewegungsapparat, sie ermöglichen überhaupt erst den Gebrauch der Knochen dadurch, daß sie — vergleichbar den Lagern einer Maschine — als Drehpunkte der passiv beweglichen Knochen die Bewegbarkeit derselben gegeneinander vermitteln und so dem motorischen Element des Bewegungsapparates, der Muskulatur, den Antrieb gestatten.

I. Einteilung und Entstehung der Luxationen.

1. Begriffsbestimmung.

Während bei der Fraktur ein in sich selbst unbeweglicher Knochen durch die Zusammenhangstrennung eine abnorme Beweglichkeit erfährt, wird bei der Luxation umgekehrt die normale Beweglichkeit zweier oder mehrerer Knochen aufgehoben oder wenigstens stark behindert. Wir bezeichnen also mit Luxation oder Verrenkung jede plötzliche, gewaltsame und dauernde Zusammenhangstrennung der gelenkigen Vereinigung benachbarter Knochen.

Wie die Fraktur, so ist auch jede Luxation eine Verletzungsstörung des ganzen regionären Bewegungsapparates, insofern als sie die Knochen ihrer passiven Beweglichkeit beraubt und die Muskulatur durch Aufhebung der passiven Beweglichkeit an der Entfaltung ihrer aktiven Arbeitsleistung hindert.

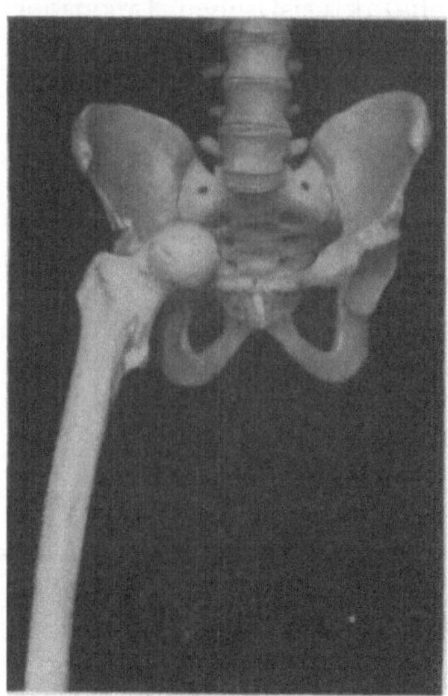

Abb. 84. Luxation des Hüftgelenks.
(Am Skelett künstlich gestellt.)

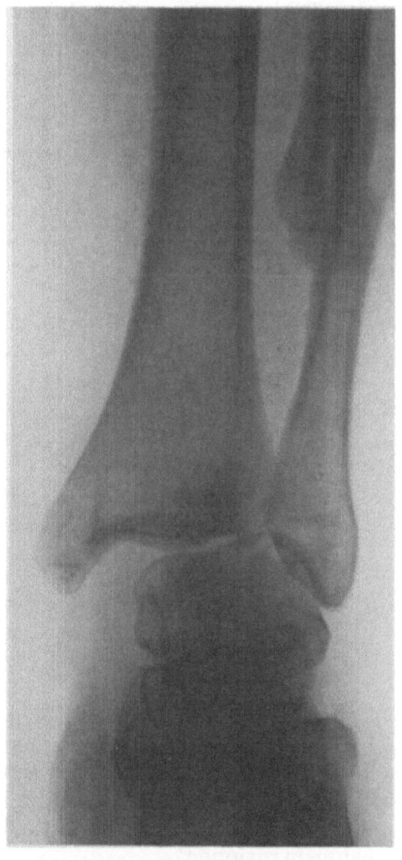

Abb. 85. Sogenannte Luxation des Fußes nach der Seite als Beispiel einer unvollständigen Luxation oder Subluxation.

2. Luxationsformen.

Man unterscheidet analog wie bei den Frakturen

a) nach dem Grade der Luxation: α) vollständige Luxationen:

Bei ihnen sind die Gelenkflächen der am Gelenk beteiligten Knochen vollkommen voneinander getrennt und stehen in keiner Beziehung mehr miteinander. So ist z. B. in Abb. 84 eine vollständige Luxation dargestellt: Der Kopf ist völlig aus der Pfanne ausgetreten und hat keinerlei direkten Kontakt mehr mit ihr.

β) unvollständige Luxationen oder Subluxationen:

Bei ihnen berühren sich die Gelenkflächen noch teilweise.

Besonders häufig sind die Luxationen am Knie und Fuß der Definition nach nur Subluxationen (vgl. Abb. 85).

b) nach dem Zustande des Gelenkes: α) traumatische Luxationen.

Sie betreffen gesunde Gelenke und bedürfen einer die normale Gelenkarretierung übertreffenden Gewalteinwirkung.

β) pathologische oder spontane Luxationen.

Sie entstehen bei krankhafter Beschaffenheit der Gelenkanteile entweder schon bei ganz geringen alltäglichen Gewalteinwirkungen oder überhaupt sogar bereits bei physiologischen Einwirkungen.

Diese pathologische Luxationsbereitschaft hat ihre Ursache in embryonalen Bildungsfehlern der Gelenkanteile, in der Verbildung oder Zerstörung von Gelenkanteilen oder in der Überdehnung und Erschlaffung von Kapsel und Bändern.

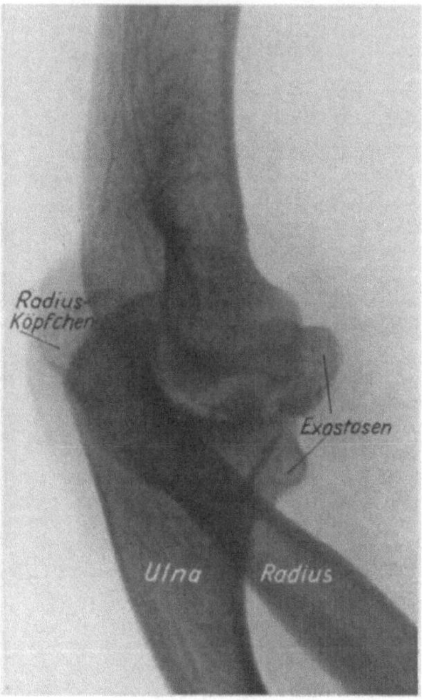

Embryonale Bildungsfehler führen entweder schon in der Fetalzeit zu Luxationen (kongenitale Luxationen, z. B. des Knies, der Patella, des Sprunggelenkes) oder bald nach der Geburt, sobald der physiologische Gebrauch beginnt (z. B. sog. angeborene Hüftgelenksluxation) oder erst während des abnormen Wachstums, wie dies z. B. für die charakteristischen Luxationen des Radiusköpfchens bei Exostotikern zutrifft. Hier wächst infolge verschiedener Wachstumsgeschwindigkeit von Radius und Ulna das Radiusköpfchen gewissermaßen an der Ulna vorbei und muß dann allmählich gegen den Humerus luxieren (vgl. Abb. 86).

Verbildungen und Zerstörungen der Gelenkanteile leisten z. B. bei Arthritis deformans, Osteomyelitis, Tuberkulose, Typhus (vgl. Abb. 87), Tabes der Ausrenkung Vorschub (Deformations- und Destruktionsluxationen).

Abb. 86. Luxation des Radiusköpfchens bei einem Kranken mit Osteodyplasia exostotica.

Gar nicht so selten sind unvollständige pathologische Luxationen als sog. Subluxationen bei gelenknaher Osteomyelitis, schlechtstehenden paraartikulären Frakturen, insbesondere bei langandauernder Überdehnung der Kapsel und Bänder durch chronische Gelenkergüsse (vgl. Abb. 88) oder bei abnormer einseitiger Belastung bei partiellen Lähmungen (Distensionsluxationen).

Da bei all diesen pathologischen Luxationen der Luxation nur der Charakter eines Symptoms zukommt und die Grundkrankheit stets im Vordergrunde steht, so muß auf die spezielle Pathologie der betreffenden Krankheiten selbst verwiesen werden.

c) nach dem Grade der Häufigkeit: α) einmalige, meist traumatische, und β) habituelle, d. h. nach einer ersten, immer wieder am gleichen Gelenk bei geringfügigen Anlässen auftretende Luxationen. Es schafft also, wenn man so will, die erste Luxation eine erhöhte Disposition für weitere Luxationen; am häufigsten ist dies der Fall, wenn nach der ersten Ausrenkung, z. B. durch Umkrempeln der Schlitzränder nach innen, dauernd eine Öffnung in der Gelenkkapsel verblieben ist.

Solche habituelle Luxationen treten rein passiv gegen den Willen des Betreffenden auf; ist jedoch ein Mensch imstande, willkürlich aktiv eine Luxation zu erzeugen, so spricht man von willkürlicher Luxation.

d) nach der Zahl der Luxationen: α) Doppelluxationen,
β) multiple Luxationen.

Von Doppelluxationen spricht man dann, wenn irgendein Knochen an
seinen beiden Gelenkenden luxiert, wie dies unter den etwas größeren Knochen
gelegentlich einmal bei der Clavicula vorkommt. Häufiger noch
ist es der Fall bei den Hand- oder
Fußwurzelknochen, vor allem
dem Talus und dem Os lunatum,
Knochen, die meist, wenn sie
schon luxieren, allseitig aus ihren
Gelenkverbindungen verschoben
zu werden pflegen.

Die Bezeichnung „multiple
Luxationen" ist nur gerechtfertigt, wenn ein und dasselbe
Unfallsereignis an verschiedenen
Stellen des Gelenksystems Luxationen erzeugt. Es kommt dies
z. B. vor, wenn jemand im Gebirge über einen steilen Abhang
hinabrollt, oder wenn jemand
von irgendeiner Maschine erfaßt
und mehrfach in der Luft herum-
gewirbelt, oder am Boden, z. B.
beim Geschleiftwerden durch
durchgehende Pferde, herum-
geschleudert wird.

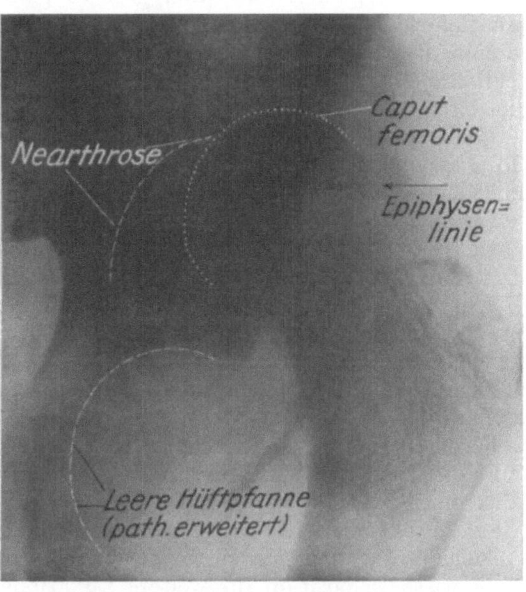

Abb. 87. Pathologische Luxation des Schenkelkopfes
nach Coxitis typhosa.

Die Benennung einer Luxation richtet sich stets nach dem peripheren
Gliedabschnitt. Bei einer Luxation im Ellbogengelenk beispielsweise ist an
sich sowohl der Unterarm wie der Oberarm luxiert, man spricht aber stets nur
von Luxatio antebrachii, bei Schulterluxation von einer Luxatio humeri usf.
Manchmal allerdings, z. B. beim Akromio-clavic-ulargelenk, möchte man im
Zweifel sein, welchen
Knochen, ob das
Schulterblatt oder das
Schlüsselbein, man als
den peripheren und
danach die Luxation
bezeichnen soll. Hier
entscheidet der ein-
gebürgerte Sprachge-
brauch, der eine Ver-
renkung im genannten
Gelenk als Luxatio
claviculae acromialis
bezeichnet.

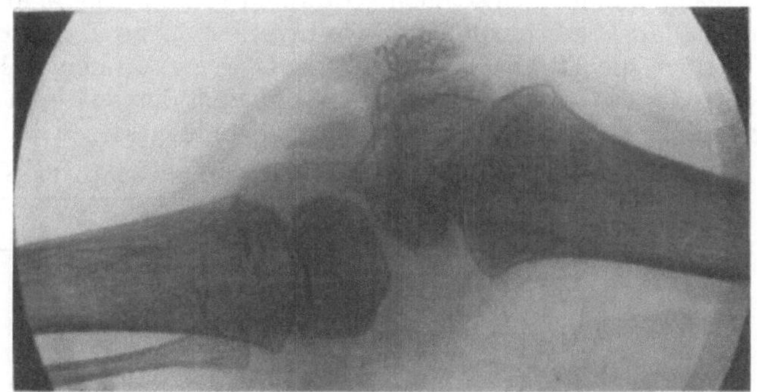

Abb. 88. Subluxation im Kniegelenk nach Kniegelenkserguß bei Gelenkinfekt.

3. Die Entstehung von Luxationen.

Bei der Entstehung spielen neben den Gewalteinwirkungen auch Alter, Geschlecht, örtliche und Allgemeindisposition eine Rolle.

Was zunächst das Alter betrifft, so sind Luxationen im Kindes- und Greisen-
alter relativ selten. Bei den gleichen Gewalteinwirkungen ereignen sich dort

häufiger Frakturen, da in diesen beiden Altersstufen der Knochen noch nicht oder nicht mehr die für die Luxationsentstehung nötige Festigkeit wie beim Erwachsenen besitzt.

Das typische Luxationsalter ist die Zeit zwischen dem 20. und 50. Lebensjahr.

In den übrigen Altersstufen gibt es ganz bestimmte Äquivalente für die Luxation beim Erwachsenen. So ist z. B. die Claviculafraktur bei Kindern, wo sie ungemein häufig ist, das Äquivalent für die direkte und die kindliche supracondyläre Oberarmfraktur nicht selten das Äquivalent für die indirekte Schulterluxation.

Beim Neugeborenen und während der Geburt ist wiederum die Epiphysenlösung das Äquivalent für spätere Luxationen. Im Kindesalter ist es lediglich die Ellbogenluxation, die häufiger als in anderen Altersstufen vorkommt.

Wenn Luxationen — mit Ausnahme der des Kiefergelenkes! — beim männlichen Geschlecht 4—5 mal häufiger vorkommen, so ist das lediglich ein Ausdruck der sehr viel größeren beruflichen Gefährdung des Mannes.

Sehr verschieden ist die Luxationshäufigkeit je nach der Körperregion. Die Wahrscheinlichkeit, daß ein Gelenk luxiert, ist um so größer, je beweglicher, je zugänglicher von außen ein Gelenk ist und je stärker das Größenmißverhältnis zwischen den betreffenden Gelenkanteilen ist. Diese drei Momente machen es verständlich, daß die Schulterverrenkung über 50 vH aller Luxationen ausmacht.

Ferner vermag eine Reihe von Umständen eine pathologische Disposition zu Luxationen herbeizuführen, und zwar sind es sowohl örtliche wie allgemeine Faktoren.

So bedingt eine einmalige Luxation besonders dann, wenn sie mit Abriß von Muskelansätzen und Erweiterung des Kapselinnenraumes einhergegangen ist, eine gewisse Disposition für weitere Luxationen des gleichen Gelenkes.

Desgleichen schaffen Nerven- und Muskellähmungen, besonders häufig bei der sog. Kinderlähmung, günstige Vorbedingungen für die Entstehung von Luxationen.

Im Gelenk selbst führt Aplasie oder die Zerstörung von Kopf und Pfanne durch pathologische Prozesse zu einer erhöhten Luxationsbereitschaft.

Gehäufte Luxationen kommen erfahrungsgemäß ferner bei Epilepsie, Eklampsie und Urämie vor, alles Zustände, die durch heftige Krampfanfälle ausgezeichnet sind. Bei solchen Krämpfen führen Stürze, aber auch bloße unkoordinierte Muskelaktionen beim Umherschlagen zu Luxationen.

Über die Luxationshäufigkeit der einzelnen Gelenke unterrichtet nachfolgende Statistik von KRÖNLEIN, die auch den späteren Zahlenangaben über die Häufigkeit einzelner Luxationen zugrunde liegt.

Häufigkeit der verschiedenen Luxationen nach KRÖNLEIN.

	vH	vH
I. Stamm		2,8
1. Unterkiefer	2,5	
2. Halswirbelsäule	0,3	
II. Obere Extremität		92,2
1. Schlüsselbein	4,2	
2. Schulter	51,8	
3. Ellbogen	27,3	
4. Hand und Finger	8,9	
III. Untere Extremität		5,0
1. Hüftgelenk	2,1	
2. Knie	1,0	
3. Patella	0,7	
4. Fuß	1,3	

Bezüglich des Mechanismus der Luxationen unterscheidet man die Entstehung

a) durch direkte Gewalt, bei der der eine Gelenkanteil getroffen und direkt gewaltsam gegen den andern verschoben wird.

Beispiel: Es rutscht jemand auf der Treppe aus, fällt hinten über und schlägt mit der Schulter auf das Treppengeländer. Der Oberarmkopf wird direkt aus der Gelenkpfanne herausluxiert.

Immerhin ist dieser Mechanismus selten, gewöhnlich erfolgen bei direkten Gewalten sehr viel leichter Frakturen als Luxationen, ja man kann geradezu sagen, daß die typischen Luxationsmechanismen indirekte Gewalteinwirkungen sind.

b) indirekte Luxationsentstehung.

Hier sind Hebelwirkung, Abscherwirkung in Höhe des Gelenkes und Muskelaktion die charakteristischen Entstehungsformen.

Bei der Hebelwirkung erfaßt irgendeine Gewalt den einen Gelenkanteil und bringt ihn gewaltsam und schnell an die äußerste Grenze der physiologischen Exkursionsfähigkeit. Dort wird dem schnell bewegten Knochen plötzlich und ruckartig an der knöchernen Arretierung Halt geboten. Damit aber, daß die Gewalt weiterwirkt, verwandelt ihre kinetische Energie die knöcherne Arretierung zum Hebelpunkt (Hypomochlion), den peripheren Gliedabschnitt zum langen Hebelarm und hebelt damit den Gelenkkopf aus der gelenkigen Verbindung durch eine schlitzförmige Zerreißung der Kapsel heraus. Der Luxationsmechanismus ist zu Ende, sobald die Gewalt sich erschöpft hat oder der Widerstand größer wird als die Gewalt.

Beispiel: Beim Obstpflücken fällt jemand aus dem Baum. Instinktiv sucht er nach Halt. Er bekommt tatsächlich auch noch einen Ast zu fassen und hält sich fest. Durch den fallenden Körper wird der Arm zuerst eleviert, der Schaft stößt an das Akromion, das fallende Gewicht hebelt den Arm indirekt aus dem Schultergelenk.

Bei der Abscherwirkung werden die beiden Gelenkanteile in der Höhe des Gelenkes genau aneinander vorbei verschoben. Luxation durch Abscherwirkung ereignet sich besonders an Scharnier- oder ähnlich gebauten Gelenken, z. B. an den Interphalangealgelenken, am Kniegelenk.

Beispiel: Ein Fußballspieler bekommt im „Schuß" vom dazwischen springenden Torwart einen Fußtritt unmittelbar unters Knie. Die beiden Kräfte wirken einander entgegengesetzt und genau in Höhe des Gelenkes aneinander vorbei: Luxation des Unterschenkels nach hinten.

Diesen indirekten, mit äußerer Gewalteinwirkung einhergehenden Luxationsformen stehen solche gegenüber, bei denen die Gewalteinwirkung ausschließlich eine innere, durch Muskelaktion, ist, so z. B. wenn bei Lachen, Schreien, Gähnen ein Unterkiefer luxiert. Daß sie auch bei anderen Gelenken vorkommt, wissen wir von den Anfällen Epileptischer, Eklamptischer und Urämischer, wo die Luxationen nicht nur durch Fall oder Aufschlag, sondern auch im Bett lediglich durch unkoordinierte Muskelaktion entstehen. Endlich ist es auch bei der habituellen Luxation schließlich meist nur eine ruckartige Muskelbewegung, die die neue Luxation auslöst.

Da der Bau der Gelenke den Luxationsdurchtritt des Kopfes nur an bestimmten Stellen zuläßt und auch die Stellung des luxierten Teiles jeweils mehr oder weniger vorschreibt, so nimmt es nicht wunder, daß die Luxationen noch sehr viel mehr zu typischen Krankheitsbildern führen, als die Frakturen.

II. Symptome und Diagnostik der Luxationen.

Analog den Frakturen unterscheiden wir zweckdienlich auch hier Verletzungssymptome schlechthin und die eigentlichen spezifischen Luxationssymptome im engeren Sinne.

1. Verletzungssymptome.

a) Der Luxationsschmerz. Er äußert sich zunächst subjektiv als spontaner und Bewegungsschmerz an der Verletzungsstelle, sodann objektiv als lokaler Druck-, besonders auch als Achsenstoß- und passiver Bewegungsschmerz.

b) Die Blutung. Da eine Ausrenkung nur nach Zerreißung von Gelenkkapsel und Gelenkbändern erfolgen kann, kommt es stets zu einer Hämatombildung. Im Gegensatz zur Fraktur pflegt aber diese Blutung, da sie zunächst in der freigewordenen Gelenkhöhle Platz genug zur Ausdehnung hat, nach außen erst später zum Vorschein zu kommen, als bei Frakturen, wo sie oft sehr frühzeitig nachweisbar ist.

c) Die Funktionsstörung. Die Luxation beeinträchtigt die Funktion sämtlicher Muskeln, die die Beweglichkeit des Gelenkes zur Voraussetzung ihrer Tätigkeit haben; sie behindert also alle über das luxierte Gelenk hinwegziehenden und an einem der beiden Gelenkanteile entspringenden oder ansetzenden Muskeln, dagegen bleiben die peripher vom luxierten Gelenk entspringenden Muskeln unbeeinflußt. So kann z. B. ein Schulterluxierter seine ganzen Schultermuskeln nicht gebrauchen, dagegen den Unterarm ungestört pro- und supinieren und die Finger bewegen. Im Effekt läuft die Funktionsstörung auf eine Aufhebung oder wenigstens hochgradige Einschränkung der aktiven und passiven Gelenkbeweglichkeit hinaus.

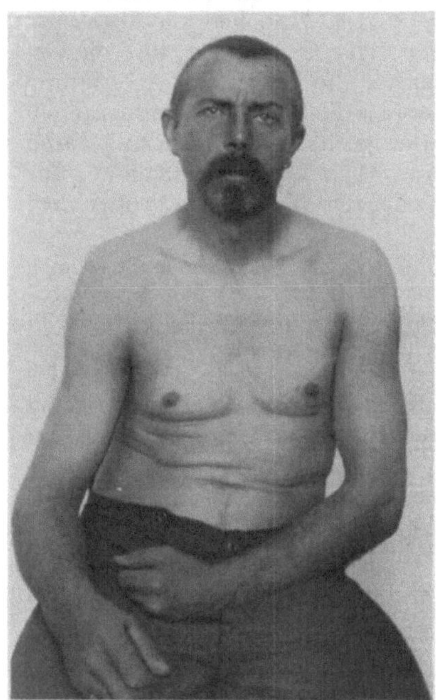

Abb. 89.   Dislokation und Deformität bei Schulterluxation.

2. Eigentliche Luxationssymptome.

a) Abnorme Fixation. Im Gegensatz zu dem absolut sicheren Fraktursymptom der abnormen Beweglichkeit ist die Luxation gekennzeichnet durch eine abnorme Fixation im Bereich des Gelenkes. Diese Fixation pflegt nun keine absolute in dem Sinne zu sein, daß gar keine Bewegungen möglich wären, die Beweglichkeit ist aber doch so erheblich eingeschränkt, daß sie, aktiv wenigstens, der völligen Fixation gleich kommt. Dagegen kommt passiv noch ein charakteristisches Kennzeichen der Fixation bei Luxation dadurch zustande, daß der periphere Gliedabschnitt bei passiven Bewegungen die Tendenz hat, wieder in die Luxationsstellung zurück zu schnellen. Man bezeichnet diesen Zustand als „federnde Fixation".

b) Dislokation und Deformität. Wird die normale gelenkige Verbindung zweier Körperabschnitte gestört, so muß sich ein solches Ereignis, was die örtliche und regionäre Topographie anlangt, in einer Reihe von Dislokationssymptomen äußern.

Zunächst ist die Achsenverschiebung ein bezeichnender Ausdruck für die abnorme Stellung eines luxierten distalen Gelenkabschnitts gegenüber seinem proximalen Abschnitt. Abb. 89 läßt z. B. ohne weiteres erkennen, daß die Achse des rechten Oberarmes nicht mehr, wie normal, nach dem Akromion zeigt, sondern verschoben ist und nach der MOHRENHEIMschen Grube zu ausläuft. Zum Unterschied von der Achsenverschiebung bei der Fraktur liegt der Scheitelpunkt der abnormen Winkelbildung stets in Höhe des Gelenkes.

Das Zweite ist die **Längsverschiebung** des luxierten Abschnittes. Steht z. B. bei der Hüftluxation, frontal betrachtet, der luxierte Kopf bei der Luxation nach hinten in Höhe des früheren Gelenkspaltes, so bleibt das Bein gleich lang, ist der Kopf dagegen nach oben luxiert, so ist das gleichbedeutend mit einer Verkürzung; ist es nach unten luxiert, mit einer Verlängerung des Oberschenkels bzw. des ganzen Beins (Abb. 90).

Das Dritte sind **Zwangsstellungen**, die in der abnormen Fixation ihre Ursache haben.

Die Summe der Dislokationen äußert sich, wie wiederum Abb. 89 gut demonstriert, als eine **Deformierung**, und zwar örtlich als Deformierung der Gelenkgegend, regionär als Deformierung des ganzen Gliedabschnittes und allgemein als eine Störung der bilateralen Symmetrie.

3. Diagnostik der Luxationen.

Die Symptomatologie der Luxationen ist in ihrer Auswertung die Grundlage der Diagnostik. Dem zeitlichen Gang der Untersuchung nach gliedert sich die Diagnostik der Luxationen in das Erheben der Anamnese, Inspektion, Palpation, Röntgenuntersuchung und Untersuchung auf Nebenverletzungen.

a) Das Erheben der **Anamnese** soll den Arzt durch Schilderung des Verletzungsvorganges (Art der Gewalt, Gewalteinwirkung, ruckartiges Ausschnappen, Beobachtungen über Geräusche usw.) informieren. Da viele Luxationen Gegenstand von späteren Begutachtungen werden, ist es wie bei den Frakturen auch hier unbedingt nötig, die erhobene Anamnese schriftlich niederzulegen.

b) Die **Inspektion.** Sie orientiert uns über Blutergüsse, sodann besonders über charakteristische Luxationshaltungen, über Asymmetrie der verletzten Körperregion und dann vor allem über die Art der Deformierung. Sehr viele Luxationen (Finger, Daumen, Schlüsselbein, Schulter usw.) sind allein durch Inspektion zu diagnostizieren.

c) Die **Palpation.** Sie dient der Abtastung der knöchernen Gelenkanteile, insbesondere dem Nachweis, ob die Pfanne leer ist und dem Aufsuchen des Gelenkkopfes an abnormer Stelle. Sie prüft insbesondere dann die Beweglichkeit des Gliedabschnittes und damit zugleich auch das Symptom der federnden Fixation. Durch Palpation fixer Knochenpunkte und Messung der Entfernungen wird Verlängerung oder Verkürzung des betreffenden Gliedabschnittes festgestellt. Die Palpation entscheidet sonst erfahrungsgemäß schwierige Differentialdiagnosen sofort.

Beispiel: Die Luxatio claviculae supraacromialis wird wegen des scheinbaren Herabhängens der Schulter sehr leicht mit der Schulterluxation verwechselt. Die Palpation weist im ersteren Falle eine stufenförmige Delle oberhalb, im zweiten Falle unterhalb des stets tastbaren Akromions nach.

d) Die **Röntgenuntersuchung.** Sie bestätigt die Luxationsdiagnose, gibt Anhaltspunkte für die genaue Stellung des luxierten Kopfes und insbesondere auch wichtige Nachweise von Knochenabsprengungen im Bereich des Gelenkes (s. Abb. 91). Sie dient endlich der Kontrolle nach der Reposition.

e) Die **Untersuchung auf Nebenverletzungen** hat sich stets der klinischen Untersuchung sofort anzuschließen und muß der Reposition vorausgehen. Es ist dies erforderlich, da sonst nur zu leicht zunächst übersehene Nebenverletzungen später den Repositionsmaßnahmen zur Last gelegt werden. Die verschiedenen

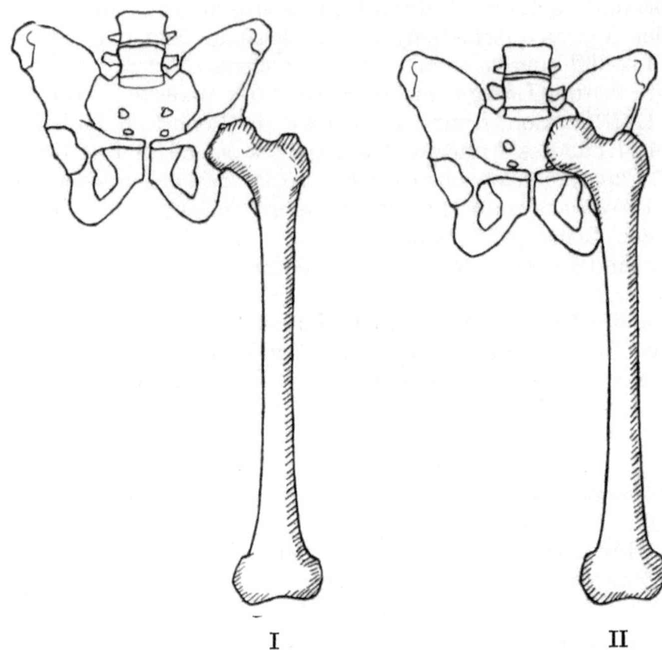

I   II

Möglichkeiten, auf die bei der Untersuchung auf Nebenverletzungen zu achten ist,
ergeben sich aus der Übersicht über die Komplikationen der Luxationen (s. S. 94).

Nicht so selten ist die Differentialdiagnose der Luxation gegenüber der
Distorsion zu stellen, was um so verständlicher ist, als ja die Distorsion oft dem
Hergang nach eine Art von Subluxation darstellt. In diesem Falle wird die Frage
dadurch entschieden, daß bei der Distorsion, wenn auch unter Schmerzen, so
doch schließlich alle Bewegungen möglich
sind; besonders in Narkose gibt es keine
Einschränkung der Beweglichkeit und namentlich keine federnde Fixation.

Die Differentialdiagnose gegenüber der
gelenknahen Fraktur ist im allgemeinen
bei sorgfältiger klinischer Untersuchung nicht
allzu schwierig. Die Deformierung im Bereich des Gelenkes, die Prüfung abnormer
Beweglichkeit, die Prüfung der Fixations-
stellung lassen wohl stets, sofern man nur
an die Differentialdiagnose denkt, diese auch
rein klinisch feststellen.

Die Verwechslung von Frakturen
und Luxationen spielt erfahrungsgemäß
bei bestimmten Frakturen eine große Rolle.

Die Fraktur des Collum scapulae, bei
der die Gelenkanteile der Scapula in toto
mit dem Oberarmkopf verschoben werden,
führt häufiger einmal zur Verwechslung mit

Abb. 91. Abrißfraktur des Tuberculum majus
bei Schulter-(sub-)luxation.

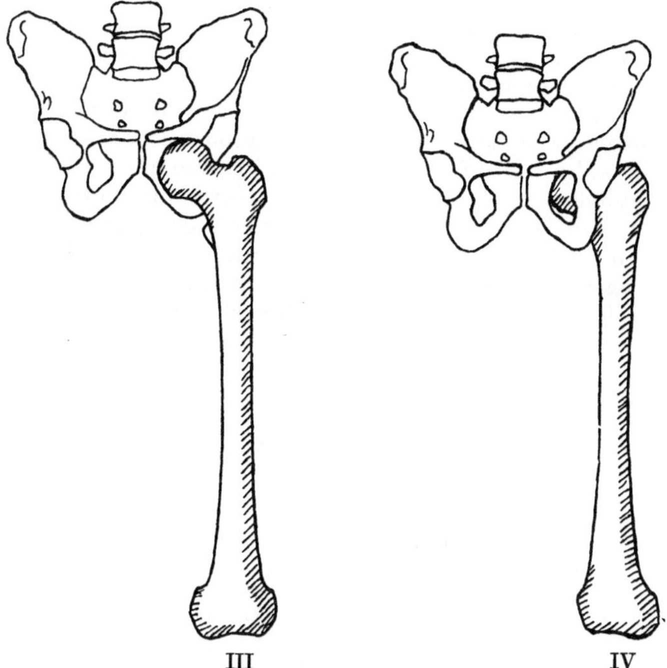

III   IV

Abb. 90 I—IV. Längsverschiebung des peripheren Gliedabschnitts bei verschiedenen Formen der Hüftluxation.

der Schulterluxation. Exakte Prüfung der federnden Fixation bzw. abnormen Beweglichkeit läßt die Diagnose aber sofort unterscheiden.

Sehr häufig ist ferner auch die Verwechslung der Luxatio antebrachii posterior mit dem Abbruch der Trochlea und Dislokation derselben nach hinten. Die Differentialdiagnose läßt sich durch Abtasten der Knochenpunkte des Gelenkes und Vergleich mit der gesunden Seite gleichfalls stellen. Die differentialdiagnostisch entscheidenden Punkte, ob einseitige Luxatio mandibulae oder Fraktur des Gelenkfortsatzes des Unterkiefers, sind im speziellen Teil (s. S. 121) genauer ausgeführt.

III. Luxationsbehandlung.

Die Behandlung der Luxation hat die Aufgabe, den bei der Luxation verloren gegangenen normalen Kontakt der Gelenkflächen wieder herzustellen. Man nennt den Akt der Zurückbringung eines luxierten Gelenkanteiles in seine normale gelenkige Verbindung, wie bei der Fraktur, Reposition oder Einrichtung und die Erhaltung in der eingerichteten Stellung Retention.

Bei einer Reihe von Luxationen gilt für die Reposition das Prinzip der Nachahmung des Luxationsherganges, jedoch in umgekehrter Reihenfolge der einzelnen Luxationsphasen.

Dieses Prinzip läßt sich am besten an der Luxation des Vorderarmes nach hinten demonstrieren. Diese Luxation entsteht bei Überstreckung des Vorderarms im Ellbogengelenk. Sobald der Processus coronoideus der Ulna vorn an der Trochlea des Humerus vorbei um diese herum geführt ist, fehlt dem Vorderarm der knöcherne Halt und er luxiert dann bei Fortdauer der Gewalt nach hinten.

Die Reposition geht den umgekehrten Weg (s. Abb. 92). Man geht zunächst aus der Beugestellung (Abb. 92, I) wiederum über in Streckstellung, aus der Streckstellung in die Überstreckung (Abb. 92, II), holt in überstreckter Stellung

durch Zug den Processus coronoideus herunter (Abb. 92, III) und führt ihn vor
die Trochlea. In dem Augenblick, wo er den tiefsten Punkt passiert hat, geht man
unter Fortdauer des Zuges am Vorderarm in die Beugestellung über (Abb. 92, IV),
und der Vorderarm ist reponiert.

Nicht bei allen Luxationen kommt man mit dieser Art der Reposition zum
Ziele, schon deswegen, weil man den genauen Luxationsmechanismus nicht immer
so gut kennt. Entscheidend für die Reposition ist dann nicht der Mechanismus,
sondern die Anatomie und die Stellung der Luxationsteile des Gelenkes
selbst zueinander. Die Aufgabe der Reposition besteht dann darin, durch Wählen
von verschiedenen Stellungen die Kapsel im Bereich des Kapselrisses zum Er-
schlaffen zu bringen, um dann durch den erschlafften und zum Klaffen ge-
brachten Kapselriß den Kopf in die Gelenkhöhle zurückführen zu können. Die

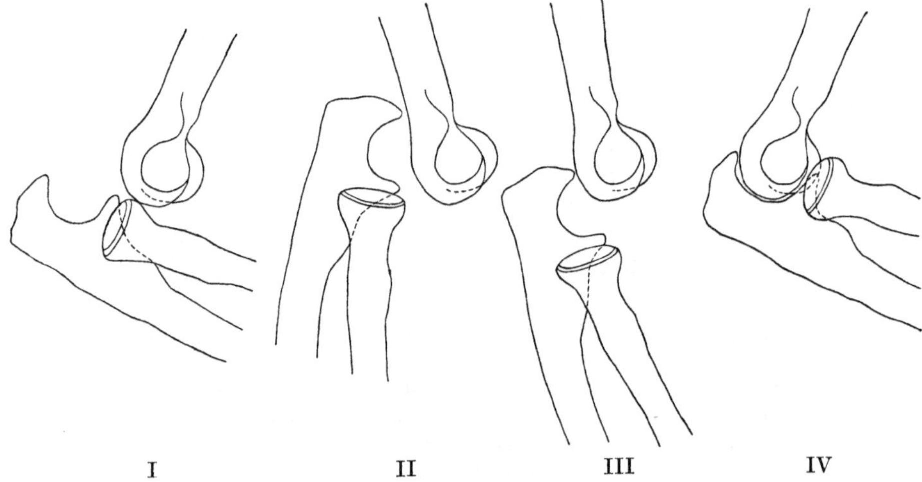

Abb. 92 I—IV. Schema der Reposition einer Luxatio antebrachii posterior.

gewöhnliche Technik der Reposition besteht dann in Entspannung der Muskeln
durch Narkose, Entspannung der überdehnten Bänder, wechselnde Haltung,
Extension, Gegenextension und Koaptation.

Da bei Repositionsversuchen von den Kranken die Muskeln der betreffenden
Region reflektorisch angespannt werden, so ist bei den meisten Luxationen tiefe
Narkose zur Ausschaltung der Muskelkontraktion das entscheidende und beste
Hilfsmittel der Reposition. Bei keiner Luxationsmaßnahme darf vergessen
werden, daß wir uns bei Bewegungen am peripheren Ende des luxierten Glied-
abschnittes eines langen und damit gefährlichen Hebelarmes bedienen.

Wenn eine Luxation erst einmal reponiert ist, so ist eine eigentliche Retention gewöhnlich nicht nötig. Der Verletzte vermeidet selbst in den ersten
Tagen alle stärkeren Bewegungen, und die normale Stellung sorgt selbst am besten
für die Retention. Eine Ausnahme bilden hier nur die stets schweren Verletzungen
der Kapsel und Bänder bei Fuß- und Knieluxationen. Es genügt bei Luxationen
im Bereich der oberen und unteren Extremität gewöhnlich eine Ruhigstellung
des Gelenkes für wenige Tage, bei Luxationen der unteren Extremität am einfachsten durch Bettruhe; nach 3—4 Tagen kann jeweils wieder mit Bewegungstherapie angefangen werden.

Es gibt jedoch Fälle, wo eine Retention nach gelungener Reposition unmöglich ist, wo also immer wieder die Luxation zustande kommt. Es trifft dies

häufig zu für die Luxatio claviculae, sowohl im sternalen als im akromialen Gelenk, ferner für die Luxation des Radiusköpfchens nach vorn.

Die Reposition selbst ist unmöglich bei Interposition von Gelenkkapsel und Gelenkbändern. So reißt z. B. erfahrungsgemäß das Lig. ileofemorale niemals und bildet dann manchmal ein schwer zu umgehendes Repositionshindernis. An der Schulter ist es das Lig. coracohumerale, welches bei der Luxation niemals rupturiert, sich aber gelegentlich beim Repositionsversuch um den Kopf schlingt und damit ein Repositionshindernis abgibt.

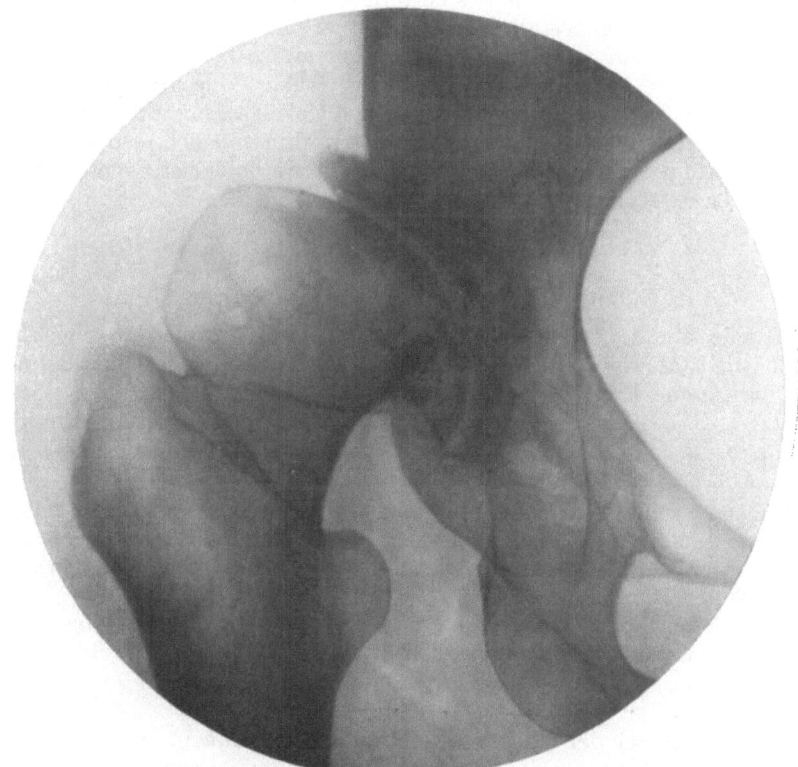

Abb. 93. Nearthrose einer veralteten Luxatio coxae iliaca.

Die Reposition ist ferner unmöglich bei knopflochartig engem Kapselriß, der den Knopf zwar gerade eben unter Dehnung des Schlitzes durchließ, ihn aber infolge Verengerung des Schlitzes durch die hinzukommende Schwellung nicht wieder zurückbringen läßt.

Sehnen sind relativ selten ein Hindernis für die Reposition, am häufigsten noch am Daumen.

Falls eine Reposition unmöglich ist, kommt stets die blutige Reposition, d. h. die operative Freilegung der Luxationsgegend, Beseitigung des Repositionshindernisses und Reposition mit Kapselnaht in Betracht.

Für länger bestehende Luxationen kann jedoch infolge narbiger Schrumpfung der Weichteile auch die blutige Reposition unmöglich werden. Mißlingt bei der Operation die blutige Reposition, dann kommt die Resektion des Kopfanteiles des Gelenkes in Betracht.

Die Behandlung habitueller Luxationen, wie z. B. die der Mandibula oder Patella, oder der Schulterluxation ist, sofern Beschwerden oder Minderung der Gebrauchsfähigkeit bestehen, stets eine operative. Auf das Prinzip der Methoden wird bei den speziellen habituellen Luxationsformen eingegangen.

Die Behandlung der veralteten Luxationen besteht in einem zunächst unblutigen Repositionsversuch, dem dann sofort, wenn er mißlingt, die blutige Reposition, und wenn auch diese nicht glückt, die Resektion des Kopfanteiles des Gelenkes angeschlossen wird.

Das Gelingen einer Reposition bei veralteten Luxationen kann durch vorbereitende Extensionsbehandlung des betreffenden Gliedabschnittes zur Dehnung der Weichteile günstiger gestaltet werden.

Nicht reponierte veraltete Luxationen pflegen an der Stelle des neuen Standes des Gelenkkopfes im Laufe der Zeit ein neues Gelenk — Nearthrose — mit unvollkommener, aber typischer Gelenkpfanne und Gelenkschmiere auszubilden. In diesen Nearthrosen ist eine Beweglichkeit späterhin möglich, jedoch lediglich unter Beibehaltung der Luxationsstellung und unter erheblicher Beeinträchtigung des Grades der Beweglichkeit.

IV. Komplikationen der Luxationen.

1. Die Mitverletzung von Knochen.

Eine Reihe von Luxationen sind dadurch ausgezeichnet, daß gleichzeitige Frakturen obligat sind, d. h. der Luxationsmechanismus ist überhaupt erst denkbar, wenn eine Fraktur vorhergegangen ist.

So setzt z. B. die sog. Luxatio centralis capitis femoris vor dem Eindringen des Gelenkkopfes in die Beckenhöhle eine Fraktur des Pfannengrundes direkt voraus (s. Abb. 193, S. 188).

Desgleichen ist eine Luxation des Fußes nach der Seite nur nach unmittelbar vorausgehender Malleolar- oder Fibulafraktur denkbar (s. Abb. 85, S. 83).

Die Luxation des Humerus nach hinten unten erfolgt nur nach vorherigem Abriß des Tuberculum majus.

Bei allen diesen Luxationen handelt es sich also um die obligate Komplikation mit Frakturen, also um reine Luxationsfrakturen.

Bei weitaus der Mehrzahl der Luxationen ist die Mitverletzung von Knochen fakultativ.

So wird häufig bei der Hüftluxation vom Pfannendach, bei der Schulterluxation an der Cavitas glenoidalis oder am Tuberculum majus (Abb. 91) Knochen mitabgesprengt, bei der Ellbogenluxation wird manchmal der Processus coronoideus der Ulna abgestemmt.

Da manche Knochenabsprengungen nur auf dem Röntgenbild diagnostizierbar sind, so muß eine Röntgenuntersuchung stets als erwünscht bezeichnet werden, besonders da die funktionelle Prognose bei gleichzeitiger Absprengung ungünstiger zu sein pflegt.

Für die Diagnose Luxationsfraktur ist stets die Vermischung von Symptomen beider Zustände maßgebend. Sobald der Symptomkomplex der Luxation nicht völlig rein zum Vorschein kommt, muß an die Kombination mit Fraktur gedacht werden. Gleichzeitige Krepitation oder abnorme Beweglichkeit außerhalb des Gelenkes sichern die Differentialdiagnose. Die Diagnose ist oft sehr schwierig, das Röntgenbild bringt gerade hier unschätzbaren Gewinn (vgl. Abb. 94).

Die Behandlung von Luxationsfrakturen hat beiden pathologischen Zuständen Rechnung zu tragen, d. h. die Luxation und die Fraktur zu reponieren. Ein solcher Repositionsversuch ist stets in Narkose angezeigt. Oft genug macht aber die gelenknahe Fraktur wirksame Manöver für die Reposition der Luxation unmöglich. In solchen Fällen ist dann die Operation unmittelbar an den Repositionsversuch anzuschließen. Die frühzeitige Arthrotomie mit Reposition des Kopfes und sofortiger Osteosynthese der Fraktur ist das am schnellsten und sichersten zum Erfolg führende Verfahren.

2. Die Mitverletzung von Gefäßen und Nerven.

Sie ist relativ selten. Bei der an sich seltenen Luxation des Knies nach hinten kommt oft eine Verletzung der Poplitea mit folgender Nekrose des Beines zu-

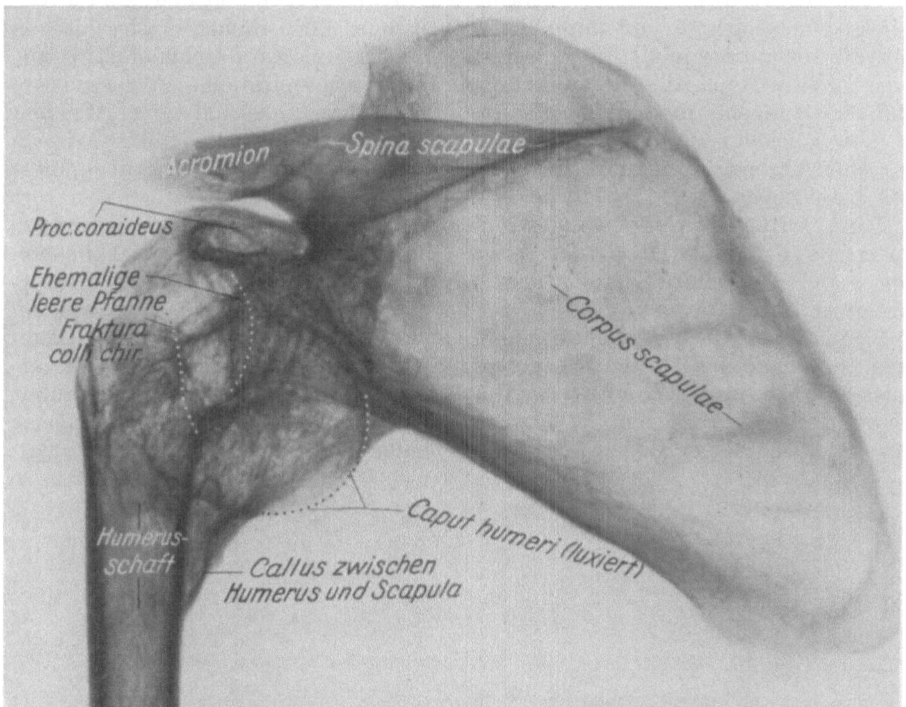

Abb. 94. Luxationsfraktur des Oberarmes. (Der luxierte Gelenkkopf ist unter den Proc. coracoideus disloziert, die Fraktur sitzt am Collum chirurgicum, der Callus greift als Brückencallus auf die Scapula über, der Oberarm steht senkrecht zur Linie Spina scapulae-Akromion, also in der funktionell ungünstigen Adduktionsstellung.)

stande. Bei Schulterluxationen sind Lähmungen des Armplexus beschrieben. Relativ noch am häufigsten ist eine Lähmung des N. axillaris und damit Ausfall des Deltamuskels bei Schulterluxation. Bei der Luxatio centralis capitis femoris kann endlich noch der N. obturatorius verletzt werden.

3. Die Mitverletzung von Haut und Weichteilen.

Sie ist bei Luxation sehr selten. Es ist das auch, da es sich ja in der Mehrzahl um indirekte Mechanismen, besonders um Hebelwirkung, handelt, ohne weiteres verständlich. Am ehesten kommen Verletzungen der bedeckenden Weichteile noch bei Knie- und Fußgelenksluxationen zustande, man spricht dann von komplizierten oder offenen Luxationen, ein Zustand, der eine außerordentlich schwere Komplikation bedeutet, da ja die Gelenkhöhlen besonders empfindlich gegen Infekte sind. Bei offenen Luxationen ist sofortige Wundversorgung zusammen mit Reposition angezeigt, um der hohen Infektgefahr zu begegnen. Bei infizierter Luxation kommt ausgiebige Eröffnung der Gelenkhöhle und Drainage, eventuell Gelenkresektion in Betracht, eine Behandlung, die fachärztliche Erfahrung erfordert.

4. Die Mitverletzung von inneren Organen.

Sie ist sehr selten und kommt noch am ehesten bei Luxationen von Wirbeln vor. Es kann dabei Rückenmark durchtrennt oder auch in der Bauchhöhle durch die stumpfe Gewalteinwirkung zu Verletzung von Hohlorganen oder parenchymatösen Organen kommen.

Komplikationen bei und nach der Reposition. Früher, als die Reposition ohne Narkose und unter Aufwand großer körperlicher Kräfte oft von 8—10 Personen oder mit Hilfe ganzer maschineller Anlagen durchgeführt wurde, waren schwere Repositionskomplikationen an der Tagesordnung. Folgenschwere Gefäßverletzungen, Ausreißen des ganzen Plexus brachialis und seiner Wurzeln aus dem Rückenmark, ja das Ausreißen ganzer Extremitäten sind bei diesen heroischen Repositionsmanövern wiederholt beschrieben und wohl noch öfter nicht beschrieben.

Heute, wo die Narkose eine völlige Schmerz- und Muskelausschaltung gestattet, sind ernste Komplikationen sehr selten. Zu erwähnen sind seltene Fälle von Ruptur der A. axillaris, namentlich bei der Reposition veralteter Schulterluxationen, Zerreißung von Nerven, gelegentlich auch einmal von Einzelwurzeln des Plexus brachialis. Häufiger schon ereignen sich bei der Reposition von Luxationen, besonders bei älteren Leuten, einmal Frakturen, besonders des Oberarmkopfes, dann, wenn der Kopf bei der Reposition gegen das Akromion angestemmt oder auch von Rippen, wenn eine zwischen Rippen und Oberarmschaft gelagerte Faust oder ein harter Gegenstand als Hypomochlion bei der Reposition dient.

Spezieller Teil.

Einleitung.

Der allgemeine Teil ist didaktisch seinem Wesen nach ein induktiver, d. h. es werden die schon immer in der Medizin aus dem Einzelnen, aus dem Besonderen, Speziellen gesammelten Erfahrungen in der Form allgemein gültiger Schlüsse und Sätze gelehrt. Wir erfahren, wie sich gleiche Systemteile des Körpers, Knochen, Gelenke und Muskeln bei gleichartigen Verletzungen und unter gleichen Bedingungen verhalten.

Der spezielle Teil wählt den deduktiven Weg. Er lehrt, wie sich die einzelnen Frakturen und Luxationen einerseits nur als Spezialfall der allgemeinen Gesetze der Frakturentstehung, der Frakturformen usw. darstellen, andererseits aber, wie zu diesem Allgemeinen stets noch ein besonderes, in dem verletzten Knochen oder Gelenk allein gelegenes Moment hinzukommt.

Es kann sich also auch bei der Darstellung nicht darum handeln, bei jeder Fraktur und Luxation das Allgemeine in jedem Punkte zu wiederholen, sondern es soll nur dasjenige in den Vordergrund gestellt werden, was nach Entstehung, Mechanismus, Symptomatologie usw. der betreffenden Fraktur und Luxation allein und besonders zukommt und damit ihrer Diagnostik und Therapie den Stempel aufdrückt.

Seit alters teilt man aus entwicklungsgeschichtlichen und vergleichend-anatomischen Gründen das gesamte Knochen- und Bändersystem und damit auch die ihnen entsprechenden Frakturen und Luxationen ein nach Stamm (Schädel, Wirbelsäule, Thorax) und Extremitäten (obere und untere Extremität und Extremitätengürtel).

Frakturen und Luxationen des Stammes.

A. Schädel.

Im Schädel haben ähnliche oder gleiche Frakturgewalten verschiedene Frakturbilder zur Folge, je nachdem ob der Hirn- oder der Gesichtsschädel von den Frakturen betroffen wird. Während der Hirnschädel eine gleichmäßige, einheitliche und gegenüber der Außenwelt abgeschlossene Höhle umschließt, weist der Gesichtsschädel unregelmäßige, vielfache und mit der Außenwelt in Verbindung stehende Höhlen (Mund-, Nasen-, Augen-, Ohr-, Rachenhöhle usw.) auf. So bieten denn die Hirnschädelfrakturen ein relativ gleichmäßiges, die des Gesichtsschädels ein sehr viel wechselvolleres Bild dar; jene sind nur zu einem geringen, diese zum größten Teile kompliziert; dort stehen allein die Nebenverletzungen des eingeschlossenen Gehirns, hier die Frakturen selbst im Vordergrund des klinischen Bildes.

I. Frakturen des Hirnschädels.

Bei den Frakturen des Hirnschädels gibt es eine Reihe von Gesichtspunkten, die den Hirnschädel als Ganzes betreffen, während andere nur verständlich

werden, wenn man sich innerhalb des Hirnschädels noch die besonderen Unterschiede zwischen Schädeldach und Schädelbasis vergegenwärtigt.

1. Entstehung und Bruchformen der Schädelbrüche.

Die Frakturen des Hirnschädels weisen gegenüber allen übrigen Frakturen
eine Fülle von Besonderheiten auf.

Es ist dies darin begründet, daß das Cranium als einziger Knochenkomplex
einen einheitlichen Hohlraum, die Schädelhöhle, umschließt und als knöcherne
Wandung dieses Hohlraumes durch den ellipsoiden Bau einen hohen Grad von
Elastizität besitzt.

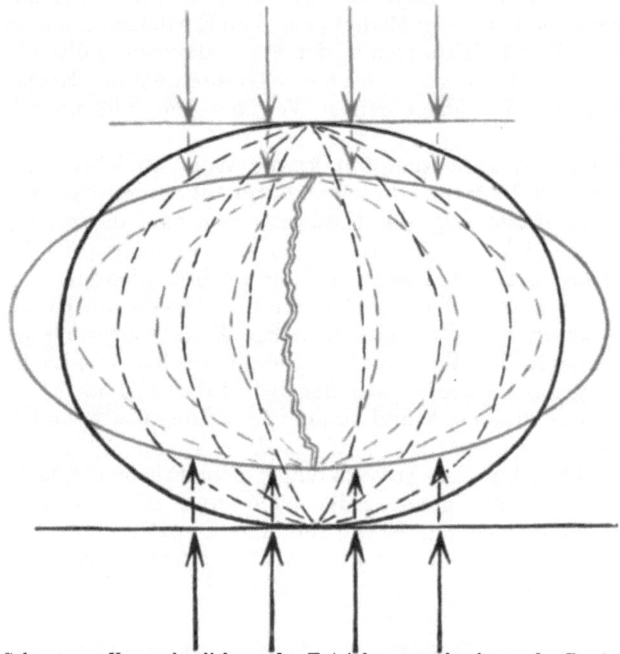

Abb. 95. Schema zur Veranschaulichung des Entstehungsmechanismus der Berstungsfissuren.

So lassen sich denn die Verhältnisse der Schädelfrakturen von einem zusammenfassenden Gesichtspunkt aus nur entwickeln, wenn wir von dem Hirnschädel als einer elastischen Hohlkugel (oder besser eines elastischen Hohl-
ellipsoids) ausgehen.

Diese Besonderheit des Baues macht ohne weiteres drei empirisch immer wieder
bestätigte Tatsachen verständlich:

1. Daß der Schädel dank seiner hohen Elastizität noch großen Gewalten
federnd ausweicht,

2. daß die Frakturen bei sehr großen, die Elastizitätsgrenze überschreitenden
Gewalten nach einfachen, durch den Bau bedingten Frakturmechanismus verlaufen,

3. daß unbeschadet aller örtlichen Einwirkung jede Schädelfraktur den
ganzen Schädel in Mitleidenschaft zieht.

Die hauptsächlichen Bruchformen der Schädelbrüche sind der Berstungs-,
der Biegungs- und der Zertrümmerungsbruch. Die Unterschiede zwischen den
beiden ersteren sind am einfachsten klarzulegen, wenn man die Hohlkugel des
Schädels einem Globus vergleicht.

a) Die Berstungsbrüche kommen dadurch zustande, daß die Hohlkugel wie die Nuß in einem Nußknacker von beiden Polen her komprimiert wird.

Beispiel: Einem Bauarbeiter fällt ein Baustein auf den Kopf, die Wucht wirkt von oben, der Gegendruck des Gesichtsschädels und der Halswirbelsäule wirkt von unten, die Schädelkugel wird zwischen diesen beiden Polen von oben nach unten zusammengedrückt.

Bei einer solchen Kompression des Schädels zwischen zwei Polen kommt es zu einer Abflachung der Wölbung und dadurch zu örtlich erhöhter Spannung entlang den Hauptfortleitungslinien des Druckes (Abb. 95). Diese Drucklinien

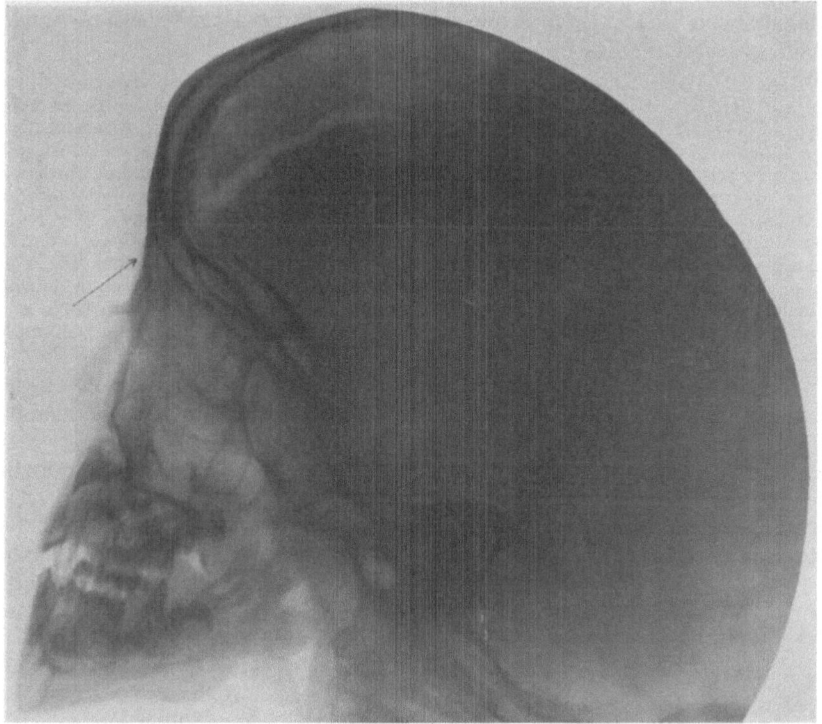
Abb. 96. Berstungsfissuren des Schädeldaches im Röntgenbild.

verlaufen, wie auf der Globusoberfläche die Meridiane, parallel zur Pollinie oder Globusachse, gleichfalls parallel zur Druckrichtung im Innern der Kugel zwischen den beiden Druckpolen und somit außen als spaltförmige, meridianartig verlaufende Fissuren (sog. Berstungsfissuren). Sie sind stets indirekte Frakturen.

Selbstverständlich können Pol und Gegenpol der Gewalteinwirkung und damit die Berstungsfissuren an den verschiedensten Stellen des Schädels gelegen sein, immer aber gestattet uns diese Gesetzmäßigkeit ihrer Entstehung, aus dem Verlauf der Fissuren einen Rückschluß auf die Richtung der Gewalt zu ziehen (Abb. 96).

b) Die Biegungsbrüche kommen im Gegensatz zu den Berstungsfissuren, die ausschließlich als indirekte Frakturen entstehen, sowohl als direkte, wie als indirekte Frakturen vor.

α) Die direkten Biegungsbrüche entstehen unmittelbar am Ort der Gewalteinwirkung. Solche direkten Gewalten (Hufschlag, Schlag mit Stock oder

7*

Hammer oder dgl.) führen zu einer örtlich begrenzten Abplattung des Gewölbes (vgl. Abb. 98). Der bei dieser Eindellung nach innen getriebene Knochenabschnitt bricht an der Stelle, wo die nach innen umbiegenden Kräfte mit den durch das übrige Cranium fixiert gehaltenen Teilen zusammentreffen, als typischer Biegungsbruch (s. S. 13) durch. Da die Schädelbasis gegen direkte Gewalten geschützt ist, kommen diese direkten Biegungsbrüche nur an der Schädelkalotte vor.

β) Die indirekten Biegungsbrüche betreffen im Gegensatz hierzu fast ausschließlich die Schädelbasis. Sie entstehen dadurch, daß die Halswirbelsäule die Schädelbasis nach dem Schädelinnern zu eindrückt. Dies ist auf zweierlei Weise möglich: Entweder wird die Halswirbelsäule gewissermaßen in den Schädel hineingetrieben oder es wird der Schädel über die Halswirbelsäule gleichsam darüber gestülpt.

Beispiel: Beim Hindernissprung stürzt ein Rennreiter und schlägt mit dem Kopf voran auf den Rasen auf. Die elastische Schädeldecke hält den Sturz aus, es wird aber der Kopf als erster Körperteil plötzlich ruckartig im Sturz aufgehalten, während der ganze übrige Körper noch mit voller kinetischer Energie nachdrückt, die ganze Kraft teilt sich der Halswirbelsäule mit, die dann die dünne Schädelbasis von unten her eindrückt: indirekter Biegungsbruch der Schädelbasis in der Umgebung des Foramen magnum.

Gegenbeispiel: Ein Fahrstuhl saust infolge Seilrisses in die Tiefe. Dem aufrecht stehenden Führer wird beim Anprall umgekehrt wie im vorigen Beispiel zuerst der Körper ruckartig angehalten, während der Schädel, wenn man so will, sich noch in Bewegung befindet. Genau so wie bei einem Holzhammer mit losem Kopfteil durch Aufstoßen des Stieles auf eine feste Unterlage der Kopf über den Hammerstiel getrieben wird, so stülpt sich auch hier der breite Schädel über den oberen Teil der Halswirbelsäule mit dem gleichen Effekt eines indirekten Biegungsbruches der Schädelbasis.

Während die Berstungsfissuren meist über große Strecken sich ausdehnen, also meist sehr lang sind, sind die Bruchlinien der Biegungsbrüche meist kurz.

c) **Die Zertrümmerungsbrüche** des Schädels sind in einer Minderzahl der Fälle lediglich der Ausdruck buchstäblich „zertrümmernder" Gewalten (Baueinstürze, Eisenbahnunglücke, Überfahrungen), in anderen Fällen, besonders bei Schädelschüssen aus naher Entfernung, kommt die Zertrümmerung des Schädels durch die Sprengwirkung entsprechend den Gesetzen des hydrostatischen Druckes zustande. Durchschlägt nämlich ein Geschoß mit großer Rasanz die Schädelkapsel, so wirkt der der Auftrefffläche mitgeteilte Druck dank der flüssig-gallertigen Beschaffenheit des Schädelinhaltes hydrodynamisch allseitig auf alle gleichgroßen Flächen mit gleicher, auf die Gesamtfläche jedoch mit vervielfachter Gewalt und sprengt dadurch den Schädel explosionsartig.

Wenn nun auch der Hirnschädel zunächst als ein Ganzes betrachtet werden muß, so dürfen darüber jedoch die Besonderheiten des Schädeldaches und der Schädelbasis nicht übersehen werden.

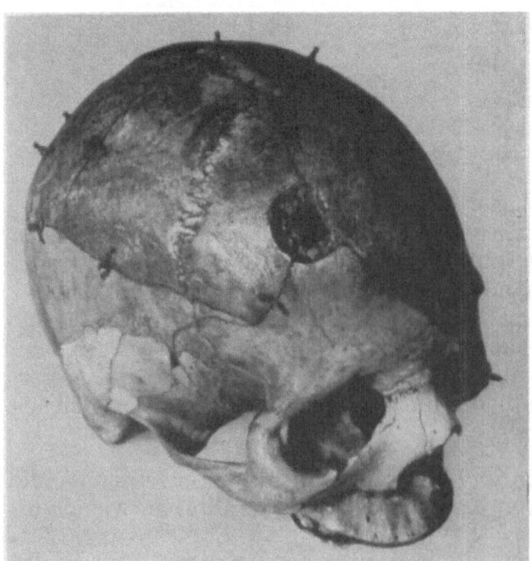

Abb. 97. Zertrümmerungsbruch des Schädels.

Die Unterschiede zwischen beiden sind kaum geringer als die zwischen Hirn-
und Gesichtsschädel. Das Schädeldach stellt ein gleichmäßig elastisches, relativ
dickes, in sich gewölbeartig verstrebtes Gebilde dar, während die Schädelbasis
ungleichmäßig in sich geteilt, wenig elastisch, sehr dünn, dabei aber von mehreren
sehr festen queren Verstrebungen (Felsenbeinpyramiden, Keilbeinflügel, Türken-
sattel) (s. Abb. 105) durchzogen, andererseits wiederum durch zahlreiche Foramina
zum Durchtritt des verlängerten Markes, von Nerven und Gefäßen unterbrochen ist.

Umgekehrt wiederum ist das Schädeldach den Verletzungsgewalten ohne
weiteres zugängig, während die Schädelbasis in der Tiefe des Schädels an sich
geborgener zu liegen scheint, es treffen aber die indirekten Bruchgewalten gerade
die Schädelbasis, während das Schädeldach direkt und indirekt gefährdet wird.

Fundamental ist endlich auch der Unterschied in der Therapie. Die Schädeldachfrakturen sind es in einer großen Zahl der Fälle, die ein aktiv-chirurgisches
Vorgehen geradezu gebieten, während die Schädelbasisbrüche ein solches geradezu verbieten.

Das alles gibt Veranlas-
sung genug, beide auch noch
getrennt zu betrachten.

**Frakturen des Schädel-
daches.** Die Fraktur-
anlässe betreffen in der
Hauptsache direkte Trau-
men, wie Sturzverletzungen
(vom Pferde, bei Rad-
fahrern, Fliegern, Autounglücken, Fensterstürzen) oder
direkte Verletzungen, wie
Schlag oder Stoß (Hufschlag,
Schlag mit Stock).

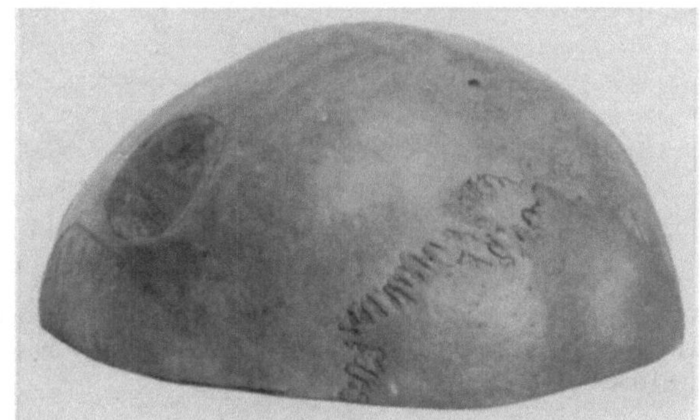

Abb. 98. Depressionsfraktur des Schädeldaches.

Die Bruchformen sind entweder indirekte Berstungsfissuren, meist direkte
Biegungs- und bei Schußverletzungen, nicht selten als Sonderform, Lochbrüche.

Die indirekten Berstungsfissuren (vgl. Abb. 95 u. 96) verlaufen als lange
Spaltbrüche über weite Strecken des Schädeldaches, sie sind auf dem Röntgenbild (Abb. 96), sofern der frakturierte Teil der Röntgenplatte aufliegt, leicht
erkennbar. Sie sind durch das Fehlen jeglicher Dislokation ausgezeichnet.

Umgekehrt ist es bei den Biegungsbrüchen des Schädeldaches gerade die
Dislokation, die diesen Frakturen eine besondere Stellung verleiht. Sind die
Fragmente allseitig aus ihrer Verbindung mit dem übrigen Cranium gelöst und
nach innen disloziert, so spricht man von einer peripheren (oder vielleicht besser
totalen) Depression, sind sie nur in der Mitte eingedellt, stehen aber noch am
Rande mit dem umgebenden Knochen in Verbindung, so nennt man das eine
zentrale (oder partielle) Depression (Abb. 99).

Schon immer ist bei diesen Biegungsbrüchen aufgefallen, daß dabei die
Tabula interna wesentlich ausgedehnter als die Tabula externa zu frakturieren
pflegt. Man hat früher an eine besondere Sprödigkeit und Zerbrechlichkeit der
inneren Knochentafel gedacht und sie daher auch als Tabula vitrea bezeichnet.
Das genaue Studium der Frakturmechanik der Schädelbrüche hat jedoch ergeben,
daß jene empirische Tatsache ihre Ursache in dem mechanischen Hergang der
Biegungsbrüche bei Druck von außen hat. Es entstehen nämlich (vgl. Abb. 100)
bei umschriebener äußerer Gewalteinwirkung auf der konvexen äußeren Seite
durch Ineinanderschieben der kleinsten Teile Druckkräfte, die einander entgegenwirken und sich so zum Teil aufheben. Auf der konkaven inneren Seite entstehen

dagegen Zugkräfte, die sich an den Linien der entstehenden Spannung nicht nur nicht entgegenwirken, sondern sich sogar kumulieren. So kommt es, daß die Fläche der außen auftreffenden Gewalt dadurch, daß sie gewissermaßen Knochen

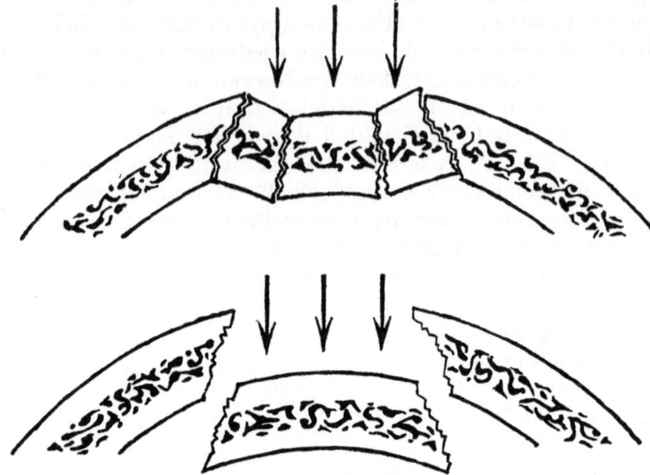

Abb. 99. Schema zur Veranschaulichung des Unterschiedes zwischen peripherer (totaler) und zentraler (partieller) Depression.

vor sich her schiebt, nach innen immer größer wird und die Interna ausgedehnter als die Externa frakturiert. Gar nicht so selten bricht überhaupt bloß die Interna und die Externa bleibt intakt.

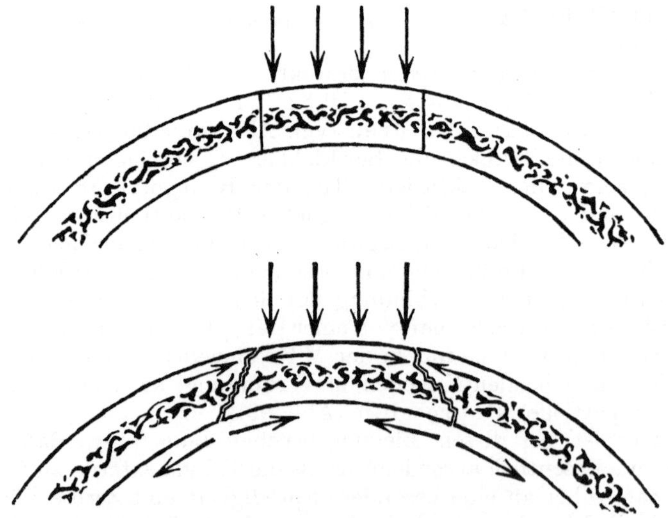

Abb. 100. Schema zur Veranschaulichung des Verhaltens der Tabula interna und externa bei Biegungsbrüchen des Schädeldaches.

Den Beweis für diese rein mechanische Bedingtheit der größeren Internafrakturen liefern die sog. Lochbrüche, wie sie durchweg bei Schußverletzungen entstehen. Wäre wirklich die innere Knochenpartie zerbrechlicher, so müßte sie stets ausgedehnter frakturieren als die äußere, ganz gleich in welcher

Richtung der Schuß das Schädeldach durchsetzt. Es lassen jedoch nur die Schüsse von außen nach innen wieder die ausgedehnteren Splitterungen der Interna erkennen. Bei Schußverletzungen dagegen, die das Schädeldach von innen nach außen durchschlagen (bei Schuß durch den Mund), ist es die äußere Knochentafel, die den größeren Defekt aufweist (Abb. 101). Dies beweist, daß es nur die mechanischen Bedingungen, nicht die verschiedenen Grade der Festigkeit oder Zerbrechlichkeit sind, die die häufigere größere Ausdehnung auf der Innenseite verursachen. Häufiger ist dies nur, weil die Traumen, die von außen nach innen wirken, viel häufiger als die umgekehrt verlaufenden sind.

Biegungs- wie Lochbrüche weisen außer der eigentlichen Fraktur meist noch nach der Umgebung zu ausstrahlende Fissuren auf.

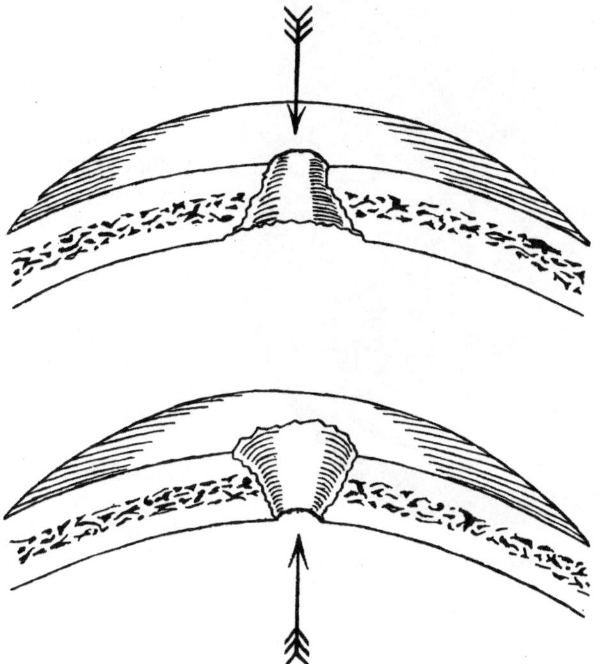

Abb. 101. Verhalten der Lochbrüche des Schädeldaches bei Schußrichtung von außen nach innen und umgekehrt.

Die Frakturen der Schädelbasis. Die geschützte tiefe Lage der Schädelbasis bringt es mit sich, daß sie — außer bei Schußbrüchen — nie direkt, sondern nur indirekt frakturiert.

Die Frakturanlässe sind Sturz auf den Kopf, Überfahrung, Sturz auf die Füße oder das Gesäß oder umgekehrt Aufstoß mit dem Kopf voran und Einstemmen der Wirbelsäule von unten, oder Sturz auf Gesicht und Eindrücken der Schädelbasis vom Nasenbein und Crista galli bei Nasenbein- oder vom Keilbein aus bei Oberkieferfrakturen. Die typische Frakturform ist die Berstungsfissur, beim Eindrücken der Schädelbasis von unten handelt es sich um Biegungsbrüche, die Basis wird dabei als „Ringbruch" (vgl. Abb. 102) in einer Bruchlinie, die parallel zum Rande des Hinterhauptloches verläuft, frakturiert.

Die Mehrzahl der Fissuren verläuft in querer Richtung und parallel zu den beiden queren und widerstandsfähigen Strebepfeilern der Keilbeinflügel und der Felsenbeinpyramiden zwischen vorderer und mittlerer und zwischen mittlerer und hinterer Schädelgrube; am häufigsten ist die mittlere Schädelgrube betroffen.

In Anbetracht des direkten Überganges des Schädeldaches in die Schädelbasis leuchtet es ohne weiteres ein, daß ein großer Teil, wahrscheinlich sogar die Mehrzahl der Frakturen, vom Schädeldach auf die Basis übergreift (fortgeleitete Frakturen). Von eigentlichen Kombinationsfrakturen spricht man aber erst, wenn es sich, wie bei den sog. Querfrakturen des Schädels, um Frakturen beider Hauptanteile des Hirnschädels handelt, die von Querfrakturen der Schädelbasis aus auch das Schädeldach mehr oder minder völlig umkreisen.

Die Heilung der Schädelbrüche erfolgt knöchern (vgl. Abb. 98), doch ist der Callus nur sehr gering. Dies ist bedingt durch die meist sehr geringe Diastase der Fragmente, die fehlende Dislokation, die völlige spontane Ruhigstellung der Fragmente und die herabgesetzte osteoblastische Tätigkeit des inneren Periostes, der Dura mater.

Da die Symptomatologie und Diagnostik der Schädelbrüche weitgehend von der gleichzeitigen Verletzung der im Schädelinnern gelegenen Gebilde (Dura, Arachnoidea, Pia, Gehirn) mitbestimmt wird, so sollen deren Mitverletzungen als primäre Komplikationen vorher besprochen werden.

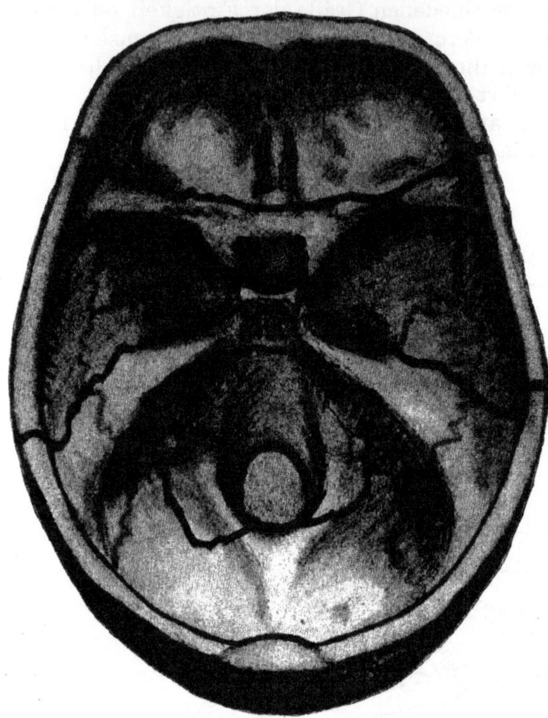

Abb. 102. Frakturlinienverlauf bei Schädelbasisbrüchen.

2. Primäre Folgeerscheinungen und Komplikationen der Schädelfrakturen.

a) Verletzungen der Hirnhäute. Da die Dura als inneres Periost der Tabula interna dicht anliegt, dabei aber an verschiedenen Stellen sehr verschieden fest fixiert ist, so wird die Dura selbst nur in einem Teil der Fälle, besonders bei Basisbrüchen, mitverletzt.

Bei den Verletzungen der Dura vermag die ihr unmittelbar anliegende Arachnoidea selbst keinen Gewebswiderstand zu leisten und reißt stets gleichfalls mit ein. Damit aber kommt es gleichzeitig zur Eröffnung der subarachnoidealen Liquorräume. Diese Folgeerscheinung kann belanglos bleiben, solange es sich um eine geschlossene Fraktur handelt, sie führt aber bei offenen Frakturen zu freiem Liquorfluß nach außen und beschwört damit die Gefahr einer Infektion der Meningen herauf.

b) Verletzung von Gefäßen. Eine Verletzung von Blutgefäßen führt zu Hämatombildung. Solche Blutergüsse bei Schädelfrakturen sammeln sich zwischen äußerem Periost und Galea (Schädelhämatom), sodann zwischen Tabula interna und Dura (epidurales Hämatom), ferner zwischen Dura und Gehirn (subdurales Hämatom); endlich kann ein Hämatom durch die Fraktur des Schädeldaches hindurch zwischen Subdural-, Epidural- und dem Raum unter der Galea miteinander in Verbindung stehen (kommunizierendes Hämatom) (s. Abb. 103).

Verletzungen der venösen Sinus können zu Blutungen in den Subduralraum wie in den Epiduralraum führen. Kommuniziert ein Sinus durch eine Schädelfraktur hindurch mit einem Hämatom unter der Galea, so spricht man von einem Sinus pericranii (s. Abb. 103).

Die Schädelhämatome sind diagnostisch von Bedeutung. Sie täuschen dem Unkundigen leicht eine Depressionsfraktur dadurch vor, daß sich ihr Rand wallartig und knorpelhart, die Mitte dagegen nachgiebig, weich und eingedellt anfühlt. Die Differentialdiagnose läßt sich — außer durch das Röntgenbild — klinisch dadurch stellen, daß sich bei den einfachen Schädelhämatomen der Rand mit dem Finger wegmassieren läßt, während dies bei einer Depressionsfraktur unmöglich ist.

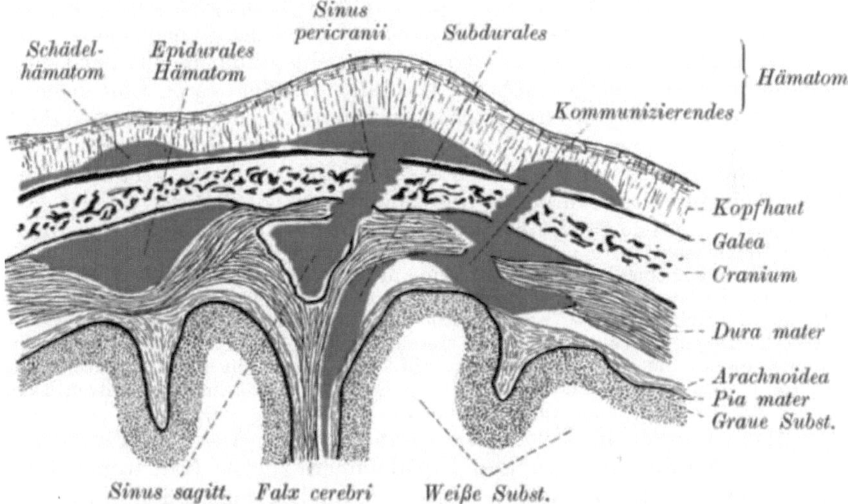

Abb. 103. Schematische Übersicht über den Sitz der Hämatome bei Schädeldachfraktur.

Die epiduralen Hämatome entstehen durch Blutung aus den Gefäßen der Frakturstelle, vor allem aber durch Blutung aus dem Stamm oder den Hauptästen der A. meningea media (s. S. 107).

Die subduralen Blutungen entstammen entweder den Piavenen oder den Sinus.

Einer besonderen Erwähnung bedarf noch die intrakranielle Verletzung der A. carotis interna, die dann, wenn sie nicht tödlich verläuft, zur Ausbildung von Aneurysmen der A. carotis interna führt. Diese intrakraniellen Aneurysmen geben zu überaus lästigen akustischen Symptomen (dem Puls synchrones Sausen) und zu den Erscheinungen des Exophthalmus pulsans Veranlassung.

c) Hirnläsion. Das Gehirn wird bei Schädelbrüchen in Mitleidenschaft gezogen in Form der

> Gehirnerschütterung oder Commotio cerebri
> Gehirnquetschung „ Contusio „
> Hirndruck „ Compressio „

Die Gehirnerschütterung, Commotio cerebri, entsteht durch Fortpflanzung der Gewalt auf die Hirnoberfläche. Sie führt zu mikroskopisch feinen Gewebsverschiebungen und damit zu physikalisch-chemischen Zustandsänderungen der Ganglienzellen, die mit einem temporären Funktionsausfall reagieren.

Es ist typisch für die Commotio, daß der anatomische Befund makro- und mikroskopisch negativ ausfällt. Wenn feinste Blutungen („Rindenapoplexien") gefunden sind, so ist das schon ein Beweis, daß es sich um den nächst stärkeren Grad von Hirnläsion, um die Contusio cerebri gehandelt hat.

Obligate klinische Symptome sind der Bewußtseinsverlust, der spontane Rückgang desselben innerhalb von Stunden, der zurückbleibende Kopfschmerz; fakultativ sind Erbrechen und retrograde Amnesie (Ausgelöschtsein der Erinnerung für die dem Trauma unmittelbar vorhergehende Zeit).

Beispiel: Beim Fußballwettspiel „köpft" ein Stürmer den Ball ins Tor, im letzten Augenblick springt ein Verteidiger in größter Geschwindigkeit dazwischen, beide rennen mit den Köpfen mit voller Wucht gegeneinander. Der Angreifer klappt lautlos zusammen, wird bewußtlos vom Platz getragen und sogleich in die Klinik geschafft. Dort ist der Verletzte noch völlig bewußtlos, die Pupillen reagieren nicht, Puls ist klein, das Gesicht blaß, die Atmung oberflächlich. Noch während der Untersuchung, knapp 1 Stunde nach dem Ereignis, erfolgt plötzlich ein tiefer Atemzug, das Gesicht rötet sich, es dauert nicht lange, so ist er wach, bald orientiert, klagt über Kopfschmerz: Commotio cerebri.

Die Hirnquetschung, Contusio cerebri, geht gradatim aus der Commotio hervor, und stellt denjenigen höheren Grad dar, bei dem es zu Blutungen in der Rindensubstanz und zu Gewebszerstörungen kommt. Zu den Symptomen der Hirnerschütterung kommen noch hinzu: tiefere und fortdauernde Bewußtlosigkeit, Herdsymptome von seiten der Trümmerzone (außer bei sog. stummen Partien) und Meningismus (Reizsymptome der Meningen).

Beispiel: Spielende Kinder bringen einen Holzstoß zum Einsturz. Ein Kind gerät unter die Holzmassen, wird nach einiger Zeit bewußtlos vorgezogen. Es ist leichenblaß, reagiert auf nichts. Die Palpation ergibt eine pflaumengroße Eindellung über dem linken Scheitelbein. Die sofortige Operation zeigt eine zentrale Depression, aber ohne Duraverletzung. Das eingedrückte Knochenstück wird eleviert. Am nächsten Morgen Fortbestehen der tiefen Bewußtlosigkeit, es treten in der rechten Hand und im rechten Arm Zuckungen hinzu, die Temperatur steigt auf 39,5, es besteht Nackenstarre, deutlicher Opisthotonus. Es wird bereits an Meningitis gedacht. Im Laufe des dritten Tages beginnender Rückgang aller Symptome: Contusio cerebri.

Der Hirndruck, die Compressio cerebri, ist der Ausdruck für beginnende und zunehmende Raumbeengung im Schädelinnern (große Hämatome, Exsudatbildung an der Kontusionsstelle, reaktives Hirnödem). Zu den Symptomen der Contusio cerebri kommen noch hinzu: motorische Unruhe, später Sopor und Koma und als ungemein wichtiges Vagusreizsystem die Pulsverlangsamung, die dann später — als Lähmungssymptom des Vagus — kurz ante exitum in Pulsbeschleunigung übergeht.

Beispiel: Ein Streckenarbeiter bekommt von einer in einem dicht an ihm vorüberfahrenden D-Zug plötzlich aufgehenden Tür einen Schlag gegen den Schädel. Er bricht sofort zusammen und wird bewußtlos in die Klinik eingeliefert. Es bestehen alle Zeichen der Schädelbasisfraktur (s. S. 108). Nach 5—6 Stunden wird der Verletzte etwas klar, versucht auf lauten Anruf die Augen zu öffnen. Nach einigen Stunden aber schon tritt neue Bewußtlosigkeit auf, es folgen dazwischen heftigste Erregungszustände, bei denen der Kranke nur mit größter Mühe im Bett gehalten werden kann. Bald geht der Puls, der bisher zwischen 60 und 68 lag, auf 56, dann auf 48, schließlich auf 42 herunter. Tiefer Sopor. Der Kranke läßt unter sich. Im tiefsten Koma Hochschnellen des Pulses auf 220 und nach 3 Stunden Exitus letalis. Autopsie: Ausgedehnte Schädelbasisfraktur, Fissuren des Schädeldaches, mehrfache Kontusionsherde über dem Stirnhirn (Erregungszustände!!), starkes Ödem der Umgebung, ausgedehnte subdurale Hämatome entlang der Schädelbasis und über der Konvexität.

d) Verletzung der Hirnnerven. Da sämtliche Hirnnerven durch die Schädelbasis hindurchtreten, nimmt es nicht wunder, daß Hirnnerven bei Schädelbasisbrüchen mitverletzt oder ganz durchtrennt werden können.

Die Häufigkeit der Hirnnervenläsion richtet sich im allgemeinen nach der Länge des intrakraniellen Verlaufes. An erster Stelle steht der N. abducens, an zweiter der N. facialis, dann der N. acusticus, oculomotorius, olfactorius usf.

e) Verletzungen der bedeckenden Weichteile. Die Mehrzahl der Schädeldachfrakturen, eine nicht geringe Zahl von Schädelbasisbrüchen sind komplizierte Frakturen, d. h. sie stehen durch äußere oder innere Wunden mit der Außenwelt in Verbindung. Bedeutet dieser Zustand schon eine ernste Komplikation, so steigert sich die Gefahr sofort noch um ein Erhebliches, wenn nicht nur nach außen, sondern auch noch nach innen bei verletzter Dura eine Kommunikation mit dem Subarachnoidealraum und dem Gehirn besteht.

Es kann so zu einem Liquorfluß in die Wunde und von da nach außen, zu Prolaps von Hirnsubstanz und insbesondere zur ektogenen Infektion der Meningen und des Gehirns kommen.

3. Symptome und Diagnostik der Schädelbrüche.

Die Brüche des Schädeldaches

machen, soweit sie mit Depression der Fragmente einhergehen, der Diagnostik meist keine großen Schwierigkeiten. Außer der Anamnese weist das Schädelhämatom am Ort der Gewalteinwirkung auf die Frakturstelle hin; die Palpation der Schädeldecke läßt Frakturen mit nur zentraler Depression meist, solche mit allseitiger Depression des Fragmentes wohl stets durchtasten.

Zu den durch Anamnese, Inspektion und Palpation festgestellten Symptomen kommen die Erscheinungen von seiten der Nebenverletzungen, besonders des Gehirns, sei es in Form einer Commotio cerebri, die stets vorhanden ist, oder einer Contusio und Compressio cerebri.

Dagegen ist die Diagnose schwierig bei bloßen Berstungsfissuren und insbesondere bei isolierten Frakturen der Tabula interna. Da aber gerade diese beiden Frakturformen röntgenologisch gut darstellbar sind, so ist die Röntgenuntersuchung in jedem Falle von Verdacht auf Schädelfraktur angezeigt. Sie hat stets in zwei Ebenen zu erfolgen, da in der einen Ebene sehr leicht eine Fraktur verdeckt bleibt.

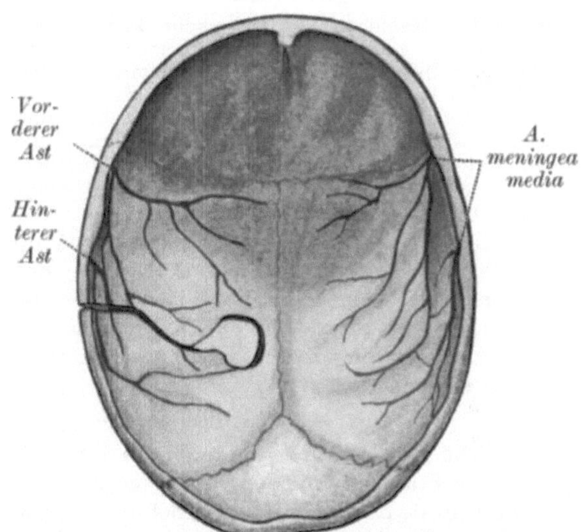

Abb. 104. **Schädeldachfraktur mit Zerreißung des hinteren Hauptastes der A. meningea media.**
Das Präparat stammt von einem Verletzten, der nach der Trepanation gestorben ist, und zeigt links eine meridianartig verlaufende Berstungsfissur des Schädeldaches, die in den Hohlkanal des hinteren Hauptastes einmündet und dort diesen Teil der A. meningea verletzt hat. Daneben die Trepanationsöffnung. Die linke Seite zeigt den Verlauf der A. meningea media, nach ihren Knochenrinnen rekonstruiert.

Einer besonderen Darstellung bedarf die Symptomatologie und Diagnostik der **Zerreißung der A. meningea media bei Schädelfraktur.**

Die A. meningea media entstammt der A. maxillaris interna, tritt durch das Foramen spinosum und teilt sich alsbald in zwei Äste. Der vordere und hintere Hauptast unterhalten reichliche Anastomosen. Die Arterie verläuft, samt ihren Ästen epidural gelegen, in einer Furche, einer tieferen Rinne oder gelegentlich sogar intraossal in einem geschlossenen Knochenkanal der Tabula interna.

Schon bei Berstungsfissuren kann der Stamm oder Äste der A. meningea, durch Abscherwirkung verletzt werden. Es entstehen stets epidurale Hämatome, die sich allerdings bei gleichzeitiger Ruptur der Dura auch durch den Duraschlitz in den Subduralraum ergießen können.

Das klinische Bild der Verletzung der A. meningea media ist in reinen Fällen ein ungemein charakteristisches: Die Betroffenen haben ein Schädeltrauma erlitten, welches zu den Erscheinungen der Hirnerschütterung führt. Diesem ersten Stadium der Commotio cerebri folgt ein zweites, zunächst trügerisches Stadium, gekennzeichnet durch den Rückgang der Commotionserscheinungen (Wiederkehr des Bewußtseins usw.). Nach diesem freien Intervall aber kommt es in einem dritten Stadium erneut zu schnell zunehmenden Hirnsymptomen und besonders zu Hirndrucksymptomen (Erbrechen, erneute Bewußtlosigkeit, Druckpuls, Herdsymptome, besonders der motorischen Region).

Dieser Verlauf in drei Stadien und besonders mit dem freien Intervall ist dahin zu deuten, daß nach der Commotio im freien Intervall sich die Erscheinungen zurückbildeten, bis das inzwischen wachsende epidurale Hämatom zu lokalen Hirndruckerscheinungen führt.

Beispiel: Nachmittag 5 Uhr macht ein Student in der Badeanstalt den Kopfsprung. Er stößt mit dem Kopf auf den betonierten Grund auf. Nach dem Auftauchen klagt er über heftige Kopfschmerzen, ist aber nach einer Pause von $1/_2$ Stunde imstande, mit einem Freunde nach Hause zu gehen. Dort bessert sich das Befinden, das Abendbrot wird mit Appetit eingenommen. Nach 2 Stunden zunehmende neue Kopfschmerzen, Übelkeit, Erbrechen, schließlich Bewußtlosigkeit. Aufnahme in die Klinik nachts 11 Uhr im tiefsten Koma. Sofortige Trepanation: Typisches epidurales Hämatom infolge Zerreißung des vorderen Astes der A. meningea media. Ausräumung des Hämatoms, Unterbindung, Heilung.

Das Krankheitsbild der Verletzung der A. meningea media ist allerdings in Fällen von schweren Schädelverletzungen mit langdauernden Bewußtseinsstörungen nicht so klar ausgeprägt, doch soll man bei jedem Schädelbruch auf Andeutungen des Symptomkomplexes achten und besonders bei allen lokalen Hirndruckerscheinungen ·der Hirnkonvexität intensiv nach Sicherstellung der Diagnose streben.

Brüche der Schädelbasis.

Die Schädelbasisbrüche gehören zu den Frakturen, bei denen keines der eigentlichen Fraktursymptome (abnorme Beweglichkeit, Krepitation, Dislokation und Deformität, positiver Röntgenbefund) nachweisbar ist, wo sich aber dennoch die Diagnose durch bloße Inspektion aus den indirekten Frakturfolgen mit großer Sicherheit stellen läßt.

Ihrer diagnostischen Bedeutung und Regelmäßigkeit nach stehen Blutung und Hirnerscheinungen an erster Stelle; Hirnnervenläsion, Liquorfluß und Hautemphysen sind frakturbeweisend, sie sind aber nur in einer Minderzahl der Basisbrüche vorhanden.

a) Blutung. Die subconjunctivalen Blutergüsse, Blutungen aus Nase, Mund und Ohren, die Sugillationen der Ober- und Unterlider sind so charakteristisch für Schädelbasisbrüche, daß sie, sofern an den betreffenden Stellen keine örtlichen Verletzungen vorhanden sind, fast allein schon die Diagnose sichern. Diese Blutungen aus der eröffneten Schädelbasis nach außen sind bald an allen drei äußeren Öffnungen nachweisbar, bald sind sie auf die eine oder andere beschränkt. Nasenblutungen in die Rachenhöhle führen zunächst zum Verschlucken, später dann oft zum Erbrechen des Blutes. Bei Frakturen der vorderen Schädelgrube steht die intensive Durchblutung des lockeren Unterhautzellgewebes der Lider im Vordergrunde (vgl. Abb. 25), bei Frakturen der mittleren Schädelgrube ist es die Blutung aus dem Ohr und spätere Sugillationen entlang der hinteren

Rachenwand, bei Frakturen der hinteren Schädelgrube sind es oft besonders nachträglich auftretende Sugillationen in der Haut über dem Warzenfortsatz, die auf Frakturen im Bereich der hinteren Schädelgrube hinweisen.

b) Hirnläsion. Zusammen mit den Symtomen der Blutungen sind es weiterhin die Erscheinungen von Commotio cerebri, die stets, Symptome von Contusio und Compressio cerebri, die oft genug (vgl. Beispiel S. 106) vorhanden sind und eine Basisfraktur beweisen.

c) Liquorfluß. Dieses Symptom braucht nicht vorhanden zu sein, ist aber, wenn es nachweisbar ist, ein sicheres Kennzeichen einer Schädelbasisfraktur mit gleichzeitiger Eröffnung der subarachnoidealen Liquorräume. Der Liquor cerebrospinalis tropft blutig tingiert oder rein aus Nase oder Ohr ab. Die Natur austropfender Flüssigkeit als Liquor läßt sich chemisch an der alkalischen Reaktion, dem minimalen Eiweißgehalt und dem Nachweis einer geringen Menge reduzierender Substanz leicht erweisen.

d) Symptome von seiten der Hirnnerven in Form von Paresen und Nervenlähmungen sind gleichfalls eindeutig frakturbeweisend; besonders häufig betroffen sind, wie bereits gesagt, der N. abducens, facialis, acusticus, oculomotorius, olfactorius.

e) Das Hautemphysem, welches nur bei gleichzeitiger Verletzung pneumatischer Räume eintreten kann (Siebbeinzellen, Stirn-, Keilbeinhöhle), ist selten und meist bedeutungslos.

f) Das Röntgenbild der Schädelbasis ist auch bei sicheren Frakturen meistens negativ. Da die Schädelbasis nur mehr oder minder parallel zu seiner Grundfläche geröntgt werden kann, so heben sich in dem Liniengewirr

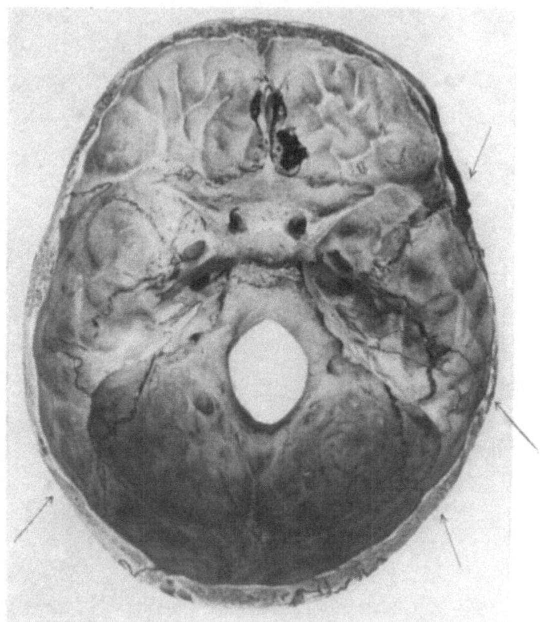

Abb. 105. Präparat einer Schädelbasisfraktur.

der vielen Dellen, Buchten und Vorsprünge die Fissuren nicht ab, zumal auch Dislokation und größere Diastasen fehlen. Das Bestehen einer Schädelbasisfraktur auf Grund eines negativen Röntgenbildes ablehnen zu wollen, wäre also verfehlt. In späteren Stadien ist überhaupt ein positiver Röntgenbefund nicht mehr zu erwarten.

4. Behandlung der Schädelbrüche.

Bei Frakturen des Schädeldaches ist die Therapie bei Fehlen von Wunden, Fehlen von Depressions- und Kompressionserscheinungen eine konservative, sie besteht in völliger Bettruhe, Isolierung, Überwachung der Ernährung, Sorge für Stuhl- und Urinentleerung, Vorbeugungsmaßnahmen gegen Decubitusgefahr.

Schädelfrakturen sollen grundsätzlich 6 Wochen Bettruhe bewahren, da erfahrungsgemäß bei früherem Aufstehen lange Zeit lästige Kopfschmerzen zurückzubleiben vermögen. Die Autorität des Arztes muß sich hier unbedingt gegen die Ungeduld des Kranken und seiner Angehörigen durchsetzen.

Die Therapie ist operativ bei komplizierten Frakturen, bei Depressionsfrakturen, bei Erscheinungen von Hirndruck mit Verdacht auf Meningeazerreißung.

Bei komplizierten Frakturen des Schädeldaches ist der Schädel in toto zu rasieren, die Wunden werden so bald als möglich, aber noch bis zu 24 Stunden nach der Verletzung excidiert und genäht. Nach einem Intervall von mehr als 12 Stunden und bei großer Verschmutzung wird drainiert. Wie jeder andere Kranke mit komplizierter Fraktur, so erhalten auch diese Verletzten eine Tetanusschutzimpfung. Die sonstige Therapie entspricht der konservativen.

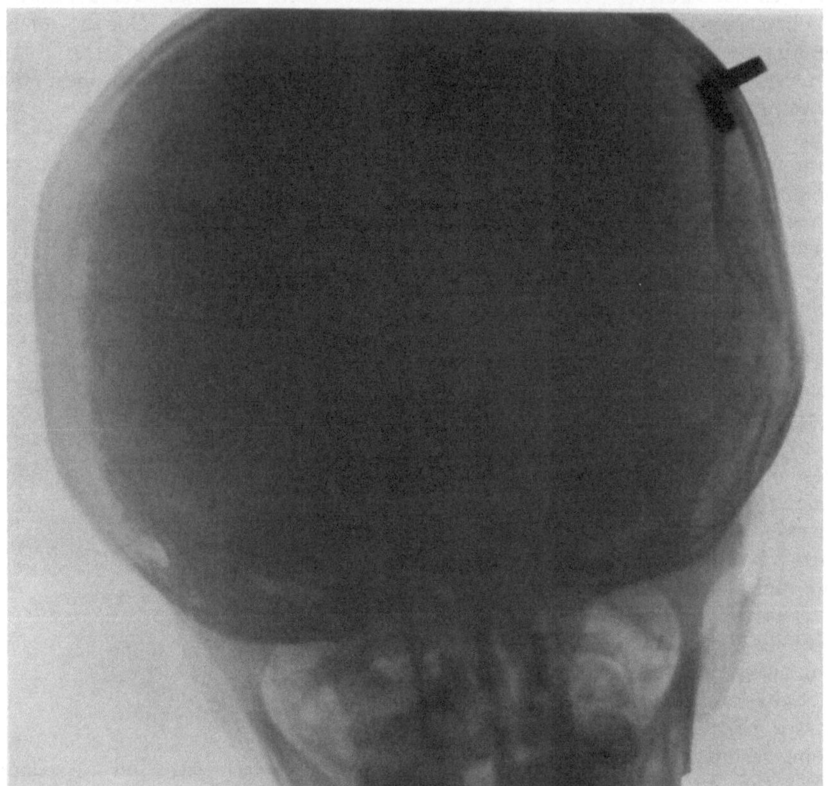

Abb. 106. Depressionsfraktur des Schädeldaches.

Bei jeder Depressionsfraktur wird grundsätzlich, da ein Druck (vgl. Abb. 106) auf das Gehirn mit seinen Spätfolgen befürchtet werden muß, das „Debridement" ausgeführt, d. h. es wird die Depressionsfraktur operativ — außer bei unruhigen Kranken — in örtlicher Betäubung freigelegt, die eingedellten Fragmente werden mit dem Elevatorium so weit gehoben, daß sie wieder in das Niveau des übrigen Schädels zu liegen kommen.

Endlich ist bei Erscheinungen von Compressio cerebri, besonders bei Verletzungen der A. meningea media, operatives Vorgehen angezeigt. Der Erfolg hängt ab vom Zeitpunkt des Eingriffs. Die Operation bei Meningeazerreißung (osteoplastische Trepanation, Ausräumung des Hämatoms und Unterbindung der verletzten Gefäße, wenn möglich sowohl zentral als auch — der Anastomose wegen — peripher, sonst Tamponade) gehört zu den dankbarsten Operationen im Bereich des Schädelinnenraumes.

Bei Schädelbasisbrüchen ist die Therapie auch dann, wenn in der Tiefe eine mit den pneumatischen Räumen kommunizierende Wunde sicher angenommen werden muß, eine konservative, da auch bei günstigstem Operationsverlauf die Chance des Aseptischbleibens nicht größer wäre, als bei konservativer Behandlung. Die Kranken müssen absolute Bettruhe bewahren, hält die Bewußtlosigkeit länger als 6 Stunden an, so ist für Flüssigkeitszufuhr durch Tröpfcheneinlauf oder bei unruhigen Kranken durch subcutane Infusionen von physiologischer Kochsalzlösung oder von Normosal zu sorgen. Im übrigen genügt Sorge für Nahrungsaufnahme, Stuhl- und Urinentleerung, sorgfältige Pflege usw.; bei Liquorfluß gibt man Urotropin (dreimal täglich 0,5), von dem man sich durch Abspaltung von Formaldehyd im Liquor eine antiseptische Wirkung verspricht.

5. Sekundäre Komplikationen nach Schädelbrüchen.

Die sekundären Komplikationen der Schädelbrüche sind fast ausschließlich solche der Läsion des Gehirnes und seiner Häute, sie gehören nur hinsichtlich ihres ätiologischen Zusammenhanges mit Schädelfrakturen zum Gebiet der Frakturlehre; hinsichtlich Symptomatologie, Diagnostik und Therapie wird auf die entsprechenden Lehrbücher verwiesen.

a) Die Infektion. α) Meningitis.

Sie entwickelt sich sowohl bei ektogener Infektion der komplizierten Frakturen der Konvexität, als auch bei Basisbrüchen, die durch Eröffnung pneumatischer Höhlen des Gesichtsschädels um so reichlicher Gelegenheit zur Infektion haben, als an der Schädelbasis eine primäre Wundversorgung ausgeschlossen ist. Die Prognose ist infaust, die Therapie lediglich eine symptomatische.

β) Der posttraumatische Hirnabszeß.

Er wird nach komplizierten Frakturen, besonders nach Schädelschüssen beobachtet. Wenn es auch im Anschluß an Traumen selbst manchmal zu primären Frühabszessen kommt, so ist doch die sekundäre Form oder der Spätabszeß die häufigere Form dieser Komplikation.

γ) Die eitrige Sinusthrombose.

Sie schließt sich an Infektionen der benachbarten Weichteile und an Thrombophlebitis der Venen an. Auch von der Kopfschwarte (subgaleatische Phlegmone, Erysipel der behaarten Kopfhaut) aus können auf dem Wege durch die Emissarien infektiöse Prozesse zu einer Sinusthrombose führen.

Das klinische Bild einer Sinusthrombose äußert sich in einer mächtigen Stauung der peripher gelegenen Abschnitte, sie ist, wenn es sich um den Sinus cavernosus handelt, erkennbar an dem mächtigen, auf Oberlid und Bindehaut beschränkten Ödem, welches alsbald doppelseitig zu werden beginnt und gleichzeitig mit starken Hirnerscheinungen einhergeht.

b) Die posttraumatische Encephalomalacie. Größere Kontusionsherde des Gehirns führen zu hämorrhagischer Erweichung, zu Zerfall und Verflüssigung, bis sie schließlich allmählich resorbiert, zu einer Cyste umgewandelt oder vernarbt werden.

c) Die posttraumatische Epilepsie. Sie entsteht als Spätfolge (Wochen bis Jahre nach dem Trauma) zu einem nicht geringen Prozentsatz der Schädel-, besonders der Schußfrakturen und ist im Gegensatz zur genuinen Epilepsie dadurch gekennzeichnet, daß die Krämpfe in einem eng umgrenzten, stets gleichen, peripheren Muskelgebiet beginnen, häufig mit erhaltenem Bewußtsein einhergehen und als Rinden-(Jackson-)Epilepsie vor allem durch motorische Reizerscheinungen in Form klonischer Krämpfe, die auf Verletzungen der motorischen Rindenregionen zu beziehen sind, ausgezeichnet sind. Die Krämpfe können, der topographischen Anordnung der Zentren in der Hirnrinde folgend, auf weitere motorische Gebiete (Gesicht, Arm, Bein, andere Seite) übergehen. Der Krampfbeginn ist ein sicherer Hinweis auf den Sitz der Hirnläsion.

Diese anatomische Veränderung im Gehirn bei Epilepsie nach Schädelfrakturen bietet sich bald als Narbe eines alten Kontusionsherdes, bald als encephalomalacischer Herd oder als posttraumatische Colliquationscyste dar.

II. Frakturen und Luxationen des Gesichtsschädels.

Während es sich beim Hirnschädel um relativ einheitliche Knochenverhältnisse handelt, ist der Gesichtsschädel aus acht verschiedenen Knochen bzw. Knochenpaaren zusammengesetzt. Beim Hirnschädel steht als Organ das einheitliche Gehirn und eine einheitliche Höhle, beim Gesichtsschädel stehen die Sinnesorgane und die Organe des oberen Digestionstractus sowie ein hochkompliziertes System von Knochenhöhlen im Vordergrunde.

Ferner ist die Mehrzahl der Frakturen des Gesichtsschädels kompliziert (direkte und grobe Frakturanlässe, oberflächliche, exponierte Lage z. B. des Unter- und Oberkiefers, der Nase, Verletzung dünnwandiger Nebenhöhlen). Trotzdem aber erfolgt die Heilung meist auffallend glatt.

Kombinationsfrakturen zwischen solchen des Hirn- und Gesichtsschädels sind relativ häufig, besonders bei Brüchen der Schädelbasis. Es hängt dies mit der anatomischen Aufgabe der Schädelbasis, den Gesichts- und Hirnschädel zu verbinden, zusammen. Besonders Frakturen im Bereich der Oberkiefer, der Orbita und der Nase greifen sehr häufig auf die Schädelbasis über.

Endlich darf beim Gesichtsschädel dessen Bedeutung für die normale Konfiguration des Gesichts und damit bei Frakturen für die Kosmetik nicht außer acht gelassen werden. Die Form des Oberkiefers ist für die Gestaltung des mittleren und die des Unterkiefers für die untere Gesichtspartie, die der Nase für das Profil maßgebend.

1. Frakturen der Oberkiefers.

a) Entstehung und Bruchformen. Die allseitige feste Einfügung des Oberkiefers in das System der benachbarten Knochen macht es verständlich, daß der Oberkiefer nur bei direkten, groben und breit im Bereich des Oberkiefers angreifenden Gewalten frakturiert. Die innige Verlötung der beiden Oberkiefer miteinander bringt es ferner mit sich, daß sie fast stets beide zugleich betroffen werden. Weitaus die meisten Oberkieferbrüche sind komplizierte Frakturen (oberflächliche Lage, Einfluß der großen Oberkieferhöhlen, heftige Frakturgewalten).

Von den verschiedenen Bruchformen sind isolierte Frakturen der Knochenfortsätze des Oberkiefers (Proc. alveolaris, cygomaticus, frontalis und palatinus) selten und dann nur Nebenverletzungen bei gleichzeitigen anderen Frakturen. Eine mehr oder minder typische Fraktur ist hier lediglich die doppelseitige Transversalfraktur des Alveolarfortsatzes (Bruchlinie I nach Le Fort). Bei ihr werden die Alveolarfortsätze beider Oberkiefer in ihrem Übergang auf das Corpus maxillae durchtrennt (s. Abb. 107).

Weitere häufige Formen doppelseitiger Transversalfrakturen sind die Luxationsfrakturen beider Oberkiefer, sei es medial (Bruchlinie II von Le Fort) oder lateral (Bruchlinie III von Le Fort) vom Jochbein. Bei beiden wird der ganze Oberkieferteil des Gesichtsschädels mehr oder minder in toto aus seinen Gelenkverbindungen ausgelöst und gegenüber der Schädelbasis disloziert, das eine Mal ohne, das andere Mal mitsamt dem Os cygomaticum (s. Abb. 107).

b) Symptome und Diagnostik. Im Vordergrunde stehen meist die sehr erheblichen Kommotionserscheinungen des Gehirnes. Stets besteht außer den Veränderungen an der Stelle der Gewalteinwirkung Blutung aus Nase und Mund. Bei der Transversalfraktur zeigt der ganze Alveolarfortsatz des Oberkiefers abnorme Beweglichkeit. Vom Munde aus sind Dislokationen und Deformität an der Stellung der Zähne ablesbar. Die Diagnose ist stets ohne weiteres gegeben.

c) Komplikationen entstehen vor allem

1. bei gleichzeitigen Frakturen der Schädelbasis,

2. bei Hautemphysem, durch Verletzung der Vorderwand des Sinus maxillaris,

3. bei Verletzung oder Verlegung des Tränennasenganges mit dem konsekutiven Symptom des Tränenträufelns,

4. bei Wundinfektion und den daraus sich ableitenden Komplikationen der Wundinfektion im Bereich des Gesichtes (Erysipel, Gesichtsphlegmone, Thrombophlebitis, Sinusthrombose usw.).

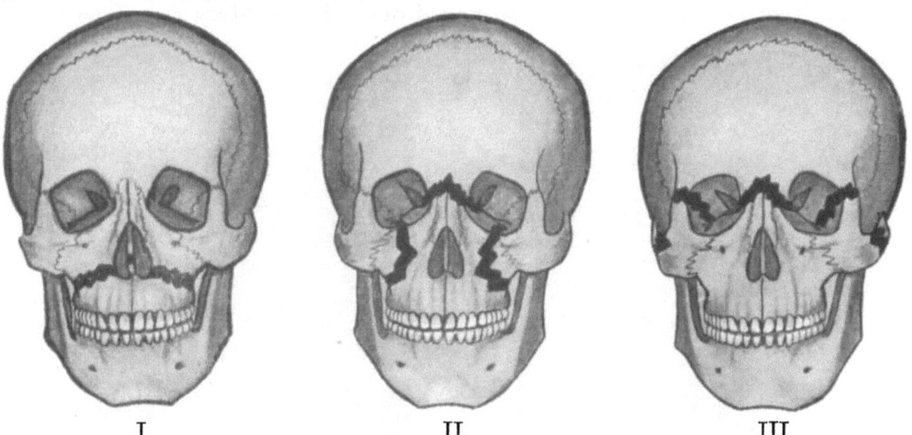

I   II   III

Abb. 107 I—III. Frakturlinienverlauf bei Oberkieferfrakturen. (Nach LE FORT.)

d) Therapie. Sie ist bei fehlender Dislokation eine konservative und besteht in strenger Bettruhe, sorgfältiger Mundpflege (Spülungen mit H_2O_2-Lösung, Spray usw.). Bei gleichzeitiger Wunde erfolgt primäre Wundversorgung, bei Veränderung der Zahnstellung und Artikulation ist zahnärztlich-orthodontische Behandlung unbedingt geboten. Operativ ist die Therapie nur in seltenen Fällen. Bei Verletzung der Tränenwege verhütet rechtzeitige Sondierung (Augenarzt!) Stenosierung oder völlige Verlegung mit großer Sicherheit.

2. Frakturen des Jochbeins.

Das Jochbein wird isoliert nur durch direkte, unmittelbar am Jochbein auftreffende Gewalten, besonders bei Hufschlag, indirekt nur bei fortgeleiteten Frakturen von den benachbarten Knochen aus mitfrakturiert.

Am Ort der Gewalteinwirkung vermag eine starke Schwellung und Durchblutung der Weichteile zunächst die Fraktur selbst zu verdecken. Bei geringer Hämatombildung kann aber der palpierende Finger bei gleichzeitiger Kontrolle der unverletzten Seite eine Eindellung durchtasten.

Gleichzeitig besteht fast stets Blutung aus Nase und Mund. Einen sehr prägnanten Hinweis gibt die Functio laesa in Gestalt einer Störung der Kaufunktion infolge Ausfalles des am Jochbein entspringenden M. masseter.

Als besondere Komplikation der Jochbeinfrakturen kommt die Verletzung des 2. Trigeminusastes (Lähmung, Neuralgien) in Betracht.

Die Therapie ist bei fehlender Wunde und bei fehlender Dislokation konservativ. Bei vorhandener Wunde, aber fehlender Dislokation, erfolgt Wundrevision, bei bestehender Dislokation gleichzeitig Reposition der Fragmente durch untergeschobene Elevatorien oder mit Hilfe von Knochenhaken. Besteht Dislokation ohne Wunde, so muß man die Reposition, da man manuell keinen Angriffspunkt hat, mit kleinen, einzinkigen, percutan eingeführten Häkchen bewerkstelligen da sonst bei Bestehenbleiben der Dislokation eine starke Eindellung die Folge sein würde. Bei den in dislozierter Stellung geheilten und dadurch erheblich entstellend wirkenden Frakturen kommt später ein Ausgleich der Dislokation durch Osteotomie nicht in Frage, vielmehr kann die zurückgebliebene Eindellung durch eine Fetttransplantation ausgeglichen werden.

3. Frakturen der Nase.

Sie entstehen ausschließlich durch direkte Gewalteinwirkung (Schlag gegen die Nase, Sturz direkt aufs Gesicht, z. B. auf dem Eis, bei Sturz vom Reck). Sie

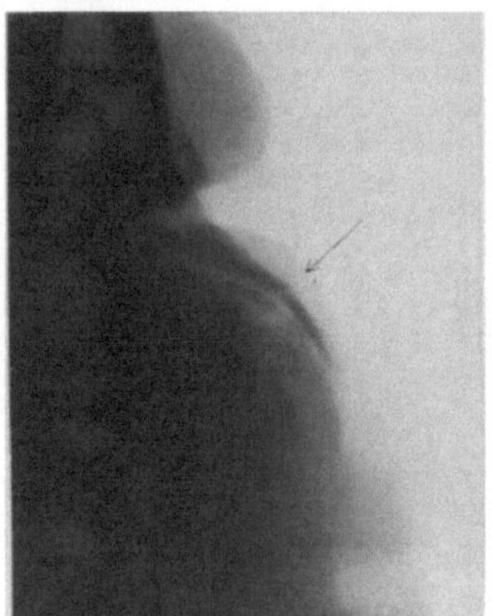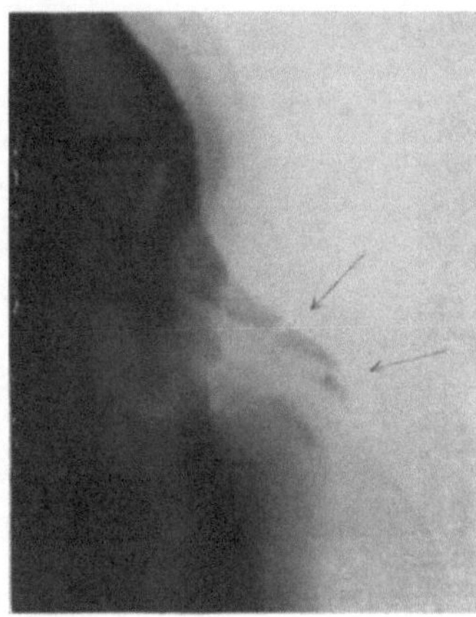

Abb. 108. Nasenbeinfrakturen.

sind selten solitär, vielmehr werden bei der innigen Nachbarschaft des Nasenbeins zum Tränen-, Pflugschar- und Stirnbein, zur Lamina cribrosa des Siebbeins, zum Keilbein usw. meist irgendwelche benachbarte Knochen mitfrakturiert.

Im Vordergrunde der Symptome steht die Hämatombildung an der Aufschlagstelle, die intensive Blutung aus der Nase nach außen und in den Nasen-Rachenraum, die submucösen Blutungen im Innern der Nase und die alsbald behinderte nasale Atmung. Die Dislokation erfolgt nach der Seite (Schiefstellung der Nase) oder im Sinne einer Eindellung des knöchernen Nasengerüstes unter gleichzeitiger Hebung der Nasenspitze (traumatische Sattelnase). Endlich gibt es noch eine charakteristische Dislokation im Innern der Nase, wenn das knorpelige Nasenseptum aus seiner Verbindung mit dem knöchernen Septum und dem Vomer gelöst wird (sog. Knorpelluxation). Die reaktive Schwellung tritt so schnell ein, daß sie oft schon am 2. Tage die Dislokation verdeckt; die Diagnose kann schwierig sein. Es ist daher stets die Nase nach Kokainisierung endonasal mit einem Elevatorium abzutasten.

Die Komplikationen der Nasenbeinfrakturen liegen vor allem in den begleitenden Frakturen der Schädelbasis oder benachbarter Gesichtsschädelknochen. Obwohl die Mehrzahl kompliziert ist, ist erhebliche Wundinfektion relativ selten.

Die Therapie muß sich der Gefahr bewußt sein, daß oft Hämatom und

Schwellung die Dislokation verdecken; sie besteht bei vorhandener Dislokation in einem möglichst frühen manuellen, bei Knorpelluxation in einem instrumentellen Redressement. Die Retention kann, sofern sie nach der Reposition überhaupt nötig ist, durch möglichst bloß einseitige endonasale Tamponade zwischen die Branchen eines Nasenspekulums bewerkstelligt werden. Die Tampons bleiben 4 Tage liegen. In jedem Falle empfiehlt es sich, sobald es die Abschwellung erlaubt, die Stellung rhinoskopisch zu kontrollieren, um nicht plötzlich nachträglich nach Abschwellung von einer erheblichen Entstellung überrascht zu werden. Bei veralteten, deform geheilten Frakturen muß später operativ (submucöse Osteotomien) vorgegangen werden, bei traumatischer Sattelnase kommt später Rhinoplastik in Betracht. (Bezüglich der Mitverletzung der Tränenwege vergleiche das bei den Oberkieferfrakturen Gesägte.)

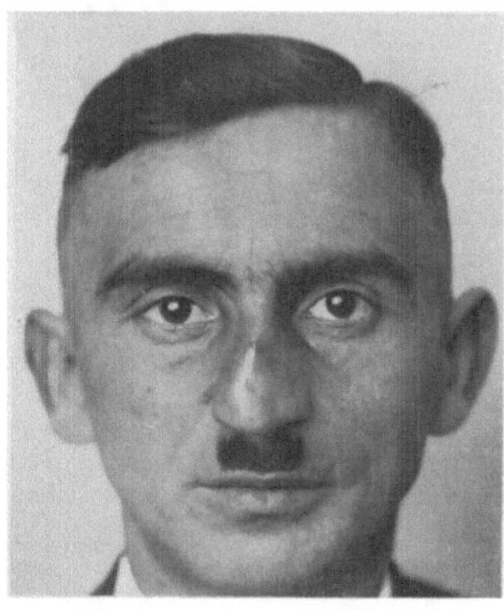

Abb. 109. Deform geheilte Nasenbeinfraktur.

4. Frakturen des Unterkiefers.

a) Entstehung und Bruchformen. Das größte Kontingent stellen direkte Verletzungen (Hufschlag, Überfahrenwerden, Sturz aufs Kinn und Schußbrüche) dar. Wie bei allen übrigen Frakturen des Gesichtsschädels, ist auch die Mehrzahl der Unterkieferfrakturen kompliziert.

Neben den häufigeren direkten gibt es auch einige indirekte typische Frakturmechanismen.

So führt eine das Kinn treffende Gewalt, wenn sie scheitelwärts gerichtet ist, zu einem indirekten Abbruch des Gelenkfortsatzes durch Gegenstemmen desselben gegen die Schädelbasis. Dagegen kommt es bei abwärts gerichteter Gewalt zu einem typischen indirekten Biegungsbruch des Unterkieferwinkels.

Bei seitlicher Kompression stellt der mediane Biegungsbruch eine typische Bruchform dar. Als Beispiel einer indirekten Abrißfraktur durch Muskelaktion findet sich am Unterkiefer der Abriß des Proc. coronoides durch den Zug des an ihm ansetzenden M. temporalis.

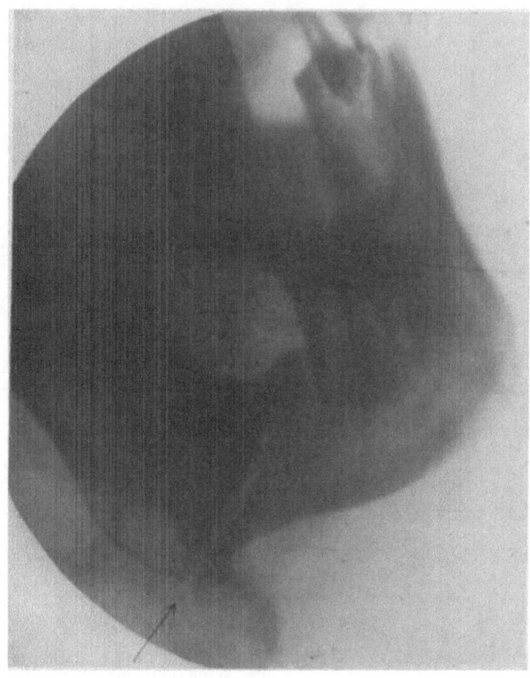

Abb. 110. Fraktur des Unterkieferwinkels.

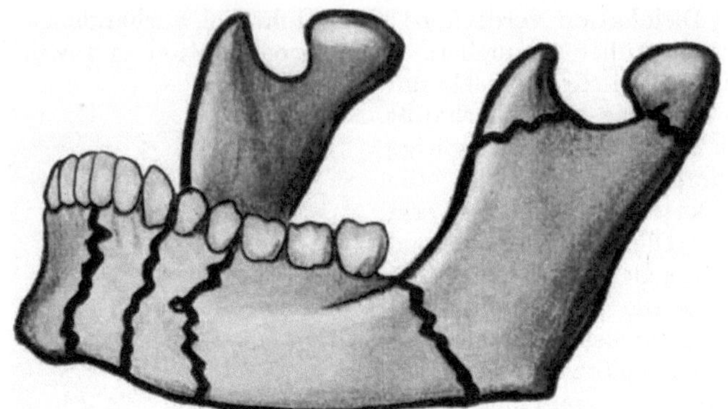

Abb. 111. Bruchlinienverlauf bei typischen Unterkieferfrakturen.

Relativ häufig sind Doppelfrakturen verschiedenster Kombination. Eine
in mehrfacher Hinsicht wichtige Sonderform ist die Doppelfraktur des Corpus
mandibulae mit Aussprengung eines ungefähr zwischen den beiden Eckzahn-

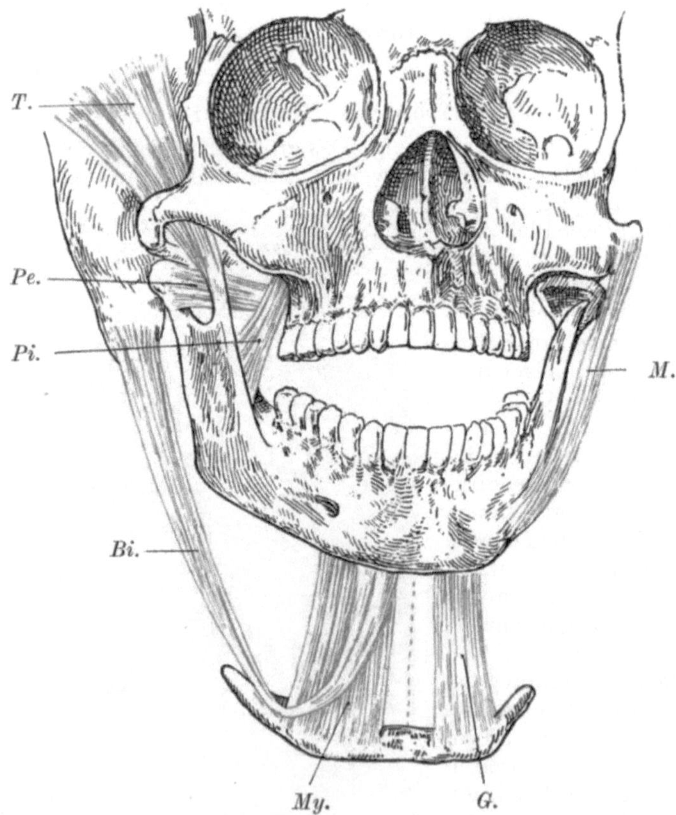

Abb. 112. Die am Unterkiefer ansetzende Muskulatur. (Nach MATTI.)

T. Musculus temporalis; *Pe.* M. pterygoideus ext.; *Pi.* M. pteryg. int.; *M.* M. masseter; *Bi.* M. biventer;
My. M. mylohyoideus; *G.* M. geniohyoideus.

alveolen gelegenen Mittelstückes. Die häufigsten Bruchlinien verlaufen median, im Bereich des Eckzahnes, am Unterkieferwinkel, durch den Proc. coronoides und durch den Gelenkfortsatz (s. Abb. 111).

Einen physiologischen Locus minoris resistentiae gegenüber Frakturgewalten bietet das Foramen mentale, ferner sind es mannigfache, besonders vom Zahnsystem ausgehende pathologische Prozesse (Zahnlücken, Wurzelgranulome, Zahncysten, chronisch-osteomyelitische Herde, persistierende Milchzähne mit Retention des bleibenden Zahnes, Retention des Weisheitszahnes, Ostitis fibrosa usw., die geeignet sind, schon bei leichten Traumen an solchen schwachen Stellen Frakturen entstehen zu lassen („Schwachpunktfrakturen").

b) Symptome und Diagnostik. Der Frakturschmerz als lokaler Druckschmerz, als fortgeleiteter Schmerz bei Druck gegen das Kinn oder den Unterkieferwinkel, das Hämatom, besonders auch auf der Schleimhautseite, die schmerzhaft behinderte Funktion beim Sprechen und Kauen lassen die Diagnose meist sofort stellen. Leicht ist auch der Nachweis von abnormer Beweglichkeit und Krepitation.

Für die Therapie entscheidend ist die Feststellung und die richtige Beurteilung der Dislokation. Schon die Stellung des Kinns und des Unterkiefers überhaupt gibt wichtige Hinweise. Die Art der

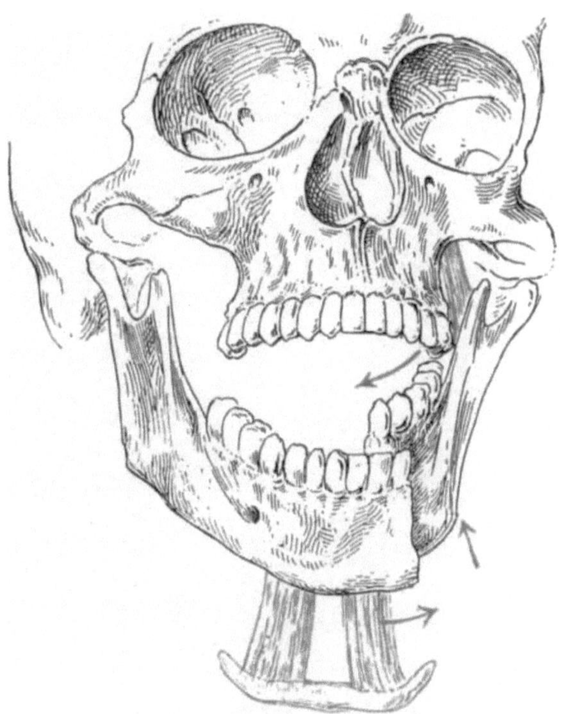

Abb. 113. Verschiebung der Fragmente durch die Unterkiefermuskulatur. (Nach MATTI.)

Dislokation läßt sich ohne weiteres an der Zahnstellung und, wo Zähne fehlen, am Alveolarfortsatz bzw. aufsteigenden Kieferast nachweisen und ablesen.

Für die Beurteilung der Dislokation ist die Kenntnis der dislozierenden Muskelkräfte maßgebend. Der M. masseter, temporalis und pterygoideus int. ziehen die Fragmente im Bereich des Unterkieferwinkels nach oben, der M. pterygoideus ext. nach vorn, der M. biventer, M. mylohyoideus und M. geniohyoideus nach unten (vgl. Abb. 112 und 113).

Je nach der Stelle der Fraktur kommen die verschiedensten Dislokationskombinationen zustande. So wird z. B. bei der typischen Fraktur des Unterkieferwinkels das distale Fragment nach unten, das proximale nach oben und innen gezogen (Abb. 113).

Bei der ausgesprochenen Abhängigkeit der Kieferfunktion von der Symmetrie beider Kieferhälften bedingt die Dislokation einer Seite stets auch charakteristische Funktionsbehinderungen und Dislokation auf der anderen Seite, so daß der normale Biß schon bei geringen Graden der Dislokation schwer beeinträchtigt wird.

Das mittlere bei Doppelfrakturen ausgesprengte Stück wird durch die Zungenbein-Unterkiefermuskulatur nach unten und hinten disloziert, wobei gleichzeitig noch die Längsfragmente nach der Mittellinie zu zusammenrücken.

c) Komplikationen. 1. Häufige Mitverletzungen von Haut und Schleimhaut. 2. Gleichzeitige Luxation des Gelenkköpfchens (s. S. 119). 3. Quetschung oder Durchtrennung des N. mandibularis. 4. Wundinfektion. Die letztere führt eine Reihe von weiteren Symptomen (Schwellung, Stomatitis, Salivation) und die

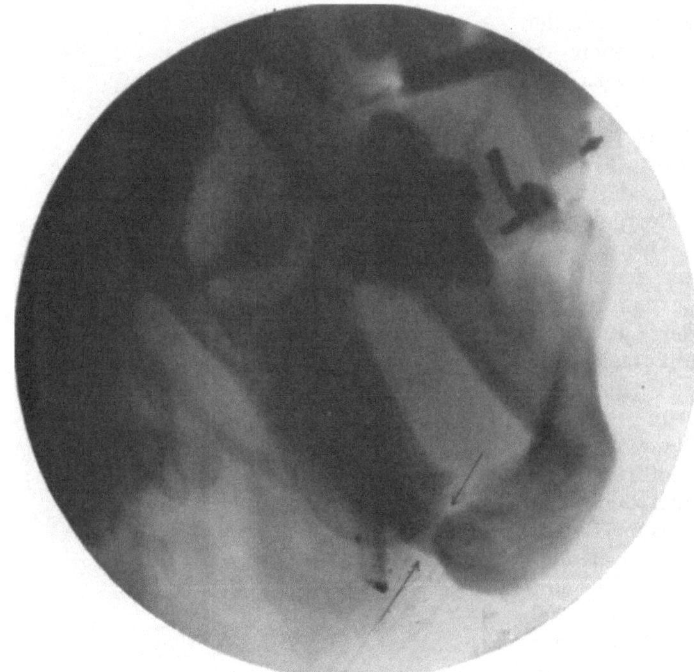

Abb. 114.   Unterkieferpseudarthrose.

Gefahr weiterer Komplikationen (Mundbodenphlegmone, septische Arrosionsblutungen, Glottisödem, Aspirationspneumonien, sekundäre Aktinomykose, Allgemeininfektion) herauf.

d) Der Verlauf ist bei unkomplizierten Frakturen stets ein guter, die Konsolidation braucht 5—6 Wochen. Bei komplizierten Frakturen, die unter dem Bilde einer Frakturosteomyelitis heilen, braucht die Konsolidation 3—6 Monate, wenn nicht die Entstehung der gefürchteten Pseudarthrose sogar noch einen sehr viel längeren Krankheitsverlauf bedingt.

e) Die Behandlung der Unterkieferbrüche ist ein Musterbeispiel dafür, daß eine Knochenbruchheilung auch bei gleichzeitiger Funktionsausübung seitens der beteiligten Muskeln und Gelenke möglich ist. Die Therapie ist heute eine kombiniert chirurgische und zahnärztlich-orthodontische. Der Chirurg übernimmt die primäre Wundversorgung bei komplizierten Frakturen und, wenn nötig, die Anlegung von schienenden Notverbänden. Abb. 115 zeigt den einfachen SAUERschen Notverband, bei dem ein stärkerer weicher Draht der Zahnreihe angepaßt und dann durch feine Drähte an den Zähnen befestigt wird.

Die zahnärztliche Behandlung übernimmt die Schienung der Frakturen durch Draht- oder Ringmutterschienen (s. Abb. 116).

Diese Behandlung ist relativ einfach bei Frakturen im Bereich des zahntragenden Alveolarfortsatzes; sie ist wesentlich schwieriger bei Frakturen am aufsteigenden Unterkieferast, an dem unmittelbar wegen Mangels an Zähnen redressierende Apparate nicht angebracht werden können. Die normale Artikulation wird hier durch Gleitschienen (s. Abb. 116) erzwungen. Bei der Technik handelt es sich um rein zahnärztliche Methoden; dieser Teil der Behandlung muß daher dem Zahnarzt übertragen werden.

Operative Maßnahmen treten in ihr Recht beim Fehlen der Zähne (eventuell Knochennaht), bei Frakturen des aufsteigenden Kieferastes, bei Pseudarthrosen.

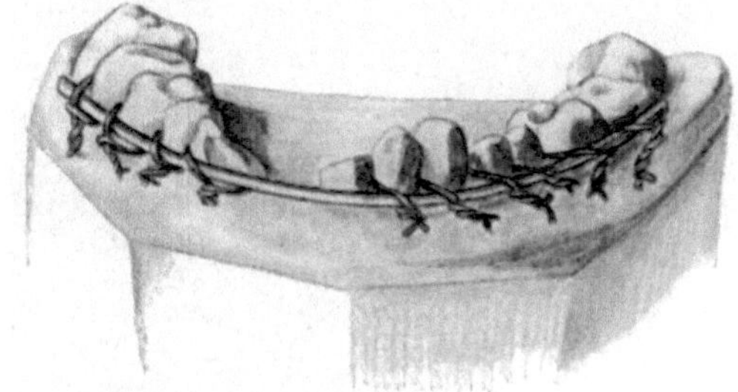

Abb. 115. SAUERscher Notverband.

Frakturen des Processus coronoides erfordern für sich keine eigene Behandlung; es genügt eine Kinnschleuder, die Fraktur heilt mit starker Dislokation des oberen Fragmentes, aber ohne stärkeren Funktionsausfall, da die zwischen den Fragmenten entstehende Narbe die Übertragung des Zuges der M. temporalis übernimmt.

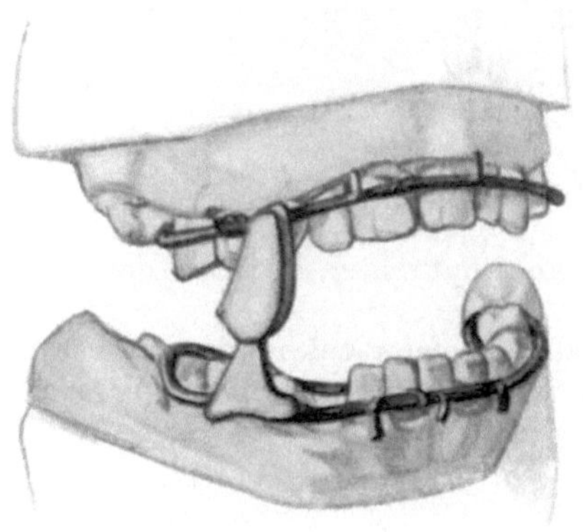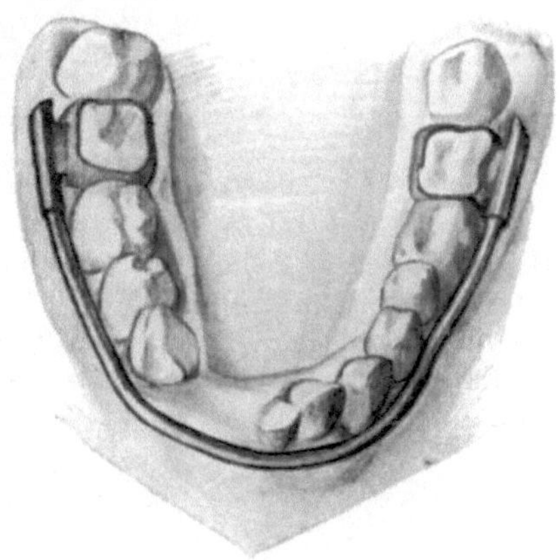

Abb. 116. Sogenannte Gleitschiene (links) und Ringmutterschienenverband nach SCHRÖDER (rechts).

Frakturen des Gelenkfortsatzes werden operativ behandelt (Resektion des Gelenkköpfchens), sobald Ankylosegefahr oder Ankylose besteht.

Die Therapie der Unterkieferpseudarthrosen ist eine operative, sie besteht in einer Anfrischung der Bruchenden und Schienung vermittelst eines frei überpflanzten Knochenstückes samt Periost, sei es aus der Tibia, einer Rippe oder dem Beckenkamm (s. Abb. 117). Die Behandlung ist eine sehr mühselige und zeitraubende.

Die Luxation des Unterkiefers. Die Luxation des Unterkiefers ist lediglich eine Übertreibung der physiologischen Subluxation des Unterkiefers beim Öffnen des Mundes. Man kann sich durch Palpation am eigenen Unterkiefer leicht überzeugen, daß das Unterkieferköpfchen beim Öffnen des Mundes zunächst eine Drehbewegung um eine Transversalachse macht und daß es beim maximalen

Öffnen des Mundes schon physiologisch über das Tuberculum articulare nach vorn und unten gleitet. Wird dieser physiologische Mechanismus durch plötzliches maximales Öffnen des Mundes forciert, so kann es allein durch den Muskelzug,

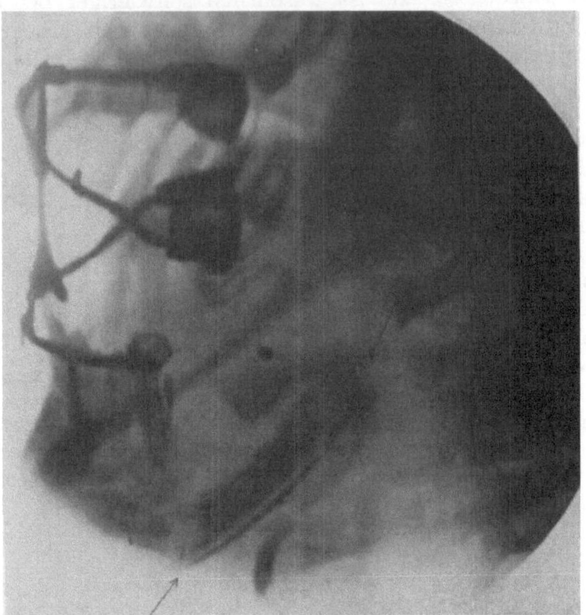

Abb. 117. Knochenschienung bei Unterkieferpseudarthrose.

z. B. beim Gähnen, Schreien, Erbrechen, zu einer indirekten Luxation im Kiefergelenk kommen (Abb. 118).

Entsprechend der bilateralen Gleichheit aller Kiefergelenkbewegungen nimmt es nicht weiter wunder, daß diese indirekte Unterkieferluxation in der großen Mehrzahl der Fälle eine doppelseitige ist.

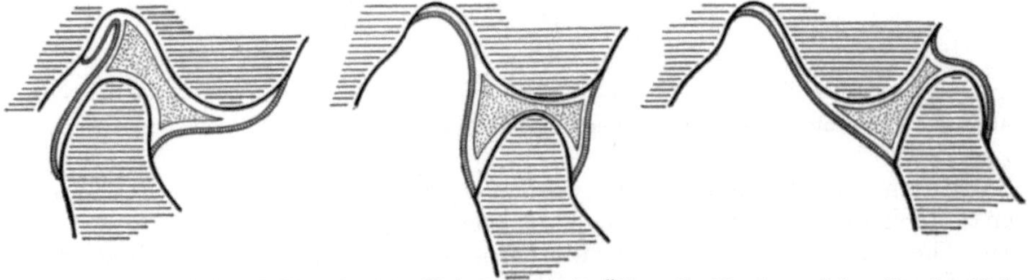

Abb. 118. Physiologische „Subluxation" im Kiefergelenk beim Öffnen des Mundes und Luxation des Kiefers.

Es ist eigenartig, daß die Unterkieferluxation die einzige Luxationsform darstellt, die beim weiblichen Geschlecht häufiger vorkommt als beim männlichen. Es hängt dies wohl mit der flacheren Ausbildung des Tuberculum articulare zusammen.

Durch direkte Gewalteinwirkung, wie bei Schlag gegen den Unterkiefer u. dgl., kann der Kiefer gleichfalls luxieren. Es leuchtet ein, daß in diesen selteneren Fällen die Luxation dann meist eine einseitige ist.

Der Form nach ist die Luxation entweder eine doppelseitige nach vorn, eine einseitige nach vorn oder ganz selten einmal eine Luxation nach hinten.

Symptome. Die Symptome der Unterkieferluxation sind ungemein charakteristisch. Bei doppelseitiger Luxation nach vorn steht der Mund weit geöffnet, die Zähne des Unterkiefers ragen um ein Erhebliches vor, der Mund kann weder aktiv noch passiv geschlossen werden (sog. Maulsperre), beim Versuch der passiven Bewegung hat man besonders beim Druck nach oben das Gefühl der ausgesprochenen federnden Fixation.

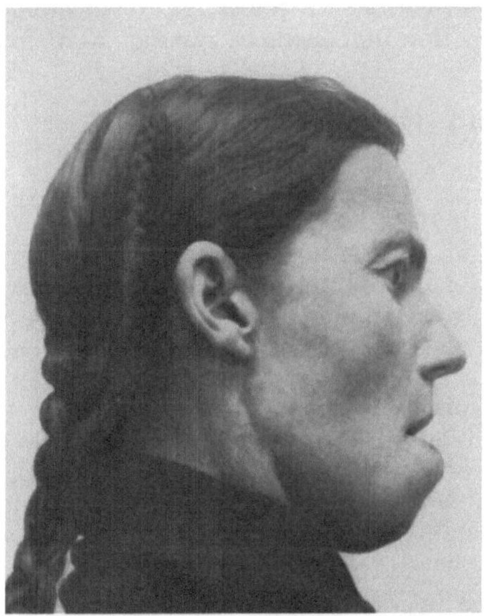

Abb. 119. Doppelseitige Unterkieferluxation (Abbildung aus DE QUERVAIN, Spezielle chirurgische Diagnostik, 8. Aufl.).

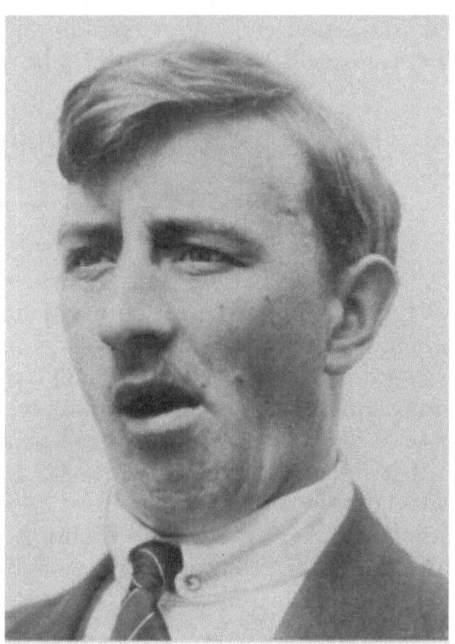

Abb. 120. Luxation des rechten Kiefergelenkes (Abbildung aus DE QUERVAIN, Spezielle chirurgische Diagnostik, 8. Aufl.).

Bei der einseitigen Luxation macht gelegentlich die Unterscheidung von einer Fraktur des Kieferköpfchens Schwierigkeiten. Die dabei ausschlaggebenden Punkte, die zugleich die hauptsächlichsten Symptome der einseitigen Luxation mit umfassen, sind:

	Fraktur des Gelenkfortsatzes	Luxation
1. Blutung	aus dem Ohr durch gleichzeitige Mitverletzung der Cavitas glenoidalis	keine äußere Blutung
2. Stellung des Kieferwinkels .	höher	tiefer
3. Kinnstellung	nach der verletzten Seite verschoben	nach der unverletzten Seite verschoben
4. Funktion	keine Kiefersperre	federnde Kiefersperre

Bei der Luxation nach hinten steht das Köpfchen unmittelbar vor dem Warzenfortsatz und unter dem äußeren Gehörgang, der Mund ist fest geschlossen, die Zähne des Unterkiefers stehen nach hinten und hinter den Zähnen des Oberkiefers. Die Reposition ist durch Zug nach unten und vorn meist einfach.

Die Reposition der gewöhnlichen doppelseitigen Unterkieferluxation nach vorn geschieht dadurch, daß man mit beiden Daumen die Daumengrifffläche auf die hinteren Molaren aufdrückt und zunächst durch intensiven Druck und dann durch Zug nach unten die Verhakung des Gelenkköpfchens v or dem Tuberculum articulare löst. Sobald man die Verhakung gelöst hat, genügt ein einfacher Druck in der Längsrichtung des Unterkiefers nach hinten, um das Köpfchen in die Gelenkgrube zurückzubringen und so die Reposition zu vollenden.

Die Unterkieferluxation neigt, wie kaum eine andere Luxationsform, zur Reluxation und zum Übergang in die habituelle Form. Es ist dies bei der Größe der Gelenkgrube gegenüber dem Gelenkköpfchen, der physiologischen Subluxation und der Alltäglichkeit der Luxationsanlässe auch ohne weiteres verständlich. Bei habitueller Kieferluxation pflegen die Verletzten selbst zu reponieren. Therapeutisch kann die habituelle Kieferluxation nur operativ beseitigt werden.

B. Wirbelsäule und Brustkorb.

I. Wirbelsäule.

1. Anatomische Vorbemerkungen.

Die Wirbelsäule bildet, gewissermaßen in Erinnerung an ihre Entwicklung aus dem ungegliederten, einheitlichen Stab der Chorda dorsalis, auch im späteren Leben, funktionell betrachtet, einen mehr oder minder einheitlichen Knochen.

Seine charakteristischen Besonderheiten erhält dieser Knochenstab durch seine, sonst im Körper nicht mehr erreichte federnde Biegsamkeit, dann durch seine Elastizität, endlich durch seine anatomische und funktionelle Dreiteilung.

Die Biegsamkeit verdankt die Wirbelsäule ihrer Aufteilung in zahlreiche Einzelglieder mit ihrer gegenseitigen gelenkigen Beweglichkeit. Diese Biegsamkeit ist zwar in verschiedenen Abschnitten und in verschiedenen Richtungen (Ventral-, Dorsal-, Lateralflexion) sehr verschieden, dem Wesen nach aber ist sie allseitig, auch im Sinne der Torsion um eine Längsachse.

Ihre Elastizität wird vor allem durch das kompressible Material der knorpeligen, bei Gewalteinwirkungen als Puffer wirkenden Zwischenwirbelscheiben, ferner durch die vorderen und hinteren Längsbänder, durch die Bänder der Wirbelkörper, der Dornfortsätze und durch die Ligamenta flava bedingt.

Die Wirbelsäule ist bei Traumen nicht in allen Teilen gleichmäßig gefährdet, sondern es lassen sich entsprechend der durch den zwischengeschalteten Thorax bedingten Dreiteilung auch bei den Frakturen und Luxationen drei Abschnitte unterscheiden.

So ist die Halswirbelsäule dadurch ausgezeichnet, daß der Wirbelkörper gegenüber dem Wirbelbogen an Mächtigkeit stark zurücktritt. Dadurch werden die einzelnen Wirbel an sich schon sehr beweglich. Außerdem sind hier die Bandscheiben besonders hoch. Dazu kommt noch, daß die beiden ersten Halswirbel als sog. „Drehwirbel" sowohl mit dem Occiput, wie unter sich nicht durch bloße Gelenkfugen, sondern rein gelenkig, d. h. unter Bildung echter Gelenke, verbunden sind, woraus eine große Beweglichkeit der ganzen Halswirbelsäule — man denke nur ans Nicken, Schütteln, Beugen, Strecken, Neigen des Kopfes — resultiert.

Der Brustabschnitt dagegen ist wesentlich unbeweglicher und zwar vor allem dadurch, daß er eine bedeutende Versteifung durch die Verankerung mit dem Thorax erfährt. Der Brustkasten bedeutet für die Wirbelsäule zugleich eine Verstrebung und eine Erhöhung der elastischen Beanspruchbarkeit.

Der Lendenabschnitt wiederum ist ausgezeichnet durch die Massigkeit seiner Wirbelkörper und durch das Fehlen jeglicher Verstrebung. Der Lumbalteil ist als Träger des ganzen Oberkörpers gegenüber der gleichfalls freien, aber nur den Kopf tragenden Halswirbelsäule wesentlich stärker.

Diese anatomischen Verhältnisse vermitteln allein das Verständnis für die Besonderheiten der Frakturen und Luxationen der Wirbelsäule. So erklärt die große Beweglichkeit der Halswirbelsäule ihre relativ große Neigung zu Luxationen und Luxationsfrakturen, ist ja (s. S. 86) die Luxationsgefährdung stets um so größer, je größer die Beweglichkeit eines Körperabschnittes ist. Die hohe Stabilität des Brustabschnittes macht die außerordentliche Seltenheit von Luxationen und die Tatsache verständlich, daß die Brustwirbelsäule fast nur bei direkten Gewalten, die ja überall einwirken können, frakturiert. Die geringe Beugefähigkeit der Lendenwirbelsäule in sich macht den Sitz von Frakturen gerade in diesem Bereich bei allen als forcierte Beugung wirkenden Gewalten klar.

Wir finden endlich aus der Anatomie das Verständnis dafür, daß, wie immer sonst bei Frakturen (Schenkelhals-, Malleolar-, Olecranonfrakturen) auch an der Wirbelsäule die Frakturen vor allem an den Übergangsstellen eines Abschnittes in den anderen sich finden, um so mehr, als hier gleichzeitig auch die physiologischen Krümmungen der Wirbelsäule liegen. So sind vor allem die untere Halswirbelsäule (4.—6. Halswirbel) als Wendepunkt der federnden Krümmung auf die festverstrebte Brustwirbelsäule und der Übergang von der verstrebten Brustwirbelsäule auf die alleintragende Lendenwirbelsäule im Bereich vom 11. und 12. Brust- und 1. und 2. Lendenwirbel die Lieblingssitze der indirekten Frakturen. Direkte Frakturen vermögen selbstverständlich an allen Stellen übermäßiger Gewalteinwirkung zu entstehen.

Als Teilsystem des Bewegungsapparates spielt die Wirbelsäule an sich eine große Rolle. Man braucht nur einen Vergleich zwischen der großen Beweglichkeit der Wirbelsäule eines gymnastisch durchgebildeten Körpers mit der vollkommenen Versteifung der Wirbelsäule bei ankylosierender Spondylarthritis zu ziehen, um sich ein Gesamtbild des Bewegungsausmaßes zu vergegenwärtigen. Für die Frakturpathologie ist jedoch das Entscheidende, daß auch dann, wenn die Wirbelsäule im ganzen durch die Frakturgewalt beansprucht wird, so doch immer nur ein Wirbel frakturiert. Da nun bei der Zusammensetzung der Wirbelsäule aus vielen Einzelgliedern der Verlust der vollen Beweglichkeit eines Gliedes von den anderen wettgemacht wird, so kommt es, daß auch bei der Frakturtherapie die Rücksicht auf die Statik und damit auf die Knochenheilung alles bedeutet und somit die dynamische Funktion der Muskulatur und Gelenke allein dem Gebrauch und der Übung überlassen werden kann.

2. Entstehung der Wirbelfrakturen.

a) Der direkte Frakturmechanismus. Die Sicherung der Wirbelsäule gegen Frakturen ist eine sehr hohe (Einbettung in mächtige Muskelmassen, Wechsel von beweglichen und festen Abschnitten, Pufferwirkung der Intervertebralscheiben, elastische Biegsamkeit). So ist es denn verständlich, daß direkte Frakturmechanismen selten sind und großer Wucht bedürfen. Vor allem sind es niederstürzende, umschrieben auftreffende Gegenstände, wie eine Wagendeichsel, ein gefällter Baumstamm oder das Aufschlagen der Wirbelsäule bei Sturz auf einen gekanteten Gegenstand, die direkt einwirken und dann natürlich ohne Prädilektionsstelle überall, wo sie eben gerade aufschlagen, eine Fraktur erzeugen können.

Auch die Bruchform ist dann inkonstant. Es kommen bei direkten Gewalten Quer-, Schräg-, Längsbrüche und Absprengungen vor.

b) Der indirekte Frakturmechanismus stellt die typische Entstehungsform der Wirbelbrüche dar. Er tritt in verschiedenen Arten auf:

α) Übermäßige Beugung. Es wird dabei die ganze Wirbelsäule auf Beugefähigkeit maximal beansprucht, aber nur ein und zwar der dem größten Beugungsdruck ausgesetzte Wirbel frakturiert.

Beispiel: Einem im niedrigen Schacht gebückt arbeitenden Grubenarbeiter beugen plötzlich niederstürzende Erdmassen den Kopf bis auf die Brust. Diese gewaltsame Beugung erzeugt einen Kompressionsbruch im Bereich der unteren Hals- oder oberen Brustwirbelsäule (vgl. Abb. 121).

Bei derartiger forcierter Beugung entsteht ein Kompressionsbruch mit einem charakteristischen Wirbelprofil im Sinne einer Keilform, wobei dann die Spitze des Keiles der maximalen Beugungskompression entspricht (s. Abb. 121).

β) Übermäßige Streckung. Diese Entstehungsform ist seltener, da die Wirbelsäule entsprechend der Körperhaltung des Menschen sehr viel seltener dorsal hyperextendiert wird. Im ganzen könnte man auch den Hergang als Beugung nach rückwärts (Dorsalflexion) bezeichnen.

Beispiel: Ein Schwimmer macht einen zu steilen Kopfsprung in ein flaches Bassin. Er schlägt auf den Grund auf. Der schon im Sprung überstreckt gehaltene Kopf wird gewaltsam nach hinten weiter überstreckt, es entsteht eine Fraktur oder Luxationsfraktur im Bereich des 6. oder 7. Halswirbels. Die Überstreckung ist nur im Lenden- und Halsteil der Wirbelsäule möglich, Überstreckungsfrakturen kommen daher nur in diesen Abschnitten vor.

γ) Stauchung. Diese Entstehungsform, bei der die Wirbelsäule, ohne seitlich ausweichen zu können, in der Längsrichtung auf Druckfestigkeit beansprucht und in sich zusammengedrückt wird, ist häufig. Sturz aufs Gesäß, auf die Füße, Sturz von Erd- oder Gesteinsmassen auf die Schulter, Fehltritt beim Tragen schwerer Lasten (sog. „Verhebungsbruch") sind derartige Gelegenheitsursachen, besonders dann, wenn die Wirbelsäule im Augenblick des Unfalls steif gehalten wurde.

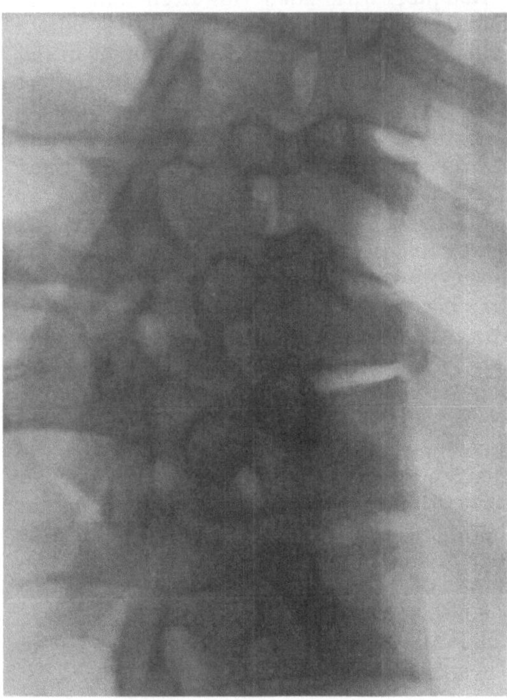

Abb. 121. Indirekte Fraktur der Brustwirbelsäule durch übermäßige Beugung. (Typische sagittale Keilform des frakturierten Wirbelkörpers.)

Beispiel: Ein Fahrstuhl saust infolge Seilbruches in die Tiefe. Dem sitzenden Fahrgast werden beim Aufschlag im Erdgeschoß Gesäß, Becken und untere Lendenwirbelsäule ganz plötzlich und ruckartig angehalten, während der Oberkörper noch niederwuchtet. Am Zusammenprall beider Kräfte entsteht ein reiner Kompressionsbruch der oberen oder mittleren Lendenwirbelsäule (vgl. Abb. 122).

In solchen Fällen kommt es zur häufigsten Bruchform der Wirbelsäule, zum Kompressionsbruch. Der Wirbelkörper wird niedriger und zugleich breiter und zeigt im Röntgenbild eine durch die Zusammenstauchung des Spongiosagerüstes bedingte Verdichtung der Struktur (vgl. Abb. 122).

δ) Drehung. Von der Torsionsfähigkeit der Wirbelsäule kann man sich leicht überzeugen, wenn man bei feststehendem Becken den Oberkörper und Kopf zur Seite dreht. Die forcierte Drehung spielt bei den Luxationen und Luxationsfrakturen der Halswirbelsäule eine besondere Rolle (s. S. 131), es kommt ihr aber auch bei Frakturen der Brust- und Lendenwirbelsäule eine Bedeutung als Zusatzwirkung besonders bei Beugung, Streckung und vor allem bei seitlicher Biegung (Lateralflexion) zu; in solchen Fällen entstehen dann Bruchformen, bei denen, frontal betrachtet, die eine Seite wesentlich mehr zusammengedrückt ist, als die andere (s. Abb. 123).

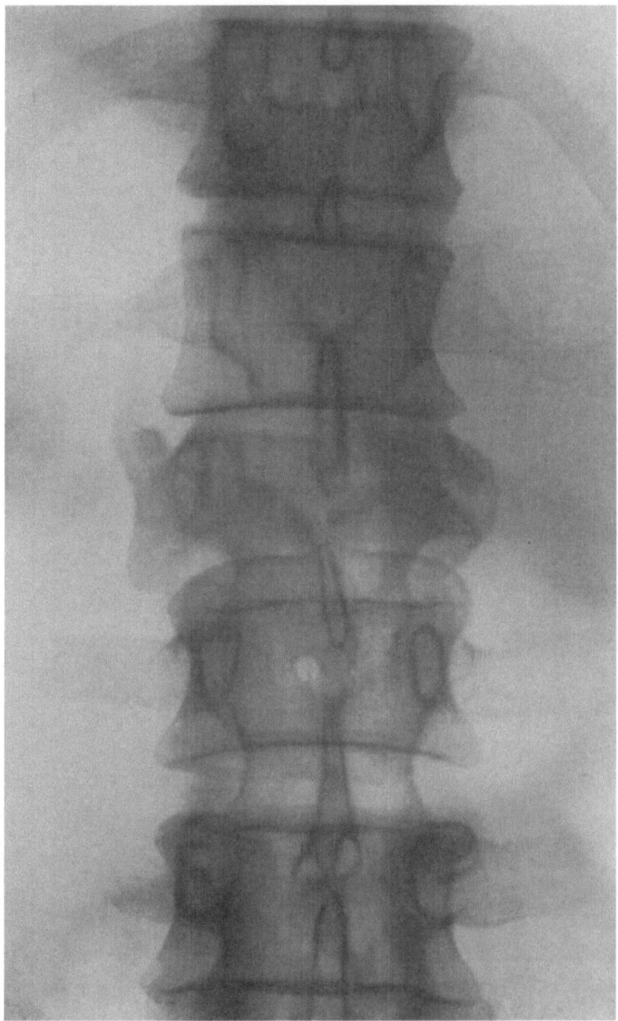

Abb. 122. Kompressionsfraktur des 2. Lendenwirbels.

Im ganzen werden sich, wie auch sonst, wohl bei den meisten Wirbelfrakturen verschiedene Mechanismen kombinieren.

ε) Rißmechanismus. Sprechen wir von Wirbelfrakturen, so sind es eigentlich immer Wirbelkörperfrakturen. Diese Tatsache, die in der Tragfunktion der Wirbelkörper ihre Erklärung findet, macht uns so recht klar, daß praktisch bei den Frakturen alle übrigen Wirbelanteile (Wirbelbögen mit Gelenk-, Quer- und Dornfortsätzen) ganz in den Hintergrund treten.

Abrißfrakturen kommen nur an den, breit den Rückenmuskeln als Ansatz

dienenden Quer- und Dornfortsätzen vor. Sie machen zwar längere Zeit subjektiv erhebliche Beschwerden, hinterlassen jedoch keine nennenswerten Funktionsstörungen. Auch die Frakturen der Wirbelbögen sind selten, sie kommen
noch am ehesten bei Druck auf den Dornfortsatz zustande.

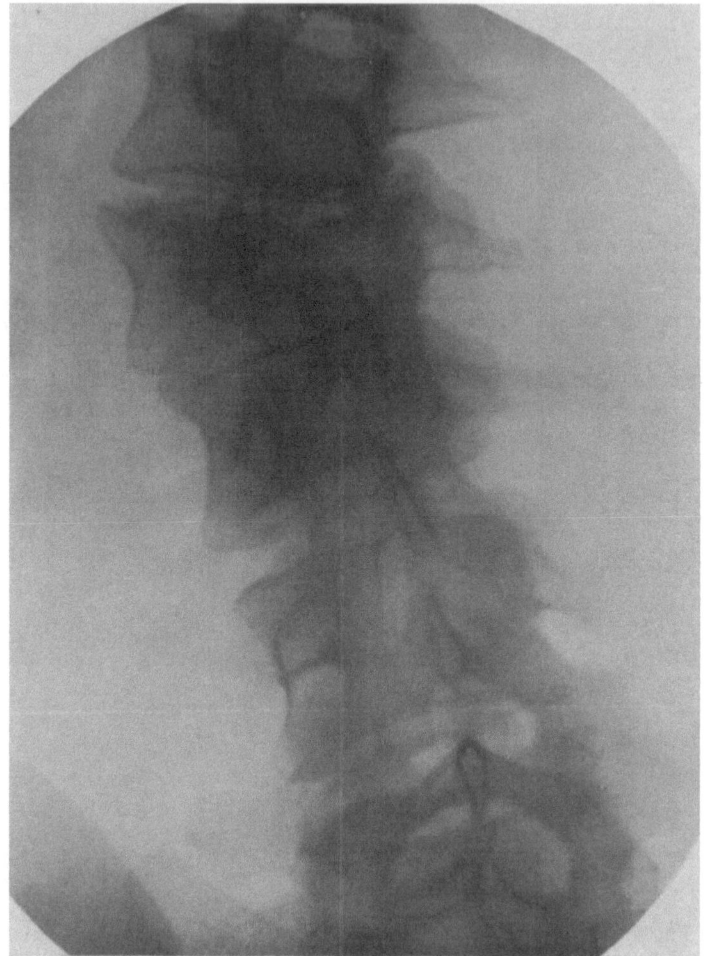

Abb. 123. Kompressionsfraktur der Lendenwirbelsäule. Der Effekt der Drehung und seitlichen Biegung ist
an der frontalen Keilform erkennbar.

3. Symptome und Diagnostik.

Hämatombildung, abnorme Beweglichkeit und Krepitation sind bei weitaus
den meisten Wirbelfrakturen nicht nachweisbar, dagegen pflegt sich der Frakturschmerz bei den Wirbelfrakturen sehr charakteristisch zu äußern und die
Diagnose klinisch wahrscheinlich zu gestalten. Er ist nachweisbar als lokaler
Druck- und Klopfschmerz bei Beklopfen der Dornfortsätze und besonders in
Form des sog. Stauchungsschmerzes. Dieses indirekte Schmerzphänomen löst
man durch Schlag mit der flachen Hand auf den Scheitel oder durch ruckartigen
Druck auf beide Schultern aus.

Die weitgehende Ausschaltung der Funktion der Wirbelsäule läßt sich aus der ängstlich steifen Haltung, dem Unvermögen sich aufzurichten, der sorgsamen Vermeidung jeder Erschütterung erschließen. Eingehende Prüfung der Funktion ist nicht zulässig, da beim Aufrichten eines Patienten mit Wirbelfraktur noch nachträglich eine Luxation entstehen oder eine Einklemmung eines Fragmentes in den Wirbelkanal eine ernste Komplikation herbeiführen könnte.

Klinisch entscheidend für die Diagnose ist die Deformität. Die Formveränderung in der Tiefe wird dadurch nach außen projiziert, daß durch Zusammenrücken der benachbarten Wirbelkörper an der Vorderseite hinten umgekehrt die zugehörigen Dornfortsätze auseinanderweichen, so daß der dem frakturierten Wirbel zugehörige Dornfortsatz als traumatischer Gibbus deutlich vorspringt (vgl. Abb. 126 S. 130). Der Nachweis eines solchen Gibbus, seine Druck- und Klopfschmerzhaftigkeit, der Stauchungsschmerz lassen zusammen mit der Anamnese die Wirbelfraktur mit großer Sicherheit diagnostizieren. Das Röntgenbild macht dann die Diagnose endgültig.

4. Komplikationen.

Die Komplikationen der Wirbelfrakturen werden beherrscht von dem im Wirbelkanal geschützt eingeschlossenen Rückenmark.

a) Die primäre Querschnittsläsion des Rückenmarks. Bei Eintritt dieser schweren Komplikation steht die völlige motorische und sensible Lähmung des Rückenmarks (Paraplegie) im Vordergrunde. Es sind nach abwärts von den dem frakturierten Wirbel entsprechenden Rückenmarkssegmenten alle nervösen Funktionen erloschen. Es besteht also eine totale, schlaffe motorische Lähmung, völlige Anästhesie und Erloschensein der Reflexe. Später geht die Lähmung über in ein Stadium der spastischen Paraplegie. Die Blasenlähmung äußert sich in einer anfänglich kompletten Urinretention, die sich alsbald, sofern nicht katheterisiert wird, in eine Ischuria paradoxa (tropfenweiser Abgang von Urin bei maximal überfüllter Blase) umwandelt, während sich nach 8—10 Tagen eine teilweise Urininkontinenz auszubilden pflegt. Die Mastdarmlähmung äußert sich gleichfalls trotz Sphincterlähmung anfangs infolge fehlender Bauchpresse in einer Retention, später in einer Inkontinenz.

Die Querschnittslähmung kann — das ist für das therapeutische Verhalten oft genug ausschlaggebend — ursächlich ganz verschieden bedingt sein:

α) durch Kompression des Rückenmarks, sei es durch ein Hämatom oder ein Fragment oder durch eine winklig abgeknickte Fraktur selbst;

β) durch Hämatomyelie, d. h. eine Blutung in die Rückenmarksubstanz. In diesen beiden Fällen kann eine Querschnittslähmung auch bei erhaltener Kontinuität des Rückenmarks eintreten;

γ) durch eine vollkommene traumatische Kontinuitätstrennung des Rückenmarks selbst (vgl. Abb. 124).

Nicht immer ist es möglich, nachträglich diagnostisch festzustellen, wodurch die Querschnittslähmung ursächlich bedingt ist. Differentialdiagnostisch entscheidend sind die Anamnese und der neurologische Befund: Bei völliger Kontinuitätstrennung berichtet die Anamnese über blitzartige, augenblicklich komplette, bei der Kompression und Hämatomyelie über mehr oder minder allmählich entstandene Lähmung. Die Anamnese ergibt also Hinweise für die Entscheidung, ob Kontinuitätstrennung oder nicht. Bei der weiteren Frage, ob ohne Kontinuitätstrennung die Querschnittslähmung auf Hämatomyelie oder Kompression zu beziehen ist, kann der neurologische Befund ausschlaggebend sein.

Bei der Hämatomyelie ist oft eine Seite stärker betroffen, die Lähmungen sind nicht immer komplett und die Symptome erstrecken sich auf mehrere Segmente im Gegensatz zu der örtlich meist schärfer umschriebenen Kompression.

b) Sekundäre Frakturkomplikationen: *α*) Von seiten der Fraktur wäre die gelegentlich auftretende Synostose der benachbarten Wirbel, die nachträgliche, teilweise oder völlige Kompression des Rückenmarks durch Frakturcallus und endlich die sekundäre Ausbildung einer Kyphose zu erwähnen (KÜMMELLsche Krankheit).

Bei der KÜMMELLschen Krankheit handelt es sich darum, daß nach Traumen der Wirbelsäule zunächst klinisch und röntgenologisch keine Fraktur nachgewiesen werden kann; es folgt dann der Behandlung „wegen Rückenkontusion" eine relativ beschwerdefreies Intervall, bis nach 6—12—18 Monaten wieder neue und zunehmende Beschwerden auftreten, die dann objektiv und klinisch in einem Gibbus und röntgenologisch in einer Zusammensinterung des damals betroffenen Wirbels ihre Erklärung finden. Es handelt sich also bei der KÜMMELLschen Krankheit um kleinste Frakturen im Bereich des Spongiosagerüstes, die sich im ersten Stadium wegen des Mangels einer Formveränderung auch der röntgenologischen Diagnostik entziehen, später aber durch sekundäres Zusammensintern des Wirbelkörpers (infolge Knochenatrophie oder Spondylomalacie?) das Krankheitsbild der Kompressionsfraktur deutlich erkennen lassen. Die KÜMMELLsche Kyphose muß in den meisten Fällen als Unfallsfolge anerkannt werden.

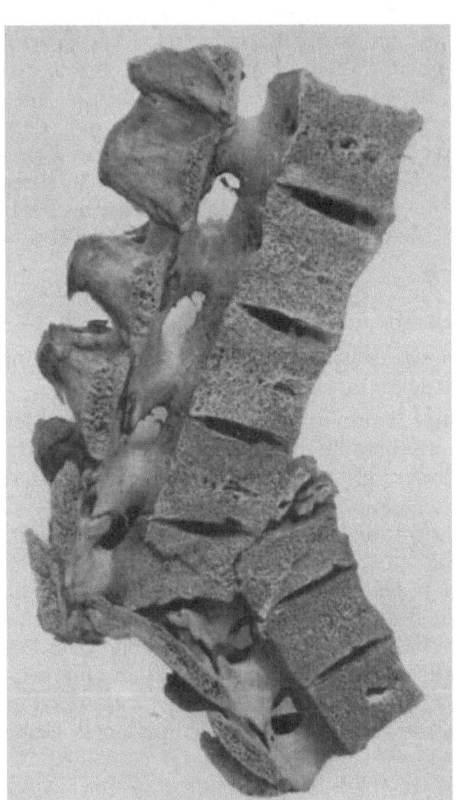

Abb. 124. Kontinuitätstrennung des Rückenmarks bei Luxationsfraktur der Wirbelsäule.
Die untere Kante des luxierten und frakturierten Wirbels hat das Rückenmark meißelartig durchschnitten. Der Rückenmarkskanal ist unterbrochen.
(Präparat zur Reproduktion von Herrn Geheimrat E. KAUFMANN aus dem Pathologischen Institut Göttingen gütigst überlassen.)

β) Die Spätkomplikationen von seiten der Querschnittslähmung. Infolge der neurotrophischen Störungen besteht bei Kranken mit Querschnittslähmung die große und auf die Dauer kaum abwendbare Gefahr des Decubitus an den Aufliegestellen (Kreuzbein, Schulterblätter, Fersen usw.). Von den Druckgeschwüren aus drohen wiederum Erysipel, Phlegmonen, Osteomyelitis des Kreuzbeines und Beckens, Meningitis und Allgemeininfektion.

Die zweite große Gefahrenquelle bildet die Blasenlähmung. Auch unter peinlich aseptischen Kautelen kommt es im Laufe der Zeit zur Cystitis, und von der Cystitis aus dann weiter zu aufsteigender Pyelitis, Pyelonephritis und Urosepsis.

Verletzte mit Wirbelfrakturen und Querschnittslähmung pflegen denn auch, je nach Lage des Falles, selbst bei sorgsamster Pflege nach Monaten und Jahren der Infektion vom Decubitus oder von den Harnwegen aus zu erliegen.

5. Behandlung der Wirbelbrüche.

Die Behandlung, Prognose und der Endzustand sind grundverschieden, je nachdem, ob es sich um Frakturen mit oder ohne Querschnittslähmung handelt.

a) Wirbelfrakturen ohne Rückenmarksverletzungen. Bei der Behandlung steht die Wiederherstellung der statischen Belastungsfähigkeit der Wirbelsäule allein im Vordergrunde. Die Wiederherstellung der Muskel- und Gelenkfunktion kann ohne weiteres dem Wiedergebrauch der Wirbelsäule überlassen werden, da stets die Funktion der übrigen Wirbel den Ausfall des frakturierten Wirbels kompensiert. Da außerdem auch die Form, mit der der Wirbel ausheilt, kaum eine Rolle spielt, so ist die Therapie beim Fehlen von Rückenmarkserscheinungen im Prinzip eine einfache. Bei der Notversorgung ist sorgsamste Lagerung, Umlagerung nur unter Stützen der Frakturstelle, Vermeidung jeder weiteren Dislokation (kein Aufsetzen!) vonnöten.

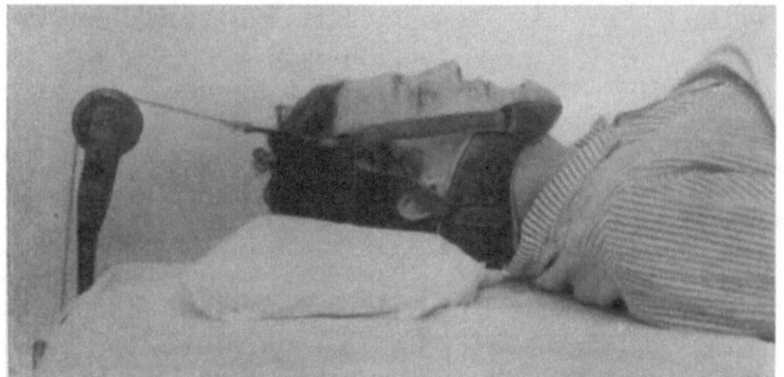

Abb. 125. Lagerung in GLISSONscher Schwebe bei Wirbelfraktur.

Bei fehlenden Rückenmarkskomplikationen bedürfen die Frakturen im allgemeinen bei fehlender Dislokation keiner Reposition im eigentlichen Sinne. Gewöhnlich genügt Bettruhe auf harter Unterlage mit redressierender Unterpolsterung eines allenfalls vorhandenen Gibbus und Ruhigstellung und Entlastung der Wirbelsäule durch GLISSONsche Schwebe vollkommen (s. Abb. 125). Wegen der Schmerzhaftigkeit jeder Bewegung pflegt der Kranke in der ersten Zeit nach der Verletzung von sich aus die therapeutischen Maßnahmen zu unterstützen.

Bei Gibbus und leichten Kompressionserscheinungen wird man die Wirbelsäule durch entgegengesetzt wirkende Reklination, GLISSONsche Schlinge, Hochstellen des Kopfendes des Bettes und Extension an beiden Beinen mittels gut gepolsteter Fußmanschetten langsam zu reponieren versuchen.

In jedem Falle bleibt der Kranke 6 Wochen liegen, nach dieser Zeit erst ist vorsichtiges, gestütztes Aufsitzen im Bett, nach 8 Wochen erstes Aufstehen und Gehen, aber nur im Gipskorsett oder besser in einem orthopädischen Stützkorsett, erlaubt. Letzteres vereint die Vorteile des leichten Gewichts, der Abnehmbarkeit und besseren Stützfunktion, es soll mindestens ein Jahr — bei KÜMMELLscher Kyphose mehrere Jahre — getragen werden (s. Abb. 126).

Bei Kindern ist die Wirbelfraktur selten, vorkommendenfalls ist als sicherste Behandlung Gipsbettlagerung angezeigt.

b) Wirbelfrakturen mit Rückenmarksverletzung. Sie erheischen operative Behandlung (Laminektomie), sobald bei Querschnittslähmung nach der Anamnese und nach dem Befunde eine Kompression des Rückenmarks durch ein Hämatom oder ein Fragment bei fehlender Kontinuitätstrennung vermutet werden muß.

Die Laminektomie hat zwar den großen Nachteil, daß sie nicht ohne weitere Erschütterung der verletzten Stelle vorgenommen werden kann und daß sie außerdem noch durch Wegnahme der Dornfortsätze und hinteren Abschnitte der Wirbelbögen die Wirbelsäule noch weiter ihres Haltes beraubt. Bei der sonst jedoch völlig infausten Prognose wird man sich aber trotzdem immer wieder zur Laminektomie bei Wirbelfraktur und Querschnittslähmung entschließen müssen, sobald die Frage, ob Kompression oder Kontinuitätstrennung, zweifelhaft ist.

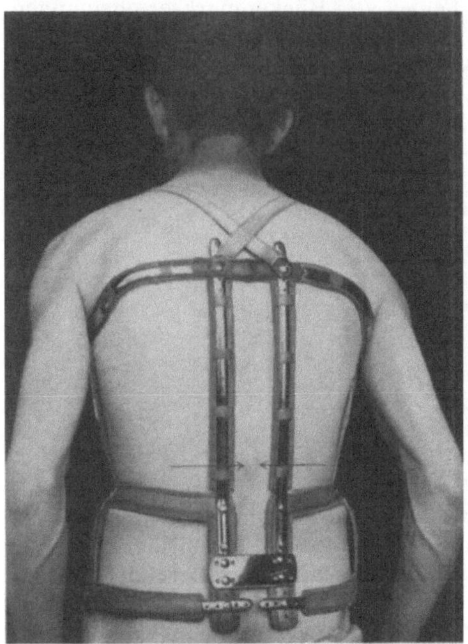

Abb. 126. Stützkorsett nach Fraktur der Lendenwirbelsäule. (Der traumatische Gibbus ist [s. Pfeile!] deutlich zu erkennen.)

Wird die Operation abgelehnt oder ist sie irgendwie kontraindiziert (verschmutzte Quetschwunden über der Frakturstelle), dann soll man auch die schwache Möglichkeit, durch Extension und Gegenextension eine örtliche Besserung der räumlichen Verhältnisse an der Fraktur zu erzielen, nicht ungenutzt lassen.

Die Therapie bei irreparabler Querschnittslähmung. Da immer gelegentlich einmal eine Durchquetschung des Rückenmarks angenommen wird, wo es sich um eine bloße Kompression handelt, und da bei Kompression oft noch nach sehr langer Zeit eine Heilung möglich ist, so hat die Therapie alle Anstrengungen zu machen, Komplikationen fernzuhalten. Es sind Fälle bekannt, wo sich das Leben über Jahrzehnte erhalten ließ.

Die nicht selten neuralgiformen Schmerzen werden mit wirksamen antineuralgischen Mitteln, eventuell mit Pantopon, in Verbindung mit der Stuhlregulierung (s. u.) bekämpft.

Im übrigen stellt die Behandlung die größten Anforderungen an aufopfernde, sorgsamste Pflege. Sie erstreckt sich auf Prophylaxe des drohenden und Behandlung des eingetretenen Decubitus, der Stuhlentleerung und Blasenbehandlung und auf symptomatische Therapie für Linderung der unsäglich traurigen Lage dieser oft ganz besonders für jede kleinste Hilfe dankbaren Kranken.

Die Prophylaxe des Decubitus besteht in Abwaschungen, Einreiben der Haut mit Kampferspiritus zur Härtung, Einpudern der Haut, Lagerung auf weichen Tüchern (keine Falten!) und auf Wasserkissen, für die Fersen Hohllagerung auf Wattekränzen. Das Gefährlichste ist Feuchtigkeit. Ist solche einmal, z. B. bei profusen Durchfällen. nicht vermeidbar, dann muß die Haut durch Pasten gegen das Eindringen der Feuchtigkeit geschützt werden. Der Druck der Bettdecke wird im Bereich der gelähmten Partien durch eine gut überdeckte Reifenbahre verhütet. Sobald einige Wochen seit der Fraktur verstrichen sind, ist Lagewechsel (abwechselnd Bauch-, Rücken- und halbe Seitenlagen) ein sehr wirksames Prophylacticum des Decubitus.

Der trotz aller Sorgfalt eingetretene Decubitus hat gewisse Heilungschancen nur im Dauerbad, in dem Kranke mit großem Genesungswillen eine ganze Reihe von Monaten gehalten werden können.

Die Stuhlentleerung pflegt in den ersten 4—5 Tagen (Fortfall der Bauchpresse!)

zu fehlen, sie soll mit Rücksicht auf die frische Fraktur auch nicht früher erzwungen werden. Von da an ist es für den Kranken (Umlagern! Feuchtwerden!) das beste, wenn einige Tage künstlich mit Opium oder Pantopon (letzteres oft gleichzeitig gegen die neuralgiformen Schmerzen) gestopft und dann jeweils einmal gründlich abgeführt wird. Manuelle Ausräumung des Rectums ist anfangs oft nicht zu umgehen. Peinlichste Säuberung und insbesondere Trocknung.

Die Blasenbehandlung sieht sich dauernd der Hauptgefahr der aufsteigenden Infektion der Harnwege gegenüber. Es ist zweimal täglich Katheterismus unter peinlichster Asepsis, einmal mit anschließender Blasenspülung (mit Bor-, Oxycyanat-, Kalipermanganatlösung) erforderlich. Innerlich dienen Urotropin und Salol, Bärentraubenblätter- oder Eukystoltee als Mittel zur Prophylaxe der Cystitis.

Solange Aussicht auf Heilung besteht, werden die gelähmten Gliedmaßen in ihren Gelenken passiv bewegt. Die Ausbildungen von Contracturen sind zu verhüten. Massage unterbleibt wegen Schädigung der gelähmten Muskulatur und wegen erhöhter Furunkulosegefahr.

Es sind viele Einzelkomponenten, die den Effekt der Pflege verbürgen, der Erfolg ist hier wie wohl nirgends sonst ein Prüfstein für die Gründlichkeit und Sorgfalt in der Pflege.

6. Luxationen der Wirbelsäule.

In der allgemeinen Luxationslehre war die Rede davon, daß die Luxationshäufigkeit mit der Zunahme der Beweglichkeit wächst. Auf die Wirbelsäule übertragen bedeutet das, daß die Luxationsgefährdung der einzelnen Abschnitte eine ganz verschiedene sein muß. Während die Brustwirbelsäule mit ihrer architektonischen Verstrebung durch den Brustkorb und die Lendenwirbelsäule durch die massige Entwicklung ihrer Wirbelkörper und durch ihre mächtige Bänderfixation weitgehend gegen Luxationen gesichert sind, bringt es gerade der hohe Grad von Beweglichkeit der Halswirbelsäule mit sich, daß Luxationen fast ausschließlich im Bereich ihres Halsteiles vorkommen.

Aber auch hier besteht noch ein sehr charakteristischer Unterschied zwischen den ersten beiden nicht durch Synchondrosen, sondern durch echte Gelenke miteinander verbundenen sog. Drehwirbeln und den übrigen sog. Beugungswirbeln der Halswirbelsäule.

a) Luxationen im Bereich der Drehwirbel der Halswirbelsäule. 1. **Luxation des Kopfes.** Zum Verständnis dieser Verrenkung zwischen Occiput und Atlas ist es notwendig, sich ins Gedächtnis zurückzurufen, daß in der Gelenkverbindung zwischen Schädel und Atlas, dem „Träger" des Schädels, nur das „Wiegen" und „Nicken" des Kopfes, also Auf- und Abwärtsbewegungen und seitliches Beugen auf die Schulter, ausgeführt wird.

Die Luxation entsteht durch übermäßiges Beugen oder Strecken, sie ist sehr selten und durch Quetschung des verlängerten Markes meist sofort tödlich.

2. **Die Luxation des Atlas.** Für diese Verrenkung zwischen dem 1. und 2. Halswirbel — die Benennung der Wirbelluxationen erfolgt stets nach dem oberen der beiden betroffenen Wirbel — ist es mnemotechnisch ratsam, sich daran zu halten, daß der 2. Halswirbel seinen Namen Epistropheus davon hat, daß auf ihm der Schädel samt Atlas ihre Drehbewegungen, z. B. beim Schütteln des Kopfes, ausführt. Der Drehzapfen

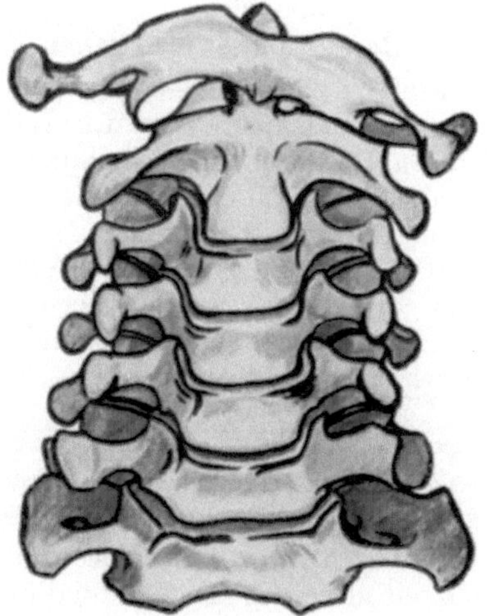

Abb. 127. Luxation des Atlas.

ist der Zahn des Epistropheus, die um den Zahn sich drehende Drehscheibe ist der Kopf zusammen mit dem Atlas.

Die Luxation entsteht durch forcierte Überdrehung, ist nicht so extrem selten, wie die des Kopfes und endet nicht immer letal.

Klinisch läßt die Kombination bestimmter Dislokationen (Drehung des Kopfes nach der der Luxationsdrehung entgegengesetzten Seite, Beugung und Neigung auf die Seite der Verhakung) die Diagnose bei sorgsamster Analyse dieser Phänomene stellen. Ein weiteres ungemein charakteristisches Symptom besteht noch darin, daß der Kopf zwar noch über seine abnorme Haltung hinaus weiter,

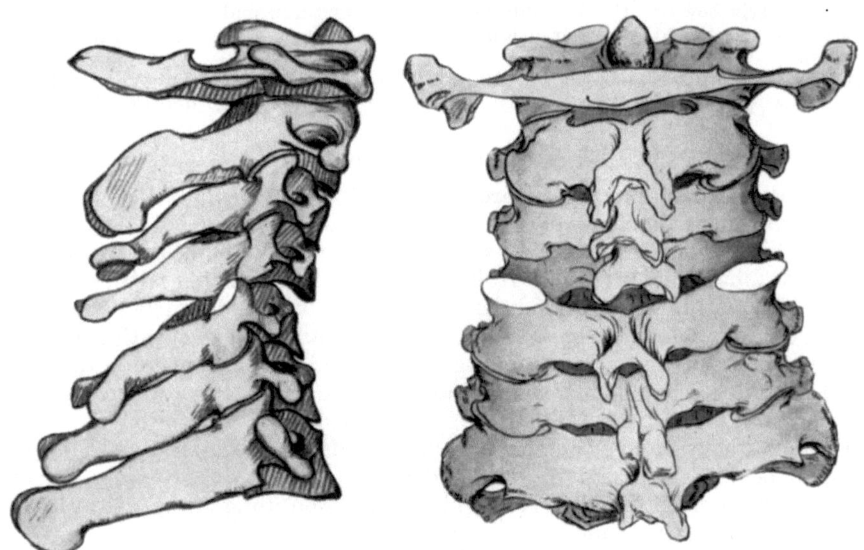

Abb. 128. Beugungsluxation der Halswirbelsäule (von hinten und von der Seite).

aber nicht in die Mittelstellung zurückgedreht werden kann („Epistropheussymptom" nach SUDECK). Der Dornfortsatz des 2. Halswirbels ist neben der Mittellinie palpabel.

Die Reposition ist in frischen Fällen durch Extension, Lösung der Verhakung und Rückdrehung möglich.

3. Luxationen der übrigen Halswirbelsäule. a) *Mechanismus der Wirbelluxationen.* Halswirbelluxationen entstehen entweder durch Beugung oder durch Rotation. Bei der Beugungsluxation wird zunächst die Flexionsfähigkeit bis an ihre äußerste Grenze beansprucht. Bei der Forcierung reißen dann die dorsalen Bänder ein und die Gelenkflächen rutschen ab, so daß dann der kopfwärts gerichtete Teil nach vorn gegenüber dem rumpfwärts gerichteten luxiert wird. Die Beugungsluxationen sind entsprechend ihrem Entstehungsmechanismus fast durchweg doppelseitige Luxationen.

Beispiel: Einem auf dem haltenden Wagen stehenden Knecht gehen plötzlich die Pferde durch. Er stürzt rücklings mit dem instinktiv eingezogenen Kopf auf die weiche Wiese, der sich überschlagende Körper forciert die Beugung weiter und führt zu einer typischen doppelseitigen Beugungsluxation der Halswirbelsäule.

Die Drehungsluxationen entstehen dadurch, daß die physiologische Drehfähigkeit überstiegen wird und die Gelenkverbindungen der Seitengelenke dadurch gelöst werden. Die Rotationsluxationen sind meist einseitig.

b) Die Symptome. Für die Diagnose sind entscheidend die Haltungsstellung des Kopfes, der Palpationsbefund und die Art der Funktionsstörung.

Bei der doppelseitigen Beugungsluxation steht der Kopf starr und gerade nach vorn gerichtet und leicht gebeugt; er wird in dieser Stellung ängstlich ge-

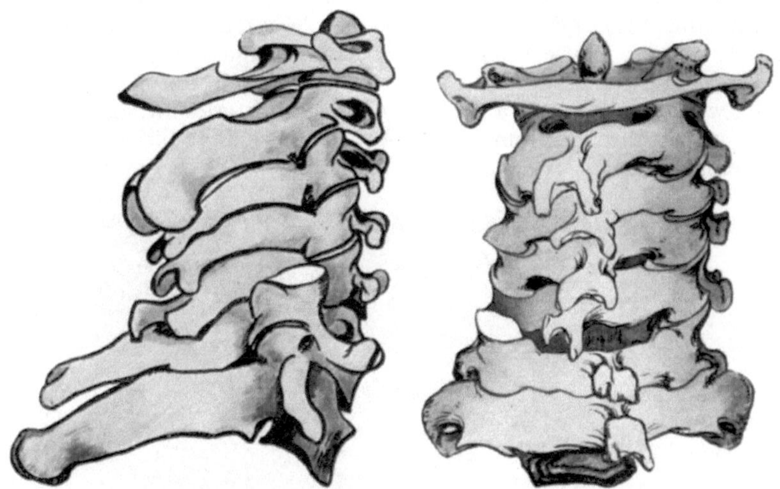

Abb. 129. Rotationsluxation der Halswirbelsäule von hinten und von der Seite.

halten. Die Palpation weist ein stufenförmiges Vorspringen des auf den luxierten Wirbel folgenden Dornfortsatzes und vom Munde aus ein stufenförmiges Zurückweichen der folgenden Wirbelkörper nach, alles Symptome, deren Zustandekommen aus Abb. 128 und dem Röntgenbild der Abb. 130 ableitbar ist.

Bei den Rotationsluxationen ist es vor allem die Haltungsanomalie, die der Diagnose den Weg weist. Der Kopf steht schief, das Gesicht sieht nach der unverletzten Seite, der Kopf ist dabei gleichzeitig noch nach der unverletzten Seite gesenkt, so daß das Ohrläppchen der unverletzten Seite der Schulter nähersteht als auf der verletzten Seite. Gleichzeitig ist der Kopf etwas nach vorn geneigt. Dazu kommt, daß diese drei charakteristischen Bewegungsverschiebungen, durch die Haltung fixiert, streng innegehalten werden.

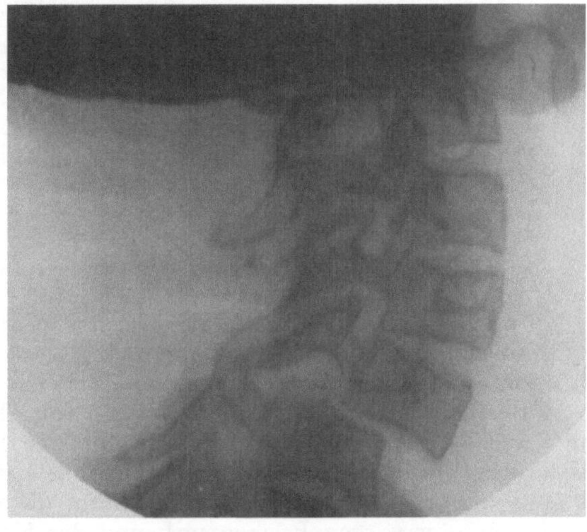

Abb. 130. Beugungsluxation der Halswirbelsäule im Röntgenbild.

Das sicherste differentialdiagnostische Hilfsmittel zur Unterscheidung, ob einseitige oder doppelseitige und damit meist zugleich, ob Rotations- oder Beugungsluxation, gibt die Inspektion: Bei der einseitigen Rotationsluxation steht, der Einseitigkeit entsprechend, die Störung der bilateralen Symmetrie im

Vordergrunde, demzufolge erhält man auch das charakteristische Bild bei Betrachtung von vorn; bei der doppelseitigen Beugungsluxation bleibt dagegen die bilaterale Symmetrie im ganzen gewahrt, so bekommt man denn hier das kennzeichnende Bild am besten bei der Betrachtung von der Seite. Bereits im unteren Bereich der Halswirbelsäule sind die Luxationen häufiger mit Frakturen kombiniert (vgl. Abb. 131), mit der Zunahme der Massigkeit der Wirbelkörper ist die Luxation immer häufiger mit Frakturen kombiniert.

4. **Luxationen der Brust- und Lendenwirbelsäule.** Sie sind sehr selten und werden meist nur auf dem Sektionstisch erkannt, da sie fast stets mit Rückenmarksdurchtrennung (vgl. Abb. 132) und tödlichen inneren Verletzungen einhergehen.

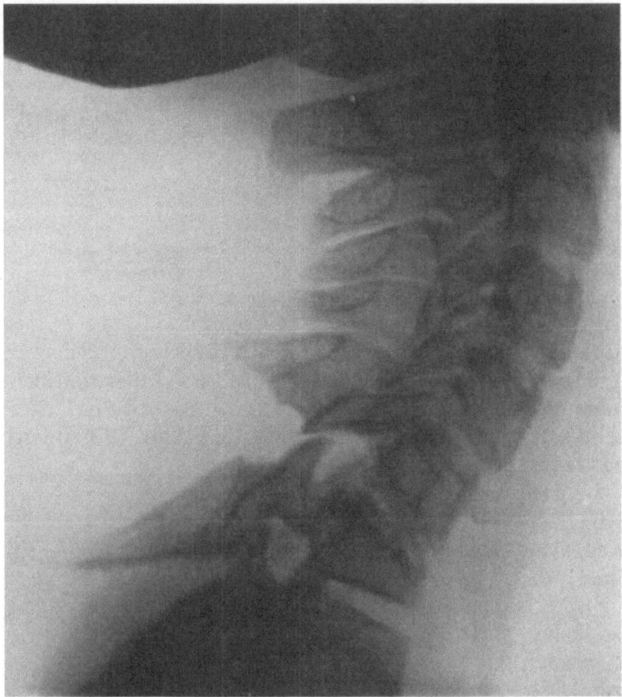

Abb. 131. Luxationsfraktur der Halswirbelsäule.

Bei allen Luxationen drohen die gleichen Komplikationen von seiten des Rückenmarkes, wie bei den Frakturen. Im Bereich der Halswirbelsäule sind die Verletzungen und Durchblutungen des Rückenmarkes meist sofort tödlich.

5. **Behandlung der Wirbelluxationen.** Bei frischen Luxationen ist zur Beseitigung der Haltungsanomalie und zur Beseitigung der Kompressionsgefährdung des Rückenmarks die Reposition strikte indiziert. Die Reposition ist stets als ernster Eingriff zu betrachten, da auch noch von seiten des Repositionsmanövers dem Rückenmark und der Medulla oblongata weitere Komplikationen drohen. Die Reposition wird nur in tiefer Narkose ausgeführt, im Excitationsstadium der Narkose ist der Kopf sicher fixiert zu halten.

Bei der **Rotationsluxation** wird zunächst zur Lösung der Verhakung die Abduktion des Kopfes nach der unverletzten Seite zu noch vermehrt, dann wird unter gleichzeitigem Zug am Schädel durch Rückwärtsrotation versucht, die

Wirbelsäule richtig zu stellen. Dabei bedarf es gleichzeitig einer Überstreckung nach hinten.

Bei der **Beugungsluxation** ist das Vorgehen ein im Prinzip gleiches, da bei dieser doppelseitigen Luxationsform stets erst die eine, dann die andere Seite nach dem gleichen Vorgehen reponiert wird.

Nach der Reposition wird für zehn Tage zur Immobilisierung der Halswirbelsäule eine SCHANZsche Wattekrawatte (Abb. 133) angelegt und nach dieser Zeit der Hals seiner freien Beweglichkeit überlassen.

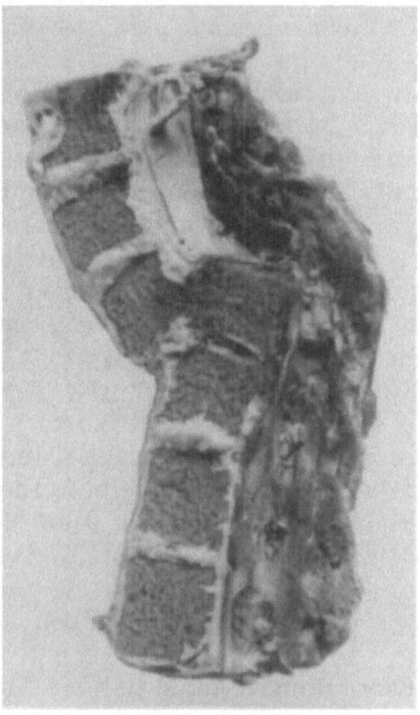

Abb. 132. Luxationsfraktur der Brustwirbelsäule mit Durchtrennung des Rückenmarks.

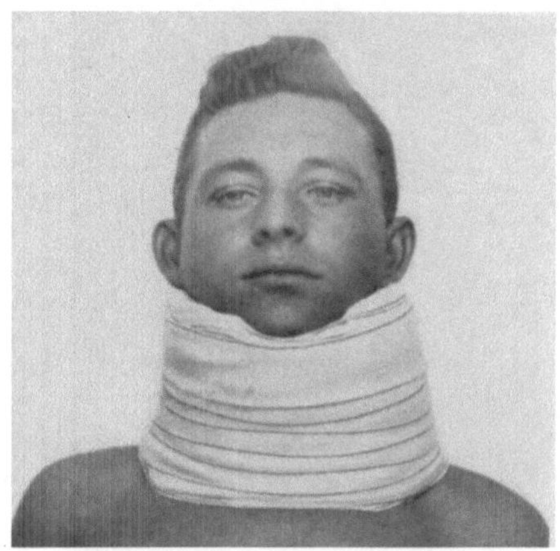

Abb. 133. SCHANZsche Wattekrawatte. Zur Nachbehandlung reponierter Luxationen und Frakturen der Halswirbelsäule.

Kommen nichtreponierte Luxationen erst nach Wochen zur Behandlung, so ist ein Repositionsversuch fast stets zum Scheitern verurteilt, er birgt außerdem erhöhte Gefahren für das Rückenmark in sich.

II. Brustkorb.

1. Frakturen der Rippen.

Die durch Schlüsselbein, Oberarm, Schulterblatt geschützte tiefe Lage der oberen Rippen und die federnde Beweglichkeit der freien unteren Rippen machen es verständlich, daß Rippenbrüche fast nur die mittlere Thoraxpartie in der Gegend der 5. bis 8. Rippe betreffen.

a) Entstehung. Bei Kindern sind Rippenfrakturen infolge der großen Elastizität des Thorax außerordentlich selten, es kommt z. B. beim Überfahren eher zu inneren Verletzungen als zu Rippenbrüchen. Mit zunehmendem Alter nimmt mit zunehmender Sprödigkeit der Knochen die Frakturfrequenz der Rippen zu.

Rippenfrakturen entstehen seltener direkt auf Stoß oder Schlag — und dann meist als Einzelfrakturen —, sondern häufiger indirekt, besonders bei Thoraxkompression, z. B. bei Überfahrenwerden, Einklemmung zwischen Puffer, „Wiederbelebungsversuchen". Dabei kommt es dann an der Stelle der stärksten Beanspruchung der physiologischen Krümmungen (Angulus costae und Seitenkrümmung) zu typischen Biegungsbrüchen (s. S. 14, Abb. 17), die bei indirektem Biegungsmechanismus oft in der Mehrzahl auftreten (sog. Serienfrakturen).

b) Symptome und Diagnostik. Die Hämatombildung spielt eine geringe Rolle, lediglich bei direkten Traumen weist das Kontusionshämatom auf die Frakturstelle hin. Auch abnorme Beweglichkeit ist im allgemeinen bei der gegenseitigen Schienung der Rippen und der Unmöglichkeit, den frakturierten Knochen manuell zu umgreifen, nicht, Krepitation nur auskultatorisch nachweisbar. Die Dislokation ist bloß bei mehrfachen Brüchen erkennbar, aber auch da ist sie nur gering.

Gesichert wird die Diagnose durch den scharf umschriebenen lokalen Druckschmerz, durch den sehr charakteristischen indirekt fortgeleiteten Kompressionsschmerz bei seitlicher Kompression des Thorax und endlich durch die Behinderung der Thoraxfunktion, wie sie sich in ängstlich oberflächlicher Atmung, stechendem Schmerz und Atemanhalten beim Versuch, durchzuatmen und beim Husten zu erkennen gibt.

c) Komplikationen. *a)* **Die Verletzung der Pleura und der Lungen.** Sie äußert sich nach außen durch eine posttraumatische Hämoptöe. Diese kommt durch Aspiration von Blut aus den verletzten Alveolen in die Endverzweigungen des Bronchialbaums und Aushusten des Blutes nach außen zustande.

Im Thoraxinnern kann sich ein Hämatothorax entwickeln, wenn sich das Blut aus der Frakturstelle selbst und aus der Pleuraverletzung, seltener aus der A. intercostalis in den Pleuraraum ergießt. Ein Hämatopneumothorax kann jedoch nur entstehen, wenn gleichzeitig mit der Pleura auch Lungengewebe verletzt und kleine Bronchien eröffnet

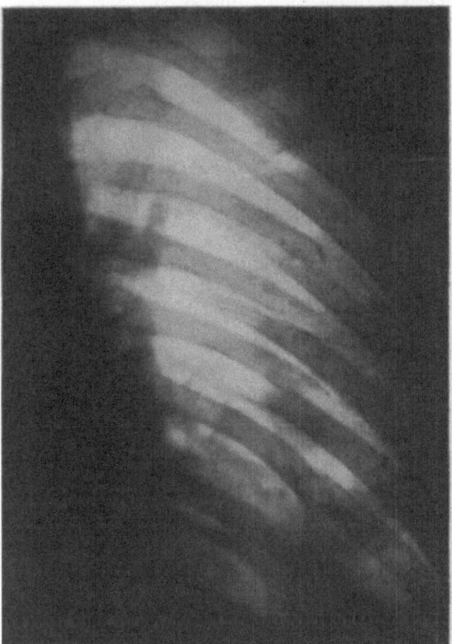

Abb. 134. Multiple Rippenfrakturen (Serienfraktur).

sind. Eine Vereiterung des Hämatothorax, also ein Pyothorax, ist sehr selten, da das Flimmerepithel der Bronchien die Keime der Atemluft schon in den Bronchien zweiter Ordnung zuverlässig zurückhält.

β) Eine ziemlich häufige Folge der Lungenverletzung ist das Hautemphysem. Es entsteht durch exspiratorisches Hineinpressen von Luft aus der Lungenin die Thoraxwunde und Ausbreitung der angesammelten Luft im Unterhautzellgewebe (s. Abb. 81, S. 76). Es kann sich über weite Strecken des Körpers zusdehnen, überall luftkissenartige Auftreibungen erzeugen, ist gewöhnlich harmlos, wird aber bedrohlich, sobald es sich über sehr große Strecken des Körpers ausbreitet.

Therapie. Die erste Versorgung beginnt mit einer Darreichung von Morphium 0,01—0,02 (Schmerzbekämpfung, Linderung des Hustenreizes und der Atemnot). Eine Reposition der Frakturen ist meist unnötig oder sogar unmöglich, da die Rippenfrakturen durch die benachbarten nichtgebrochenen Rippen an einer erheblicheren Dislokation verhindert und außerdem durch die Zwischenrippenmuskulatur und die Schienung von seiten der gesunden Rippen in richtiger Stellung gehalten werden. Um so wichtiger ist dagegen die Immobilisierung des betreffenden Thoraxabschnittes, um sowohl dem Kranken Erleichterung zu bringen, wie auch die Heilung durch Ruhigstellung zu begünstigen.

Die Immobilisierung erfolgt am besten durch den sog. Dachziegelheftpflasterverband (s. Abb. 135). Bettruhe ist nur bei ausgedehnten Rippenfrakturen und bei Komplikationen angezeigt, alte Leute sollen wegen Pneumoniegefahr viel auf sein.

Es werden 4—5 Streifen breiten Heftpflasters, unten beginnend, so an den Thorax angelegt, daß die verletzte Seite völlig umfaßt und ruhiggestellt wird. Dazu ist es unbedingt nötig, 1. daß die Streifen vorn und hinten die Mittellinie ein kurzes Stück bis auf die gesunde Seite überragen und 2. daß sie in Exspirationsstellung angelegt werden.

Bei hochgradigem Hämatothorax ist Punktion und Ablassen des Ergusses für die schnellere Resorption von Nutzen. Die Punktion soll, außer bei sehr erheblicher Dyspnöe, nicht zu früh vorgenommen werden, um nicht nach der Punktion die Blutung wieder von neuem anzuregen, sie soll aber auch nicht zu spät erfolgen, da sonst die Wiederentfaltung Schwierigkeiten macht. Am günstigsten ist der 3.—4. Tag.

Nur in seltenen Fällen (offene Fraktur, lebensbedrohliches Hautemphysem, Verblutungsgefahr) verlangt eine Rippenfraktur eine Thorakotomie und Lungennaht.

Das Hautemphysem pflegt im allgemeinen mit zunehmender Wundverklebung und langsam resorbiert zu werden.

Die Seltenheit von Frakturen der Rippenknorpel erklärt sich aus der großen Elastizität derselben, die noch größere Seltenheit der Luxationen der Rippenknorpel gleichfalls aus der Elastizität und starken Bänderversorgung. Gewöhnlich werden sie nur als Nebenbefund bei schweren anderweitigen Verletzungen beobachtet. Luxationen der Rippen in den vertebralen Gelenken kommen äußerst selten einmal als Nebenverletzung bei Wirbelfrakturen vor.

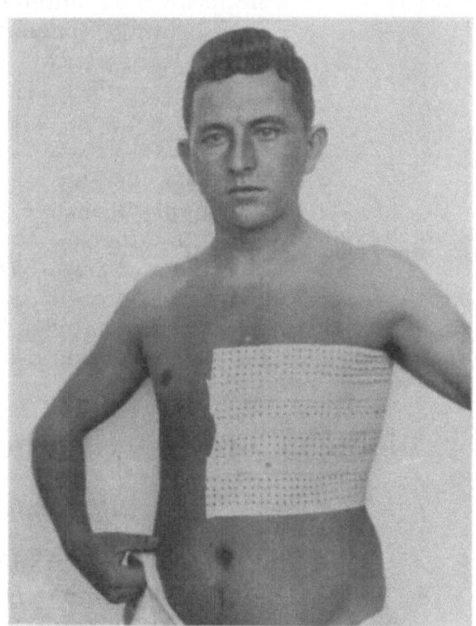

Abb. 135.   Dachziegelheftpflasterverband bei Rippenfraktur.

2. Frakturen des Brustbeins.

Direkte Sternalfrakturen bedürfen zu ihrer Entstehung sehr heftiger, umschrieben auftreffender Gewalten (Deichselstoß, Auffahren auf Langholzfuhrwerk, Eindrücken der Brust durch das Steuerrad bei Autounglücken). Sie pflegen durch gleichzeitige schwere innere Verletzungen schnell tödlich zu verlaufen.

Indirekt kommt eine Sternalfraktur durch maximale Beugung des Kopfes und gewaltsames Aufstoßen des Kinns auf das Brustbein zustande. Oft besteht bei diesen — meist sind es Verschüttungsfrakturen — gleichzeitig noch eine Luxationsgefahr im Bereich der unteren Halswirbelsäule.

Beispiel: Einer Bäuerin, die auf einem hochgeladenen Getreidewagen mit dem Gesicht nach rückwärts sitzt, wird bei der Durchfahrt durch eine Eisenbahnunterführung der Kopf auf die Brust gepreßt, es frakturiert durch übermäßige Beugung der 1. Brustwirbel, die Gewalt wirkt weiter und bohrt das Kinn aufs Brustbein: indirekte Biegungsfraktur des Sternums.

Auch der genau entgegengesetzte Mechanismus, maximale Überstreckung der Wirbelsäule nach hinten, vermag indirekt das Sternum in Form eines Riß-mechanismus zu rupturieren. Bei den meisten Frakturen handelt es sich um Querfrakturen an der Grenze zwischen Manubrium und Corpus sterni.

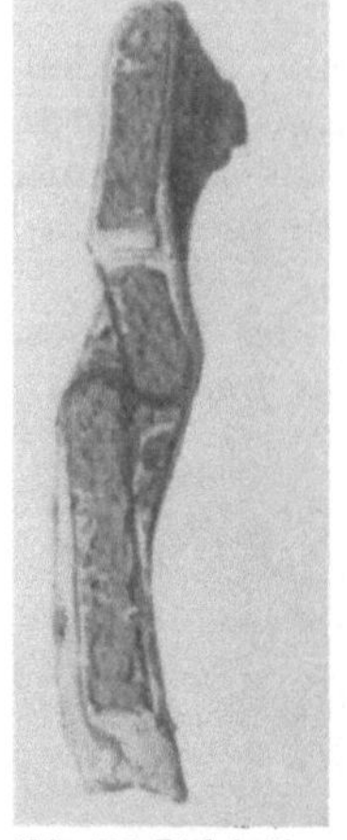
Abb. 136. Dislokation bei Fractura sterni.

Von Symptomen weist, abgesehen von dem leicht nachweisbaren subcutanen Frakturhämatom, der scharf umschriebene Druckschmerz auf die Fraktur hin. Die Funktionsstörung, die sich in Schmerzhaftigkeit bei tiefem Luftholen äußert, die zur Entspannung vornübergebeugte Haltung und die leicht palpable Dislokation der Fragmente (s. Abb. 136), die sich treppenförmig untereinander — meist das Manubrium unter das Corpus — schieben, sichern die Diagnose.

An Komplikationen können Blutungen ins vordere Mediastinum, Pleura-Lungenverletzungen, Hämatothorax und Rippenfrakturen in Betracht kommen.

Die Behandlung der Sternalbrüche hat die Aufgabe, die untereinandergeschobenen Fragmente zu reponieren und dadurch entsprechende Lagerung in Repositionsstellung zur Heilung zu bringen. Man versucht dies durch eine Reklination über einem harten Kissen auf der Höhe der Brustkyphose und Extension im Sinne der GLISSONschen Schwebe (s. Abb. 125, S. 129) durch Dauerzug zu erreichen, nicht immer mit Erfolg. Bei Mißlingen der Reposition kommt operative Freilegung und Resektion des überstehenden Fragmentes in Betracht.

Frakturen und Luxationen der oberen Extremität.

A. Schultergürtel.

Allgemeine Vorbemerkungen über die Extremitäten.

Die Verbindung der Extremitäten mit dem Stamm vermitteln die Extremitätengürtel, an der oberen Extremität der Schultergürtel (Schulterblatt und Schlüsselbein), an der unteren das Becken (Darm-, Scham- und Sitzbein).

Die grundsätzliche Verschiedenheit des Baues beider Gürtel erklärt sich aus ihrer verschiedenen Funktion. Im Laufe der phylogenetischen Entwicklung ist die untere Extremität ausschließlich Stütz-, die obere Greiforgan geworden. Demzufolge ist an der unteren Extremität der Gürtel an den Stamm unnachgiebig fest fixiert, das zur Wirbelsäule gehörige Kreuzbein ist dem Becken synostotisch eingefügt. An der oberen Extremität dagegen ist der Gürtel selbst lose. Mit dem Stamm ist er überhaupt nur durch ein einziges, sehr bewegliches Gelenk, das Brustbein-Schlüsselbeingelenk, und sonst nur durch reichgegliederte Muskeln verbunden. Beides zusammen verleiht der oberen Extremität eine derart vielseitige und ausgedehnte Beweglichkeit, daß sie maschinell auch mit den ingeniösesten Mitteln nur ganz unvollkommen nachgeahmt werden könnte.

Am deutlichsten zeigt sich der Unterschied zwischen Stütz- und Greiffunktion der Extremitäten an Unterarm und Unterschenkel: dort die funktionelle Gleichwertigkeit und hohe gegenseitige Beweglichkeit beider Unterarmknochen, hier übernimmt das Schienbein allein die ganze Stützfunktion, es ist rein statisch eingerichtet.

Diese Tatsachen spiegeln sich auch bei Knochenbrüchen und Verrenkungen wieder. So ist es bei der Frakturfrequenz eine Folge ihrer Funktion als Greiforgan, daß die obere Extremität über die Hälfte aller Frakturen (51,4 vH in der Statistik von BRUNS) gegenüber 31,8 vH der unteren Extremität und die Schulterluxation allein 51,7 vH aller Luxationen gegenüber nur 5 vH aller Luxationen der unteren Extremität ausmacht.

Auch die Frakturfolgen werden in ihrer Verschiedenheit sofort klar. Während bei dem Greiforgan eine Minderung der Funktion an der gleichen Extremität weitgehend durch Umlernen ausgeglichen und besonders von der anderen Seite übernommen werden kann, ist beim Stützsystem jede Schädigung eines Teiles dieses Systemes sofort von einer Störung der Gesamtstatik gefolgt, und während an der oberen Extremität gewisse Funktionsausfälle temporär gar nicht ins Gewicht fallen, da eben die betreffende Funktion nicht immer in Anspruch genommen zu werden braucht, äußert sich andererseits jeder Funktionsausfall im Bereich der unteren Extremität buchstäblich bei jedem Schritt und Tritt.

Wir entnehmen daraus die Lehre, daß, rein sozial gedacht, unser Verantwortungsgefühl gegenüber jedem Frakturkranken groß, gegen den Frakturkranken der unteren Extremität gar nicht empfindlich genug sein kann.

Obere Extremität.

Sie besteht aus dem Gürtel (Schulterblatt und Schlüsselbein), aus dem einstrahligen Oberarm, dem zweistrahligen Unterarm mit Radius und Ulna, aus der den Übergang zur fünfstrahligen Hand vermittelnden Handwurzel und der Hand.

In der Frakturhäufigkeit nimmt der Vorderarm mit 22,1 vH nicht nur die erste Stelle unter den Frakturen der oberen Extremität, sondern zugleich aller Frakturen überhaupt ein, es folgen das Schlüsselbein mit 11,2 vH, Oberarm mit 10,1 vH, Finger mit 4,8 vH, Mittelhand mit 1,9 vH und Schulterblatt mit 1,1 vH.

Frakturen und Luxationen des Schultergürtels.

Dem Schultergürtel, Scapula und Clavicula, fällt die Aufgabe zu, die obere Extremität beweglich mit dem Stamm zu verbinden. Von diesen beiden Zwischenstücken übernimmt aber nur die Clavicula eine wirkliche Knochen-Gelenkverbindung, sie dient der Verstrebung zwischen Sternum und Schulter und gibt der Extremität damit den einzigen knöchernen Widerhalt am Thorax. Die Scapula dagegen übernimmt in diesem System der beweglichen Fixation die rein muskuläre Befestigung, sie vermittelt damit zugleich aber einen ungemein hohen Grad von Beweglichkeit. Diese große Verschieblichkeit des Schulterblattes auf dem Thorax zusammen mit dem fast allseitig großen Aktionsradius des Schultergelenkes ermöglichen Exkursionen des peripheren Endes der Fingerspitzen, die, auf eine Kugelinnenfläche projiziert, eine Halbkugel um ein Erhebliches überragen.

I. Frakturen des Schlüsselbeins.

1. Entstehung und Bruchformen.

Das Schlüsselbein frakturiert durch direkte Gewalteinwirkung (beim Bajonettieren) selten. Der typische Frakturmechanismus ist der indirekte Biegungsbruch: Bei Sturz auf die ausgestreckte Hand wird die Gewalteinwirkung von der Hand über Unter- und Oberarm nach dem Sternum und Thorax fortgeleitet. Die Fraktur entsteht dann an der Stelle der stärksten Beanspruchung und des schwächsten Widerstandes zugleich, das ist an einem der beiden — meist ist es der äußere — Scheitelpunkte der S-förmig gekrümmten Clavicula. Auch bei seitlichem Druck auf die Schulter wird das Schlüsselbein in ähnlicher Weise gegen den Brustkorb gestemmt.

Besonders häufig tritt die Fraktur, meist als Infraktion, auf bei Kindern, und zwar oft bei Anlässen, bei denen der Erwachsene eine Schulterluxation erleidet.

Beispiel: Von den Müttern kleiner Kinder hören wir oft folgende Angaben: Das Kind sei beim Spielen auf das Ärmchen gefallen, habe zunächst heftig geweint, sich aber bald wieder beruhigt. Seit dem Fall gebrauche es aber den Arm nicht mehr und es weine sofort, wenn man es an die Hand nehmen und führen wolle. Die Eltern hätten nichts finden können. Die Untersuchung ergibt lediglich lokalen Druckschmerz über dem Schlüsselbein, das Röntgenbild zeigt eine Infraktion der Clavicula.

Als Berufsverletzung ist die Claviculafraktur typisch für Rennreiter, die sich mitunter wiederholt während ihres Lebens beim Sturz vom Pferde die Schlüsselbeine gebrochen haben.

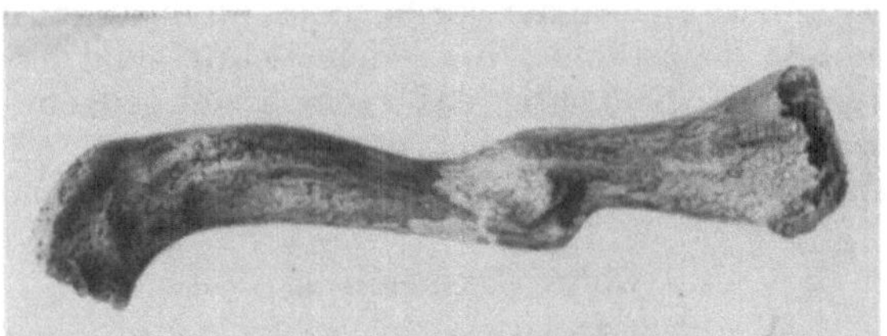

Abb. 137.   Clavicularfraktur.

Die Fraktur sitzt als Schrägfraktur meist an der medialen, oft auch an der lateralen Krümmung, nicht selten unter Bildung einer echten Doppelfraktur an beiden zugleich.

2. Symptome und Diagnostik.

Die Schwellung und der Bluterguß sind unmittelbar über der Fraktur leicht zu erkennen. Die Fraktur ist bei der oberflächlichen Lage des Knochens der Palpation auch in Einzelheiten zugänglich. Die Funktionsstörung äußert sich bei relativ freier Beweglichkeit von Unterarm und Hand in dem Unvermögen, den Arm seitlich zu erheben.

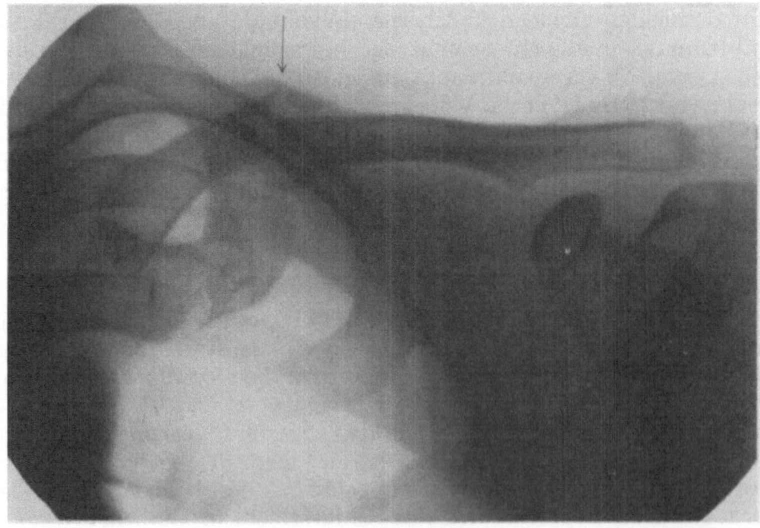

Abb. 138.   Dislokation der Fragmente bei Clavicularfraktur. (4 Wochen alter Callus.)

Die Dislokation ist stets eine typische. Das mediale Bruchstück wird durch den Zug des M. sternocleidomastoideus nach oben und etwas nach innen, das laterale Bruchstück durch das Eigengewicht des Oberarms und der Schulter nach unten gezogen (Abb. 138).

Die daraus entstehende Deformität prägt sich charakteristisch in der Haltung mit herabhängender Schulter, Neigung des Kopfes nach der verletzten Seite zur Entspannung des Kopfnickers und in der Verkürzung der Clavicula gegenüber der unverletzten Seite aus (Abb. 139). Durch diese Verkürzung des abspreizenden Strebepfeilers ist die ganze Schultergegend auf der verletzten Seite der Mittellinie genähert.

3. Komplikationen.

Nur selten wird die A. subclavia angespießt und es entwickeln sich die zunehmenden Symptome eines pulsierendes Hämatoms. Öfter einmal wird der Plexus brachialis im ganzen oder in einzelnen Wurzeln primär durch Fragmente und sekundär durch Callus in Mitleidenschaft gezogen.

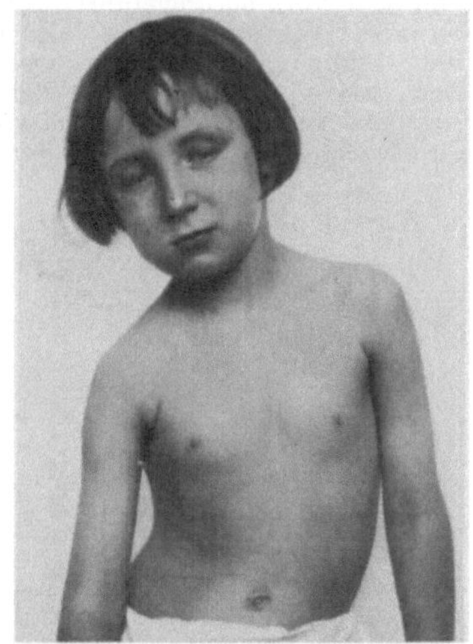

Abb. 139. Deformität und Haltung bei Clavicularfraktur im äußeren Drittel durch Sturz auf die Schulter.

Verletzungen der durch die obere Thoraxapertur nach oben ragenden Pleurakuppel sind sehr selten. Sie machen die Symptome eines Hämatothorax oder einer Hämoptöe und eines Luftemphysems, falls Lungengewebe mitverletzt ist.

4. Behandlung.

Zur Notversorgung genügt zunächst Ruhigstellung des Armes in einer Mitella. Bei der endgültigen Versorgung sind, so günstig die Lage des Schlüsselbeines für die Behandlung auch scheinen möchte, anatomisch einwandfreie Resultate selten.

Die Reposition kann — eine der wenigen Ausnahmen! — wegen der nur geringen zu überwindenden Muskelkräfte ohne Narkose durch kräftigen Zug an der Schulter nach hinten und gleichzeitiges Heben der Schulter durch Gegendruck gegen den Ellbogen leicht bewerkstelligt werden.

Der Retention der Fragmente jedoch stehen die zwar nur schwachen, aber nicht leicht auszuschaltenden Muskelzüge entgegen. Die günstigsten Resultate erzielt eine Therapie, bei der die Schulter samt Oberarm maximal nach hinten herumgeholt und der Oberarm nach der Seite und hinten hyperextendiert wird. Sämtliche fixierenden Verbände vermögen aber diesem sichersten Prinzip der Behandlung nicht voll gerecht zu werden. Am günstigsten stünde es noch mit Extensionsverbänden am Oberarm bei gleichzeitiger Fixation des Thorax. Da man sich aber bei einer so einfachen Fraktur nicht so leicht zu einer 2—3 wöchigen Bettruhe entschließt und da die Form keine entscheidende Bedeutung hat, so haben die ambulanten Fixationsverbände auch heute noch praktisch die größte Bedeutung. Allerdings genügen die Verbände nach Desault und Velpeau nicht allen Anforderungen. Am besten bewährt sich der Sayresche Heftpflasterverband besonders dann, wenn er noch durch einen Mullbindenverband überwickelt wird.

Technik der Anlegung des Sayreschen Verbandes: Materialien: Mindestens 5 cm breites Heftpflaster, gepudertes Wattekissen für die Axilla, Polsterwatte, Mullbinden. Anlegung: Nach gelungener Reposition und während die Repositionsstellung durch

Assistenz gesichert innegehalten wird, wird ein erster breiter Heftpflasterstreifen, an der
Innenseite des Oberarmes beginnend, spiralig (nicht zirkulär!) um die Mitte des Oberarmes herumgelegt und um den Rücken des Pat. bis auf die entgegengesetzte Brustseite
und nach vorn herumgeführt. Dieser erste und wichtigste Streifen soll die Längsverschiebung der Clavicula so weit als möglich verhüten. Der zweite Streifen hat die Aufgabe,
die winklige Abknickung dadurch zu beseitigen, daß er die Schulter im ganzen hebt.
Der Streifen wird dicht vor dem Ellbogen um den Oberarm gelegt (wiederum nicht
zirkulär! Nekrosengefahr!) und von da schräg über den Brustkasten über die unverletzte
Clavicula hinweg auf die Schulter geführt. Der dritte Streifen endlich dient lediglich als

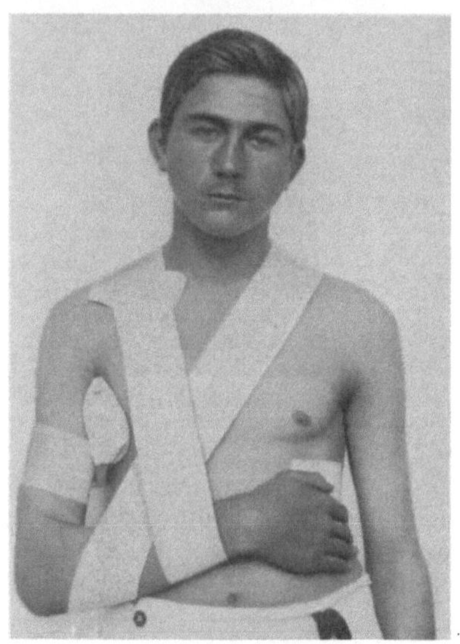

Stütze für den Vorderarm plus Hand, er läuft dicht
oberhalb des Handgelenkes um den halben Unterarm über den Brustkasten auf der verletzten Seite
und geht über die durch eine dünne Polsterung
geschützte Frakturstelle (sternales Ende! Kopfnicker!) und läuft bis über die Schulterblattgräte
hinweg.

Die operative Versorgung von Clavicularfrakturen (Osteosynthese durch Naht) ist nur
unter seltenen Bedingungen (Plexussymptome,
Rücksicht auf die Kosmetik aus beruflichen
Gründen: Schauspielerinnen!) indiziert.

Gerade der Schlüsselbeinbruch aber ist
ein Musterbeispiel dafür, daß es gelegentlich
einmal weniger auf die vollkommene Wiederherstellung der Form, als auf die frühzeitige
Wiederherstellung der Funktion ankommen kann. Sofern nur frühzeitig genug
passive und aktive Bewegungstherapie einsetzt, sind auch bei anatomisch weniger gutem
Resultat die funktionellen Ergebnisse ausgezeichnet. Immerhin wird der Arzt natürlich
gut tun, auch auf das anatomische Resultat
sein Augenmerk zu richten.

Abb. 140. SAYREscher Heftpflasterverband
bei Clavicularfraktur.

Beispiel: Eine junge Tänzerin erleidet eine Clavicularfraktur. Der Arzt begnügt
sich mit dem DESAULTschen Verband und verzichtet auf Reposition. Nach der Heilung
in deformierter Stellung Klage der Eltern auf Kunstfehler wegen des auffälligen Hervortretens der Bruchstelle.

Die funktionelle Nachbehandlung beginnt nach 8—10 Tagen und besteht
in passiven, später aktiven Bewegungen der Schulter, wobei auf die seitliche
Elevation des Armes bis über die Horizontale unter gleichzeitiger Fixation des
Schulterblattes durch Druck der Hand aufs Akromion besonderes Gewicht zu
legen ist. Das funktionelle Resultat im Sinne der völligen Wiedergebrauchsfähigkeit des Armes muß nach vier Wochen erreicht werden. Eine teilweise
funktionelle Versteifung im Schultergelenk im Sinne einer Adduktionskontraktur
des Oberarmes kommt auf Konto des Arztes.

II. Luxation des Schlüsselbeins.

Das Schlüsselbein ist durch sein sternales und akromiales Gelenk mit dem
übrigen Knochensystem verbunden.

Das Schlüsselbein-Brustbeingelenk (Articulatio sterno-clavicularis) ist
die einzige Gelenkverbindung zwischen Rumpf und oberer Extremität. Es wird
bei jeder Bewegung im Bereich der Schulter als eine Art Kugelgelenk ausgiebig
nach den verschiedensten Richtungen in Anspruch genommen. Wenn es trotzdem selten luxiert, so liegt das an dem relativ reichlichen Bänderapparat und der
Einlagerung eines anpassungsfähigen Zwischenknorpels.

Das akromiale Gelenk (Articulatio acromio-clavicularis) oder „Schulter-eckgelenk" (FICK) nimmt an allen Bewegungen der Scapula teil und vergrößert die Beweglichkeit des ganzen Schultergelenkgürtels um ein Erhebliches.

Dazu kommt, daß die Beweglichkeit der oberen Extremität gegen den Rumpf außerdem noch auf der großen Verschieblichkeit des Schulterblattes im ganzen gegenüber dem Thorax als „Gleitbahn" beruht.

Es sind folgende Formen der Luxation der Clavicula möglich:

1. Luxation am medialen Ende: Luxatio claviculae sternalis,
   a) nach vorn   ,,   ,,   praesternalis,
   b) nach oben   ,,   ,,   suprasternalis,
   c) nach hinten   ,,   ,,   retrosternalis;
2. Luxation am lateralen Ende: ,,   ,,   acromialis,
   a) nach oben   ,,   ,,   supraacromialis,
   b) nach unten   ,,   ,.   infraacromialis.

1. Luxatio claviculae sternalis.

Die Luxation im Schlüsselbein-Brustbeingelenk erfolgt meist durch indirekte, die Schulter gewaltsam herabdrückende Gewalteinwirkungen. Dadurch wird das Schlüsselbein gegen die 1. Rippe als Hypomochlion gedrückt und so der Kopf unter Einriß der Kapsel nach oben herausluxiert. Der Gelenkkopf bleibt nun

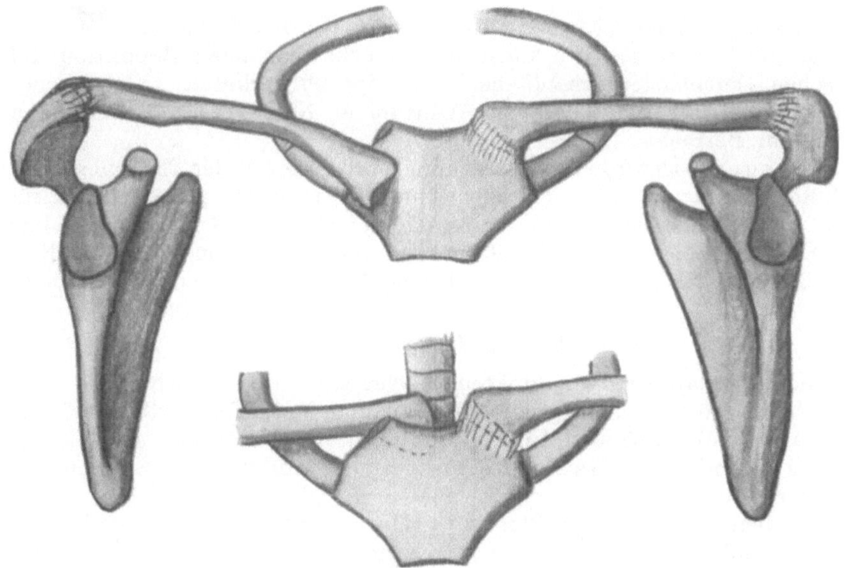

Abb. 141. Luxatio claviculae praesternalis und retrosternalis.
(Zeichnungsvorlage nach MOLLIER.)

in seltenen Fällen oben in seiner primären Luxationsstellung stehen (Luxatio claviculae suprasternalis), häufiger aber tritt er beim nächsten Heben der Schulter tiefer und steht dann vor dem Manubrium sterni (Luxatio claviculae praesternalis). (Abb. 141.)

Letztere Luxationsform entsteht indirekt auch noch beim kräftigsten Schleu-dern schwerer Gegenstände, z. B. beim Hinausschleudern großer, schwerer Kegel-kugeln. Dabei wird beim Wurf das vordere Ende der Clavicula mit aller Macht gegen die vordere Kapselwand gestemmt und durchgestoßen.

Die Luxation nach hinten (Luxatio claviculae retrosternalis) entsteht durch direkte Gewalt, sie ist entsprechend der besonderen Festigkeit gerade des hinteren Bandapparates sehr selten (Abb. 141 unten).

2. Luxatio claviculae acromialis.

Die Luxation im Schultereckgelenk erfolgt durch direkte Gewalten, die neben der Clavicula isoliert senkrecht auf das Akromion auftreffen und so die Gelenkenden voneinander trennen. Das Akromion tritt dann tief, die Clavicula kommt über dem Akromion zu stehen (Luxatio claviculae supraacromialis). Nur ganz selten wird indirekt das Akromion nach oben luxiert, so daß dann die Clavicula unter das Akromion tritt (Luxatio claviculae infraacromialis).

Die Diagnose ist in jedem Falle leicht, sobald man nach Erheben des charakteristischen Inspektionsbefundes (treppenartige Abstufung von der Clavicula zum Akromion) die leicht palpablen Knochenpunkte genau abtastet und zueinander in Beziehung bringt. Erfahrungsgemäß wird aber infolge scheinbaren Herabsinkens der Schulter die akromiale Schlüsselbeinluxation mit der Schulterluxation verwechselt. Die Differentialdiagnose wird durch die vergleichende Palpation von Akromion und Clavicula beider Seiten gestellt: Bei der Schlüsselbeinluxation tastet man eine stufenförmige Delle dicht unter dem äußeren Claviculaende, während bei der Luxatio humeri die Delle sich erst unter dem Akromion findet.

So einfach die Diagnostik, so leicht die Reposition, so schwierig ist die Retention. Bei der sternalen Luxation versucht man nach Reposition durch SAYREschen Heftpflasterverband die Reluxation zu verhüten; tritt sie ein, so kommt nur die operative Therapie (Arthrotomie, Naht zwischen Sternum und Clavicula) in Betracht.

Bei der supraakromialen Verrenkung muß, wie bei der Clavicularfraktur, die Schulter so gut wie möglich gehoben und die Clavicula selbst niedergedrückt werden. SAYREscher Verband mit direkten Heftpflasterzügeln über dem akromialen Ende vermögen die Reluxation nicht immer zu vermeiden. Die Retention muß schließlich oft operativ durch eine Drahtnaht erzwungen werden.

III. Frakturen des Schulterblattes.

Das Schulterblatt ist ohne direkten knöchernen Halt lediglich durch Bänder und mächtige Muskelmassen an den Rumpf angefügt. Im System der Statik und Dynamik und damit auch für die Frakturen und Luxationen spielt lediglich der gelenktragende Teil, das sog. Collum scapulae mit der Cavitas glenoidalis, eine größere Rolle.

Schulterblattbrüche sind selten (1,1 vH). Sie entstehen nur durch direkte Gewalt und äußern sich am Corpus in Berstungsfissuren des platten Knochens, deren Vorhandensein auskultatorisch durch Reibegeräusche bei Bewegungen der Schulter und auf dem Röntgenbild nachgewiesen werden kann.

Auch die Spina scapulae und das Akromion pflegen häufiger mehrfach, aber auch ohne stärkere Dislokation zu frakturieren.

Entsprechend seiner geschützten Lage sind isolierte Frakturen des Rabenschnabelfortsatzes sehr selten. Sie werden meist, wie z. B. im Falle der Abb. 134, nur als Nebenverletzung bei anderen Frakturen beobachtet. Seine Mitbeteiligung verrät sich klinisch in der teilweisen Behinderung des M. biceps, dessen kurzer Kopf dort entspringt und des M. pectoralis minor, der dort ansetzt.

Praktisch haben nur die Frakturen des Collum scapulae (Abb. 142) einige Bedeutung, da bei ihnen der ganze gelenktragende Teil des Schulterblattes abgebrochen und dann durch das Eigengewicht des Armes nach unten disloziert wird, ein Symptomenkomplex, der bei oberflächlicher Untersuchung mit einer Schulterluxation verwechselt werden kann.

Sie ist die einzige Scapularfraktur, die unbedingt reponiert und für 14 Tage in Repositionsstellung fixiert gehalten werden muß. Die Reposition erfolgt durch Heben des Oberarmes am gebeugten Unterarm und Erhaltung dieser Stelle durch Lagerung auf einem Thoraxgipsverband oder auf einer sog. Abduktionsschiene (s. Abb. 50).

Absprengungen von Teilstücken der Cavitas glenoidalis werden nicht so selten im Gefolge der Schulterluxation beobachtet (s. dort).

Auch bei allen übrigen Frakturen der Scapula ist die ganz zu Unrecht so beliebte Mitella wegen der Gefahr der Adduktionskontraktur des Oberarmes verpönt und stets die Lagerung auf der Abduktionsschiene geboten. Wie bei allen Verletzungen im Bereich der Schulter ist auch hier nach 10—14 Tagen die funktionelle Nachbehandlung zur Wiederherstellung der Funktion des Schultergelenkes dringend erforderlich.

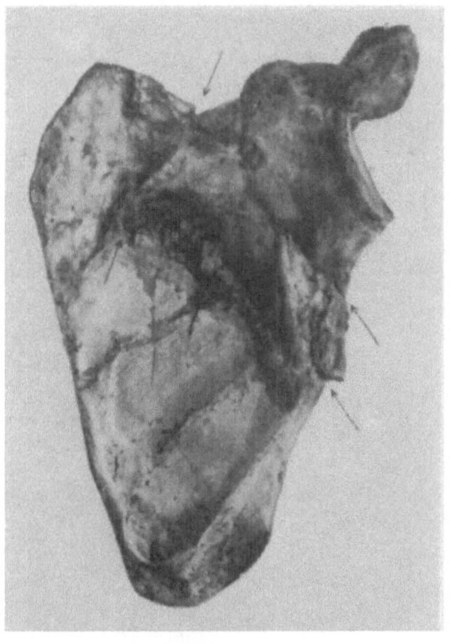

Abb. 142. Fraktur des Collum scapulae.

IV. Schulterluxation.

Die Schulterluxation (Luxatio humeri) ist weitaus die häufigste Verrenkung, sie macht in zahlreichen Statistiken (bei KRÖNLEIN mit 51,7 vH) über die Hälfte aller Luxationen überhaupt aus. Diese auffallende Häufigkeit findet in dem anatomischen Bau des reinen Kugelgelenkes, bei dem die Kopfoberfläche 3—4mal so groß ist als die durch das Labrum glenoidale erweiterte Pfanne und in der dadurch gewährten außerordentlich großen Beweglichkeit nach allen Richtungen ihre Erklärung. Dazu kommt noch, daß der Arm an sich stark exponiert ist und als Greiforgan reichlichst zu Angriff- und Abwehrbewegungen gebraucht wird.

1. Entstehung und Formen der Schulterluxation.

Die Schulterluxation entsteht in manchen Fällen direkt durch Stoß oder Schlag unmittelbar gegen das Gelenk, meist von hinten bei rückwärtigem Fall auf die Schulter.

Häufiger entstehen die Luxationen indirekt, z. B. beim Fall nach der Seite oder auf die nach rückwärts zur Abwehr ausgestreckte Hand.

Beispiel: Es rutscht jemand auf der Treppe mit dem gerade belasteten Fuße aus und droht mit dem Hinterkopf aufzuschlagen. Instinktiv streckt er die Hand nach rückwärts, um den Stoß abzufangen. Die Wucht des fallenden Körpers pflanzt sich von der Hand über den gestreckten Arm auf den Oberarmkopf fort. Dieser wird dadurch gegen die vordere Kapselwand gestemmt, zerreißt diese und tritt nach vorn heraus.

Ein anderer Mechanismus kommt durch übermäßige Abduktion zustande, bei ihr wird der Kopf nach unten herausluxiert.

Beispiel: In einem Baugerüst bricht das Brett, auf dem ein Bauarbeiter gerade steht, er stürzt in die Tiefe, hat aber noch Geistesgegenwart genug, sich im Fallen an einer Querstange zu fangen. Der Arm wird im Sturz hyperabduziert und eleviert, dabei stemmt sich der Oberarmschaft gegen das Akromion, dieses wird zum Hypomochlion, über dem der lange Hebelarm des Armes den kurzen Hebelarm des Oberarmkopfes heraushebelt.

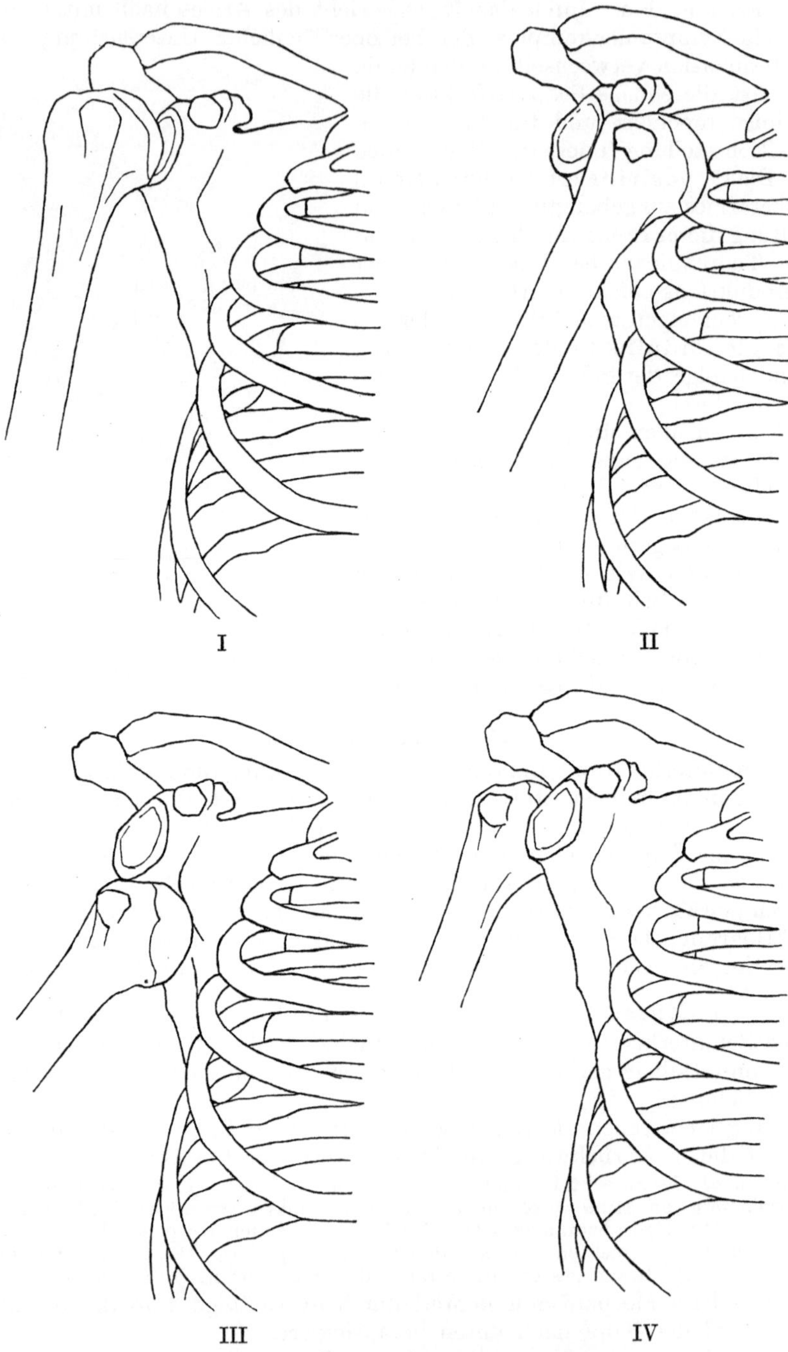

Abb. 143 I—IV. Schematische Übersicht über die Hauptformen der Schulterluxationen.
I. Normalstellung   II. L. subcoracoidea
III. L. axillaris   IV. L. infraspinata

In solchen Fällen gewaltsamen seitlichen Erhebens des Armes wird die Kapsel an der Unterseite gesprengt und der Kopf tritt nach unten von der Gelenkpfanne heraus. Bleibt der Oberarm in dieser vertikal erhobenen Stellung stehen, was in seltenen Fällen vorkommt, so spricht man von einer Luxatio erecta. Gewöhnlich wird der Arm nach dem Luxationsereignis wieder gesenkt.

Die Formen der Schulterluxation werden durch den Bau des Gelenkes bestimmt. So kann eine Verrenkung nie nach oben erfolgen, da hier das Akromion dem andrängenden Kopf Halt gebietet. Die Ausrenkung erfolgt der Häufigkeit nach

a) nach vorn: Luxatio humeri subcoracoidea, so benannt nach der Luxationsstellung des Kopfes unmittelbar unter dem Rabenschnabelfortsatz. Eine lediglich topische Variante davon ist die Luxatio humeri infraclavicularis. In diesem Falle steht der Kopf noch weiter medianwärts unter das Schlüsselbein verschoben.

b) nach unten: Luxatio humeri axillaris. Der Kopf steht unter der Pfanne und ist in der Axilla leicht tastbar. Auch die Luxatio erecta ist der Kopfstellung nach eine Luxatio axillaris; der Unterschied besteht nur in der Stellung des Humerusschaftes, der bei der Luxatio erecta eleviert steht.

c) nach hinten: Luxatio humeri infraspinata. Sie ist selten, der Kopf steht auf dem Rand des Schulterblattes oder unter der Spina scapulae.

Entsprechend der Häufigkeit der Schulterverrenkung überhaupt ist auch die habituelle Schulterluxation kein seltenes Vorkommnis. Meist war die erste Luxation mit erheblicheren Zerstörungen, sei es an der Kapsel, an Bändern oder an den knöchernen Gelenkanteilen, einhergegangen. Sicher ist jedenfalls, daß Absprengungen am Pfannenrand, am Tuberculum majus das Habituellwerden begünstigen.

<h3 style="text-align:center">2. Symptome und Diagnostik.</h3>

Die Inspektion stellt fest a) **Abflachung der Schulterwölbung.**

Die Schulterwölbung ist normal bedingt durch den über den Gelenkkopf hinwegziehenden Deltamuskel. Fehlt der Kopf an der normalen Stelle, so flacht sich hier die Schulter ab und das Akromion springt scharf vor.

b) Verlängerung des luxierten Oberarmes. Bei der Luxatio subcoracoidea steht der Oberarmkopf in seiner neuen Stellung tiefer als normal, dadurch wird die Entfernung vom Akromion zum äußeren Gelenkknorren des Ellbogens größer und der Oberarm selbst scheinbar verlängert. Bei der seltenen infraclavicularen Form ist die Stellung des Kopfes umgekehrt höher, der Arm erscheint dadurch verkürzt.

c) Deformierung im Sinne einer Achsenverschiebung des Oberarmes.

Die Oberarmachse zeigt nicht, wie normal, auf das Akromion, sondern weist bei der Luxatio subcoracoidea nach der MOHRENHEIMschen Grube, bei der Luxatio axillaris nach der Tiefe der Axilla und bei der Luxatio infraspinata nach hinten.

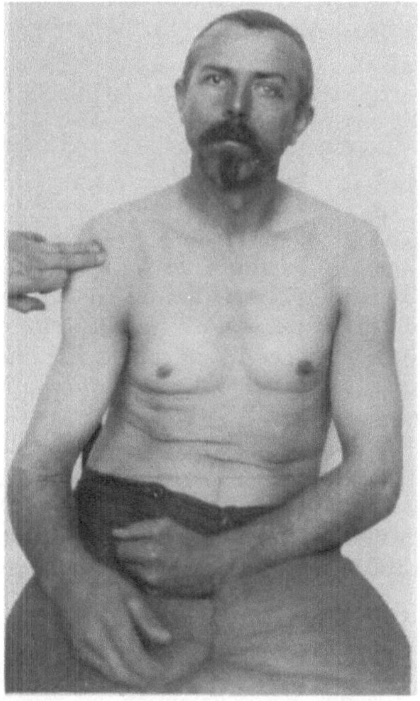

Abb. 144. Haltung und Deformität bei frischer Luxatio humeri subcoracoidea.

Die Palpation stellt fest: **a) Das Leersein der Pfanne.**

Durch Fingerdruck unmittelbar unter dem Akromion läßt sich beim Vergleich mit der anderen Seite das Fehlen des Kopfes an normaler Seite palpatorisch ohne weiteres feststellen; in frischen Fällen kann man bei mageren Individuen sogar die leere Pfanne tasten (s. Abb. 144).

b) Nachweis des Kopfes an abnormer Stelle. Ist der Kopf nicht sofort palpabel, so gibt das tastbare Tuberculum majus, welches dem Kopf gerade gegenübersteht, die Richtung an, wo er sich befindet. Gewöhnlich macht der Nachweis keine Schwierigkeiten. Von der Richtigkeit des Palpationsbefundes kann man sich außerdem noch durch Rotationsbewegungen am gebeugten Vorderarm, bei denen der Kopf mitgeht, überzeugen.

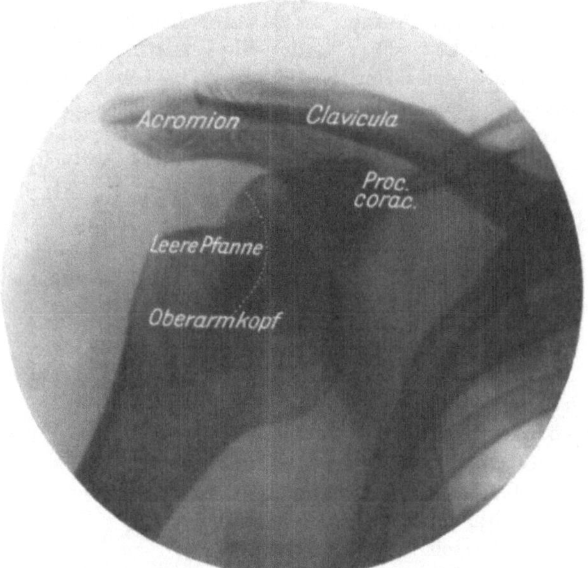

Abb. 145. Luxatio humeri subcoracoidea im Röntgenbild.

c) Federnde Fixation. Man kann den abduziert stehenden Arm seitlich mit einiger Kraft an den Körper herandrücken, er zeigt aber die Tendenz, jeweils sofort wieder in die Luxationsstellung zurückzukehren: federnde Abduktion.

Der Bluterguß pflegt bei der frischen Luxation unmittelbar nicht nachweisbar zu sein und kommt, wenn überhaupt, erst nach einigen Tagen aus der Tiefe zum Vorschein.

Die Röntgenuntersuchung ist nicht unbedingt erforderlich, sie erscheint aber dort, wo es die Umstände zulassen, wegen der Frage von Knochenabsprengungen an der Pfanne oder besonders am Tuberculum majus (vgl. Abb. 91, S. 90) erwünscht. Sie zeigt stets Leersein der Pfanne und den Stand des Kopfes (vgl. Abb. 145) an abnormer Stelle. (Normaler Zustand vgl. Abb. 143 I.)

3. Komplikationen der Schulterluxation.

Obligate Folgeerscheinungen sind Kapsel- sowie Sehnen- und Muskelrisse der Kapselspanner, so regelmäßig des M. supraspinatus bei der Luxatio subcoracoidea.

Die häufigste Komplikation sind Frakturen im Bereich des oberen Endes des Humerus (Absprengung des Tuberculum majus [s. Abb. 91], Randabsprengungen der Cavitas glenoidalis oder Fraktur des Collum chirurgicum [s. Abb. 94, S. 95]).

Nur selten kommt es einmal zu Zirkulationsstörungen, sei es durch Druck des Oberarmkopfes oder eines Hämatoms auf die Gefäße oder durch Verletzung derselben.

Ganz selten sind Verletzungen von Nerven. Nur gelegentlich wird der der Kapsel nach der Achselhöhle zu dicht anliegende N. axillaris gedehnt oder abgerissen (konsekutive Lähmung des M. deltoideus, stets vor der Reposition zu prüfen!) oder es werden gar einzelne Wurzeln des Plexus brachialis verletzt.

4. Die Behandlung der Schulterluxation.

Die Reposition einer Schulterluxation gelingt in ganz frischen Fällen oft ohne Narkose. Das Normalverfahren ist aber trotzdem zur Schmerzausschaltung und Muskelentspannung zugleich der Ätherrausch, gegebenenfalls mit Übergang in tiefe Äthernarkose.

Die gegebenen Methoden sind das Extensions- und das KOCHERsche Verfahren.

Die Technik des Extensionsverfahrens besteht in kräftigem Zug in der Längsrichtung des abduzierten und elevierten Oberarmes, wobei der durch ein Handtuch fixierte Thorax als Widerhalt, der Unterarm als Handgriff, die in die Axilla eingestemmte Faust als Hypomochlion und der Oberarm als langer Hebelarm benutzt wird. Unter Zug, Gegendruck von der Axilla, einigen Drehbewegungen am Vorderarm pflegt der Kopf alsbald durch den Kapselschlitz unter einem hörbaren und noch besser fühlbaren Ruck mit schnappendem Geräusch in das Gelenk zurückzuschlüpfen.

Führt dieses schonliche und einfache Verfahren in ganz seltenen Fällen nicht zum Ziele, so bietet das KOCHERsche Verfahren die Möglichkeit einer forcierten Reposition. Die Methode besteht in vier verschiedenen, aber kontinuierlich ineinander übergehenden Bewegungsphasen. Es wird der Arm am gebeugten Unterarm gefaßt und dann in der ersten Phase (I) entgegen der federnden Abduktion adduziert, unter Beibehaltung der Adduktionsstellung in der zweiten Phase (II) am Unterarm außenrotiert, in der dritten Phase in der außenrotierten und adduzierten Stellung eleviert (III) und sogleich anschließend in der elevierten Stellung mit dem Unterarm über das Gesicht hinweg innenrotiert (IV). Es ist zuzugeben, daß die Reposition mit diesem Verfahren noch gelingt, wo andere Verfahren versagen. Da das Verfahren aber zugleich erhöhte Frakturgefahr in sich schließt, soll es erst angewandt werden, wenn das schonlichere Extensionsverfahren versagt.

Die primäre Reposition ist nur in seltenen Fällen unmöglich. An Repositionshindernissen kommen Absprengung von Fragmenten an Pfanne, Kopf und Tuberculum majus, Zwischenlagerung von Muskeln oder Sehnen (lange Bicepssehne!) oder sehr enger Kapselriß in Betracht.

Für die Retention genügt das Tragen des Armes in einer Armbinde während 3—4 Tagen völlig. Die eigentliche Retention erfolgt durchaus genügend durch die normale Spannung der Weichteile. Eine Reluxationsgefahr besteht bei den gewöhnlichen Bewegungen nicht, sondern nur bei forcierten Bewegungen, die die Betroffenen aber sowieso vermeiden. Das Festwickeln des Armes in großen Thoraxverbänden ist ebenso lästig wie unnötig.

Sehr viel wichtiger sind die Maßnahmen zur Wiederherstellung der Funktion. Unter allen Umständen sollen schon in den nächsten Tagen passive,

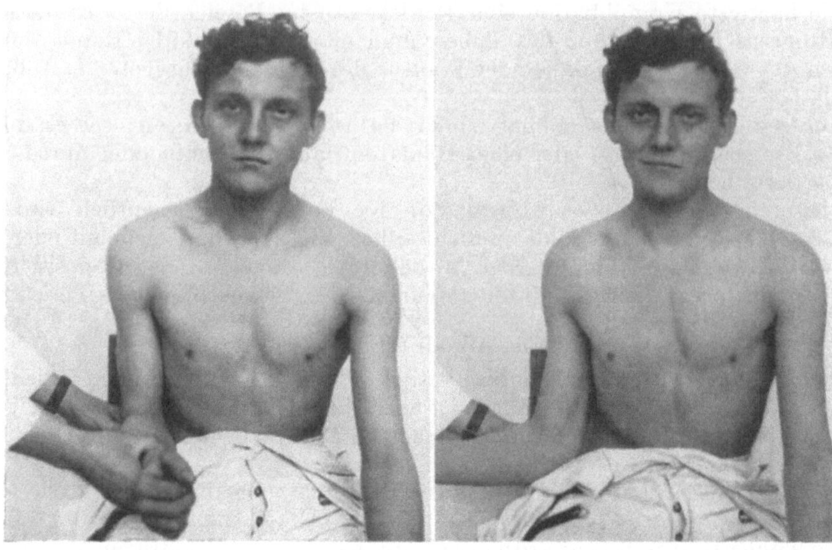

I   II

dann alsbald aktive Bewegungsübungen, wenn möglich noch unter Zuhilfenahme
von Heißluft und Massage, einsetzen. Wenn später Störungen in der Gelenkfunktion zurückbleiben, so ist dies meist die Folge zu lange dauernder und über-
triebener Retentionsmaßnahmen. Nur zu leicht kommt es bei Vernachlässigung
zur Ausbildung der für die Funktion der Schulter vernichtenden Adduktions-
contractur im Schultergelenk.

Bei veralteten Luxationen ist ein Repositionsversuch bis zum Zeitpunkt
von vier Wochen nach der Luxation häufig noch von Erfolg gekrönt. Dagegen
pflegt, von wenigen glücklichen Ausnahmen abgesehen, die Reposition nach
einem Vierteljahr nicht mehr zu gelingen. In allen solchen Fällen soll man
die Chancen eines Repositionsversuches durch vorbereitende vertikale Suspension nach HOFMEISTER (Abb. 147) zu bessern suchen, um so mehr, als die
Reposition veralteter Luxationen an sich schon eine erhöhte Gefahr der Gefäß-
zerreißung birgt.

Diese Methode, die auch bei frischen Luxationen angewandt werden kann,
besteht darin, daß an dem luxierten Arm bei dem auf die gesunde Seite gelagerten
Patienten zur Entspannung der Muskulatur ein Rollengewichtszug in senkrecht
suspendierter Stellung des Armes angebracht und zunächst mit 5 kg, steigend
bis 20 kg, belastet wird.

Primär irreponible Schulterluxationen erheischen baldigste blutige Reposition und, wenn diese nicht gelingt, die Resektion des Gelenkkopfes.

Bei habitueller Schulterluxation sind eine große Reihe von operativen
Verfahren angegeben; wir halten die von KIRSCHNER angegebene Fascienplastik,
bei der ein 2 cm breiter und 20 cm langer Fascienstreifen um die ganze Gelenkkapsel herumgelegt wird, für die sicherste und funktionell beste Methode.

Bei den therapeutisch oft sehr schwierigen Fällen von Luxatio subcoracoidea
und gleichzeitiger Fractura colli humeri wird am besten sofort das HOF-
MEISTERsche Verfahren angewandt und der Kopf nach mehrstündiger kräftiger
Extension direkt zu reponieren versucht. Gelingt dies, so schließt sich die Frakturbehandlung wie sonst (s. S. 155) an, gelingt die Reposition der Luxation und

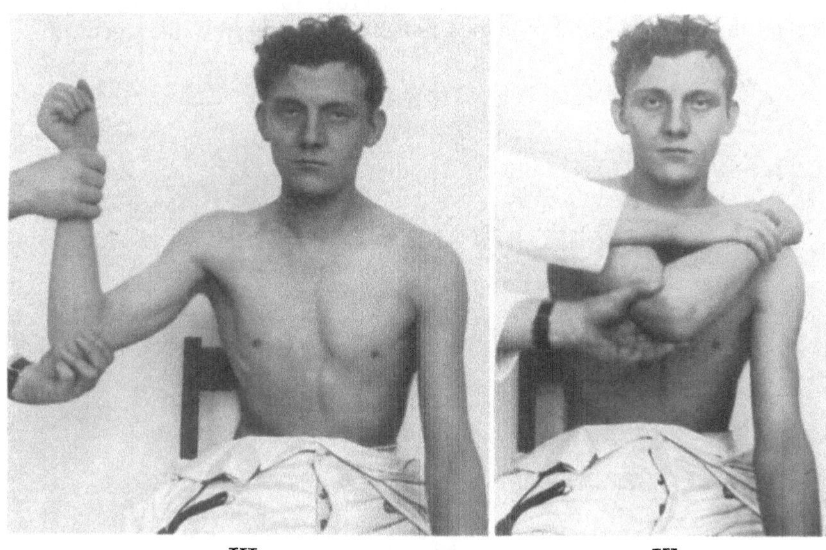

III   IV

Abb. 146 I—IV. Reposition der Schulterluxation nach KOCHER.
Bei Phase III ist der Arm absichtlich, um photographische Verzeichnung zu verhüten, etwas adduziert gehalten, bei der praktischen Armführung ist auch Phase III in adduzierter Stellung durchzuführen!

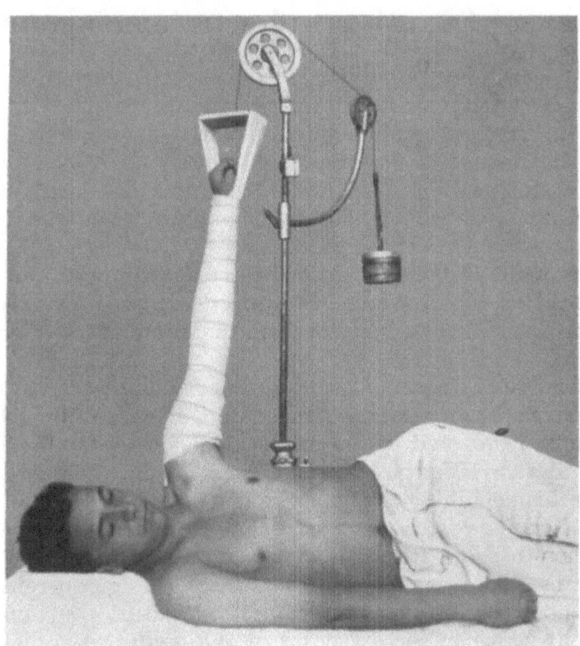

Abb. 147. Senkrechte Suspension nach v. HOFMEISTER.

Fraktur damit nicht, so ist sofortige blutige Reposition der Luxation und anschließend Osteosynthese der Fraktur indiziert. Erst die Fraktur konsolidieren lassen zu wollen und dann die Luxation zu reponieren, wäre falsch.

Bei nichtreponierter Schulterluxation bildet sich alsbald eine Nearthrose (Abb. 148) an der Stelle des neuen knöchernen Widerlagers aus. Ein

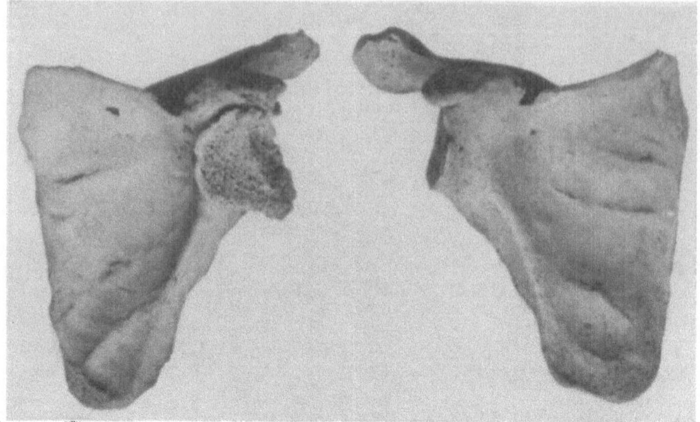

Abb. 148. Nearthrose bei alter nichtreponierter Luxatio humeri subcoracoidea.
(Normale Scapula zum Vergleich.)

solches neues Gelenk gestattet später wieder einige Bewegung. Außerdem erhöht
sich durch die vermehrte Beanspruchung die Beweglichkeit der übrigen Schulter-
gelenke (Sterno-clavicular- und Akromio-claviculargelenk) beträchtlich.

B. Frakturen und Luxationen der freien oberen Gliedmaße.

I. Frakturen des Oberarmes.

Man unterscheidet entsprechend der Systematik der alten Osteologie als
Frakturformen schon immer die Frakturen am oberen Ende des Humerus,
am Schaft und am unteren Humerusende.

Diese rein deskriptive Einteilung ist an sich nur eine ganz äußerliche Unterscheidung, sie erhält jedoch eine innere Berechtigung in der Dreiteilung des
Bewegungsapparates im Bereich des Oberarmes.

Es sind nämlich die Frakturen am oberen Humerusende zugleich die
Knochenbrüche, die völlig in den Aktionsbereich der dort ansetzenden
Schultergürtelmuskulatur und damit in die komplizierte Schultermechanik
fallen.

Die Frakturen des Schaftes betreffen das Gebiet des relativ sehr einfachen
Beuge-Streckapparates des Oberarmes; dorsal ist es die mächtige Strecker-
gruppe des Triceps, volar sind es die ungefähr gleichstarken Beuger des Biceps
und Brachialis, die den Humerus zwischen sich fassen. Dieser Einfachheit der
Mechanik entspricht die Einfachheit der Frakturverhältnisse. Der Antagonismus
der beiden Kräftegruppen ist leicht auszuschalten und damit eine Fraktur, was
die dislozierenden Muskelkräfte anlangt, leicht zu beherrschen.

Die Frakturen am unteren Humerusende gelangen bereits in das Gebiet
der dort ansetzenden Unterarm- und Handmuskulatur. Zu den Beugern und
Streckern kommen Pro- und Supinatoren, zu dem einfach parallelen Verlauf der
Muskeln des Oberarms kommen hier vielfache Überkreuzungen, zu der geringen
Zahl mächtiger kommt hier eine große Zahl kleiner Muskeln. Wie die Frakturen
des oberen Humerusende muskelmechanisch von der Schulter, so werden die
Frakturen des unteren Humerusendes muskelmechanisch nicht vom Oberarm,
sondern vom Unterarm beherrscht.

1. Frakturen am oberen Humerusende.

Die hauptsächlichsten Formen sind die sehr
seltenen Frakturen des Collum anatomicum, dann
die schon wesentlich häufigeren Abrißfrakturen
des Tuberculum majus, besonders auch als Komplikation von Schulterluxationen (s. Abb. 91,
S. 90), weiterhin die Epiphysenfrakturen des
oberen Humerusendes und die Collumfrakturen.

Die traumatische Epiphysiolyse am oberen
Humerusende ist die häufigste Epiphysenfraktur des
ganzen Knochensystems. Sie kommt schon bei Neugeborenen als Folge forcierter Lösung des Armes bei
Querlagen und Steißgeburten, dann aber besonders
bei Jugendlichen im 2. Lebensjahrzehnt vor. Muskelmechanisch und daher auch therapeutisch hat sie
das meiste mit den Collumfrakturen gemeinsam.

Die typische Fraktur am oberen Ende hat
ihren Sitz im Bereich des Collum chirurgicum,
dort also, wo der massive Gelenkteil in den
dünnen Schaft übergeht (Collumfraktur des
Humerus). Es ist dies zugleich die Stelle, wo sich
die Ansätze der Armmuskulatur des Schulter-
gürtels in zwei Gruppen schei-
den. Während die kleinere
Gruppe (M. supra-, infraspinatus, subscapularis und teres
minor) oberhalb der Collum-
linie ansetzt, finden der M.
teres major, latissimus dorsi
und pectoralis major ihren
Ansatz bereits im Bereich
des Schaftes.

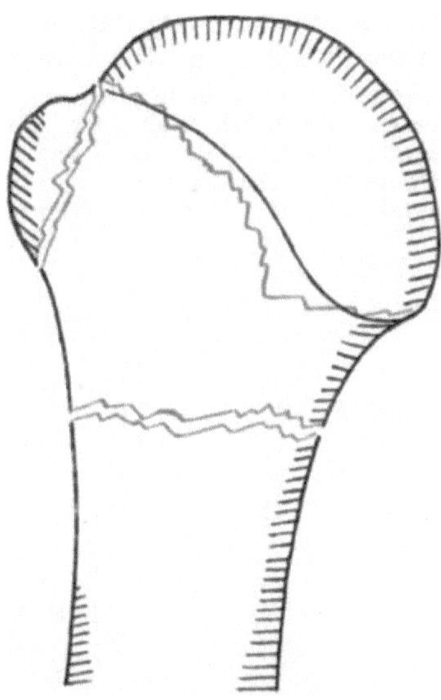

Abb. 149. Typische Frakturlinien am
oberen Humerusende.

Der Entstehungsmecha-
nismus hat Verwandtes mit
der Clavicularfraktur, beide
entstehen bei Fall auf die
Hand oder den Ellbogen. Wird
dabei der Oberarm in eine gerade Linie zur Clavicula gebracht, so frakturiert letztere; dagegen kommt es dann,
wenn der Arm in einer Winkel-
stellung zum Schlüsselbein
sich befindet, durch übermäßige Beugung zu einer in-
direkten Fraktur am Col-
lum humeri. Direkte Collumfrakturen entstehen bei Fall
auf die Schulter und seitlichen Aufschlag dicht unterhalb der Schulterwölbung.

Bauer, Frakturen.

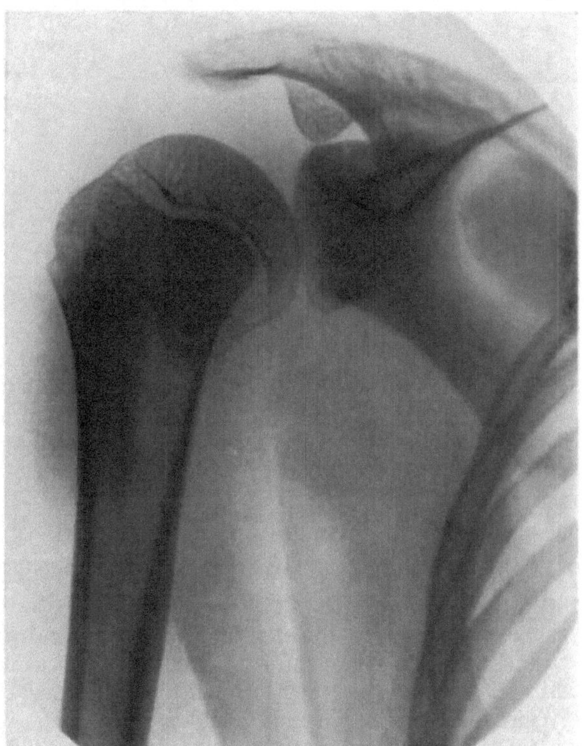

Abb. 150. Adduktionsfraktur bei Oberarmbruch im Bereich des
Collum chirurgicum.

10b

Diese Collumfraktur tritt auf

a) als Adduktionsfraktur: Die Achsen beider Fragmente zeigen nach außen, daraus resultiert ein nach innen zu offener Winkel (vgl. Abb. 150), sie entsteht lediglich als indirekte Biegungsfraktur.

Beispiel: Ein 17 jähriger Junge kommt beim Schlittschuhlaufen so zu Fall, daß er beim Bogenfahren auf einem Bein rücklings hinschlägt. Er fällt zunächst auf den beim Bogenfahren an den Leib angelegten Ellbogen und dann auf den Hinterkopf. Auf den Oberarm wirkt die Gewalt sowohl biegend, wie zugleich die Adduktion forcierend. Es entsteht eine indirekte Collumfraktur, wie sie Abb. 150 darstellt.

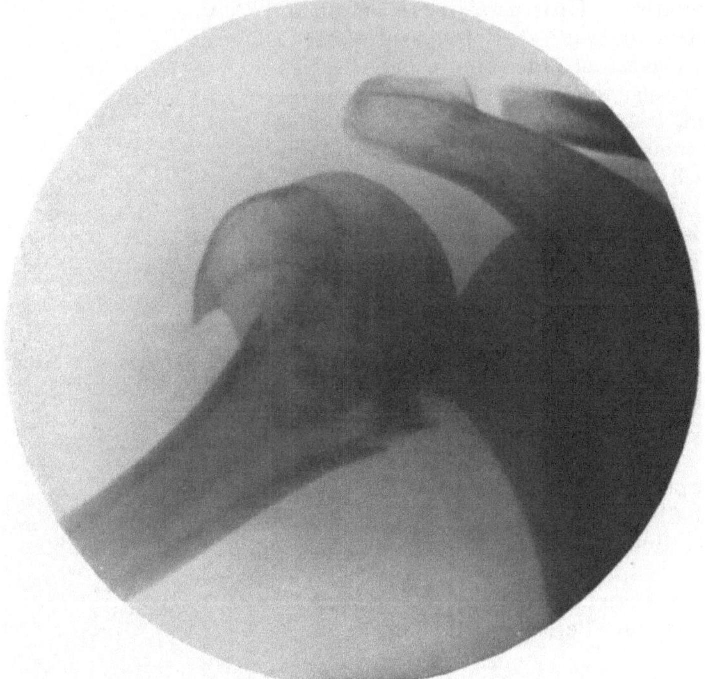

Abb. 151.   Adduktionsfraktur des collum humeri.

b) als Abduktionsfraktur: In diesem Falle steht die Achse des oberen Fragmentes ungefähr parallel zum Thorax oder eher sogar noch nach innen, während das untere Fragment im Sinne der Abduktion nach außen steht. Beide Achsen bilden dann einen nach außen offenen stumpfen Winkel. Diese Form kommt bei direktem Fall und seitlichem Aufschlag auf die Collumgegend zustande.

Beispiel: Eine 22 jährige Studentin wird bei einer schnellen Bergfahrt in der letzten Kurve infolge Gegenfahrens gegen den Bordstein vom Rad auf den Gehsteig geschleudert und schlägt genau seitlich und, wie die Abschürfungen der Haut zeigen, unterhalb der Schulterwölbung auf: direkte Abduktionsfraktur des Humerus (Abb. 151).

Dem Bruchlinienverlauf nach sind es meist reine Querfrakturen. Relativ oft kommt es zu Einkeilung.

Symptome und Diagnostik der Collumfraktur: Oft weist bereits ein schnell zum Vorschein kommendes und mächtiges Hämatom (Abb. 24) auf die Fraktur hin. Das Hämatom tritt schnell an die Oberfläche, da zumeist die bedeckenden Weichteile von innen angespießt werden. Die Mächtigkeit des Blutergusses erklärt sich aus der unmittelbaren Nachbarschaft zwischen Humerushals und A. und V. circumflexa humeri.

Der Nachweis von abnormer Beweglichkeit und Krepitation gelingt infolge der Tiefe und Kürze des oberen Fragmentes und wegen der häufigen Einkeilung gewöhnlich nicht. Die Funktionsbehinderung prägt sich bereits in der ängstlichen Fixation des verletzten Armes mit Hilfe der anderen Hand und beim Sitzen in dem Aufstützen des Ellbogens aufs Knie aus. Den Arm zu erheben oder gar zu gebrauchen, ist dem Verletzten nur unter großen Schmerzen möglich. Dagegen werden bei Einkeilung auch aktiv oft auffallend ausgiebige Bewegungen ausgeführt.

Von besonderer Bedeutung für die Therapie sind die Formen der Dislokation und Deformität. Frontal betrachtet steht die Achsenknickung im Vordergrunde. Bei der Adduktionsfraktur zeigt die Oberarmlinie nach außen, bei der Abduktionsfraktur (vgl. Abb. 150 und 151) nach innen am Akromion vorbei, während sie normal nach dem Akromion selbst zu ausläuft. Neben dieser durch die Gewalt selbst bedingten Dislokation spielt noch die muskuläre Verschiebung eine wichtige Rolle. Oberhalb der Fraktur sitzen alle Außenrotatoren (M.supra-, infraspinatus, teres minor), unterhalb alle Innenrotatoren (M.latissimus dorsi, pectoralis und teres major). Beide Muskelgruppen sind, auf die Welle des Oberarmes bezogen, Antagonisten. Wird durch die Fraktur ihre gemeinsame Welle in zwei Teile geteilt, so hat das den Effekt einer maximalen Außenrotation des oberen und einer maximalen Innenrotation des unteren Fragmentes. Würde die Heilung in dieser Stellung erfolgen, so wäre der Effekt identisch mit einer Aufhebung der Rotationsfähigkeit.

Das entscheidende Symptom ist das Nichtmitgehen des Kopfes bei Drehbewegungen am Vorderarm. Ist dieses Symptom vorhanden, so weist es mit Sicherheit auf eine Fraktur hin, ist es nicht vorhanden, so läßt sich allerdings eine eingekeilte Fraktur dann noch nicht ausschließen. Manchmal vermag die Palpation besonders von der Axilla her das Schaftfragment direkt nachzuweisen.

Die endgültige Entscheidung bringt oft erst das Röntgenbild, es gibt außerdem über die Stellung des oberen Fragmentes, über isolierte Abrißfrakturen usw. noch genauere Auskunft. Den Röntgenbildern des oberen Humerusendes haftet zwar der Nachteil an, daß die Aufnahme hier gewöhnlich nur in einer Ebene gemacht wird, doch pflegt die Aufnahme von vorn nach hinten die Dislokation gut wiederzugeben.

Komplikationen: Die für die Collumfrakturen spezifische, wenn auch nicht sehr häufige Komplikation ist die Verletzung des dem Collum humeri dicht anliegenden N. axillaris, des ungemein wichtigen motorischen Nerven für den M. deltoides. Es ist unbedingt nötig, sich stets primär von seiner Funktion zu überzeugen. Von der Komplikation mit Luxation des Oberarmkopfes war bei der Schulterluxation (S. 150) die Rede.

Behandlung. Die anatomisch exakte Reposition von Collumfrakturen ist ausgesprochen schwierig. Es liegt dies daran, daß man das obere Fragment bei seiner Kürze und Lage in der Tiefe der Schultermuskulatur nicht zu umgreifen und damit auch nicht zu stellen vermag. Es bleibt somit bei der Reposition nichts anderes übrig, als nach genauer vorheriger Feststellung des Standes des oberen Fragmentes in Narkose das untere Fragment möglichst genau dem oberen Fragment so gegenüber zu stellen, daß die Längsachsen möglichst eine Linie bilden. Die Außenrotation des oberen Fragmentes ist gleichfalls unbeeinflußbar, auch hier hilft man sich so, daß man den ganzen peripheren Abschnitt, d. h. den Oberarmschaft, durch Drehung am Vorderarm in Außenrotationsstellung bringt.

Bei den Indikationen wird am besten die horizontal abduzierte Stellung des Oberarmes bei gleichfalls horizontal gelagertem und rechtwinklig gebeugtem Unterarm gerecht. Eine solche Stellung kann (am besten) im Extensionsverband in dieser Stellung oder auf der Abduktionsschiene (vgl. Abb. 51) oder auf einem Thoraxgipsverband innegehalten werden.

Läßt sich die Reposition in Narkose manuell nicht erzwingen, dann kommt ein Extensionsverband in der Zugrichtung entsprechend der Achse des oberen Fragmentes bei rechtwinklig gebeugtem Ellbogen in Betracht. Ein solcher Verband kann auch portativ hergestellt werden.

Bei Einkeilung in günstiger Stellung genügt zweiwöchige Immobilisation in Abduktion (wegen der Folgen für das Schultergelenk). Eine Einkeilung in ungünstiger Stellung ist zu lösen. Die Bedenken gegen Lösung einer Einkeilung, wie sie bei Schenkelhalsfrakturen bestehen, sind hier nicht groß, da erfahrungsgemäß die Pseudarthrosengefahr am oberen Humerusende nur gering ist.

Bei schwierigen Verhältnissen, besonders bei Doppel- und Mehrfachbrüchen, pflegt das anatomische Resultat sowohl, als ganz besonders das funktionelle Resultat ein vorzügliches zu sein, wenn man analog dem HOFMEISTERschen Verfahren für Schulterluxation die vertikale Suspension des ganzen Armes mit Hilfe eines Heftpflasterverbandes durchführt (s. Abb. 147).

Die funktionelle Behandlung findet ihre erste Berücksichtigung in der Wahl der Abduktionsstellung für die Immobilisation; passiv beginnt sie spätestens nach 10 Tagen mit der mobilisierenden Bewegungstherapie. Dabei gilt es, in erster Linie der Gefahr der für den späteren Gebrauch der oberen Gliedmaßen so überaus schädlichen, durch mediale Kapselschrumpfung und Deltoideusatrophie bedingten Adduktionsstellung entgegenzuarbeiten. Der Unkundige läßt sich gerade bei der Schulterfunktion leicht täuschen; so wird oft bei seitlicher Abduktion des Armes übersehen, daß diese Bewegung nicht im Schultergelenk, sondern unter Mitgehen der Scapula durch das Gleiten des Schulterblattes auf der Thoraxwand ausgeführt wird. Bei der mobilisierenden Bewegungstherapie des Schultergelenks muß daher anfangs die Beweglichkeit der Scapula durch manuellen Druck auf das Akromion ausgeschaltet werden. Der Prüfstein für ein frei bewegliches Schultergelenk ist die abduzierende Elevation bis 90° ohne Mitgehen der Scapula (Betrachtung von rückwärts!) und die Elevation bis 180° unter Mitgehen der Scapula.

Operative Behandlung kommt nur bei nicht ausgleichbarer Dislokation und bei gleichzeitiger Schulterluxation in Betracht (vgl. Abb. 94, S. 95).

2. Die Schaftbrüche des Humerus.

Sie entstehen meist direkt durch Schlag gegen den Oberarm oder durch Abscherwirkung. Die Frakturlinie verläuft sehr oft rein quer, nur gelegentlich spiralig oder schräg.

Es finden sich alle Fraktursymptome in reinster Form, besonders ist die abnorme Beweglichkeit gewöhnlich so stark ausgeprägt, daß die Diagnose schon vom Verletzten selbst richtig gestellt wird. Dislokation fehlt bei herabhängendem Arm meist, sie wird aber sofort deutlich beim Versuch, den Arm zu heben. Einkeilungen, die ja einen festen Widerstand des einen Fragmentes zu ihrer Entstehung erfordern, kommen an dieser Stelle nicht vor.

Die Schaftbrüche haben eine für sie typische Komplikation, die primäre und sekundäre Radialislähmung. Der N. radialis, der sich nach seiner Ablösung aus dem Plexus brachialis spiralig dem Schaft des Oberarmes so eng anschmiegt, daß es zur Bildung eines eigenen Sulcus n. radialis kommt, kann bei Frakturen des Schaftes in der Höhe des Radialisverlaufes entweder primär durch die verletzende Gewalt oder durch ein Fragment oder sekundär noch durch Callusmassen zur völligen Lähmung gebracht werden.

Die primäre Radialisverletzung äußert sich in sofortiger Lähmung. Es ist unbedingt bei allen Humerusfrakturen sofort auf Vorhandensein oder Nichtvorhandensein einer Radialislähmung zu untersuchen, nicht nur im Interesse des Kranken, dem eine sofortige Nervennaht größere Chancen verspricht, sondern auch im eigenen Interesse des Arztes, dem eine sofortige exakte Untersuchung spätere Vorwürfe bei sekundärer Radialislähmung erspart.

Die sekundäre Radialislähmung tritt in der zweiten oder dritten Woche auf. Sie hält sich an Häufigkeit mit der primären Schädigung etwa die Wage. Manchmal geht der Lähmung eine Stadium prämonitorischer neuralgischer Schmerzen in dem betroffenen Gebiet voraus. Auf die Möglichkeit einer sekundären Nervenlähmung ist während der ganzen Behandlungsdauer zu achten.

Eine weitere Komplikation ist die erhöhte **Pseudarthrosengefahr.** Der Oberarmschaft stellt ein Viertel bis ein Drittel aller Pseudarthrosen überhaupt (vgl. Abb. 74, S. 70).

Behandlung. Frische Humerusfrakturen werden sogleich nach Abschluß der Untersuchung reponiert. Um die antagonistischen Strecker und Beuger ins Gleichgewicht zu bringen, wird zunächst im Ellbogen rechtwinklig gebeugt, sodann genügt meist einfacher Zug am Unterarm, um Aufeinanderstellen der Fragmente und Verzahnung durch seitliche Manipulation zu ermöglichen. Bei gelungener Verzahnung genügt für die Retention eine sog. dorsale Gipsschale, (vgl. Abb. 176, S. 176), die von den Fingergrundgelenken — die Beweglichkeit der Finger vollständig freilassend — bis auf die Schulterwölbung hinaufreicht.

Ein zirkulärer Gipsverband ist nicht nur nicht erforderlich, da eine gut die Hälfte des Oberarmes umgreifende Gipsschale genau so sicher fixiert, er ist sogar zu verwerfen, weil jeder zirkuläre Gipsverband an der oberen Extremität die Gefahr der ischämischen Muskelkontraktur des Vorderarmes in sich birgt.

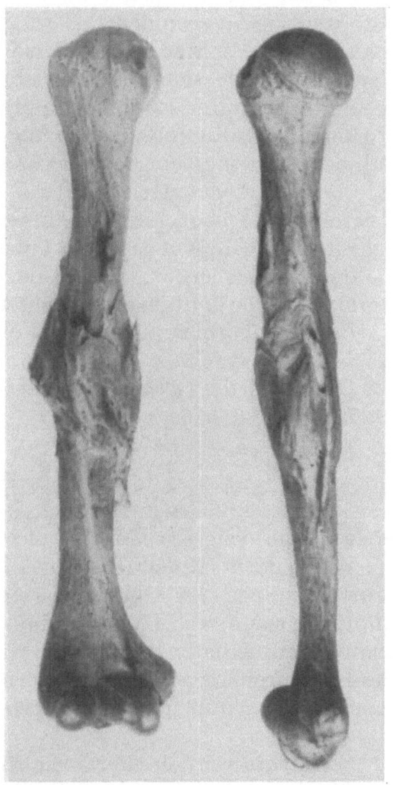

Abb. 152. Schaftfraktur des Humerus in guter Stellung, mit starker Callusbildung geheilt.

Eine solche Gipsschiene gestattet und erfordert schon nach wenigen Tagen die Einleitung einer funktionellen Behandlung. Dadurch kann der scheinbare Nachteil der Gipsschale, das Herunterhängen des Armes statt der Abduktionsstellung, in seinen sonst unvermeidbaren Folgen (Adduktionskontraktur!) vermieden werden.

Bei **nicht einwandfreier Verzahnung,** bei drohendem Abrutschen der Fragmente, z. B. bei Schräg- und Spiralbrüchen, genügt die Gipsschiene allein nicht. Es muß noch eine Extensionsbehandlung hinzukommen. Es sind eine große Reihe von unblutigen und operativen Extensionsverfahren angegeben worden. Als einfachste und zugleich ausreichende Methode erscheint uns auch hier die senkrechte Extension nach HOFMEISTER vollauf zu genügen (vgl. Abb. 147). Sie vereinigt den Vorteil der Einfachheit mit dem der dauernden leichten Kontrollierbarkeit und dem der für die spätere Beweglichkeit günstigen elevierten Stellung. Bereits nach 10 Tagen kann der Arm auf eine Abduktionsschiene gelagert und der Kranke zur ambulanten funktionellen Nachbehandlung entlassen werden.

Die Gebrauchsfähigkeit des Armes nach Oberarmfraktur hängt nicht so sehr von dem Grade der anatomischen Restitution, als vielmehr und überwiegend von dem Grade der Beweglichkeit im Schulter- und Ellbogengelenk ab.

Bei primärer Radialislähmung ist sofortige Freilegung, Anfrischung der Enden und Naht des N. radialis indiziert. Man wird in solchen Fällen dann, wenn man schon die Frakturstelle freilegen muß, mit der Nervennaht sogleich die Osteosynthese verbinden. Wird diese primäre Radialislähmung infolge Durchtrennung erst später entdeckt, so ist der Erfolg der Spätnaht des Nerven nach Nervenresektion schon wesentlich unsicherer.

Bei sekundärer Radialislähmung muß der Nerv an der Frakturstelle, sobald beginnende Lähmungserscheinungen einwandfrei feststehen, freigelegt, aus den Callusmassen sorgsam herauspräpariert und zwischen Muskulatur oder Fett verlagert und eingebettet werden. Nach primärer Nervennaht wie sekundärer Neurolyse vergehen meist mehrere Wochen bis Monate, bis die Funktion wiederkehrt; bis zu diesem Zeitpunkt wird der drohenden Kontraktur durch Schienen, die das Handgelenk in Dorsalreflexion und die Grundglieder der Finger in Streckstellung halten, entgegengearbeitet.

Bei irreparabler Lähmung kommt eine von PERTHES angegebene Sehnenplastik in Betracht.

Bezüglich der Pseudarthrosenbehandlung wird auf das im Allgemeinen Teil (S. 70) Gesagte verwiesen.

3. Frakturen am unteren Humerusende.

Sie bieten nach Entstehung, Bruchformen und Behandlung als Ausdruck der höchst komplizierten Muskel- und Gelenkmechanik komplizierte Verhältnisse dar.

Während noch der Humerusschaft zwischen zwei antagonistisch-einheitlichen Muskelgruppen des Oberarmes eingebettet liegt, setzen an den beiden Gelenkknorren des unteren Humerusendes zwei verschiedene Muskelgruppen des Vorderarmes, am medialen vorwiegend die Beuger, am lateralen die Strecker an, so daß die Frakturen am unteren Humerusende, obwohl sie am Oberarm sitzen, muskelmechanisch ganz unter der Herrschaft des Unterarmes und seiner Muskulatur stehen.

Weiterhin werden alle Verhältnisse durch das Auftreten des neuen Funktionsantagonismus der Pro- und Supination und durch die Vielgestaltigkeit im Bau des Ellbogengelenks noch weiter kompliziert. Da alle Frakturen am unteren Humerusende gelenknahe oder überhaupt Gelenkfrakturen darstellen, so steht stets das Ellbogengelenk im Vordergrunde.

Die Bruchformen sind vielgestaltig. Als Haupttypen kann man die oberhalb, dann die durch die Gelenkknorren hindurchgehenden Bruchformen von den Frakturen unterscheiden, die den Gelenkanteil des Humerus selbst frakturieren.

a) Die supracondyläre Humerusfraktur.

α) **Extensionsfraktur.** Sie ist eine der häufigsten Frakturen des Kindesalters und entsteht durch Fall bei überstrecktem Ellbogengelenk. Die Bruchlinie pflegt dann als Schrägfraktur dicht oberhalb der Kondylen von vorn-unten schräg nach hinten-oben zu verlaufen (s. Abb. 153).

Beispiel: Einen solchen Fall einer supracondylären Oberarmfraktur „durch reine Hyperextension" sah KOCHER bei einem 54jährigen Mann dadurch entstanden, daß „derselbe einem ihm den Rücken zukehrenden Kameraden die gestreckten Arme über die Schulter legte und sich von ihm durch den Zug an den Händen in die Höhe heben ließ."

β) **Flexionsfraktur.** Sie ist wesentlich seltener und entsteht als Biegungsbruch vor allem durch Fall auf den spitzwinklig gebeugten Ellbogen. Der Biegungsmechanismus kommt durch die physiologische Biegung des unteren Humerusendes nach vorn zustande. Die Frakturlinie verläuft entsprechend dem entgegengesetzten Mechanismus umgekehrt wie bei der Extensionsfraktur, nämlich (bei seitlicher Betrachtung) von vorn-oben schräg nach hinten-unten. Sie ist

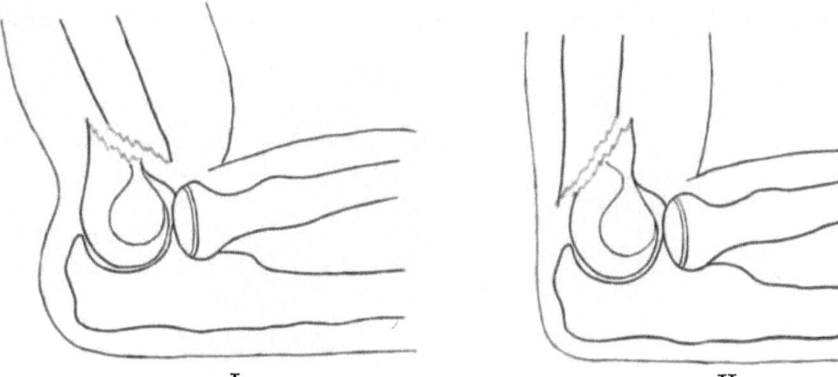

I.   II.

Abb. 153 I/II. Frakturlinienverlauf bei suprakondylären Humerusfrakturen nach KOCHER.
I. Extensionsfraktur.   II. Flexionsfraktur.

wesentlich seltener als die Extensionsfraktur, da der Ellbogen bei jeder drohenden Fallbewegung instinktiv zur Abwehr ausgestreckt und nur sehr viel seltener gebeugt wird.

Beispiel: Eine junge Mutter geht, ihren Säugling auf beiden Armen tragend, treppauf, gleitet plötzlich aus und stürzt. Da sie, um ihr Kind zu schützen, dieses noch fester an sich drückt, schlägt sie mit dem gebeugten Ellbogen auf und bekommt an dem zuerst aufschlagenden Arm eine typische suprakondyläre Flexionsfraktur des Humerus.

Die Symptomatologie dieser Frakturen spiegelt die verschiedene Entstehungsweise und den genau entgegengesetzten Frakturlinienverlauf wieder. Vor allem ist es die verschiedene Dislokation, die auch klinisch die scharfe Trennung der beiden Formen rechtfertigt.

Bei der Extensionsfraktur verschiebt sich der ganze Gelenkanteil samt Vorderarm weit nach hinten, so daß eine nach hinten ausgebuchtete Konfiguration des Ellbogens ähnlich wie bei einer Luxation des Vorderarmes nach hinten (s. S. 165) zustande kommt. Aus dieser Verschiebung resultiert eine scheinbare Verkürzung des Vorderarmes, wenn man von der Beugefalte im Ellbogen bis zum Handgelenk mißt oder schätzt. Die Messung der Linie Olecranonspitze — Griffelfortsatz der Ulna zeigt jedoch sogleich, daß diese Linie gegenüber der unverletzten Seite nicht verkürzt ist.

Das obere (Schaft-)Fragment tritt nach vorn vor das untere Fragment (Abb. 153 und 154) und gefährdet dort die Gefäße und Nerven.

Bei der Flexionsfraktur tritt genau umgekehrt das untere Fragment nach vorn (Abb. 153

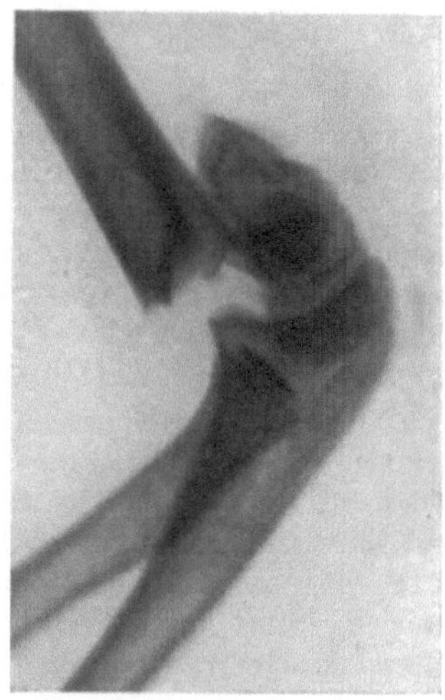

Abb. 154. Typische Dislokation der Fragmente bei suprakondylärer Extensionsfraktur des Humerus.

und 155), der Unterarm ist infolgedessen scheinbar verlängert, das obere Fragment tritt nach hinten, findet aber hier sogleich an der straff gespannten Tricepssehne Halt.

Diese verschiedene Dislokation führt bei der Extensionsfraktur zu einer schweren, luxationsähnlichen, bei der Flexionsfraktur nur zu einer geringen Deformität.

Für die Diagnose sind weiterhin maßgebend die stets sehr starke Hämatombildung, die schnell zunehmende reaktive Schwellung und vor allem die abnorme

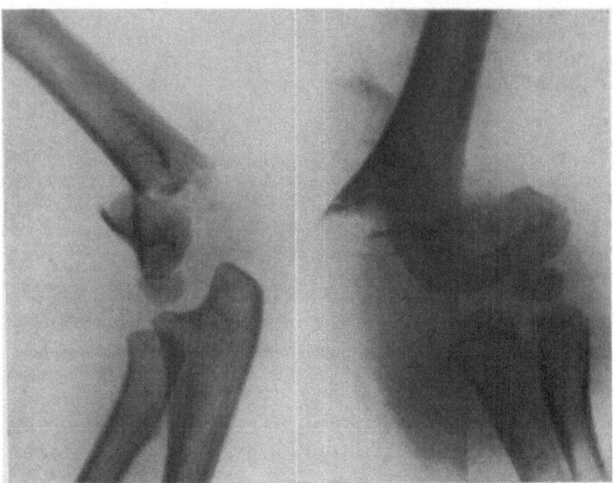

Abb. 155.   Typische Dislokation der Fragmente bei suprakondylärer Flexionsfraktur des Humerus.
Die Aufnahme von vorn nach hinten zeigt gleichzeitig noch eine starke Verschiebung des unteren Fragmentes nach lateralwärts.

Beweglichkeit, die sich darin äußert, daß der an den Epicondylen umgreifbare Gelenkanteil sich gegenüber dem Schaft vor- und rückwärts, auch seitlich verschieben läßt.

b) Die Schrägbrüche des unteren Humerusendes.

Bei den suprakondylären Frakturen des Humerus verläuft die Bruchlinie zwar auch schräg, man spricht aber in der althergebrachten Frakturterminologie von „Schrägbrüchen" des unteren Humerusendes nur bei dem frontal betrachtet schrägen Frakturlinienverlauf.

Wenn diese Frakturen muskelmechanisch auch den suprakondylären Frakturen nahestehen, so erhalten sie doch eine berechtigte Sonderstellung durch ihren Charakter als Gelenkfrakturen.

α) Der äußere Schrägbruch ist identisch mit einer Fractura condyli externi humeri. Er entsteht besonders bei Kindern durch Sturz auf den Ellbogen bei gleichzeitiger Abduktion des Oberarmes. Das kräftigere Olecranon schert dabei den schwächeren äußeren Condylus schräg ab. Indirekt kommt er auch noch durch Fall auf die Hand bei gleichzeitiger Pronation des Vorderarmes zustande. Hierbei stemmt dann das Radiusköpfchen seinen knöchernen Widerhalt am Humerus, das Capitulum samt äußerem Condylus, ab.

β) Der innere Schrägbruch. Der innere Condylus bricht sehr viel seltener, er ist ja auch durch seine Lage sehr viel weniger gefährdet, als der äußere.

Bei beiden Formen der Schrägbrüche steht unter den Symptomen neben allen sonstigen Fraktursymptomen die abnorme seitliche Abknickbarkeit des Vorderarmes gegenüber dem Oberarm (pathologische Valgus- und Varusstellung) im Vordergrunde.

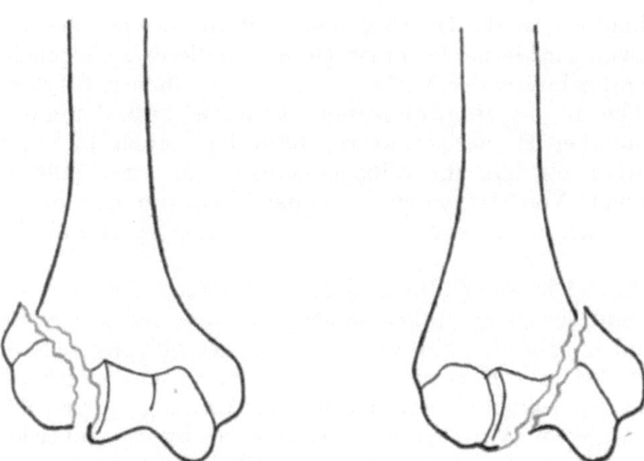

Abb. 156. Äußerer und innerer Schrägbruch des unteren Humerusendes.

c) Die diakondyläre Humerusfraktur.

Sie ist das spätere Äquivalent der jugendlichen Epiphysenfraktur des unteren Humerusendes und hat mit ihr Symptomatologie und Therapie gemeinsam. Es handelt sich um eine reine Gelenkfraktur, die Bruchlinie verläuft nahe an der Knorpelgrenze der Gelenkfläche. Demzufolge ist auch die Störung der Gelenkfunktion sehr erheblich. Die Diagnose lautet oft auf schwere Distorsion, bis erst das Röntengenbild die Sachlage klärt und die Diagnose allein entscheidet. Aber auch die Röntgendiagnose, besonders bei Jugendlichen, ist nicht einfach.

d) Isolierte Frakturen der beiden Epiphysenkondylen und des Capitulum humeri.

Sie entstehen sowohl als typische Abrißfrakturen, als auch besonders bei ihrer oberflächlichen Lage als Absprengungsfrakturen durch äußere Gewalt und endlich als Komplikationen bei der Luxation nach hinten.

Gewöhnlich können sie nur durch das Röntgenbild genauer klargestellt werden.

e) Die T- und Y-Fraktur des Ellbogens.

Die Frakturlinien pflegen sehr vielgestaltig zu verlaufen (Abb. 9, S. 8), stets aber stellen sie Kombinationen einzelner Kondylen- und Epikondylenfrakturen dar. Sie kommen nur bei Erwachsenen nach schweren Traumen, am häufigsten bei senkrechtem Aufschlag auf den Ellbogen zustande und sind oft kompliziert.

Diese Frakturen sind stets Gelenkfrakturen, führen zu einem starken Hämarthros, hochgradiger abnormer Beweglichkeit in verschiedenen Richtungen, zur Inkongruenz der Gelenkoberfläche und geben dann Veranlassung zu späterer deformierender Gelenkentzündung, wenn nicht zu völliger Versteifung.

Bei keinem Gelenk spielt das Röntgenbild für die Erkennung der Einzelheiten des Frakturlinienverlaufes, der Zwischenlagerung von Einzelbruchstücken, von Subluxationen, ja sogar der Fraktur überhaupt (vgl. Abb. 37) und wegen der häufigen Verwechslungen mit Luxationen eine so große Rolle, wie gerade bei den Frakturen am unteren Humerusende. Es ist deshalb zu fordern, daß diese Fälle stets, sobald überhaupt Frakturverdacht besteht, auch der Röntgenuntersuchung (2 Ebenen!) zuzuführen sind.

Die Frakturen des unteren Humerusendes sind reich an Komplikationen. Verletzungen der A. und V. brachialis führen zur Bildung pulsierender Hämatome (selten), häufiger ist die Querläsion schnell von peripherer Nekrose gefolgt. Sehr verhängnisvoll wird ferner leicht ein Druck auf die Brachialgefäße (Hämatom, Fragment, Ödem, schnürender Verband), bei Jugendlichen führt er schnell zur später irreparablen ischämischen Muskelkontraktur, deren große Mehrzahl Fälle von gelenknahen Humerusfrakturen betreffen. Auch die posttraumatische Myositis ossificans hat im Ellbogenbereich (M. brachialis internus) ihr Prädilektionsgebiet. Von Nerven ist es bei den Frakturen des unteren Humerusabschnittes vor allem der N. medianus, der häufiger einmal in Mitleidenschaft gezogen wird.

Behandlung. Die Behandlung der gelenknahen Frakturen des unteren Humerusendes und der Gelenkfrakturen selbst ist eine verantwortungsvolle, aber dankbare Aufgabe. Für die Notversorgung genügt Lagerung auf CRAMER-Schienen (s. Abb. 47). Die Reposition soll bei allen Formen so frühzeitig als möglich erfolgen, da das schnell einsetzende und an Umfang sehr rasch zunehmende Hämatom bei längerem Warten die Reposition erschwert; außerdem kommt es oft bei zu langem Zuwarten zu hochgradiger Blasenbildung in der überdehnten Haut, was die Gefahr der Infektion erhöht und blutige Behandlung sogar unmöglich machen kann.

Die Reposition wird stets in tiefer Narkose vorgenommen. Sie sucht durch Zug, Gegenzug und adaptierenden Druck den Frakturmechanismus in umgekehrter Reihenfolge der Frakturereignisse zu wiederholen. Es muß deshalb bei Extensionsfrakturen der Arm zunächst in die Frakturendstellung, d. h. in starke Hyperextension, gebracht werden. In dieser stark nach hinten hyperextendierten Stellung wird zur Ausgleichung der Längsverschiebung und um zu verhüten, daß die Fragmente sich vorzeitig in ungünstiger Stellung verhaken, mit großer Kraft in der Längsrichtung gezogen. Unter fortdauerndem Längszug wird dann der Vorderarm aus der Extensionsstellung ruckartig unter Einstemmen des kleinen Fingerballens in die Gelenkbeuge, in Beugestellung bis zum rechten Winkel, wenn möglich sogar noch weiter, übergeführt. Bei dieser Beugestellung besteht jedoch eine Gefahr, die es genau zu beachten gilt. Es ist das die Kompression der A. brachialis durch das Frakturhämatom, welches nunmehr in Beugestellung auf einen engeren Raum zusammengepreßt wird. Es muß daher nach der Reposition der Puls und die Zirkulation des Vorderarmes genau beobachtet werden. In dieser Beugestellung wird dann eine bereits vorher fertig bereitgelegte dorsale Gipsschale von der Höhe der Schulterwölbung bis zu den Fingergrundgelenken anmodelliert und bis zum Erstarren der Gipsschale die Repositionsstellung manuell in tiefer Narkose innegehalten.

Bei den Flexionsfrakturen muß selbstverständlich die Reposition und Retention in umgekehrter Reihenfolge erfolgen. Es wird der Arm in tiefer Narkose zunächst in Flexionsstellung gebracht und dann unter Zug in der Längsrichtung des Oberarmes allmählich in nahezu völlige Streckstellung übergeführt und in dieser Stellung wiederum zunächst für 12—14 Tage durch eine dorsale Gipsschale fixiert. Je besser die Reposition gelingt, um so günstiger sind die Aussichten auch für die Wiederherstellung der Funktion. Die Extensionsbehandlung gibt vielleicht noch bessere Resultate, eignet sich aber nur für Krankenhäuser, da sie dauernde Kontrolle erfordern.

Die Schrägbrüche, ferner isolierte Frakturen der Epikondylen, die transkondyläre Humerusfraktur, bei denen Zwischenlagerungen bei Einzelfragmenten sehr häufig sind, werden in einem relativ hohen Prozentsatz operative Freilegung, Reposition und Osteosynthese, möglichst durch Verzahnung erforderlich machen.

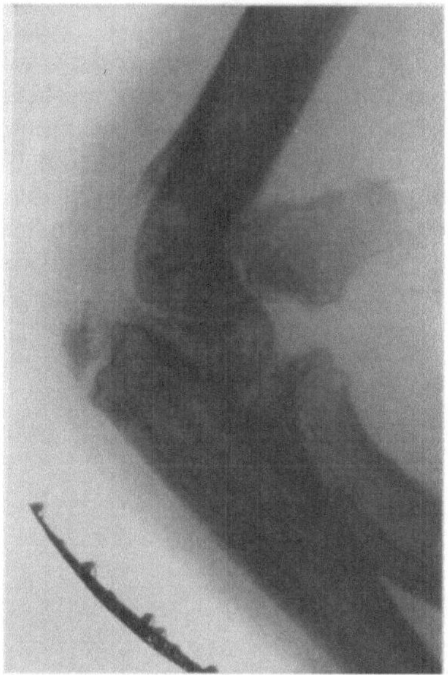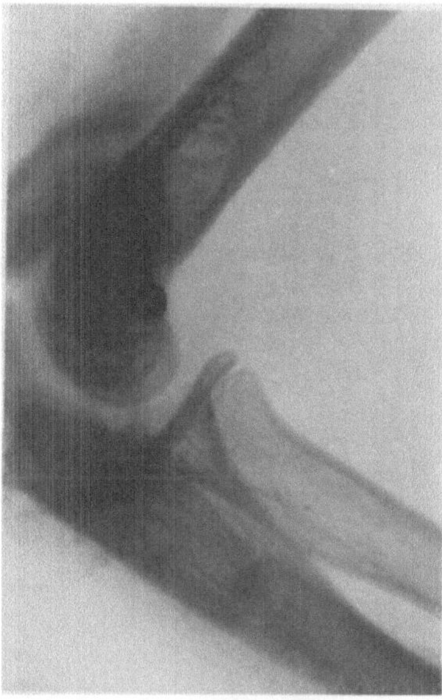

Abb. 157. Schrägbruch des medialen Epicondylus humeri mit starker Dislokation nach vorne vor und nach der Reposition und Retention durch Verschraubung (von der Seite).

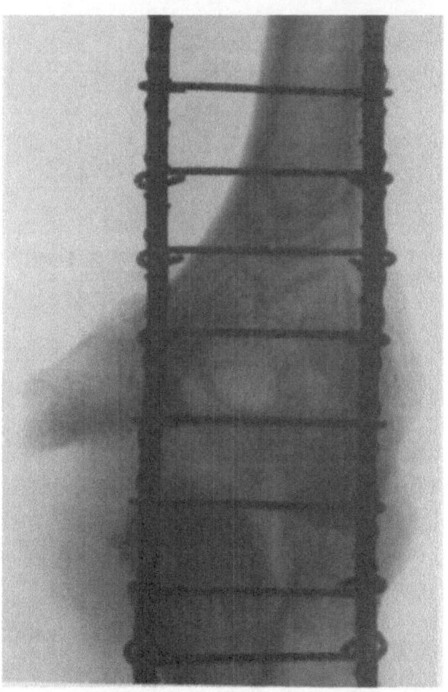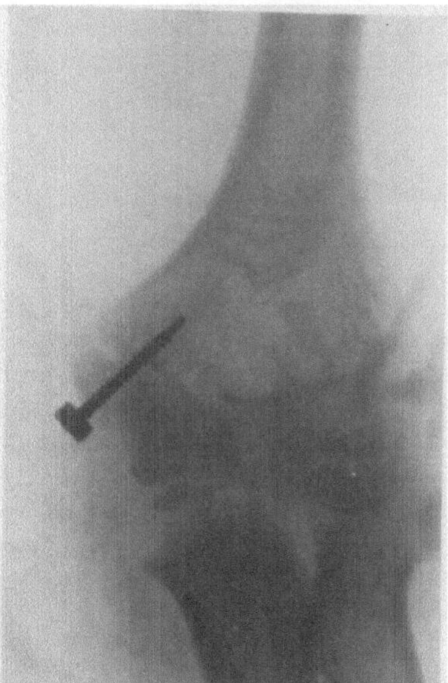

Abb. 158. Schrägbruch des medialen Epicondylus humeri mit starker Dislokation vor und nach der Reposition und Retention durch Verschraubung (von vorne nach hinten, vgl. Abb. 157).

Das Ellbogengelenk gehört zu denjenigen Gelenken, bei denen manchmal auch bei nicht völliger idealer anatomischer Restitution das funktionelle Resultat bei intensiver Bewegungstherapie noch ein gutes zu werden vermag.

Besonders bei Kindern ist es bemerkenswert, daß das Endergebnis auch dann, wenn die Reposition nicht völlig gelingt, durch sorgfältige Nachbehandlung noch ein gutes wird und daß sich auch die Abknickung durch die weiteren Wachstumsvorgänge noch weitgehend auszugleichen imstande ist. Doch darf man sich selbstverständlich nie von vornherein darauf verlassen.

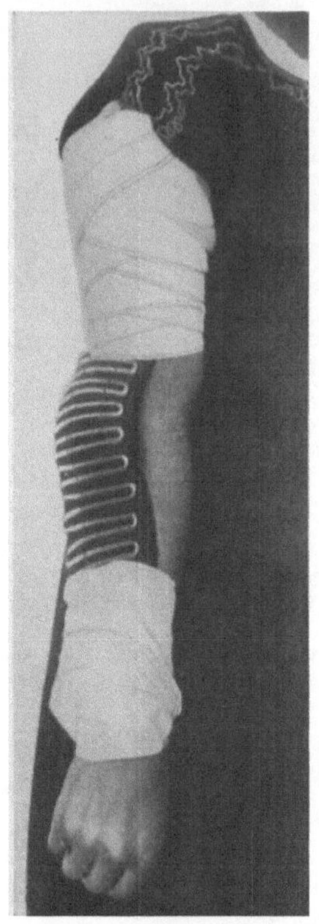

Die Nachbehandlung dieser Frakturen im Sinne der aktiven und passiven Bewegungstherapie beginnt bereits nach 14 Tagen, indem zunächst für die Zeitdauer der Bewegungstherapie die Gipsschale abgenommen wird. Die Gipsschale selbst bleibt im ganzen 3—4 Wochen liegen, nach dieser Zeit muß bereits die Schulterbeweglichkeit wieder vollkommen normal und die Ellbogenbeweglich-

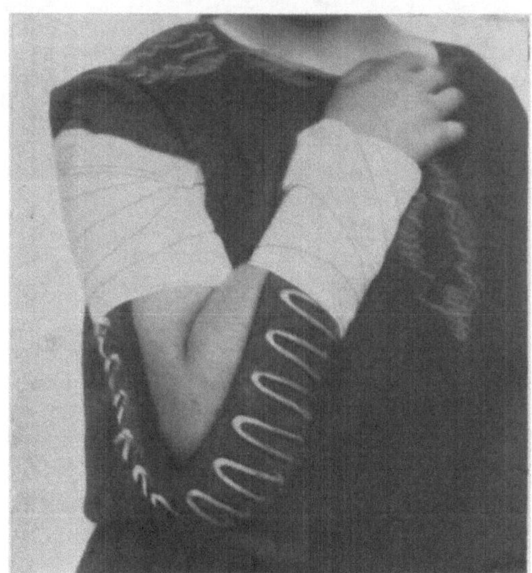

Abb. 159. HEUSSNERsche Streckschiene zur passiven Bewegungstherapie im Ellenbogen.

Abb. 160. HEUSSNERsche Beugeschiene zur passiven Bewegungstherapie im Ellenbogen.

keit in ziemlich weitem Ausmaße möglich sein. Die volle Streck- und Beugefähigkeit wird in der vierten Woche durch insensive aktive und passive Bewegungstherapie, Heißluft und Massage erreicht.

Die passive Bewegungstherapie wird bei Kindern zweckdienlich durch eine Art Dauerzugtherapie mittels der HEUSSNERschen Spiralschienen durchgeführt.

Dieselben werden alternierend — je 12 Stunden die Beugeschiene und je 12 Stunden die Streckschiene — angelegt, so daß auch nachts eine passive Bewegungstherapie ausgeführt werden kann (Abb. 159 u. 160).

II. Luxationen im Bereich des Ellbogens.

Das Ellbogengelenk (Articulatio cubiti) ist aus drei Gelenken zusammengesetzt, dem humero-ulnaren, humero-radialen und radio-ulnaren Gelenk.

Für die Beugung und Streckung spielt nur das Humero-Ulnargelenk eine Rolle, es ist ein reines Scharniergelenk, die Führung des Gelenks ist vorwiegend eine knöcherne, desgleichen die Arretierung hinten in der Fossa olecrani und vorn in der Fossa coronoidea.

Das Humero-Radialgelenk mit dem Capitulum humeri als Gelenkkopf und der Fovea capituli radii als Pfanne erlaubt Beuge- und Streckbewegungen, führt sie aber selbst nur passiv, nicht aktiv mit aus. Es dient vornehmlich als passiv bewegliches Widerlager zwischen Radius und Humerus.

Das proximale Radio-Ulnargelenk dient zusammen mit dem distalen der Beweglichkeit der beiden Vorderarmknochen gegeneinander. Die Ulna steht fest, das Radiusköpfchen dreht sich um seine Längsachse genau wie eine Achse in der Nabe; die der Nabe vergleichbare Führung vermittelt das Lig. annulare radii.

Das Capitulum radii ist das proximale, das peripher gelegene Capitulum ulnae das distale Ende der diagonal verlaufenden Drehachse des Vorderarms, die Kipplinie entspricht der Membrana interossea.

Luxationen im Bereich des Ellbogens sind ziemlich häufig (27,2 vH aller Luxationen in der Statistik KRÖNLEINS). Es können entweder beide Unterarmknochen (Luxatio antebrachii) oder jeder für sich allein luxieren (Luxatio radii, Luxatio ulnae).

1. Luxatio antebrachii.

Die feste knöcherne Führung der Ulna im Sinne der Scharnierbewegung bringt es mit sich, daß der Vorderarm gegenüber dem Oberarm fast ausschließlich in der Scharnierrichtung nach hinten, sehr viel seltener nach vorne und ganz selten nach der Seite luxiert.

Die Entstehung der Luxatio antebrachii posterior ist das Musterbeispiel eines Hebelmechanismus. Bei Fall auf den bereits gestreckten Arm (I)

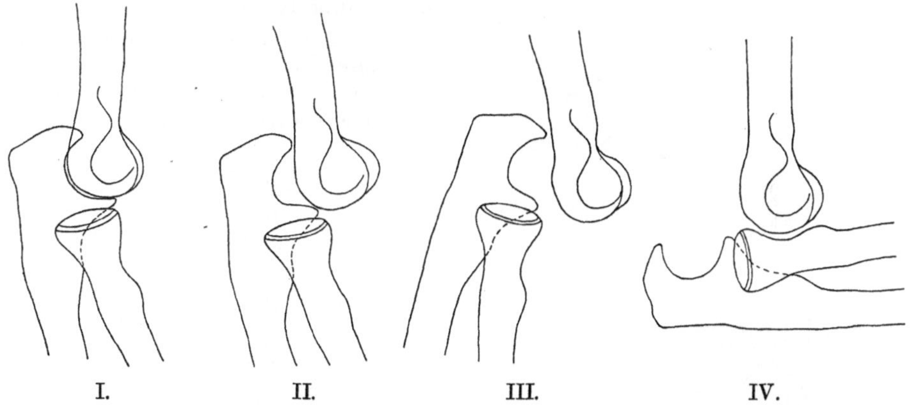

Abb. 161 I—IV. Entstehungsmechanismus der Luxation des Vorderarms nach hinten.

kommt es zunächst zu einer Hyperextension. Bei dieser Überstreckung stemmt sich die Olecranonspitze als Hypomochlion in die Fossa olecrani, die weiter wirkende Gewalt hebelt den Kronenfortsatz allmählich aus der Fossa coronoidea heraus (II). Sobald nun dieser Fortsatz die Trochlea passiert hat, fehlt die normale knöcherne Arretierung nach hinten und die stauchende Kraft schiebt den Vorderarm weiter am Oberarmschaft entlang (III). Beim Aufhören der Gewalt wird der Vorderarm gebeugt und die Luxationsstellung vollendet (IV).

Symptome und Diagnostik. Die Diagnose läßt sich schon durch Inspektion und Analyse der ungemein charakteristischen Deformierung stellen: Der Vorderarm ist virtuell verkürzt, das Olecranon ragt weit nach hinten, das Radiusköpfchen zeichnet sich scharf dicht unter der Haut ab. Die Oberarmachse zeigt nach vorn am Radiusköpfchen vorbei (Abb. 162).

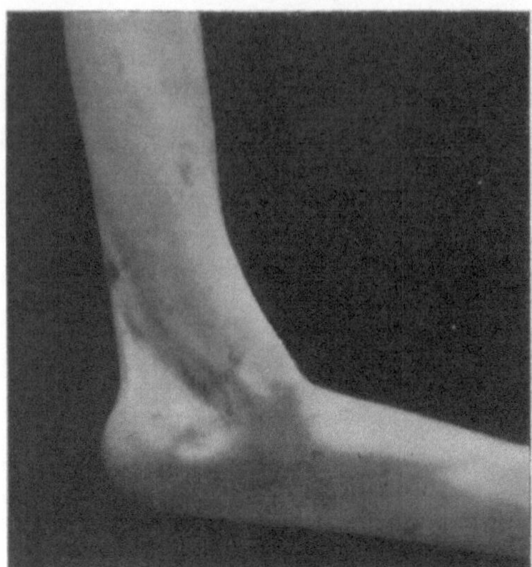

Abb. 162. Deformierung und Inspektionsbefund bei Luxation des Vorderarmes nach hinten.

Die Palpation bestätigt die Diagnose durch den Nachweis der abnormen Stellung der Gelenkenden. Daumen und Zeigefinger umfassen den Oberarm, tasten die Incisura semilunaris bei seitlichem Zugriff, fühlen den Triceps wie eine scharf gespannte Sehne scharf nach hinten vorspringen und weisen das Radiusköpfchen durch Drehbewegungen am Vorderarm an abnormer Stelle nach. Dazu kommt noch die federnde Fixation, die die Diagnose neben den Störungen der Beweglichkeit eindeutig stellen läßt.

Differentialdiagnostisch kommt vor allem die suprakondyläre Extensionsfraktur des Humerus mit Dislokation des unteren Fragmentes nach hinten in Betracht. Die Differentialdiagnose wird durch folgende Punkte gesichert (vgl. Abb. 153 I u. 161 IV):

1. Die Oberarmachse zeigt bei der Luxation auf den Epicondylus externus, bei der Fraktur zeigt sie nach vorn vor die Epikondylen.

2. Die Akromial-Epikondylenlinie ist bei der Luxation so lang wie auf der gesunden Seite, bei der Fraktur verkürzt.

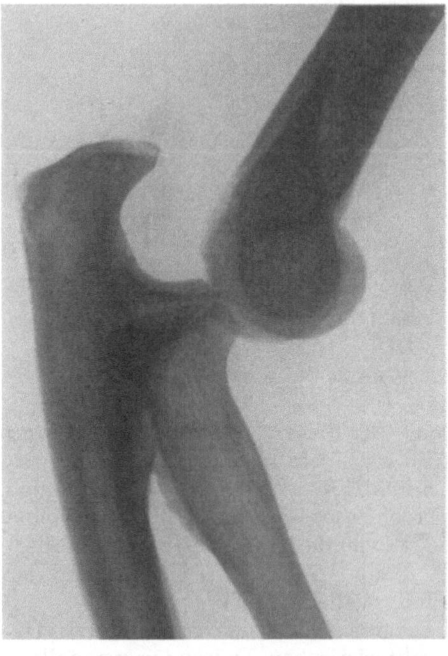

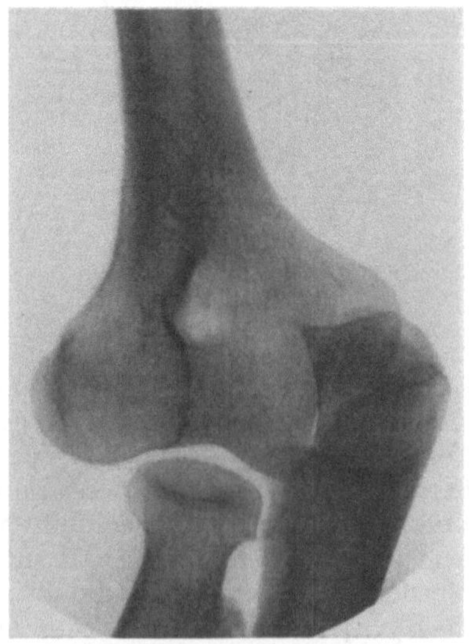

Abb. 163. Luxatio antebrachii posterior im Röntgenbild.

Abb. 164. Ellenbogenluxation nach der Seite.

3. Bei der Luxation kann man den Vorderarm ohne die fixierten Gelenkknorren, bei der Fraktur nur mitsamt diesen nach hinten verschieben.

4. Bei der Luxation besteht federnde Fixation, bei der Fraktur umgekehrt lose abnorme Beweglichkeit des ganzen unteren Humerusendes.

Bei der Vermischung von differentialdiagnostischen Merkmalen muß stets an die Luxationsfraktur — besonders an den Abriß des Processus coronoideus — gedacht werden. Ein mächtiges Hämatom wird in solchen Fällen den Verdacht noch steigern, das Röntgenbild die Verhältnisse endgültig klären.

Eine Variante der Luxatio antebrachii posterior bildet die sog. Luxatio divergens, bei der die Ulna zwar auch nach hinten, aber der stets nur passiv mitluxierte Radius nach vorn disloziert wird.

Die Reposition holt zuerst die Ulna wie bei der gewöhnlichen Luxation nach vorn und bringt dann den Radius durch Druck mit dem Daumen bei gleichzeitiger abwechselnder Pro- und Supination zurück.

Die Luxatio antebrachii anterior ist sehr selten und nur möglich bei gleichzeitigen Abrißfrakturen im Bereich des äußeren und inneren Gelenkknorrens. Sie entsteht bei Stoß oder Schlag auf den maximal spitzwinklig flektierten Ellbogen. Die Diagnose wird nahegelegt durch die Verlängerung des Vorderarmes und die hochgradige Deformierung der Gelenkkonturen. Bei den gleichzeitigen Abrißfrakturen kommt es stets zur starken Hämatombildung, die Diagnose im einzelnen dürfte wohl meist erst durch das Röntgenbild entschieden werden.

Die Luxatio antebrachii lateralis und medialis ist als reine Luxation selten und dann meist verknüpft mit Abrißfrakturen der Gelenkknorren auf der entgegengesetzten Seite. Häufiger kombiniert sie sich als Subluxation mit der Luxation nach hinten.

2. Isolierte Luxation von Radius und Ulna.

Die isolierte Luxation des Radiusköpfchens kann bei direktem Schlag von rückwärts nach vorn, nach lateral und sehr selten nach hinten erfolgen. Nach medial ist eine Luxation wegen der Ulna ausgeschlossen.

Als Komplikation ist sie typisch für die Fraktur der Ulna im oberen Drittel, bei der das Radiusköpfchen häufig gleichzeitig luxiert (s. Abb. 167 u. 168).

Die Diagnose ist, sofern überhaupt daran gedacht wird, nicht allzu schwierig, da palpatorisch das Fehlen des Köpfchens an normaler Stelle und das Vorhandensein vorn im Bereich der Ellenbeuge oder außen nachweisbar ist. Es kommt ferner zu einer charakteristischen knöchernen Arretierung bei der Beugung dadurch, daß sich das Radiusköpfchen am Humerus anstemmt oder an ihm lateral vorbeigleitet. Endlich weist die federnde Behinderung der Pro- und Supination auf das für diese Bewegung wichtige obere Radio-Ulnargelenk hin.

Die Reposition ist meist unter Drehbewegungen des Vorderarmes und direktem Druck auf das Radiusköpfchen leicht zu bewerkstelligen. Es neigt jedoch das Radiusköpfchen dann, wenn es erst einmal durch Riß des Lig. annulare seine alleinige Bänderarretierung verloren hat, sehr dazu, durch den Muskelzug des an der Tuberositas radii ansetzenden M. biceps wieder reluxiert zu werden.

In Fällen von unmöglicher Reposition wegen Zwischenlagerung von Weichteilen oder von häufiger und störender Reluxation kommt die Resektion des Radiusköpfchens, die keinen funktionellen Ausfall hinterläßt, in Betracht.

Die isolierte Luxation der Ulna ist ein außerordentlich seltenes Ereignis, ihr Zustandekommen ist nur denkbar bei Hyperextension und gleichzeitiger Abduktion des Vorderarmes, so daß erstere die Ulna luxiert, letztere gleichzeitig den Radius an das Capitulum humeri anstemmt und festhält.

III. Frakturen und Luxationen des Vorderarmes.

Nirgends kommt die Umwandlung der oberen Extremität zum ausschließlichen Greiforgan so treffend zum Ausdruck als am Vorderarm. Er hat nicht nur —

im Gegensatz zum Unterschenkel — die volle Gleichwertigkeit und die volle gegenseitige Beweglichkeit der beiden Knochen bewahrt, sondern auch mit der Arbeitsteilung zwischen Radius und Ulna eine große Mannigfaltigkeit der Bewegungen erzielt. Während die Ulna den fast ausschließlichen Anschluß an den Oberarm übernommen hat, vermittelt umgekehrt der Radius an seinem unteren Ende allein den Übergang vom zweistrahligen Unterarm zur fünfstrahligen Hand.

Die hohe Beweglichkeit des Vorderarmes, seine vielseitige Inanspruchnahme bei allen Verrichtungen des täglichen Lebens, bei schwerer Arbeit, zur Abwehr und zum Schutz (bei Stürzen) drückt sich in seiner hohen Frakturhäufigkeit aus. Die Unterarmbrüche stehen mit 22,0 vH an der Spitze aller Knochenbrüche überhaupt.

Von diesen 22,0 vH betreffen

gleichzeitige Frakturen von Radius und Ulna	8,7 vH
isolierte Frakturen des Radius	9,6 vH
isolierte Frakturen der Ulna (einschließlich Olecranon)	3,7 vH

1. Isolierte Frakturen der Ulna.

Typische Ulnafrakturen sind: die Olecranonfraktur, die Parierfraktur des Ulnaschaftes, die proximale Ulnaschaftfraktur mit Luxation des Radiusköpfchens und die Abrißfraktur des Griffelfortsatzes.

a) Die Olecranonfraktur.

Sie entsteht direkt durch Fall auf den gebeugten Ellbogen. Dabei wird das Olecranon als der am meisten vorspringende Punkt an der schmalsten Stelle der Incisura semilunaris durch Biegung abgebrochen. Indirekte Abrißfrakturen sind sicher selten, doch spielt der Muskelzug des M. triceps auch bei den direkten Frakturen manchmal eine Rolle. Will jemand z. B. bei drohendem Sturz auf den Ellbogen den Fall durch maximale Streckung des bereits aufgestützten Armes noch aufhalten, so kommt dann, wenn trotzdem der Anprall nicht vermieden werden kann, beim Aufschlag der maximale Tricepszug noch zu dem direkten Trauma hinzu.

Die Besonderheiten der Olecranonfrakturen für Diagnose und Therapie liegen in ihrem Charakter einer Gelenkfraktur und in der Gefahr der Retraktion des oberen Fragmentes.

Die Diagnose läßt sich ohne weiteres aus der Diastase der Fragmente stellen. Unter der Muskelretraktion verbreitert sich der Frakturspalt immer mehr und man kann alsbald einen Finger quer in die Diastase hineinlegen.

Einen weiteren Hinweis gibt die Behinderung der Streckfunktion beim Versuch, den im Ellbogen ge-

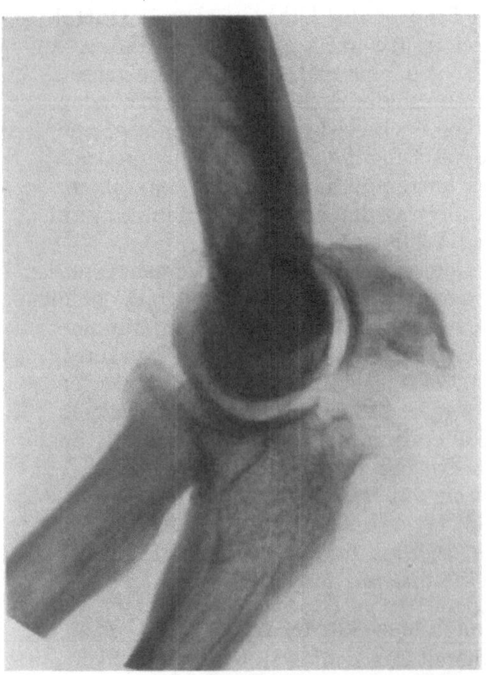

Abb. 165.   Olecranonfraktur im Röntgenbild.

beugten Arm gegen einen Widerstand aktiv zu strecken. Man prüft dieses für die Therapie entscheidende Symptom am einfachsten dadurch, daß man den Oberarm seitlich bis zur Horizontalen heben und dann den dabei senkrecht herabhängenden Unterarm entgegen der Schwerkraft (!) ausstrecken läßt. (Es ist der Fehler zu vermeiden, daß man den wie zur Demonstration des Bicepswulstes gehaltenen Vorderarm nur dank der Schwere vornüber sinken läßt.)

Zu diesen beiden für die Olecranonfraktur spezifischen Symptomen kommen noch die lokalen Frakturerscheinungen des örtlichen Hämatoms, des umschriebenen Druckschmerzes und endlich der Röntgenbefund (Abb. 165).

Der noch Unerfahrene verwechselt auf dem Röntgenbild des Ellbogens Jugendlicher die Epiphysenlinie des Olecranons (s. Abb. 36) leicht mit einem Frakturspalt.

Die Therapie der Olecranonfraktur wird von zwei Gesichtspunkten beherrscht: 1. der Wiederherstellung der Streckfunktion und 2. der Rücksicht auf die Beteiligung des Ellbogengelenks.

Die Therapie ist konservativ, sofern die Streckfunktion nicht völlig aufgehoben und die Diastase nur gering ist, sie ist operativ, sobald die Streckfunktion so gut wie erloschen, die Diastase groß und der seitliche Streckapparat mit eingerissen ist.

Bei der konservativen Behandlung wird der Arm, um eine weitere Zunahme der Diastase zu verhüten, in Streckstellung gebracht, das obere Fragment, soweit es geht, reponiert und durch einige Heftpflasterstreifen zu retendieren versucht und der Arm in Streckstellung für 10 Tage mit CRAMER-Schienen fixiert.

Man verzichtet oft dabei auf die knöcherne Vereinigung. Erfahrungsgemäß wandelt sich die zwischen den beiden Fragmenten entstehende Narbe unter der funktionellen Beanspruchung allmählich so weit in derbes, sehniges Bindegewebe um, daß es später mehr oder minder die volle Streckfunktion mit zu übernehmen vermag.

Die operative Behandlung (Gelenkoperation!) bei aufgehobener Streckfunktion besteht in der Osteosynthese, am besten durch Verschraubung (vgl. Abb. 67, S. 65). Dieses Verfahren hat den Vorteil, daß die Dislokation durch den Schraubenzug völlig ausgeglichen und die funktionelle Behandlung sofort oder wenigstens bereits nach einigen Tagen nach Abklingen der Schmerzen in Angriff genommen werden kann.

Die Rücksicht auf die Beteiligung des Ellbogengelenkes verlangt auf das dringlichste frühzeitige und langdauernde funktionelle Behandlung. Bei der operativen Behandlung bereits nach 3, bei der konservativen nach 10 Tagen beginnt die zunächst vorsichtige mobilisierende Bewegungstherapie, Heißluftbäder und vor allem Massage des M. triceps.

b) Die Schaftfrakturen der Ulna.

Sie entstehen so gut wie ausschließlich durch direkte Gewalt, und zwar dann zumeist als „Parierfraktur". Droht einem Menschen ein Schlag auf den Kopf, so wird er sich instinktiv durch den vorgehaltenen Arm zu schützen versuchen, dabei sieht die ulnare

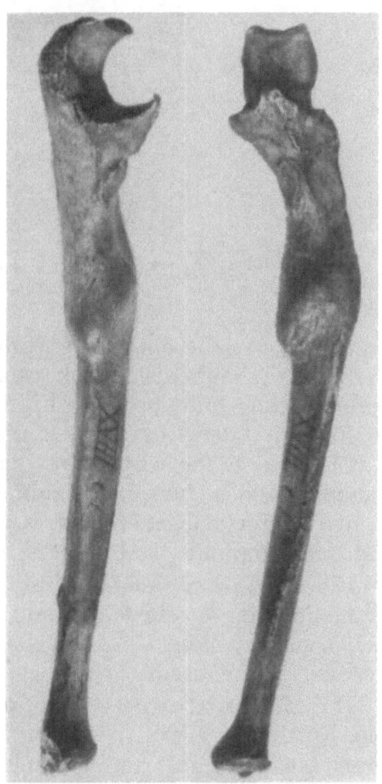

Abb. 166. Schaftfraktur der Ulna.

Kante nach oben und wird dann durch den niedersausenden Schlag am Ort der Gewalteinwirkung frakturiert.

Bei der oberflächlichen Lage der Ulna, die ja im ganzen Verlauf unter der Haut leicht zu palpieren ist, ist die Diagnose aus dem lokalen Druckschmerz, aus der fühlbaren Dislokation, dem Hämatom und der behinderten Pro- und Supination ohne weiteres und leicht zu stellen.

Da sich die Bruchstücke dank der natürlichen Schienung durch den Radius erfahrungsgemäß nicht stark zu dislozieren pflegen, so genügt für die Behandlung im allgemeinen Schienenlagerung in Mittelstellung des Vorderarmes, um nach zehn Tagen mit der funktionellen Nachbehandlung beginnen zu können.

c) Proximale Ulnaschaftsfraktur mit Luxation des Radiusköpfchens.

Eine bedeutsame Ausnahme von diesem einfachen Verhalten der Schaftbrüche der Ulna macht die proximale Ulnaschaftfraktur mit Luxation des Radius-

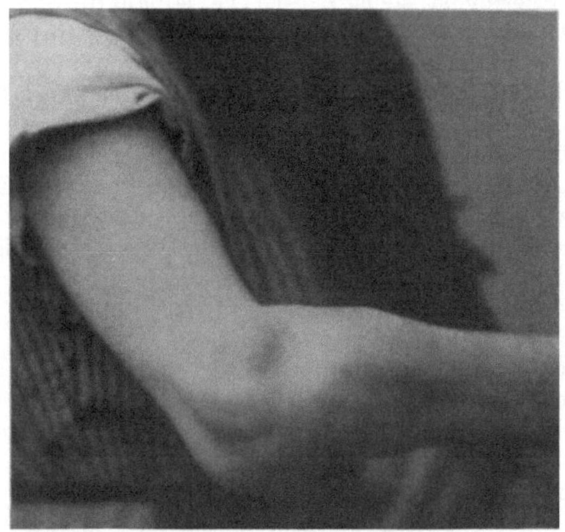

Abb. 167. Ulnaschaftfraktur mit Luxation des Radiusköpfchens. (Die Fraktur ist bei gleichzeitiger Syringomyelie nicht konsolidiert.)

köpfchens. In diesem Fall entfällt die verstrebende Wirkung des Radius und es kommt zu erheblicher Dislokation, wie es ja überhaupt am Vorderarm zu starker Deformierung nur bei gleichzeitiger Verletzung beider Knochen, gleichgültig ob Fraktur oder Luxation, kommen kann.

Die Verletzung entsteht durch direkten Aufschlag auf die Außenseite des oberen Teils des Unterarms; zunächst bricht die oberflächlich liegende Ulna direkt, an dem tiefer gelegenen Radius wird als Äquivalent das Lig. annulare gesprengt und der proximale Teil nach vorn oder (sekundär) nach außen luxiert.

Die Diagnose der Ulnafraktur wird stets gestellt, die Luxation des Radiusköpfchens oft — selbst auf dem Röntgenbild — übersehen. Diese Fehldiagnose rächt sich, da ohne Reposition der Luxation auch die Fraktur nur in schlechter Stellung heilen kann.

Die Behandlung besteht in Reposition der Ulnafraktur in tiefer Narkose. Die Einrichtung der Ulna ist Vorbedingung für die Reposition des Radiusköpfchens, welches durch direkten Druck bei gleichzeitigen Drehbewegungen meist unschwer eingerichtet werden kann. Die Immobilisation geschieht am einfachsten durch dorsale Gipsschale. Reluxiert später bei der funktionellen Behandlung, die nach 12—14 Tagen beginnt, das Radiusköpfchen immer wieder, so kommt, wie bei einer isolierten Luxation, die Resektion desselben in Betracht.

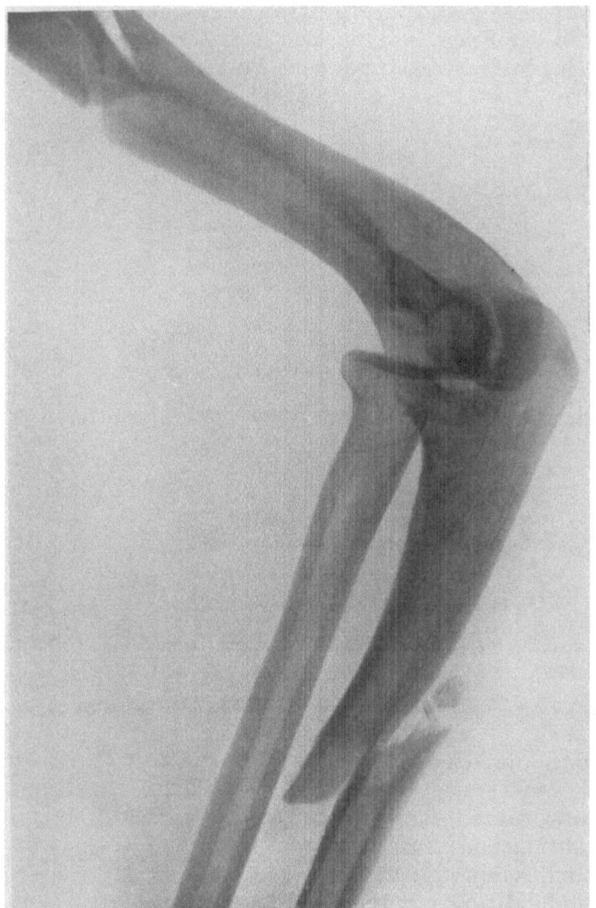

Abb. 168. Fraktur der Ulna und Luxation des Radiusköpfchens, gleichzeitig Oberarmschaftbruch.

d) Die Abrißfraktur des Processus styloideus ulnae.

Sie ist eine ebenso häufige, wie praktisch geringfügige und keiner besonderen Behandlung weiter bedürfende Komplikation der typischen Radiusfraktur (siehe dort, S. 174).

2. Isolierte Frakturen des Radius.

a) Die Fraktur des Radiusköpfchens.

Sie entsteht gewöhnlich bei Fall auf die Hand als indirekte Fraktur durch Anstemmen des Radiusköpfchens gegen das Capitulum humeri, wobei dann entweder das Collum radii durch Biegung einknickt oder der laterale Teil des Köpfchens in der Längsrichtung abgestemmt wird (sog. „Meißelfraktur").

Die Diagnose ist bei sorgsamer Untersuchung auch klinisch möglich. Der lokale Druckschmerz am Köpfchen des Radius weist auf die Fraktur hin.

Abwechselnde Pro- und Supination des Vorderarmes sind schmerzhaft, während Beugung und Streckung des Vorderarmes und der Hand im Ellbogen und Handgelenk frei sind. Bei Drehbewegungen des Vorderarmes folgt das Radiusköpfchen den Drehbewegungen nicht.

Diese drei Symptome gestatten die Diagnose ohne weiteres. Die Röntgenkontrolle ist wegen der Frage der gleichzeitigen Zertrümmerung erwünscht. Da es sich stets um eine intraartikulär gelegene Fraktur handelt, kommt bei funktio-

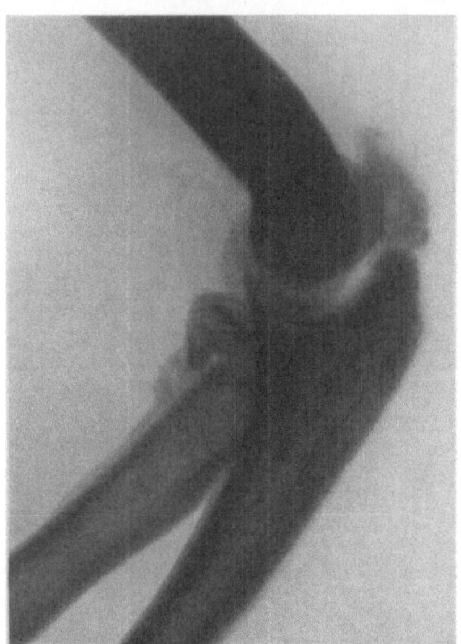

Abb. 169.   Fraktur des Radiusköpfchens bei gleichzeitiger Olecranonfraktur.

neller Behinderung die operative Behandlung in Betracht, sie besteht in der Resektion des ganzen Köpfchens, die keinerlei funktionellen Ausfall zurückläßt. Gewöhnlich aber führt auch die 10-tägige Immobilisation mit folgender Bewegungstherapie zum Ziel.

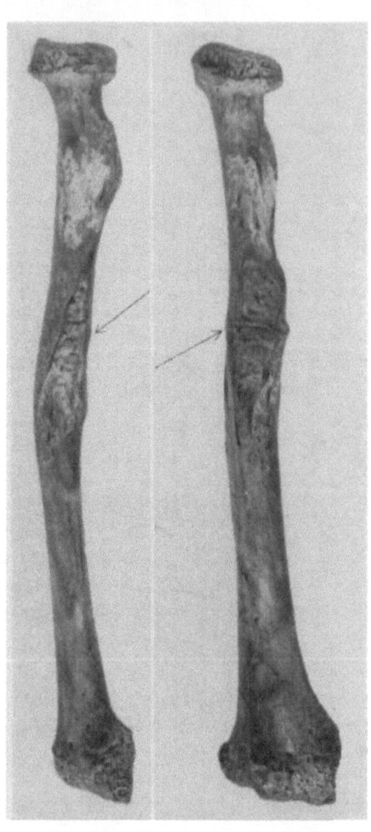

Abb. 170.   Schaftfraktur des Radius.

b) Die Schaftfraktur des Radius.

Sie entsteht dadurch, daß bei Sturz oder Schlag auf den pronierten Vorderarm die stärkere Ulna den schwächeren die Ulna überkreuzenden Radius durch Biegung frakturiert.

Der lokale Druckschmerz, der Fernschmerz bei Drehbewegungen der Hand, die freie Bewegung im Ellbogengelenk, die Verkürzung der radialen Seite des Vorderarmes gegenüber der unverletzten Seite lassen die Diagnose meistens ohne weiteres stellen.

Behandlung. Da es bei der Schaftfraktur des Radius einerseits durch den Zug des am oberen Radiusende ansetzenden M. biceps stets zu einer starken Dislokation des oberen Fragmentes nach oben und innen kommt und da andererseits auch noch die Ulna als Hindernis für die Reposition im Wege steht, so ist bei den isolierten Radiusfrakturen die operative Reposition und Osteosynthese durch Verzahnung oder Drahtnaht indiziert, sofern keine strenge Gegenindikation vorliegt.

3. Die „typische" Radiusfraktur am unteren Ende des Radius.

Sie ist die häufigste aller Frakturen und bedingt auch den hohen Prozentsatz der Unterarmfrakturen überhaupt.

Sie entsteht durch Fall auf die zur Abwehr vorgestreckte Hand, besonders wenn durch Beugung im Ellbogengelenk die übrige Extremität so weit abgefedert ist, daß sich die Gewalt an der Aufschlagstelle selbst am stärksten auswirken kann. Durch den Sturz auf die gestreckte Hand kommt es zu einer weiteren Forcierung der Überstreckung im Handgelenk und damit zu einem Biegungsmechanismus, welcher die Radiusepiphyse am Übergang auf die Diaphyse meist

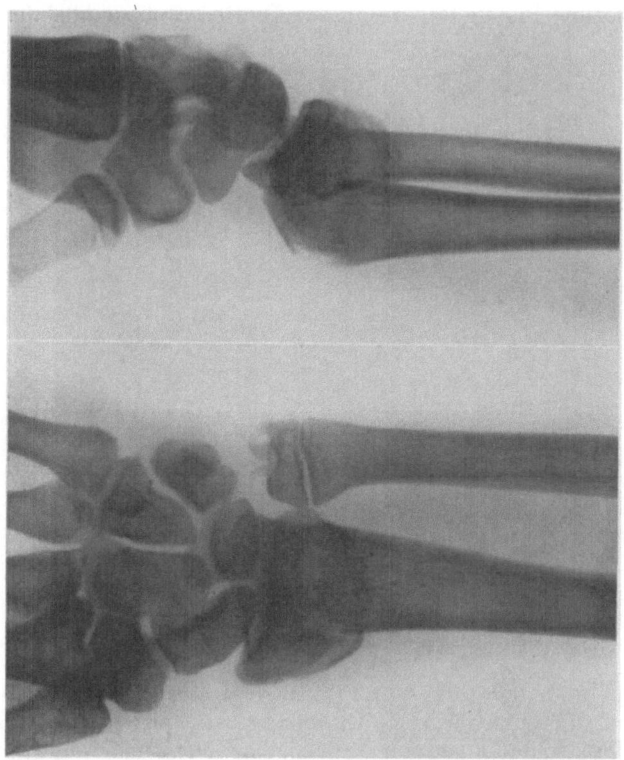

Abb. 171. Radiusfraktur mit typischer Dislokation. (Es ist dies das Röntgenbild des Falles der Abb. 26.)

rein quer abbricht. Die Gewalt wirkt sich aber meist sogleich noch weiter als Stauchung aus und treibt dann das Schaftfragment in überstreckter Stellung in die Epiphyse hinein (Einkeilung, vgl. Abb. 20, S. 15). Diese Stauchungskomponente sprengt oft genug die Epiphyse selbst noch unregelmäßig auseinander, so daß sich nicht selten Bruchlinien bis ins Handgelenk fortsetzen.

Symptome. Der Mechanismus läßt ohne weiteres eine typische Dislokation erwarten. Das untere Fragment ist mehr oder minder im Sinne der Überstreckung nach oben dorsalwärts disloziert. Es entsteht so, wenn man auf der Radiusseite die Längslinie des Vorderarmes zieht, in der Gegend der Fraktur, seitlich betrachtet, eine mehr oder minder deutliche winklige Abknickung der Vorderarmachse nach oben. Abb. 26, S. 22 demonstriert diese nach der Abbiegung einer Gabel nach oben „Fourchette-Stellung" genannte Dislokation in hochgradiger Form.

Aber auch von oben her betrachtet, kommt es zu einer Achsenknickung insofern, als sehr oft das untere Fragment gleichzeitig noch radialwärts verschoben ist. Es kommt dies durch Pronation der Hand im Moment des Auffallens zustande. Auf diese Weise erhält die Führungslinie des Armes auch von oben her betrachtet eine doppelt winklige „bajonettförmige Abknickung". Das untere Vorderarmende ist verbreitert.

Zu dieser typischen Dislokation kommt ungefähr daumenbreit oberhalb des Handgelenks der konstante und meist sehr intensive lokale Druckschmerz, der Achsenstoßschmerz bei Druck gegen die Faust und besonders der quere Kompressionsschmerz, die völlig aufgehobene aktive Beuge- und Streckfähigkeit und die sehr schmerzhafte passive Bewegungsstörung hinzu, Symptome, die darin ihre Erklärung finden, daß die untere Radiusepiphyse alleiniger Träger des

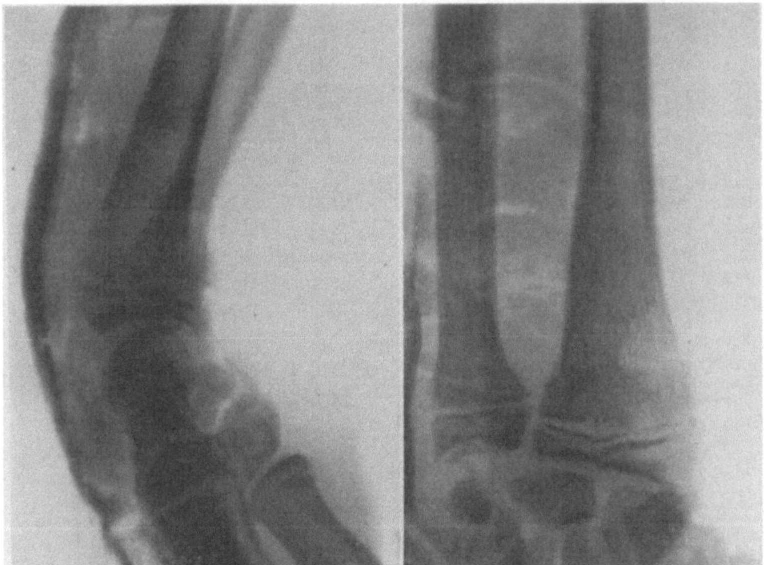

Abb. 172. Radiusfraktur der Abb. 171 nach Reposition mit dorsaler Gipsschiene.

Handgelenks ist und daß vor ihrer Fraktur erst das Lig. carpi volare maximal angespannt und überdehnt wurde. Oft genug setzt sich diese Frakturlinie ins Gelenk hinein fort, so daß auch von da aus noch Gelenksymptome hinzukommen.

In Hinsicht auf die fast stets bestehende Einkeilung sind abnorme Beweglichkeit und Krepitation nicht zu erwarten.

Sehr häufig vervollständigt noch der Abriß des Processus styloideus ulnae, der durch die forcierte radiale Abduktion entsteht und zu Druckschmerzhaftigkeit auch am unteren Ulnaende führt, das typische klinische Bild der Fractura Collesii.

Nicht so ganz selten ist die typische Radiusfraktur die Vorbedingung für die Entstehung isoliert nicht vorkommender Luxationen oder Frakturen von Handwurzelknochen. Jede sichere Radiusfraktur ist auch noch auf gleichzeitige Verletzung der Carpalia zu untersuchen!

Behandlung. Bei fehlender Dislokation ist eine Reposition unnötig; es genügt zehntägige Lagerung auf einer vom Ellbogen zu den Fingergrundgelenken reichenden Schiene und baldige funktionelle Nachbehandlung, um nach spätestens 4 Wochen wieder die volle Gebrauchsfähigkeit der Hand zu erreichen.

Bei starker Dislokation im Sinne der dorsalen und radialen Verschiebung des unteren Fragmentes muß die Fraktur in Narkose durch Lösung der Einkeilung,

Zug an der fest umfaßten Hand und Druck auf das untere Fragment, unter Volar-
flexion und ulnarer Abduktion der Hand reponiert und dann in Mittelstellung
der Hand bei bleibender ulnarer Abduktion durch eine dorsale Gipsschiene für
10 Tage (nicht länger!) immobilisiert werden. Die Schiene reicht vom Ellbogen
bis zu den Fingergrundgelenken, läßt diese aber frei. Nach 10 Tagen beginnt die

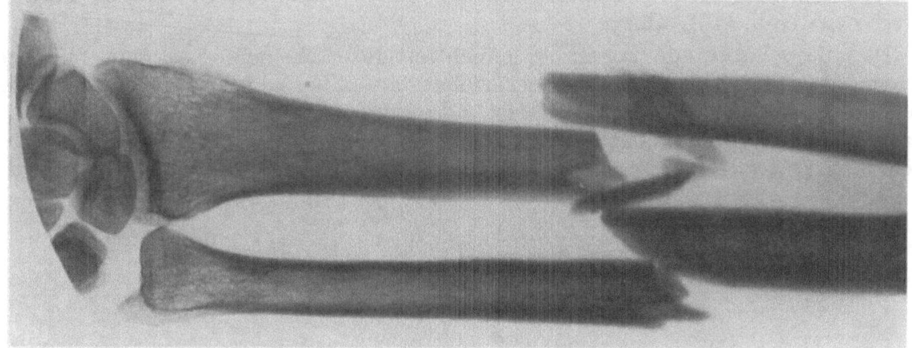

Abb. 173. Fractura antebrachii.

funktionelle Nachbehandlung, nach 2 Wochen Weglassen der Schiene, nach
6 Wochen soll volle Gebrauchsfähigkeit bei normaler Beweglichkeit erzielt sein.

Die traumatischen Epiphysenlösungen am unteren Radiusende sind fast
stets Epiphysenfrakturen und verlaufen unten dem
gleichen Bilde wie die typische Radiusfraktur.

3. Fractura antebrachii.

Beide Vorderarmknochen zugleich pflegen ungefähr in der Mitte (Abb. 173), besonders bei Fall
auf den gebeugten und zugleich supinierten Unterarm oder bei direktem Schlag, zu frakturieren.
Die Frakturen des Vorderarmes zeigen bis auf die
subperiostalen Frakturen der Kinder alle typischen
Fraktursymptome.

Die abnorme Beweglichkeit und Krepitation,
der Frakturschmerz an der Frakturstelle, Stauchungsschmerz bei Stoß gegen die Faust, Dislokation
meist in mehrfacher Richtung lassen die Diagnose
einer Unterarmfraktur stets auch den Laien ohne
weiteres stellen.

Die Behandlung hat mit mehrfachen Schwierigkeiten zugleich zu kämpfen. Zunächst einmal
ist die Reposition der Frakturen zweier benachbarter Knochen zugleich sehr schwierig. Wenn es
gelungen ist, eine Fraktur zu stellen, steht meistens die andere ungünstig und wenn man die
zweite reponiert, rutscht sehr leicht die erste wieder
ab. Besonders stört die gegenseitige Behinderung
der beiden frakturierten Vorderarmknochen bei
Pro- und Supination.

Es kommt ferner noch hinzu, daß häufig das

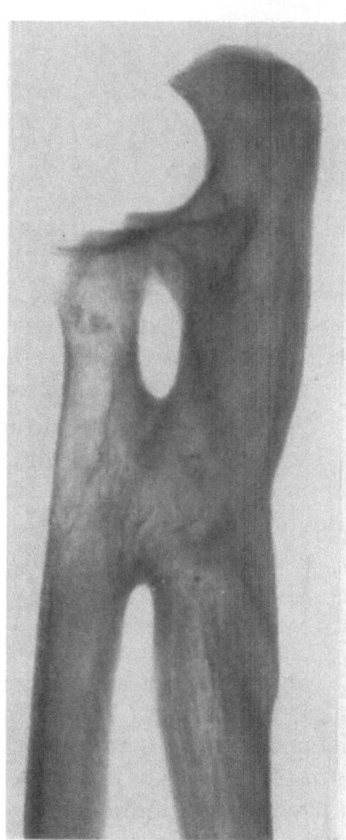

Abb. 174. Brückencallus zwischen
Radius und Ulna.

Fragment des einen Knochens einem Fragment des anderen Knochens sehr viel näher steht als dem eigenen (vgl. Abb. 173), so daß die Gefahr des Brückencallus (Abb. 174) zwischen den beiden Vorderarmknochen und damit des völligen Verlustes der Pro- und Supination noch hinzukommt.

Endlich aber wissen wir, daß gerade die Unterarmfrakturen in einem relativ hohen Prozentsatz nur langsam oder gar nicht konsolidieren und zu Pseudarthrosen (Abb. 175) führen.

Alle diese Umstände lassen es gerechtfertigt erscheinen, daß man nur bei fehlender oder leicht ausgleichbarer Dislokation und bei strikter Kontraindikation gegen blutige Behandlung konservativ vorgeht, durch starken Zug an der supinierten Hand reponiert, mit

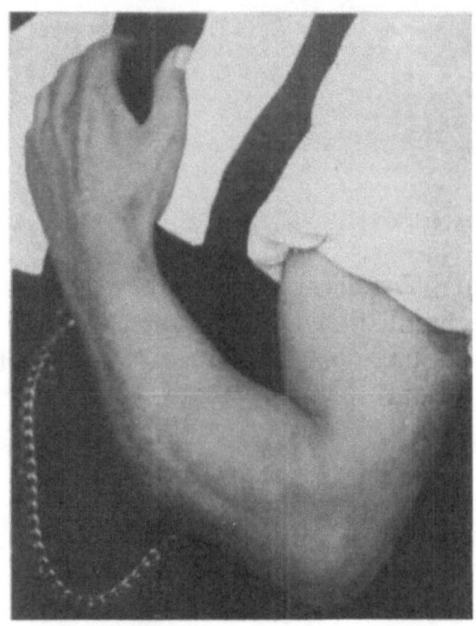

Abb. 175. Pseudarthrosis antebrachii.

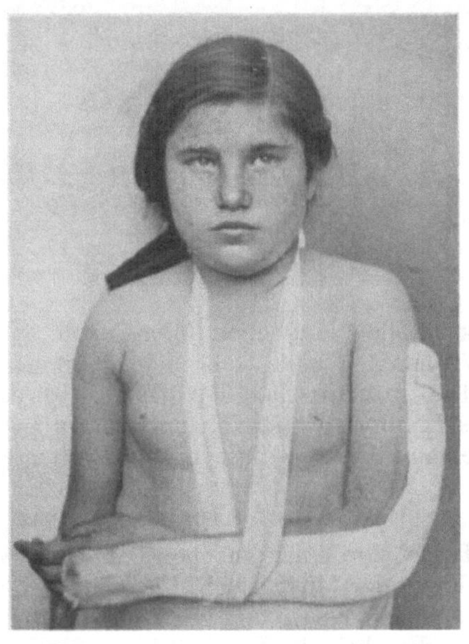

Abb. 176. Halbzirkuläre Gipsschiene bei Fractura antebrachii.

halbzirkulärer Gipsschiene immobilisiert und am nächsten Tag im Röntgenbild kontrolliert. In sehr vielen anderen Fällen dagegen kommt gerade bei der Unterarmfraktur eine baldige operative Freilegung, Reposition und Osteosynthese, wie sie Abb. 68 demonstriert, in Betracht.

Welche Therapie aber auch eingeschlagen wird, nie darf in Pronationsstellung, in der sich Radius und Ulna überkreuzen, wegen der dadurch vielfach erhöhten Gefahr des Brückencallus, sondern stets muß in überwiegender Supinationsstellung immobilisiert werden.

4. Luxationen im Bereich des Vorderarmes.

a) Isolierte distale Luxation der Ulna.

Am distalen Ende ist die Ulna nur mit dem Radius, nicht mit der Hand gelenkig verbunden (Articulatio radio-ulnaris distalis). Das Gelenk dient, wie schon (S. 165) erwähnt, der Pro- und Supination um die Kipplinie der Membrana interossea und hat seinen funktionellen Gegenpol am Ellbogen im proximalen Radio-Ulnargelenk. Der mögliche Ausschlag beider Gelenke zusammen beträgt 130° im Durchschnitt. Bei den Bewegungen steht aber, umgekehrt wie proximal, der Gelenkkopf, das Capitulum ulnae, fest, und der Radius dreht sich mit der Pfanne (Incisura ulnaris radii) um die Ulna. — Gegen das Handgelenk zu ist das Gelenk durch eine Knorpelzwischenscheibe, den Discus articularis, völlig abgegrenzt.

Luxationen der Ulna an ihrem peripheren Ende sind sonach nie Luxationen gegenüber der Hand, sondern nur gegenüber dem Radius. Sie sind selten. Es wird dies verständlich aus der Arretierung des Gelenkes, welche nur wenig durch Bänder, schon wesentlich mehr durch die bei der Pro- und Supination zwischen die Knochen geratenden Muskeln und nicht zuletzt durch die Haut des Unterarms bedingt ist. Es wird also bei den Luxationsanlässen die Gewalt, bevor sie das Gelenk trifft, langsam, weich und mit zunehmender Kraft abgebremst. Ferner ist die Seltenheit noch dadurch bedingt, daß bei der Pro- und Supination die Ulna unbewegt und der Radius der bewegte und gefährdete Teil ist.

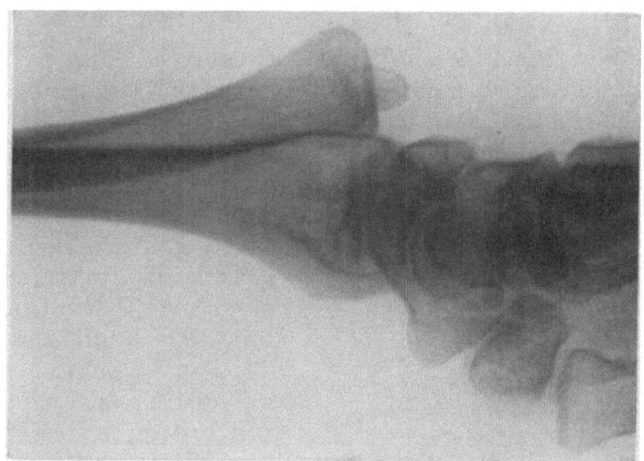

Abb. 177. Röntgenbild einer distalen Luxation der Ulna.

Wenn trotzdem eine Luxation zustande kommt, dann ist dies entweder eine übermäßig forcierte Pronation, wobei der Radius die Ulna nach volar luxiert oder eine forcierte Supination, die dann die Ulna nach dorsal heraushebelt.

Die Diagnose ergibt sich aus dem Inspektionsbefund (isoliertes Herausragen des unteren Ulnaabschnittes, sei es nach der Volar- oder Dorsalseite) und durch die Palpation ohne weiteres. Das Röntgenbild deckt häufig noch einen Abriß des Griffelfortsatzes auf.

Bei weitaus den meisten Gewalten, die den Vorderarm treffen, ist sonst die typische Radiusfraktur mit Abriß des Proc. styloideus ulnae das Äquivalent dieser Luxation.

b) Luxation der Hand.

Das Handgelenk, Articulatio manus, besteht aus dem Gelenk zwischen Radius und der ersten Karpalreihe (Articulatio radiocarpea) und dem distal davon gelegenen Gelenk (Articulatio intercarpea). Jedes dieser beiden Gelenke hat eine eigene Gelenkkapsel für sich, lediglich die Gelenkbänder überbrücken, zum Teil wenigstens, beide zugleich. Beide Gelenke sind außerdem durch kräftige Bänder zwischen Vorderarm- und Karpalknochen, zwischen den Karpal- und Metakarpalknochen und zwischen den Carpalia unter sich verstärkt. Die große Festigkeit des Handgelenks beruht aber zugleich auch noch auf den zahlreichen, das Handgelenk gewissermaßen schienenden Sehnen, deren Sehnenscheiden die Handgelenksgegend ganz wesentlich verstärken.

Die Luxationen der Hand im Radiokarpalgelenk sind demzufolge auch ungemein selten. Das traumatische Äquivalent ist die typische Radiusfraktur. Manche Handluxation der alten Literatur vor RÖNTGEN mag wohl eine Radiusfraktur mit gelenknaher Frakturlinie gewesen sein.

Die Luxation kann nach dorsal (häufiger) und volar erfolgen, nicht selten erst nach vorausgegangener Radius- oder Unterarmfraktur.

Die Diagnose wird aus der Deformität gestellt: die Hand steht steil treppenförmig abgestuft über oder unter der an den Griffelfortsätzen der Unterarmknochen kenntlichen queren Vorderarmachse.

Die Reposition durch Zug an der Hand und Gegendruck auf den luxierten Carpus ist nicht schwierig.

IV. Frakturen und Luxationen im Bereich der Hand.

1. Frakturen der Handwurzelknochen.

Eine sehr feste gegenseitige Einfügung, die starken Bänder, besonders aber die darüber hinwegziehenden Sehnen und Sehnenscheiden schützen die Karpalknochen weitgehend gegen Frakturierung.

Selbstverständlich können schwere, unmittelbar die Handwurzel treffende Gewalten, z. B. von Kreissägen, Preßmaschinen u. dgl. direkte Frakturen, dann meist multiple, innerhalb der beiden Karpalreihen erzeugen.

Isolierte Frakturen dagegen sind selten, vor allem in der distalen Reihe (Os multangulum majus, minus, capitatum und hamatum). In der proximalen Reihe steht das Os naviculare an erster Stelle.

Diese besondere Gefährdung des Schiffbeines wird klar, sobald man sich im Röntgenbild seine Lage vergegenwärtigt (Abb. 178).

Bei Gewalten, die, wie z. B. beim Fall auf die Hand, diese zugleich forciert radial abduzieren, wird der Griffelfortsatz des Radius in die schon physiologisch vorhandene Einkerbung zwischen den aus zwei verschiedenen Knochenkernen entstandenen Hälften des Schiffbeins hineingepreßt. Von der anderen Seite stemmt sich das Os capitatum dagegen. In dieser so geformten Zange wird das Os naviculare gewissermaßen durchgequetscht. Seine Bruchlinie

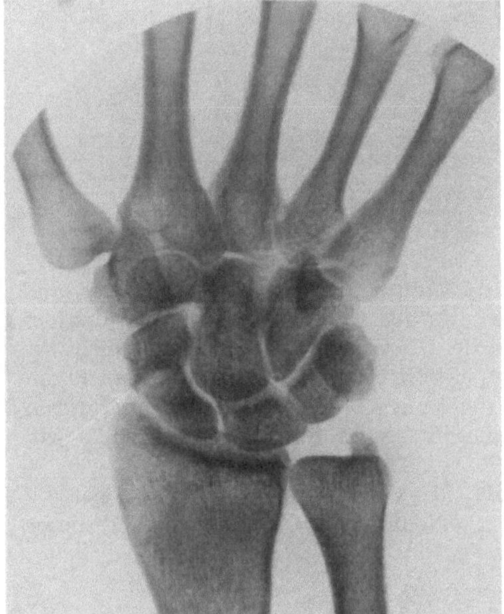

Abb. 178. Isolierte Fraktur des Os naviculare (weißer Pfeil!).

verläuft dann auch bei diesen indirekten Frakturen stets zwischen diesen beiden Punkten (Proc. styloideus radii und Ecke des Capitatum). Klinisch steht außer den heftigen Erscheinungen einer Distorsion der isolierte Druckpunkt in der Tabatière im Vordergrunde.

Häufige Nebenverletzungen sind die Luxation des Os lunatum (s. Abb. 39, S. 32) oder die typische Radiusfraktur.

Bei ähnlichen, aber ulnar forciert abduzierenden Gewalten kann es zu Frakturen des Triquetrum, bei stark stauchenden Traumen zu solchen des Os hamatum, capitatum usw. kommen. Alle diese Frakturen gingen früher als schwerste Distorsionen, sie sind heute erst und allein durch das Röntgenverfahren sicher zu diagnostizieren. Die Röntgendiagnostik der Handwurzel ist nicht einfach, es ist unbedingt stets ein normales Vergleichsbild der anderen Hand mitanzufertigen.

Ähnlich, wie oft bei der Patella, heilen auch die Frakturen der Carpalia meist ohne Bildung eines knöchernen Callus, ja oft genug kommt es nicht einmal zu einer fibrösen Vereinigung. Solche Pseudarthrosen machen dann — infolge Reibens der Fragmente? — erhebliche Beschwerden. Nicht minder lästig ist der Ausgang in die sog. traumatische Malacie, wie sie besonders beim Os naviculare und lunatum (Abb. 179) bekannt ist. Dabei kommt es zunächst zu einer Erweichung mit konsekutiver Deformierung des Knochens, später dann zu Sklerosierung.

Die Behandlung sorgt zunächst für Immobilisation durch einfachen Handschienenverband. Nach 10 Tagen beginnt die funktionelle Behandlung. Nach 5 bis 6 Wochen soll die Hand wieder gebrauchs-, nach 8 bis 10 Wochen wieder voll arbeitsfähig sein.

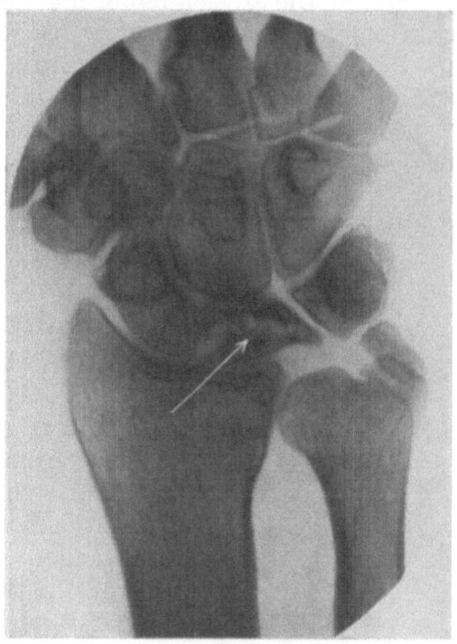

Abb. 179. Posttraumatische Malacie des Os lunatum.

Bei Malacie kommt ebenso wie bei Pseudarthrose als sicherste Therapie die Exstirpation des betreffenden Handwurzelknochens in Betracht.

2. Isolierte Luxationen von Handwurzelknochen.

Von den Handwurzelknochen luxiert isoliert erfahrungsgemäß so gut wie ausschließlich das Os lunatum. Bei den übrigen Handwurzelknochen kommt es zwar auch zu Luxationen, doch nur bei gleichzeitigen Frakturen.

Die Luxation des Mondbeins erfolgt nach Zerreißung der bedeckenden Bänder in der Mehrzahl der Fälle nach volar (Abb. 180), sehr selten nach dorsal.

Bei volarer Luxation tritt das Mondbein wegen der darüber liegenden Bänder und Sehnen palpatorisch nicht so deutlich hervor, als man vielleicht erwarten möchte. Hier sind es dann oft allein die ausgesprochenen Parästhesien im Bereich des darüber hinwegziehenden N. medianus, die bei Verletzung der Handgelenksgegend den dringenden Verdacht auf eine Luxation des Mondbeines nach volar nahelegen. Neben den isolierten kommen Lunatumluxationen nicht selten noch als Kombination mit der Navicularfraktur vor. Abb. 36, S. 32 zeigte ein derartiges Zusammentreffen.

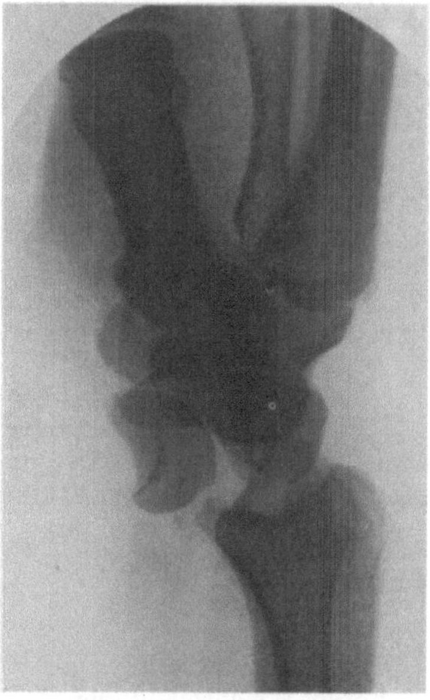

Abb. 180. Luxation des Os lunatum.

Therapeutisch kommt, sobald die schwierige unblutige Reposition mißlingt, die operative Exstirpation des luxierten Knochens in Betracht. Die blutige Reposition, die an sich näher läge, ist gleichfalls schwierig und ergibt kein besseres funktionelles Resultat als die Exstirpation. Von entscheidender Bedeutung für das Endergebnis ist die sehr frühe funktionelle Behandlung.

Die übrigen Carpalia luxieren nur im Verein mit gleichzeitigen Frakturen.

Die interkarpale Luxation der Hand im Sinne einer reinen Verrenkung der distalen gegen die proximale Handwurzelreihe ist ungemein selten, gewöhnlich handelt es sich um Kombinationen von Frakturen und Luxationen einzelner Handwurzelknochen.

3. Frakturen und Luxationen der Mittelhandknochen.

a) Frakturen der Mittelhandknochen.

Sie sind in der Mehrzahl nur eine Komplikation schwerer anderweitiger Verletzungen und kommen vor allem bei penetrierenden Verletzungen durch Kreissäge, Fräsmaschinen u. dgl. vor. Sie sind demnach sehr häufig komplizierte Frakturen bei gleichzeitigen Haut-, Sehnen- und Gelenkverletzungen.

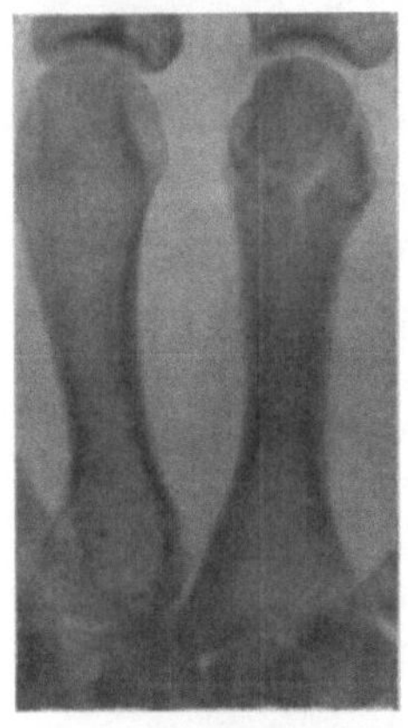

Als isolierte subkutane Frakturen entstehen sie bei Stoß gegen die Vorderkante der geballten Faust (Boxfraktur!). Bei diesen in der Längsrichtung auftreffenden Gewalten stemmt sich das Corpus mit seinem schmalen Halsteil in das breite Capitulum, es entsteht eine Stauchungsfraktur (Abb. 181).

Senkrecht zur Längsrichtung auf den Handrücken auftreffende Gewalten erzeugen Biegungsbrüche im Bereich des Corpus. Auch indirekte Torsionsbrüche, vom gebeugt torquierten Finger aus fortgeleitet, kommen vor.

Bei der leichten Abtastbarkeit der Mittelhandknochen ist die Diagnose einfach. Das Hämatom, der lokale Druckschmerz, der Fernschmerz bei Stoß gegen die Fingerspitze, der Schmerz bei Zug am Finger, die Verkürzung des betroffenen Fingers lassen die Diagnose ohne weiteres stellen.

Abb. 181. Stauchungsfraktur des Capitulum metacarpi II bei Stoß gegen die Faust.

Bei der Behandlung steht gewöhnlich die Weichteilverletzung im Vordergrunde. Die meist erforderliche Reposition geschieht durch Zug am gebeugten Finger mit anschließender Immobilisierung des betreffenden Fingers durch eine volare, dem über eine Rolle gebeugten Finger anmodellierte Aluminiumschiene. Die funktionelle Behandlung beginnt nach 10 Tagen. Es dürfen bei unkomplizierten Frakturen keine Bewegungsstörungen der Finger zurückbleiben.

b) Luxationen des Metacarpus.

Verrenkungen im Karpometakarpalgelenk sind extrem selten. Vorkommendenfalls dürften sie an der stufenförmigen Deformität in Höhe des proximalen Endes der Mittelhandknochen auch rein klinisch zu diagnostizieren sein.

4. Frakturen und Luxationen im Bereich der Finger und des Daumens.

a) Frakturen der Phalangen.

Sie sind selten solitär, meist handelt es sich um Nebenverletzungen bei ausgedehnten Weichteilwunden der Finger und der Hand. Soweit es sich um Maschinenverletzungen handelt, sind sie fast durchweg kompliziert.

Die Diagnose ist bei der allseitigen Zugänglichkeit der Phalangen stets aus der abnormen Beweglichkeit und Krepitation leicht zu stellen.

Bei der Behandlung steht gewöhnlich die Weichteilverletzung im Vordergrunde. Bei der Wundrevision läßt sich die Phalangenfraktur meist mitversorgen, oft wird eine durch das Periost greifende Catgutnaht der Reposition und Retention zugleich Genüge tun. Bei unkomplizierten Frakturen kommt Reposition, Verzahnung und Aluminiumschiene oder, falls die Reposition, Verzahnung z. B. bei Schrägfrakturen mißlingt, Extension am Finger in Betracht. Bei subkutanen Frakturen wird diese durch Mastisol und Trikotschlauch am ganzen Finger, bei komplizierten durch Fadenzug am durchbohrten Fingernagelrand angebracht (vgl. Abb. 182).

b) Luxationen der Finger.

Die Luxatio digiti kann sich im Metakarpophalangeal- und in allen Interphalangealgelenken ereignen. Die Verrenkung erfolgt entweder nach oben (Abb. 183) oder sehr viel seltener nach unten oder gar seitlich oder endlich in mehreren Richtungen zugleich

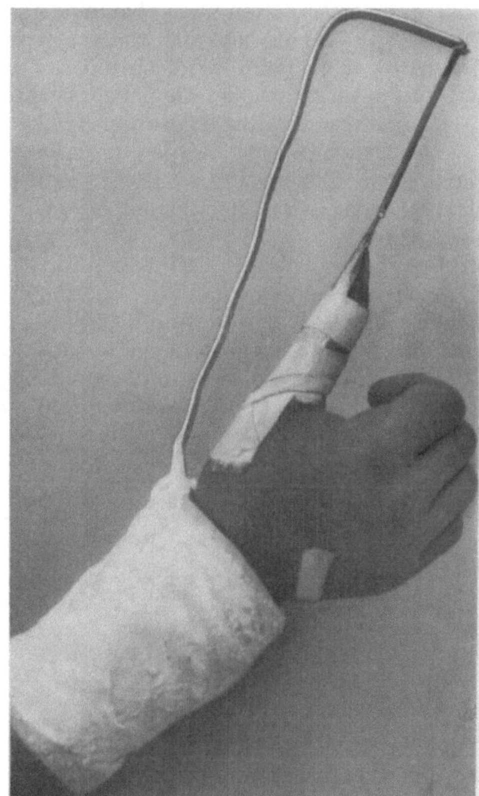

Abb. 182.   Kombinierter Heftpflaster- und Spiralfeder-Extensionsverband bei Phalangenfraktur des Daumens.

(Abb. 184); sie ist an der bajonettförmigen Verschiebung des peripheren Fingerabschnittes und an der stets ausgesprochenen federnden Fixation zu erkennen.

Die Reposition erfolgt stets durch Zug, Hyperextension bzw. Hyperflexion und Gegendruck auf die luxierte Phalanx; für die Retention genügt mehrtägige Schienung auf einem gepolsterten Holzspatel.

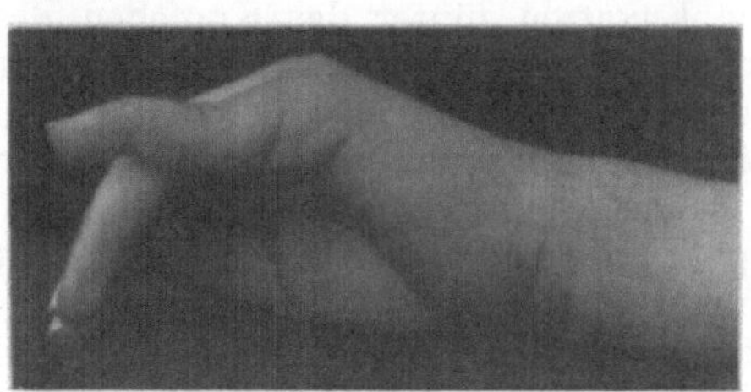

Abb. 183.   Luxation der Phalanx des kleinen
Fingers nach oben.

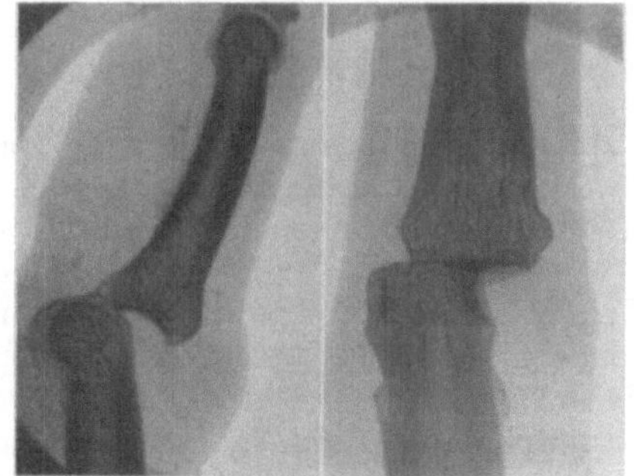

Abb. 184.   Subluxation der Mittelphalanx des
Zeigefingers nach oben und nach der Seite.

c) Die Luxation des Daumens

im Grundgelenk entsteht durch maximale Überstreckung des Daumens. Dabei rutscht die Grundphalanx dorsalwärts vom Metacarpus I ab. Es entsteht bei

vollständiger Luxation nach oben eine charakteristische Dislokation der beiden
Daumenglieder, die bajonettförmig gegen die Linie des Metatarsus I disloziert werden (Abb. 185). Beim Vergleich mit der unverletzten Hand erscheint der Daumen
wie „heruntergerutscht", im ganzen nach dem Handgelenk verschoben. Seine Ge-
samtlänge von der distalen Handgelenksquerfalte bis zur Fingerspitze ist verkürzt.

Die Diagnose ist bei der ausgesprochenen federnden Fixation, der charakteristischen Dislokation so leicht, daß
sie auch vom Laien stets zutreffend gestellt wird.

Um so schwieriger ist jedoch die
Therapie, bei der man die an sich
naheliegende Reposition durch Zug am
peripheren Ende unter keinen Umständen ausführen darf, da man gerade
durch den Zug die ursprünglich vor dem

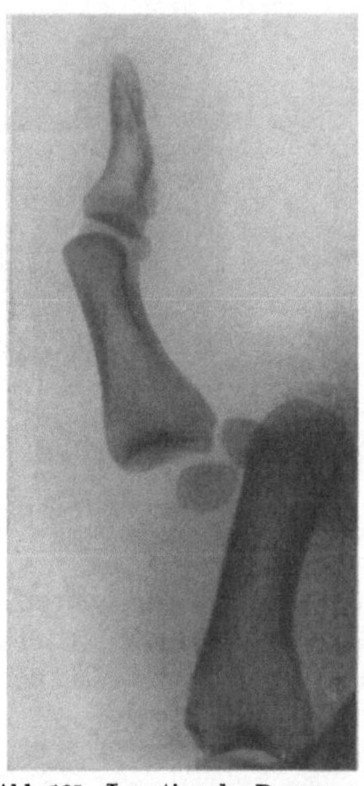

Abb. 185. Luxation des Daumens.

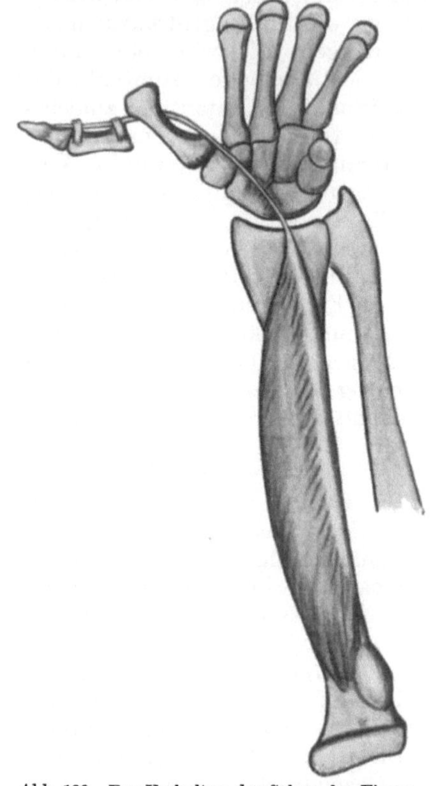

Abb. 186. Das Verhalten der Sehne des Flexor
pollicis longus bei der Daumenluxation.
(Nach einer Zeichnungsvorlage von MOLLIER,
Plastische Anatomie.)

Capitulum metacarpi I liegende, bei der Luxation hinter das Köpfchen des
Metacarpus I mitluxierte Sehne des Flexor pollicis longus (Abb. 186) erst recht
fest um das Köpfchen schlingen und so die Reposition unmöglich machen würde.

Die Technik der Reposition vermeidet deshalb genau umgekehrt jeglichen
Zug, wie überhaupt jede Gewalt, um die Sehne nicht noch weiter anzuspannen,
sondern sie drückt umgekehrt die Grundphalanx gegen das Köpfchen und geht
dann in weitere Dorsalflexion und versucht nun unter Druck auf die Basis der
Grundphalanx durch langsamen Übergang aus der Hyperextensionsstellung in
die Beugung die lange Flexorsehne gleichzeitig mit der Grundphalanx zurückzuführen. Die Reposition bedarf manchmal langer Geduld; nicht selten mißlingt die Reposition sogar völlig, besonders wenn die lange Flexorsehne nicht um
das Köpfchen herum zurückzuführen ist oder wenn sich abgerissene Kapselteile
oder Sesambeine einklemmen. In diesem Falle kommt dann sofortige blutige Reposition in Betracht.

Frakturen und Luxationen der unteren Extremität.

Vorbemerkungen über die untere Extremität.

Für die Frakturen und Luxationen der unteren Extremität gilt das gleiche Leitmotiv wie für ihre Bewegungsphysiologie: ihr Charakter als Stützorgan.

Diese Hauptfunktion drückt sich im Bau der unteren Gliedmaßen in einer großen Zahl von Besonderheiten aus. Allem voran steht die ganz auf Statik berechnete, unnachgiebige, feste Einfügung des Extremitätengürtels, des Beckens, in den Stamm. Das Kreuzbein ist zu einem einheitlich festen Knochen verschmolzen, fest in das Becken eingeordnet, und die beiden Beckenhälften sind synchondrotisch fest in der Symphyse miteinander verbunden. Auf diese Weise entsteht der knöcherne, in sich selbst unbewegliche Ring des Beckens als Grundfläche für die Tragfunktion der Wirbelsäule samt dem Oberkörper.

Aber nicht nur in der Orientierung nach dem Oberkörper, auch nach dem Unterkörper zu wirkt sich der Extremitätengürtel entscheidend für die aufrechte Körperhaltung des Menschen aus. Der Oberkörper wird nicht nur im Becken gestützt, sondern zugleich durch die unteren Gliedmaßen gestützt bewegt. Während der ganze Schultergürtel gegen den Stamm und in sich selbst mehrfach beweglich ist, ist der untere Extremitätengürtel allein auf Statik gebaut und die ganze Dynamik des Gürtels aufs Hüftgelenk beschränkt. Auch am Knie ist alles für Belastung und Stützfunktion, nicht für allseitige Beweglichkeit eingerichtet. Der Unterschenkel hat wiederum lediglich der Sicherheit der Statik wegen die gegenseitige Beweglichkeit zwischen beiden Knochen verloren, der Fuß endlich hat überhaupt alle Greiffunktionen eingebüßt und ist durch seine reine Statik mit das für den Menschen am meisten kennzeichnende Organ geworden.

So ist denn auch bei den Frakturen und Luxationen der unteren Extremität die Rücksicht auf die statische Funktion der oberste Gesichtspunkt für unsere Frakturbehandlung. Sie kann darum auch gar nicht verantwortungsbewußt genug sein. Jeder Frakturschaden an anderer Stelle des Körpers kann weitgehend verdeckt oder kompensiert werden, ein Frakturschaden der unteren Extremität äußert sich, wie schon einmal erwähnt, buchstäblich bei jedem Schritt und Tritt und führt bei sozial Versicherten nicht nur zu einer Minderung ihrer Leistungskraft, sondern auch zu lebenslänglichen Abgeltungen.

A. Becken.

Den Frakturen und Luxationen des Beckens kommt angesichts der Aufgaben des Beckens für die Statik und Lokomotion eine besondere Bedeutung für den Bewegungsapparat zu. Sie haben aber außerdem noch durch Mitverletzungen von Bauch- und Beckenorganen ein besonderes Komplikationsgebiet durch die Gefährdung jener lebenswichtigen Organe und Gebilde.

I. Entstehung und Bruchformen.

Das Becken ist infolge seiner Einbettung in große Muskelmassen, der Zwischenschaltung von drei kompressiblen und elastischen Synchondrosen und der dadurch gewährleisteten Elastizität weitgehend gegen Bruchgefahr gesichert. Beckenfrakturen machen nur 0,8 vH aller Frakturen aus.

Beckenfrakturen entstehen im allgemeinen nur durch grobe Traumen, dabei seltener durch direkte Gewalt, z. B. durch einen Hufschlag, Verschüttung, Sturz, als häufiger indirekt durch Kompression des Beckens in irgendeinem Durchmesser. Bei diesen indirekten Brüchen pflegt die Fraktur als Biegungsbruch an mehrfachen typischen Stellen zustande zu kommen. So frakturiert das Becken z. B. beim

Überfahrenwerden, wenn es von vorn nach hinten zusammengedrückt wird, meist zu beiden Seiten der Symphyse, während es bei seitlicher Kompression, z. B. zwischen zwei Puffern, meist vorn und hinten neben dem Darmbein-Kreuzbeingelenk oder bei schräger Kompression atypisch frakturiert.

Für die Unterscheidung der Formen der Beckenbrüche ist es für Statik und Dynamik von allein entscheidender Bedeutung, ob bei der Beckenfraktur der knöcherne Ring erhalten oder gesprengt ist. Man unterscheidet demzufolge Beckenrand- und Beckenringbrüche.

1. Beckenrandbrüche.

Bei ihnen ist der knöcherne Beckenring als solcher erhalten. Damit ist schon ausgedrückt, daß sie die Statik des Beckens und der Wirbelsäule am wenigsten beeinträchtigen. Solche Beckenrandfrakturen können sein:

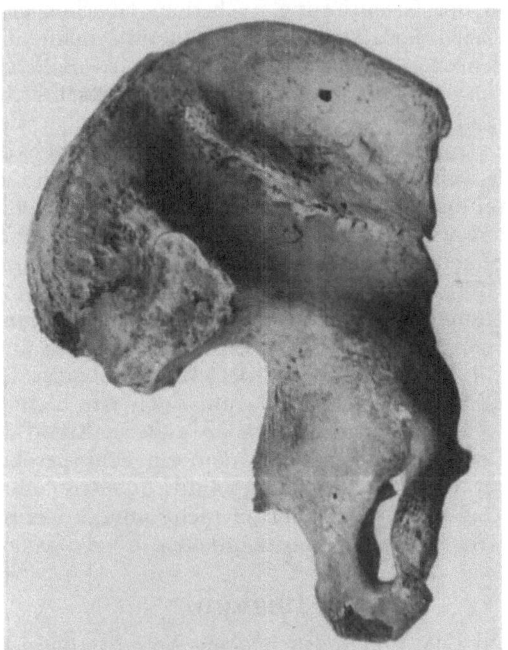

Abb. 187. Fraktur der Darmbeinschaufel als Beispiel eines Beckenrandbruches.

a) isolierte Frakturen der Beckenschaufel, vor allem durch direkte Gewalteinwirkung, bei Hufschlag, Sturz auf die Seite u. dgl. (vgl. Abb. 41 und 187), selten indirekt durch Muskelzug, z. B. an der Spina iliaca;

b) Brüche des Kreuzbeines; sie gehören, dem Wirbelaufbau des Kreuzbeines entsprechend, eigentlich zu den Frakturen der Wirbelsäule, sie werden aber gewöhnlich unter Berücksichtigung der Einfügung des Kreuzbeins ins Beckenringsystem zu den Beckenfrakturen gerechnet. Zu Beckenrandbrüchen gehören sie nur insoweit, als Querbrüche unterhalb der Articulatio sacroiliaca liegen. Sie entstehen durch direkten Sturz rücklings auf das untere Kreuzbein (Abb. 188);

c) Frakturen eines Schambeinastes unter Erhaltung des anderen;

d) Frakturen des Acetabulums, die dann, sei es als Frakturen des Pfannenbodens oder des Pfannendaches, stets das Hüftgelenk in Mitleidenschaft ziehen.

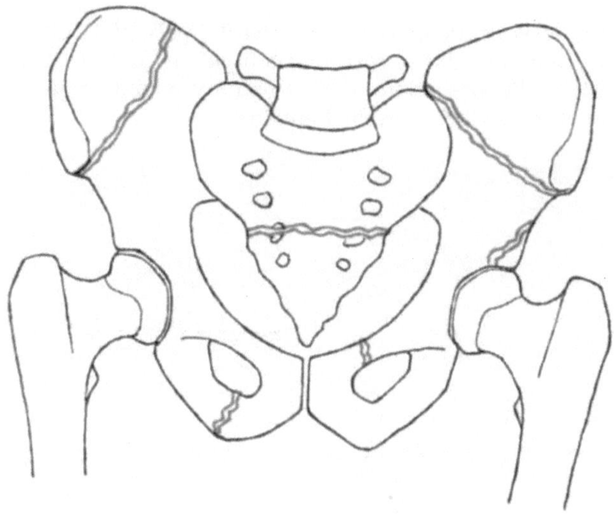

Abb. 188. Schematische Übersicht über die typischen Beckenrandbrüche.

2. Die Beckenringbrüche.

Beckenringbrüche, bei denen also das knöcherne Ringsystem im ganzen zusammengepreßt, aber nur an bestimmten Stellen durch die Fraktur gesprengt wird, treten auf in Form:

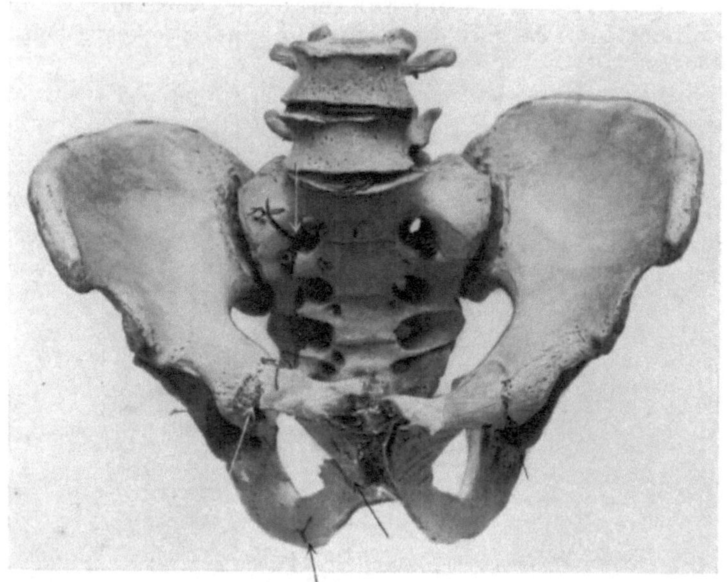

Abb. 189. Rechtsseitige doppelte Vertikalfraktur nach MALGAIGNE, links Fraktur des horizontalen Schambeinastes.

a) der doppelten Vertikalfraktur nach MALGAIGNE. Bei ihr verlaufen die Frakturlinien vertikal, vorn 2—3 Querfinger neben der Symphyse durch den horizontalen und aufsteigenden Schambeinast, hinten neben der Articulatio sacroiliaca (Abb. 189).

Diese doppelte Vertikalfraktur kann ein- oder doppelseitig auftreten (Abb. 190), in letzterem Falle kommt es dabei vorn und hinten zur Aussprengung von großen Knochenabschnitten, die besonders vorn (Symphyse und angrenzende Schambeinteile) nach oben disloziert werden können.

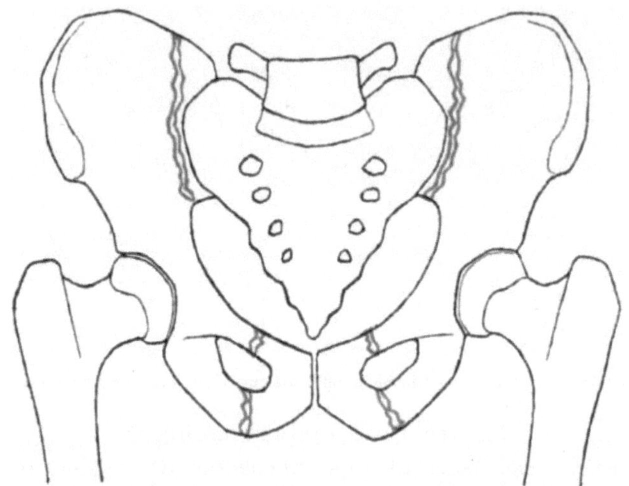

Abb. 190. Beiderseitige doppelte Vertikalfraktur des Beckens nach MALGAIGNE.

b) als Doppelfraktur beider Schambögen (Abb. 191),
c) als einseitige Fraktur des Schambogens, also beider Schambeinäste einer Seite.

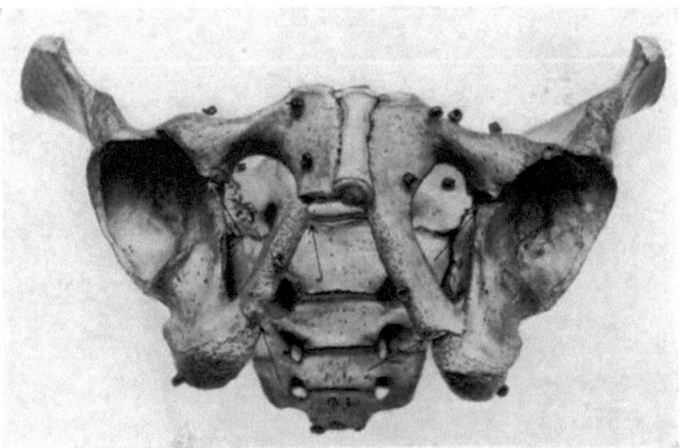

Abb. 191. Beckenringbruch (doppelseitige Fraktur beider Schambögen).

3. Luxationsfrakturen des Beckens.

a) **Luxation des Darmbeines.** Bei der Durchtrennung in der Symphyse (traumatische Symphysiolyse) und zugleich im Sakroiliakalgelenk einer Seite kommt es zur sog. einseitigen Beckenluxation, bei der die ganze betroffene Beckenhälfte zusammen mit der zugehörigen unteren Extremität disloziert und zwar meist nach oben verschoben wird (scheinbare Verkürzung der betreffenden Extremität).

b) Luxation des Kreuzbeines. Sie entsteht bei der gleichzeitigen Durchtrennung beider Sakroiliakalgelenke; das Kreuzbein wird dabei im ganzen samt Wirbelsäule gegenüber den beiden Darmbeinen disloziert. Sie kommt der Einstauchung der Gesamtwirbelsäule zwischen die beiden Darmbeine bei Fixation des Beckens zustande.

Bei Luxationen des Darm-, wie des Kreuzbeines handelt es sich stets um schwere, oft tödliche Verletzungen.

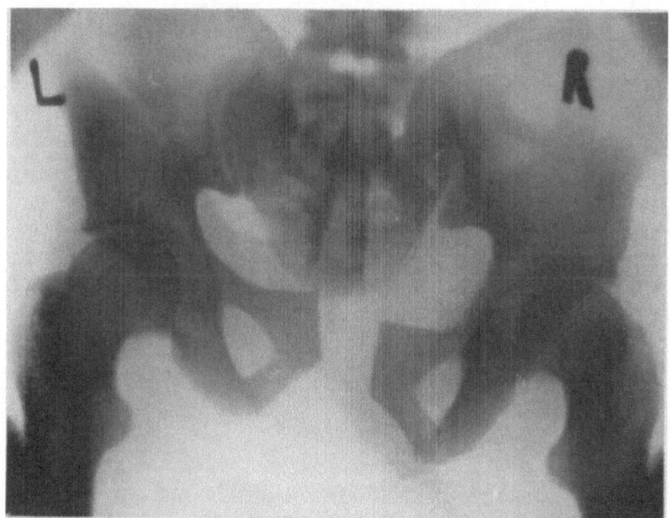

Abb. 192. Einseitige „Beckenluxation".

c) Die sog. Luxatio centralis des Caput femoris. Sie entsteht bei Sturz auf den Trochanter in der Längsrichtung des Schenkelhalses. Die Gewalt treibt dann den Kopf durch den Pfannengrund hindurch ins Beckeninnere, sie kann also nur nach vorheriger Fraktur des Acetabulums erfolgen (Abb. 193).

Bei diesen drei sog. Luxationen handelt es sich nicht um eigentliche Luxationen, d. h. Lösung der Gelenkfugenverbindung, sondern stets sind diese Luxationen mit mehr oder minder ausgedehnten Frakturen verknüpft, die zentrale Luxation des Schenkelkopfes ist ja überhaupt erst nach der Pfannenbodenfraktur möglich.

II. Symptome und Diagnostik.

Charakteristisch und für die Frakturdiagnose oft allein entscheidend ist der indirekte Schmerz bei ruckartiger, in frontaler oder sagittaler Richtung ausgeführter Kompression des Beckens. Dieser Stauchungsschmerz ist ein objektives Symptom, welches bei Beckenfrakturen nie fehlt.

Auch der Fernschmerz bei bloßem Druck auf die prominenten Knochenpunkte des Beckens (Symphyse, Spinae iliacae, Darmbeinkamm, Sitzknorren) ist oft sehr bezeichnend für eine tief gelegene Fraktur.

Dislokationen sind manchmal an der Stellung der Spinae oder der Symphyse nachweisbar, oft jedoch sind die Verschiebungen, auch wenn sie vorhanden sind, zu gering, um sich außen abzuzeichnen. Desgleichen sind abnorme Beweglichkeit und Krepitation selten auszulösen.

Die Funktionsstörung ist bei Beckenrandbrüchen meist gering, bei Beckenringbrüchen und Luxationsfrakturen ist jede Belastung ausgeschlossen.

Bei der Größe der Gewalt fehlen das Hämatom und Sugillationen an der Einwirkungsstelle der Gewalt nur selten.

Auf dem Röntgenbild sind die Beckenfrakturen, wenn es sich um Beckenrandbrüche handelt, meist in Form von Fissuren erkennbar; bei Beckenring-

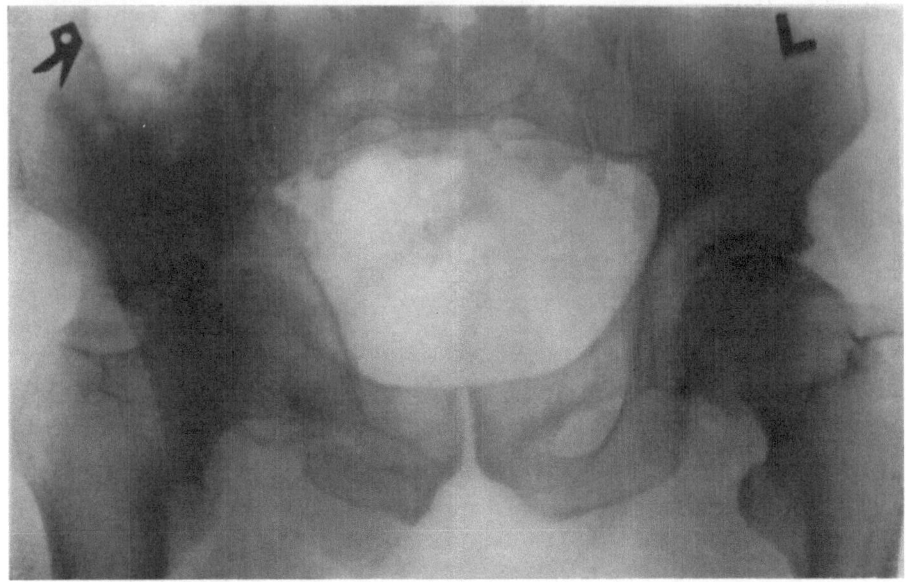

Abb. 193. Sogenannte zentrale Luxation des Schenkelkopfes.

frakturen weist uns sofort die Asymmetrie der Silhouette des Beckeneingangs oder des Foramen obturatorium (Abb. 194) auf eine Ringfraktur hin. Die Fraktur selbst ist dann meist ohne weiteres erkennbar.

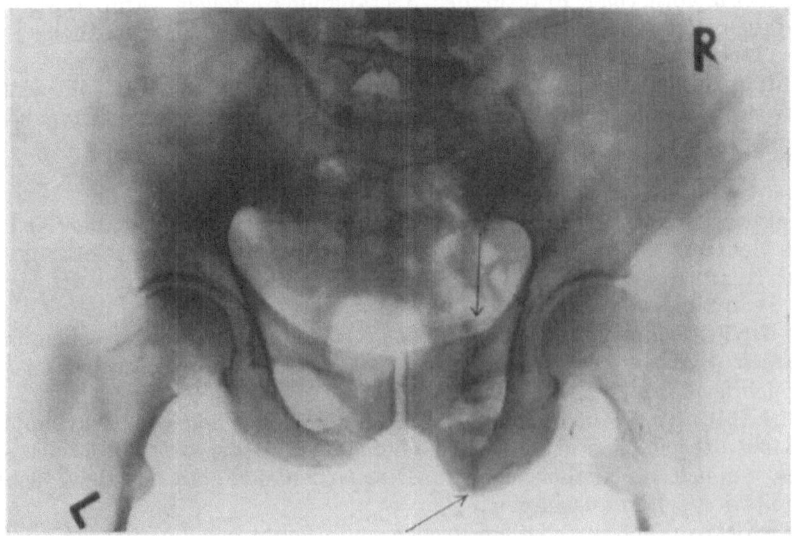

Abb. 194. Asymmetrie der Beckeneingangssilhouette und des Foramen obturatorium bei Beckenringfraktur.
(Fraktur beider Schambeinäste.)

III. Komplikationen.

a) Décollement traumatique. Die zur Erzeugung von Beckenbrüchen notwendigen groben Gewalteinwirkungen (Überfahrung, Verschüttung, Einklemmung) verschieben oft zuerst die Haut gewaltsam weit über die normale Gleitfähigkeit hinaus auf der Unterlage der Fascien und lösen so das Unterhautzellgewebe von der Unterlage ab (Décollement). Der entstandene Hohlraum füllt sich schnell mit Lymphe aus den subcutanen Lymphgefäßen, während die Blutgefäße durch die Eigenart des tangential wirkenden Traumas derart gequetscht werden, daß sie sofort thrombosieren und infolgedessen kaum bluten. Solange ein solcher lymphgefüllter Hohlraum nicht infiziert ist, pflegt er praktisch keine besondere Bedeutung zu haben, immerhin ist es angezeigt, durch vorsichtige Punktion des Ergusses das Wiederanlegen der Haut zu fördern.

b) Die Verletzung von Beckenvenen. Die dichte Nachbarschaft zwischen Beckeneingang und den Vv. iliacae läßt es leicht einmal zu einer direkten Verletzung der Beckenvenen oder wenigstens zu einer starken Hämatombildung im retroperitonealen Raum kommen. Besonders zu fürchten sind die traumatischen Thrombosen der großen Beckenvenen. Gerade nach Beckenfrakturen kommen tödliche Embolien relativ häufig vor.

c) Verletzung der Harnröhre. Sie erfolgt selten durch die Fragmente, häufiger durch den Frakturmechanismus selbst, so z. B. bei Sturz aus der Höhe und Aufschlag auf den Damm.

Beispiel: Beim Kirschenpflücken bricht hoch oben in der Baumkrone der Ast. Der Betreffende stürzt durch den Baum in die Tiefe. Instinktiv spreizt er die Beine, um im Astwerk aufgefangen zu werden. Er bricht überall durch, erst ein letzter Hauptast hält stand, er schlägt rittlings auf, der Ast quetscht die Urethra am Schambogen durch.

Ein dritter Mechanismus ist indirekt: Bei der Dislokation eines mittleren Fragmentes wird die durch das scharfkantige Lig. triangulare durchtretende Pars membranacea der Urethra von diesem Ligamentum quer durchschnitten.

d) Verletzung der Harnblase. Sie kann einmal als einfache Berstungsruptur der Harnblase erfolgen, dann, wenn das Frakturereignis auf eine stark überfüllte Blase trifft. In solchen Fällen kann durch die plötzliche Steigerung des hydrostatischen Punktes die Blase — dann meist intraperitoneal — rupturieren.

Die Ruptur der Harnblase erfolgt dann aber auch noch durch direkte, dann meist extraperitoneale Anspießung von seiten der Fragmente.

Da das Schicksal solcher Kranken vom Zeitpunkt der Diagnose abhängt, ist es erforderlich, daß in allen Fällen von Beckenfraktur die Frage der Verletzung von Harnwegen sofort positiv oder negativ entschieden wird.

Urethral- und Blasenruptur bedeuten eine akute Lebensgefahr.

Im Fall einer Urethralruptur füllt sich die Blase immer mehr, bis die Blase „tröpfchenweise" überläuft (Ischuria paradoxa). Das sonst nach außen erfolgende Harnträufeln ist aber unmöglich, vielmehr wird der Urin vom proximalen Rupturende der Harnröhre aus, ebenso wie auch bei spontanem Urinierversuch, ins paraurethrale Gewebe entleert, so daß es zur ausgedehnten Urininfiltration der Gewebe am Damm und Scrotum kommt.

Bei extraperitonealen Blasenrupturen droht Urininfiltration des Beckenbindegewebes. Die Urininfiltration führt ihrerseits sehr schnell die Gefahr eines Infektes des urinös imbibierten Gewebes und damit die Urinphlegmone als einen akut lebensbedrohlichen Zustand herauf.

Bei der intraperitonealen Blasenruptur reagiert der freie Bauchfellraum sofort mit einer Peritonitis.

Gegenüber diesen geläufigen Komplikationen sind Verletzungen des Mastdarms, der Intima größerer Arterien mit folgender arterieller Thrombose, von Nerven (N. ischiadicus, obturatorius) selten.

IV. Behandlung der Beckenfrakturen.

Beckenrandfrakturen erfordern keine besondere Therapie. Die Fragmente werden gewöhnlich durch die breiten Muskelmassen in situ erhalten, es genügt Rückenlagerung und Bettruhe für 4 bis 6 Wochen.

Bei den Beckenringfrakturen wird bei Fehlen nennenswerter Dislokationen außerdem noch ein das Becken umgreifender, von dem Patienten angenehm empfundener Handtuchverband angelegt.

Besteht jedoch eine erhebliche Dislokation, so kann man die Reposition entweder direkt durch Zug am Bein unmittelbar ausführen oder die Dislokation durch Extensionsverband des Beines und Gegenextension durch Hochstellen des Fußendes des Bettes allmählich auszugleichen versuchen.

Therapeutisch ist das Wichtigste die sofortige aus vitaler Indikation zu fällende Entscheidung, ob eine Harnröhren- oder Blasenverletzung vorliegt oder nicht. Man prüft genau die Anamnese (letzte Flüssigkeitsaufnahme! letztes Urinieren!). Die Entscheidung selbst wird gefällt, sofern der Patient vor den Augen des Arztes nicht einwandfrei klaren und den Umständen entsprechend genügend viel und blutfreien Urin entleert, durch vorsichtigen Katheterismus mit NÉLATON-Katheter normalen Kalibers.

Mißlingt der einwandfreie Katheterismus, so spricht das auf das entschiedenste für eine Urethralruptur: Die Katheterspitze dringt in die Rupturstelle ein, kann aber das kollabierte und retrahierte zentrale Ende nicht finden.

Gelingt der Katheterismus als solcher ohne weiteres, so spricht das gegen Harnröhrenverletzung, schließt aber eine weitere höher gelegene Verletzung nicht aus. Bei gelungenem Katheterismus hängt die weitere Entscheidung ab vom Zustand der aus der Blase entleerten Flüssigkeit.

Bei intraperitonealer Blasenruptur befördert der Katheterismus meist gar keinen Urin zutage, weil sich derselbe in die freie Bauchhöhle ergossen hat. Bei extraperitonealer Ruptur sind die Urinmengen gering und blutig. Bei gleichzeitiger Verletzung im Bereich der Ureteren (selten!) oder Nieren (häufiger!) ist der Urin zwar auch blutig, aber größere Mengen sprechen gegen die Herkunft aus der Blase und für die Herkunft aus oberen Partien des uropoetischen Systems. Bestehen beim Katheterismus noch Zweifel, so kann die Injektion von 300 ccm steriler physiologischer Kochsalzlösung die Situation endgültig klären. Kommen die 300 ccm nicht zurück, so ist die Diagnose Blasenruptur sicher, kommen sie unblutig zurück, so ist sie auszuschließen, kommen sie zwar zurück, aber stärker blutig, dann spricht das für Herkunft aus den oberen Harnwegen.

Als letztes diagnostisches Hilfsmittel bleibt dann endlich noch die Cystokopie.

Die Diagnose muß unter allen Umständen alternativ klar entschieden werden. Es ist also in jedem Falle, wo spontan oder durch den Katheterismus kein klarer, blutfreier Urin gewonnen wird, mit einer Zerreißung im Bereich der unteren Harnwege zu rechnen. In jedem solchen Falle ist dann die sofortige Operation vital indiziert.

Bei Urethralruptur wird die Sectio perinealis ausgeführt, das periphere Harnröhrenende durch einen eingeführten Katheter leicht fühl- und darstellbar gemacht und zunächst aufgesucht. Gelingt es, das zentrale Ende in dem stark blutig und urinös infiltrierten Gewebe aufzufinden, so wird die Harnröhre zirkulär über dem eingeführten Katheter genäht und der Katheter für einige Tage als „Verweilkatheter" liegen gelassen.

Gelingt das Auffinden des zentralen Urethralendes ausnahmsweise nicht, dann wird dasselbe durch Sectio alta und „retrograden" Katheterismus von der Blase aus dargestellt und dann wiederum vom Damm aus zirkulär vernäht.

Bei intraperitonealer Blasenruptur wird sofort laparatomiert, die Bauchhöhle ausgetupft, die Rupturstelle zweischichtig genäht, die Blase völlig verschlossen, durch Auffüllen mit Kochsalzlösung auf Nahtdichtigkeit und auf weitere Rupturen geprüft und durch einen Dauerkatheter für die ersten Tage entleert. Bei extraperitonealer Blasenruptur wird die Blase gleichfalls sofort freigelegt, zweischichtig genäht, durch Dauerkatheter drainiert, gleichzeitig aber noch die Urinphlegmone des Beckenbindegewebes bis ins Gesunde inzidiert und nach außen und nach dem Damm zu drainiert.

Bei der Luxatio centralis capitis femoris wird der eingetriebene Kopf in tiefer Narkose durch kräftigen Zug in der Richtung des Schenkelhalses herausgeholt und das Bein dann in leichter Abduktionsstellung und gleichzeitig seitlichem Zug in der Richtung des Schenkelhalses extendiert.

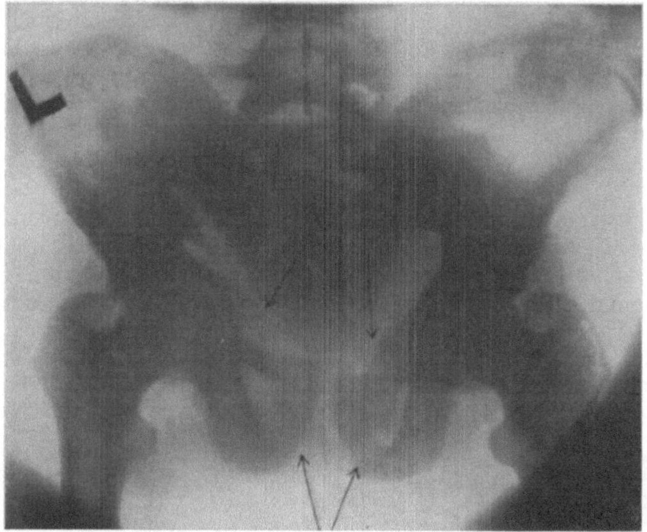

Abb. 195. Kartenherzförmig deformiertes Becken bei Beckenringfraktur (r. doppelte Vertikal-, l. Fraktur beider Schambögen).

Das Endergebnis bei Beckenfrakturen ist nur in der Minderzahl der Fälle einer völligen Restitution gleichzuachten. Erfahrungsgemäß heilen zwar die Beckenrandbrüche und von den Ringbrüchen die des Schambeins oft ohne Residuen aus. Bei den hinteren Beckenringbrüchen und den Acetabulumfrakturen dagegen bleiben oft erhebliche Beschwerden zurück. Schwerarbeiter büßen einen erheblichen Teil ihrer Erwerbsfähigkeit ein. und oft sind Dauerrenten von 30 bis 50 vH nicht zu vermeiden.

Die nach Beckenfrakturen nicht so selten zurückbleibende Deformierung des Beckeneinganges hat noch ihre besondere Bedeutung beim weiblichen Geschlecht, wo es dadurch, z. B. bei einem so hochgradig „kartenherzförmig" deformierten Becken wie in Abb. 195, geradezu zu einem Geburtshindernis kommen kann.

Bei Blasenrupturen ist das Endresultat, sofern erst einmal die ersten Folgen überwunden sind, meist eine völlige Wiederherstellung. Bei Harnröhrenzerreißungen wird das Ergebnis durch Strikturen an der Rupturstelle, seltener durch Harnröhrenfisteln, erheblich beeinträchtigt.

B. Luxationen des Hüftgelenkes.

Das Hüftgelenk (Articulatio coxae) unterscheidet sich von dem entsprechenden Gelenk der oberen Extremität, dem Schultergelenk, im groben Bau dadurch, daß bei ihm die durch das Labrum glenoidale vergrößerte Gelenkpfanne den Kopf zu zwei Dritteln umschließt.

Schon allein daraus erklärt sich die sehr viel größere Seltenheit der Hüftluxation mit nur 2 vH gegenüber 51,7 vH bei der Schulterluxation.

Eine zweite wesentliche Tatsache, daß es nur wenige typische Luxationsformen gibt, erklärt sich aus der Eigenart des Hauptverstärkungsverbandes des Hüftgelenkes, des Lig. iliofemorale, welches selbst einerseits nie zerreißt, andererseits den Kopf nur wenige Stellungen einzunehmen gestattet. Die genauere Kenntnis dieses Bandes ist für das Verständnis des Luxationsmechanismus, wie für die Therapie unerläßlich. Es entspringt an der Spina iliaca anterior inferior und setzt sich V- oder Y-förmig, über die Vorderwand der Kapsel sich ausbreitend, an der Linea intertrochanterica an. Es spielt eine wichtige Rolle bei der aufrechten Körperhaltung und verhindert ein Hintenüberfallen des Oberkörpers. Im Sitzen, also bei Flexion im Hüftgelenk, entspannt sich das Band vollkommen, ebenso bei Innenrotation (vgl. Abb. 204 S. 200).

1. Entstehung und Luxationsformen.

Zur Hüftluxation bedarf es sehr erheblicher Gewalteinwirkungen. Die hauptsächlichsten Anlässe sind Verschüttung, Überfahrenwerden, Eisenbahnunglücke.

Sie entsteht so gut wie ausschließlich durch einen indirekten Hebelmechanismus, bei dem die Gewalt am langen Hebelarm der Extremität angreift, um den

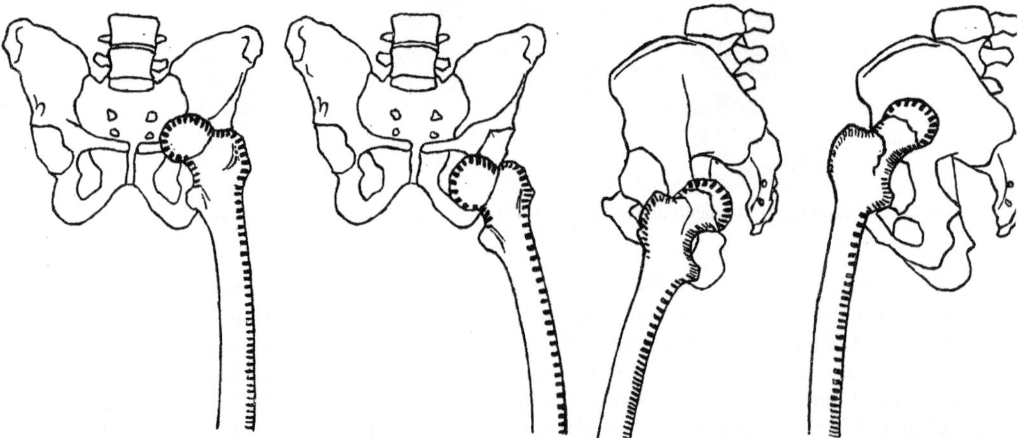

Abb. 196. Schema der vier Hauptformen der Hüftluxationen.

Kopf über den vorderen oder hinteren Pfannenrand als Hypomochlion und unter Abriß des Lig. teres und Zerreißung der Kapsel aus der Pfanne heraus zu luxieren.

Ist der Kopf erst einmal luxiert, so sorgt die Gewalt selbst oder spontane Bewegungen für eine weitere Dislokation. Dabei gebietet jedoch das kaum zerreißliche Lig. iliofemorale bald Halt und zwingt den Kopf, eine der wenigen anatomisch möglichen Stellungen einzunehmen. So kommt es, daß es — außer bei schwersten Zertrümmerungen — nur typische Luxationsformen gibt.

Die Hüftluxation erfolgt entweder nach hinten hinter das Lig. iliofemorale oder nach vorne vor dasselbe. Man unterscheidet demnach als zwei Hauptgruppen die Luxatio coxae posterior (über ²/₃ der Fälle) und die Luxatio coxae anterior (etwa ¹/₄ der Fälle).

Bei der **Luxation nach hinten** tritt der Kopf entweder nach oben an das Darmbein (**Luxatio iliaca**) oder nach hinten zu nach dem Sitzbein (**Luxatio ischiadica**). Bei der Luxation nach vorn stellt sich der Kopf oberhalb des horizontalen Schambeinastes (**Luxatio suprapubica**) oder unterhalb desselben (**Luxatio infrapubica**) ein.

Selbstverständlich sind innerhalb dieser zwei Hauptgruppen mit ihren je zwei Untergruppen je nach der stärkeren oder geringeren Dislokation noch weitere Spielarten möglich. So nennt man diejenige infrapubische Form, bei der der Kopf unter den horizontalen Schambeinast unmittelbar auf das Foramen obturatorium zu stehen kommt, die **Luxatio obturatoria**, und diejenige Form, bei welcher der Kopf noch tiefer, sogar unter den aufsteigenden Schambeinast, sich einstellt und damit am Damm erscheint, die **Luxatio perinealis**.

Übersicht über die häufigeren Formen der Hüftluxationen:
1. Luxation nach hinten: Luxatio coxae posterior,
    a) Luxatio iliaca,
    b) Luxatio ischiadica;
2. Luxation nach vorn: Luxatio coxae anterior,
    a) Luxatio suprapubica,
    b) Luxatio infrapubica,
    α) Luxatio obturatoria,
    β) Luxatio perinealis.

Lediglich der Vollständigkeit halber sei noch erwähnt, daß in ganz seltenen Fällen auch einmal eine Luxation nach oben und unten (Luxatio coxae superior, bzw. inferior) vorkommt. Die sog. zentrale Luxation des Schenkelkopfes ist keine eigentliche Luxation, sondern eine Luxationsfraktur des Beckens, es wird auf das dort (S. 187) Gesagte verwiesen.

2. Symptome und Diagnostik.

Die Kennzeichen einer Hüftluxation sind im allgemeinen derartig präzis, daß die Diagnose ohne weiteres gestellt werden kann. Die Anamnese berichtet von einem erheblichen Trauma. Die Inspektion stellt sofort hochgradige Stellungsänderungen und Deformierungen im Bereich des Hüftgelenkes, wie der ganzen Extremität fest. Der Versuch, passive Beweglichkeit zu prüfen, stößt auf federnde Fixation; so steht denn die Diagnose „traumatische" Hüftluxation schnell fest.

Die weitere Untersuchung sucht sogleich auch noch die genauere Art der Luxation festzustellen.

Entscheidend für die genauere Diagnose ist die Stellung des Kopfes. Diese Stellung verrät sich und wird damit das Hauptmittel für die Differentialdiagnose der Hauptgruppen durch die Luxationsstellung des Beines (s. Abb. 197).

Es leuchtet ohne weiteres ein und läßt sich am Skelett schnell überprüfen, daß eine

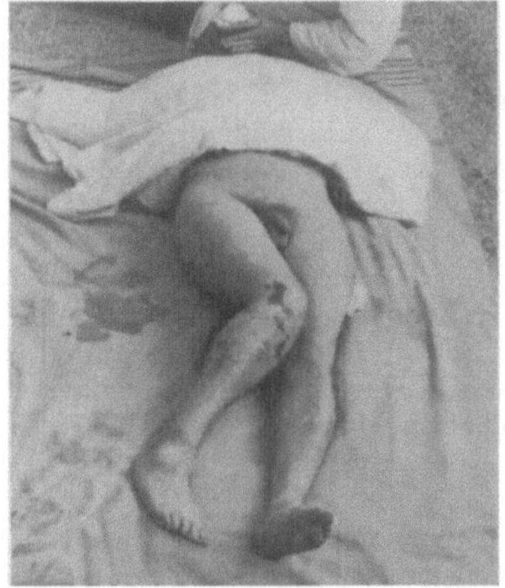

Abb. 197. Haltung und Deformität des Beines bei rechtsseitiger Luxatio coxae iliaca. (Röntgenbild s. Abb. 198.)

Luxation nach hinten mit einer Innenrotation und eine Luxation nach vorn nur mit einer Außenrotation einhergehen kann. Es ist also die Rotationsstellung, die die Frage, ob Luxation nach vorn oder nach hinten, entscheidet.

Die Diagnostik geht dann noch einen Schritt weiter und fragt nach den Unterformen der beiden Hauptarten. Darüber entscheidet -die Längsverschiebung (Verkürzung, Normallänge oder Verlängerung des Beines) (vergleiche hierzu Abb. 90, S. 90 u. 91). Steht der Kopf nämlich oberhalb des Niveaus der Pfanne, so geht diese Dislokation mit einer Verkürzung einher. Bei der Luxation nach hinten kann es dann nur eine Luxatio iliaca, bei der nach vorn nur eine L. suprapubica sein. Umgekehrt ist eine scheinbare Verlängerung bei der Luxation nach hinten und beim Tiefertreten des Kopfes unter das frühere Niveau, also nur bei der Luxatio infrapubica, möglich.

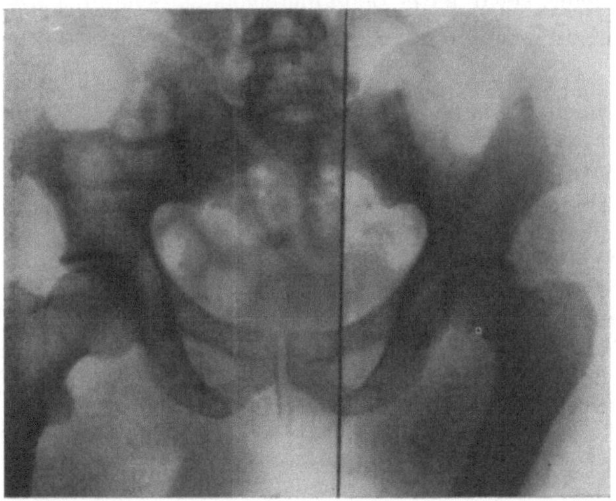

Abb. 198. Röntgenbild einer Luxatio iliaca. (Fall der Abb. 197.) Man erkennt im Röntgenbild die Luxation am Leersein der Pfanne, die Luxation nach hinten an der scheinbaren Verkleinerung des Kopfes, die Luxatio iliaca am Stand des Kopfes oberhalb des Pfannenniveaus, die Innenrotation an der scheinbaren Vergrößerung des Trochanter major, die Adduktion am Verlauf des Femurschaftes, die Verkürzung der Extremität am Trochanterhochstand.

Die Längsverschiebungen prüft man mit dem Augenmaß durch Vergleich prominenter Punkte beider Seiten oder durch Messung des Trochanterstandes gegenüber der Roser-Nélatonschen Linie. Daß zu diesen die Differentialdiagnose entscheidenden Dislokationen noch weitere im Sinne der Flexion und Adduktion usw. hinzukommen, bedarf keiner weiteren Ausführung. Sie bestätigen die Diagnose, sind aber nicht erforderlich dazu. Aus Rotation und Längsverschiebung läßt sich die Differentialdiagnose der beiden Haupt- und der einzelnen Unterformen der Hüftluxation stellen.

Es erscheint selbstverständlich, daß die Palpation des Kopfes an abnormer Stelle und, wo angängig, auch das Röntgenbild die Diagnose weiter vertiefen sollen, schon wegen der Frage von Absprengungen am Pfannendach oder Trochanter, Fragen, die dann auch die Therapie beeinflussen.

3. Die Behandlung der Hüftluxation.

Die traumatische Hüftverrenkung ist unter allen Umständen so bald als möglich einzurichten. Es ist nun unmöglich, mnemotechnisch für alle 8—10 Luxationsformen alle in Betracht kommenden Repositionsmethoden zu erlernen und zu merken, vielmehr gilt es auch hier, lediglich das Prinzipielle aufzustellen.

Die vier Vorbedingungen für das Gelingen einer Reposition sind:

1. tiefe Narkose, um jede störende Muskelspannung auszuschalten,

2. genaue Kenntnis der Stellung des Kopfes, da sie allein die Phasen der Reposition diktiert,

3. entsprechende Lagerung auf einer Matte auf dem Fußboden, die eine freie Entfaltung aller Repositionsmanöver gestattet, und

4. genügende Assistenz, um das Becken durch einen über dem Abdomen mit gespreizten Beinen knienden Assistenten durch Druck auf beide Spinae oder durch das im Hüftgelenk maximal gebeugte gesunde Knie fest fixiert halten zu lassen.

Sind alle diese Vorbedingungen erfüllt, so besteht die Reposition technisch stets aus mehreren Phasen.

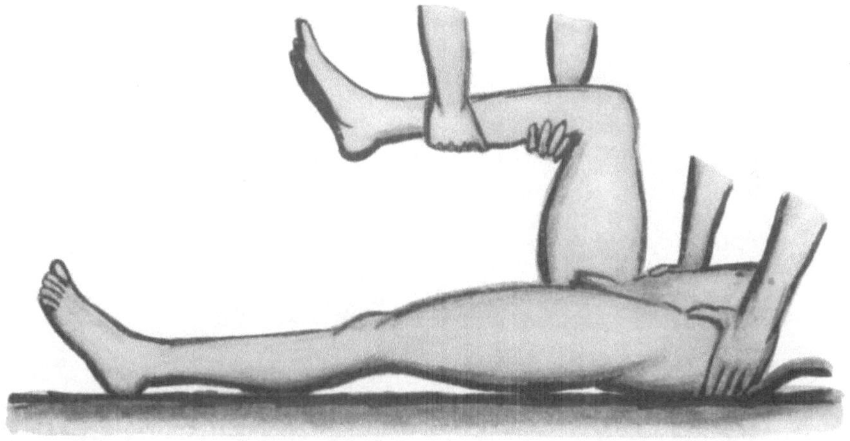

Abb. 199. Reposition einer Luxatio iliaca.

Der Operateur faßt zunächst das luxierte Bein am gebeugten Unterschenkel und führt es — alles ohne Gewalt! — in der ersten Etappe in diejenige Stellung, in der das Lig. iliofemorale entspannt wird, das ist zunächst Umkehr der bestehenden Rotation und sodann Flexion; es wird also Außenrotation ausgeführt, wenn das Bein bei der Luxation nach hinten innenrotiert steht, und Innenrotation, wenn es bei der Luxation nach vorn außenrotiert ist.

Die zweite Phase holt den Kopf auf dem kürzesten Weg an den Pfannenrand. Die Betrachtung der Luxationsstellung am Skelett (s. Abb. 196) zeigt, daß dies bei der Luxation nach hinten durch Zug am gebeugten Oberschenkel, bei der Luxation nach vorn durch seitliche Abduktion in der Richtung nach dem großen Trochanter zu zu geschehen hat. Praktisch führt man die seitliche Abduktion so aus, daß man durch eine in die Leiste gestemmte Faust oder durch ein durch eine Schenkelbeuge geführtes Tuch ein Hypomochlion schafft und dann das Knie adduziert, wodurch oben Schenkelhals und -kopf abduziert werden.

Das Wesen der dritten Phase besteht dann im Hineinhebeln des Kopfes über den Pfannenrand. Es geschieht dies durch Manöver, die eine Wiederanspannung des Lig. iliofemorale zur Folge haben, also durch abermalige Umkehr der letzten Rotationsstellung und Streckung, dadurch drückt das sich spannende Band den Kopf in die Pfanne.

Am speziellen Beispiel der häufigsten Luxation, der Luxatio iliaca, ausgeführt, ist der Modus procedendi folgender: Der Patient wird tief narkotisiert, dann auf eine Matte gelegt, das Becken wird vom Assistenten fixiert und die luxierte Extremität von dem einrichtenden Arzte am gebeugten Unterschenkel gefaßt. Nunmehr wird der Oberschenkel in der Hüfte gebeugt, dann umgekehrt als er steht, außenrotiert und etwas abduziert. Unter Zug am Bein wird der Kopf vorgeholt und durch Streckung in Außenrotationsstellung in die Pfanne hineingehebelt.

Ist die Reposition gelungen, so fühlt man einen deutlichen Ruck, die Kontrolle erfolgt durch Bewegungen, die nach allen Richtungen nach der Reposition wieder frei sein müssen.

Eine Retention ist unnötig. Nach wenigen Tagen Bettruhe ist die vorsichtige Belastung erlaubt. Das Endergebnis ist bei gelungener Reposition so gut wie stets — außer bei gleichzeitigen Frakturen — eine völlige Wiederherstellung.

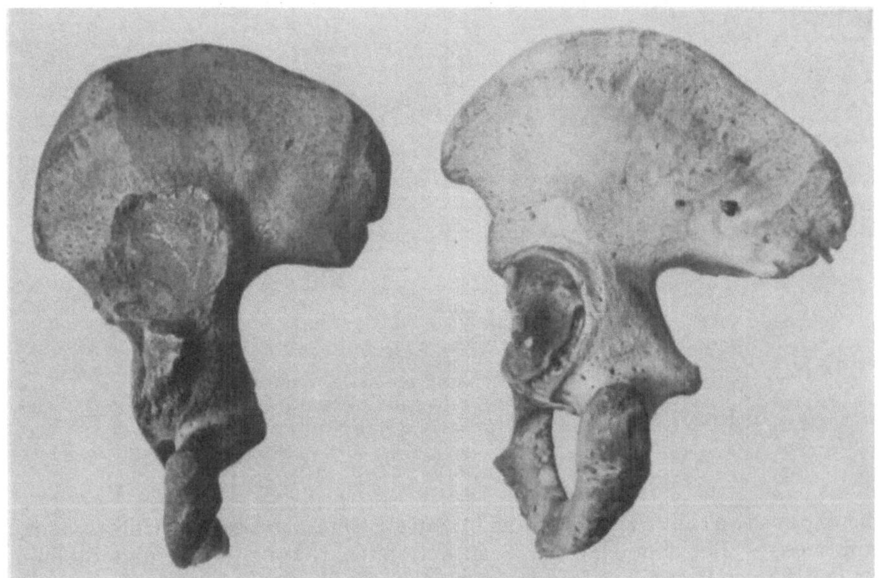

Abb. 200. Nearthrose bei alter traumatischer Hüftluxation.

An Komplikationen droht bei der Reposition die Schenkelhalsfraktur, dann noch die Umwandlung einer Luxationsform in eine andere, z. B. einer Luxatio iliaca in eine L. obturatoria, endlich das völlige Mißlingen der Reposition.

Die Reposition kann in seltenen Fällen einmal unmöglich sein bei gleichzeitigen Pfannenfrakturen mit Zwischenlagerung eines Fragmentes oder bei Interposition von Muskeln.

Bei unmöglicher Reposition, bei veralteten Hüftluxationen und bei gleichzeitigen Frakturen kommt, sofern der an sich sehr wenig aussichtsvolle Repositionsversuch mißlingt, die blutige Reposition und, falls sich diese auch als unmöglich erweisen sollte, die Resektion des Kopfes in Betracht.

Bleibt eine Luxation lange bestehen, so bildet sich, ähnlich wie an der Schulter (s. S. 152), allmählich eine Nearthrose (vgl. Abb. 200) aus, die aber infolge der Verkürzung, geringen Belastungsfähigkeit ein schlechtes Ergebnis darstellt.

C. Freie untere Gliedmaße.

Oberschenkel.

Das Femur als mächtigster Knochen des Skeletts dient als Tragsäule und Lokomotionsorgan. Es frakturiert relativ häufig (12,6 vH aller Frakturen nach BRUNS), aber nur bei groben Gewalten und dann zumeist an typischen Stellen.

Die Hauptgruppen der Oberschenkelfrakturen sind ähnlich wie am Humerus wiederum die Frakturen am oberen Femurende, im Bereich des Schaftes und am unteren Ende; die am oberen Ende zerfallen beim Femur aber je nach der Lage zur Trochanterlinie wegen ihrer muskelmechanisch völlig andersartigen Verhältnisse in zwei Gruppen: in die Schenkelhalsfrakturen und subtrochanteren Frakturen.

Bei den Schenkelhalsfrakturen steht so gut wie allein die anatomische Statik des Schenkelhalses, der die ganze Körperlast trägt, im Vordergrunde. Muskeln spielen demgegenüber nur eine untergeordnete Rolle; die Mechanik der Schenkelhalsfrakturen ist demzufolge eine relativ einfache.

Ganz anders steht es mit den subtrochanteren Frakturen. Hier handelt es sich um eine der wichtigsten Gruppengrenzen der Muskulatur. Oberhalb der Regio subtrochanterica greift die breit am Becken entspringende und vorwiegend der Hüftgelenksmechanik dienende Gruppe der Hüftmuskeln (M. ilepsoas vorn, M. glutaei usw. hinten) auf den Femur, unterhalb der Linie setzen sich lediglich die Adductoren mit ihren mächtigen Zügen an. Diese genetisch und funktionell ganz verschiedenen Gruppen spielen für Dislokation und Behandlung die das Frakturbild entscheidend beeinflussende Rolle.

Bei den Schaftfrakturen des Femur ist die Muskelmechanik an sich wieder weit einfacher; die einen Muskeln ziehen gewissermaßen schienend über den ganzen Schaft hinweg, die Vastusgruppe entspringt dort und die Adductoren setzen am Schaft an. Da die Vastus- wie Adductorengruppe bei Schaftfrakturen auf beide Fragmente gleichsinnig wirkt, so gibt es, wenn man so will, keinen Streit der Muskeln um den Vorrang und die Verhältnisse bleiben im Prinzip einfach. Was im Schaftbereich muskelmechanisch in den Vordergrund tritt, das ist die mächtige Retraktionskraft dieser größten Muskelmasse des Körpers. Beim Kinde ist sie noch ohne weiteres zu überwinden, weshalb die häufigen Schaftbrüche des Kindesalters für die Wertbeurteilung eines Behandlungsverfahrens nicht so hoch einzuschätzen sind. Dagegen stellt uns die sehr erhebliche Retraktionstendenz bei muskelkräftigen Erwachsenen vor ganz besonders verantwortungsvolle Aufgaben der Therapie.

Am unteren Femurende endlich kommen wir bei den suprakondylären und Kondylenfrakturen des Femur wieder auf eine wichtige Gruppengrenze der Muskulatur. Es gerät nämlich jedes untere Fragment unter den Zug der an den Femurkondylen hinten ansetzenden Wadenmuskulatur und wird dank der Mächtigkeit dieser Gruppe stark nach hinten um die Kondylenachse gedreht (s. Abb. 215). Die Frakturen des unteren Femurendes werden also gewissermaßen schon vom Unterschenkel beherrscht, jedenfalls spielt die Berücksichtigung seiner Stellung eine entscheidende Rolle für die Therapie.

I. Die Schenkelhalsfraktur.

Der Schenkelhals dient der Verbindung des Femur mit dem Becken; er ist dabei stark abgewinkelt (beim Kinde 140°, später 125—130° im Durchschnitt). Die Abwinkelung bedeutet an sich mechanisch eine Minderung der Tragkraft. Diese Minderung wird aber im Bau des Schenkelhalses durch besondere Verstrebungen (ADAMSScher Bogen, MERKELScher Sporn) und durch den architektonischen Pfeilerbau der Spongiosa kompensiert. So kommt es, daß im erwachsenen, kräftigsten Alter eher das Hüftgelenk luxiert, als daß der Schenkelhals

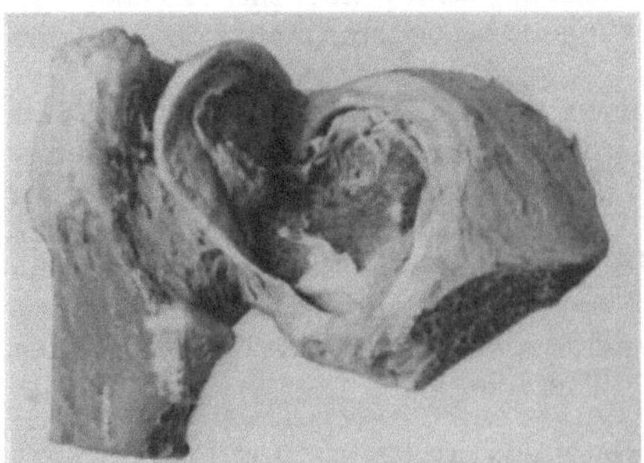

bricht. Erst eine Minderung der Knochenfestigkeit selbst schafft eine erhöhte Disposition für Schenkelhalsfrakturen. So ist denn die Schenkelhalsfraktur in weitaus der überwiegenden Mehrzahl der Fälle ein Reservat der alten Leute.

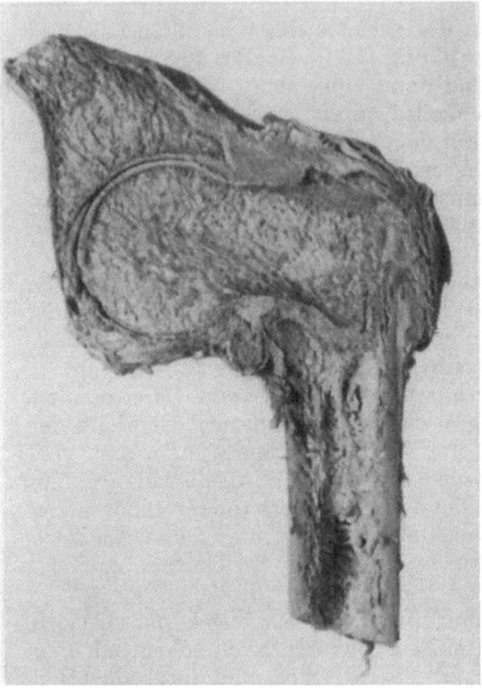

Die Region des oberen Femurabschnittes ist überhaupt ein ausgezeichnetes Beispiel dafür, wie das gleiche Trauma in verschiedenen Altersstufen einen verschiedenen Effekt hervorruft. So kommt es im jugendlichen Alter bei ähnlichen Anlässen zu einer Epiphyseolyse der Kopfkappe oder einer Epiphysenfraktur, im kräftigen Mannesalter zu einer Luxation des Schenkelkopfes, im höheren Alter nach Eintritt des Altersschwundes der Knochen zu einem Schenkelhalsbruch. Eine Ausnahme einer auch für Jugendliche typischen Schenkelhalsfraktur bildet lediglich die beim Telemark auftretende laterale Torsionsfraktur des Schenkelhalses.

Abb. 201. Laterale Schenkelhalsfraktur mit Einkeilung des Schenkelhalses in den Trochanter major und posttraumatischer Coxa vara.
(Das Präparat, ebenso wie das der Abb. 202, wurde von Herrn Geh. Rat KAUFMANN aus der Sammlung des Path. Institut Göttingen freundlichst zur Verfügung gestellt).

Entstehung und Bruchformen.

Die Schenkelhalsfraktur entsteht in der Mehrzahl der Fälle direkt durch Fall auf die Trochantergegend. Es kommt dabei zu einem Biegungsbruch mit ausgesprochener Tendenz zur Einkeilung. Bei dem direkten Mechanismus bricht der Schenkelhals stets an der Stelle, wo er am stärksten auf Biegung in Anspruch genommen werden kann, das ist unmittelbar neben den Trochanteren, also weit lateral vom Schenkelkopf. Entsprechend ihrer Lage zum Schenkelkopf nennt man diese Schenkelhalsfraktur die laterale Schenkelhalsfraktur.

Der Schenkelhals bricht häufig auch indirekt, bei alten Leuten auch ohne sehr erhebliche Gewalteinwirkungen. Bei Sturz auf die Füße oder aufs Knie wird der Oberschenkel, vor allem wenn er adduziert steht, in der Längsrichtung gegen das Becken nach oben, das Becken

Abb. 202. Mediale Schenkelhalsfraktur.

durch den Fall nach unten verschoben. Beide Kräfte begegnen sich im Schenkelhals, das Pfannendach stemmt durch eine typische Abscherwirkung (vgl. Abb. 22,

S. 16) die Kopfkappe ab. Es kommt also, nach dem Schenkelkopf orientiert, zu einer subkapitalen oder medialen Schenkelhalsfraktur. Sie entspricht der Epiphysenfraktur der Jugendlichen (vgl. Abb. 36, S. 30).

Es gibt nun noch eine dritte typische Bruchform der Schenkelhalsfraktur, bei der die Bruchlinie lateral von der Linea intertrochanterica durch die beiden Rollhügel selbst verläuft, es ist das die sog. pertrochantere Schenkelhalsfraktur. Sie entsteht meist indirekt, vor allem beim Hintenübersinken. Dabei wird das Lig. iliofemorale maximal angespannt; schlägt dann der Körper noch auf die Hüfte auf, so reißt das Ligament, welches bis in die Linea intertrochanterica hineinreicht, den Schenkelhals im Bereich der Trochanteren durch.

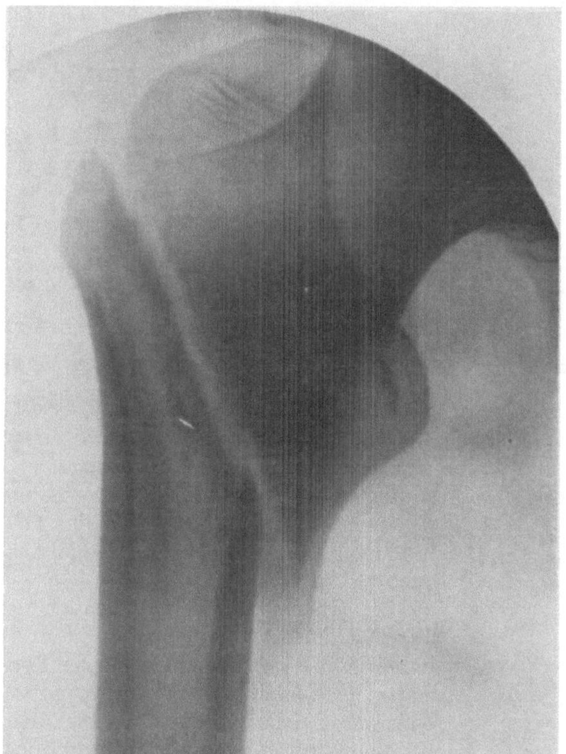

Abb. 203.   Pertrochantere Schenkelhalsfraktur.

Selbstverständlich kommen neben diesen typischen Mechanismen auch noch mannigfache andere vor und auch die Bruchform hängt von zu vielen Faktoren (augenblickliche muskuläre Fixation, Stellung der Gelenkanteile, Richtung der Kraft) ab, als daß ganz schematisch immer ein ähnlicher Anlaß die gleiche Fraktur erzeugen müßte. So entsteht ein nicht geringer Teil der medialen Schenkelhalsfrakturen auch durch Fall auf die Trochantergegend.

Von diesen drei typischen Schenkelhalsfrakturen verläuft die mediale stets rein intrakapsulär, die laterale teils intra-, teils extrakapsulär, die pertrochantere rein extrakapsulär. Bei der lateralen ist es der vordere Teil der Bruchlinie, der innerhalb des Gelenkraumes zu verlaufen pflegt, dagegen läßt die Gelenkkapsel hinten neben der Crista intertrochanterica ein Drittel des Schenkelhalses frei, so daß dort der Frakturspalt außerhalb zu liegen kommt (vgl. Abb. 204).

Symptome und Diagnostik.

Von den Symptomen der Schenkelhalsfraktur wird der spontane Fraktur-schmerz in der Gegend des Schenkelhalses angegeben, fortgeleitet wird er bei

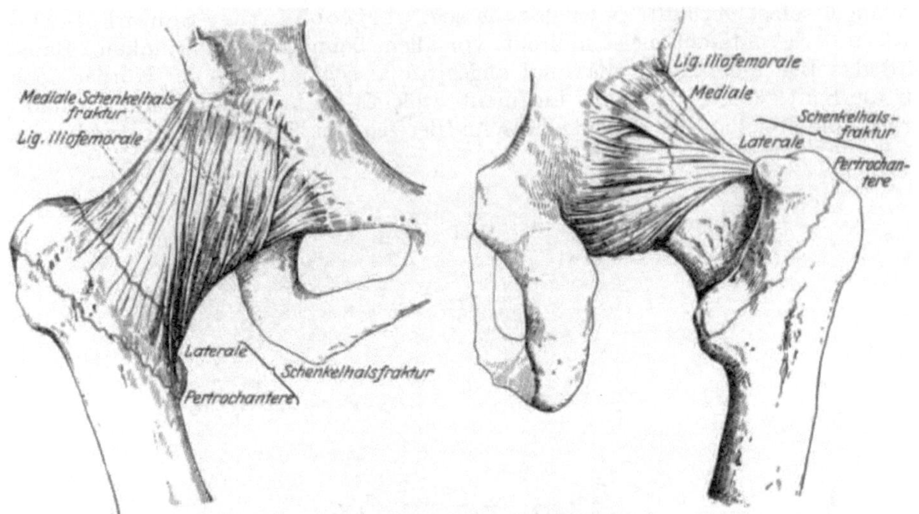

Abb. 204. Bruchlinienverlauf und Verhältnis zur Gelenkkapsel bei den drei Hauptformen der Schenkelhalsfrakturen.

Schlag auf den Trochanter oder gegen das gebeugte Knie oder bei Stoß gegen die Ferse gleichfalls an der Frakturstelle geäußert. **Abnorme Beweglichkeit und Krepitation** sind besonders leicht nachweisbar, wenn man Rotationsbe-

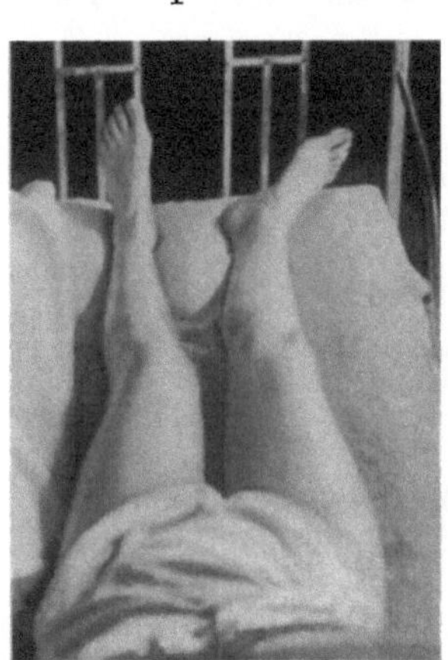

Abb. 205. Dislokation und Defor-mität bei lateraler Schenkelhals-fraktur.

wegungen um die Längsachse des Oberschenkels aus-führt. Hämatombildung ist nicht oder erst später nachweisbar.

Die Dislokation verrät sich an der **Verkürzung** der Extremität, kenntlich an dem Höherstehen der Kniescheibe, der Knöchel und der Ferse der verletzten Seite. Eine solche Verkürzung könnte nun auch andere Ursachen (Schaftfraktur, Hüftluxation) haben. Zur Entscheidung, ob die Verkürzung oberhalb oder unter-halb des Trochanters sitzt, prüft man den Trochanter-stand. Da der Trochanter mitsamt dem unteren Fragment nach oben rückt, kommt er oberhalb der ROSER-NÉLATONschen Linie (Tuber ossis ischii — Trochanterspitze — Spina iliaca anterior superior bei gebeugtem Knie) zu stehen.

Sehr charakteristisch ist ferner die **Außenrota-tionsstellung** des ganzen Beines. Die ganze Extre-mität fällt durch ihr Eigengewicht nach außen um, so daß die Füße nicht parallel nebeneinander nach oben zeigen, sondern der laterale Fußrand die Unterlage nahezu berührt (s. Abb. 35, S. 29).

Die **Functio laesa** endlich ist aus der fehlenden Gebrauchsfähigkeit, insbeson-dere der Unmöglichkeit, das Bein von der Unterlage abzuheben oder zu belasten, ohne weiteres erkennbar.

So einfach die Diagnose bei fehlender Einkeilung ist, so wichtig ist es bei Einkeilung, alle diagnostischen Hilfsmittel zu kennen, um diese Fraktur nicht zu übersehen.

Bei der Einkeilung fallen die abnorme Beweglichkeit und Krepitation von vornherein weg, ja, auch die Functio laesa kann insofern fehlen, als Leute mit eingekeilter Schenkelhalsfraktur nach dem Frakturereignis sogar noch ein Stück weit gehen können. Es wäre also verkehrt, aus einer solchen anamnestisch ermittelten Tatsache die Möglichkeit einer Schenkelhalsfraktur zu leugnen.

Bei der eingekeilten Schenkelhalsfraktur sind wir auf Verkürzung, Außenrotation und Trochanterhochstand als einzige, für die sorgfältigen Diagnostiker aber klinisch ausreichende Symptome angewiesen.

Die Differentialdiagnose gegen Hüftluxation ist nicht schwierig.

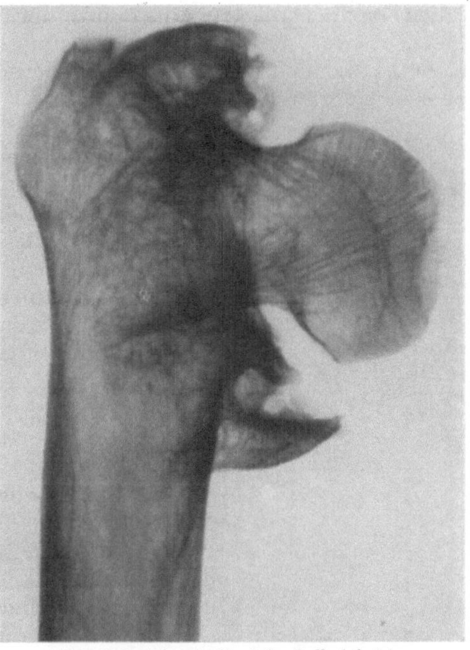

Abb. 206. Eingekeilte Schenkelhalsfraktur.

Die Luxationen nach hinten scheiden sofort aus, da bei diesen das Bein stets innenrotiert, bei der Schenkelhalsfraktur aber außenrotiert steht. Von den Luxa-

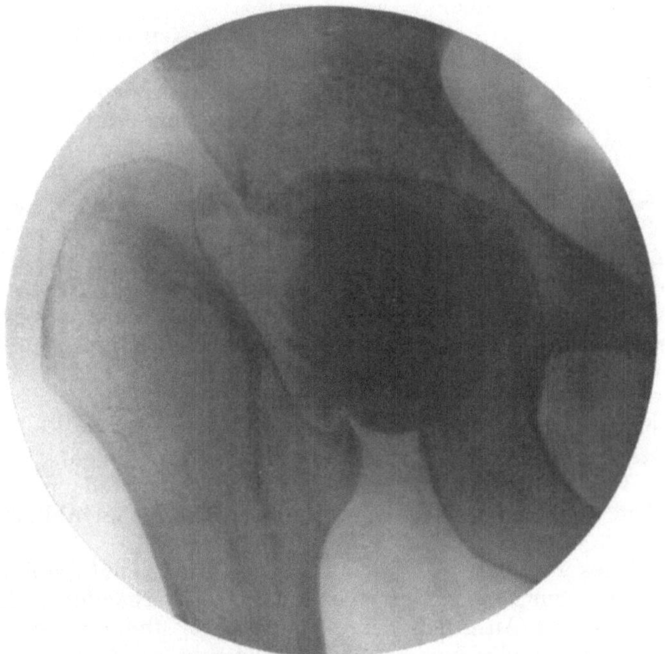

Abb. 207. Schenkelhalspseudarthrose bei medialer Schenkelhalsfraktur. Starke Sklerosierung des Schenkelkopffragmentes.

tionen nach vorn geht die infrapubische mit Verlängerung einher, so daß
eigentlich nur die suprapubische und höchstens die obturatorische Luxation
in Frage kommen könnte. Die federnde Fixation in allen Richtungen entscheidet sofort die Situation.

Komplikationen. Die für die Schenkelhalsfraktur der alten Leute charak-
teristische Komplikation ist die Gefahr der Pneumonie infolge Krankenlagers,
Hypostase der Lungen usw., eine Komplikation, die die
Therapie oft entscheidend beeinflußt.

Bei der medialen Schenkelhalsfraktur droht die ge-
fürchtete Schenkelhalspseudarthrose. Die Kopfkappe ist beim unmittelbar subkapitalen Bruchlinienverlauf von der Ernährung ausgeschaltet. Vom ernäh-
renden Periost des Schenkelhalses ist sie losgelöst und
die kleine Arterie im Lig. teres ist im Alter obliteriert. So
kann es denn — wenigstens von der Kopfkappe aus —
überhaupt nicht oder nur unvollkommen zu einer re-
generativen Knochenneubildung kommen. Die in solchen
Fällen unvermeidliche Folge ist die Ausbildung einer
Pseudarthrose (s. Abb. 207), ein Zustand, der bei den
medialen Schenkelhalsfrakturen stets zu befürchten ist
und in der Mehrzahl der Fälle eintritt.

In einer Anzahl von Fällen schleifen sich die pseudarthrotischen Enden so zurecht, daß eine Nearthrose zustande kommt (vgl. Präp. der Abb. 73, S. 69), in einem
solchen Falle wird dann der Schenkelhals zu einer Art
Schenkelkopf und der alte Schenkelkopf bildet eine Art
Pfanne.

Genau umgekehrt steht es mit der lateralen und per-
trochanteren Schenkelhalsfraktur. Hier kommt es zwar
auch gern zu einer komplizierenden Störung dadurch,
daß sich meist durch Abflachung des Schenkelhalsschaft-
winkels eine Coxa vara traumatica (s. Abb. 201) aus-
bildet, doch steht die Konsolidation selbst unter günstigen
Bedingungen. Von den Trochanteren her steht genügend
abgelöstes Periost zur Verfügung, die Bruchflächen sind

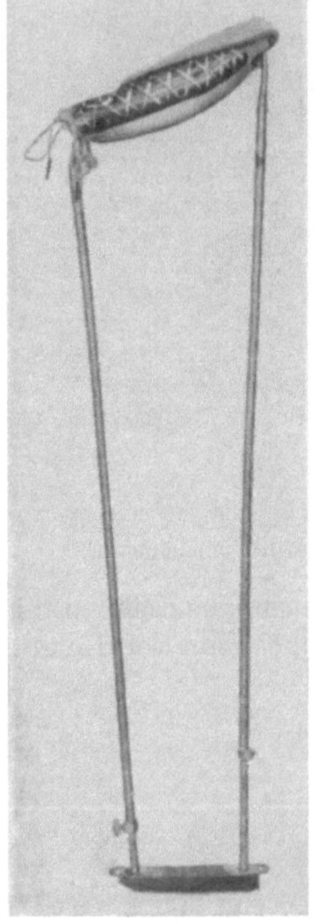

Abb. 208.
BRUNSsche Gehschiene.

breit und unregelmäßig. So kommt es gewöhnlich nicht nur zur Bildung eines
guten, sondern oft genug zur Bildung eines übermäßigen Callus (vgl. Abb. 78, S. 72).

Diese ganz verschiedene Prognostik der einzelnen Formen des Schenkelhals-
bruches bestimmt die Therapie in mehrfacher Hinsicht.

Behandlung der Schenkelhalsbrüche.

Bei eingekeilter lateraler Schenkelhalsfraktur ist die Einkeilung unter
keinen Umständen zu lösen, auch nicht bei relativ ungünstiger Stellung.
Es wird ein Extensionsverband in leichter Abduktionsstellung angelegt und
nach 3 Wochen das Gehen in der BRUNSschen Gehschiene (Abb. 208 und 209)
erlaubt.

Bei nichteingekeilter lateraler Schenkelhalsfraktur erfolgt die Reposition zugleich mit der Anlegung eines Heftpflasterextensionsverbandes in Abduktions-,
leichter Flexions- und Ausgleich der Außenrotationsstellung. Statt des Heftpflasterextensionsverbandes kommt auch die Lagerung auf eine VOLKMANNsche
Schiene und Extension an dieser Schiene auf einem Laufbrett unter Belastung

mit 10—12 Pfund in Betracht. Die Extension muß bei der reinen Extensionsbehandlung mindestens 10 Wochen liegen.

Ein späterer Beckengehgipsverband kann den alten Leuten schon wegen
der sehr langen Dauer der Konsolidation (oft 5—6 Monate) wohl nur selteu
zugemutet werden. Er hat außer dem Nachteil der Schwere noch den Nachteil der Knie- und Fußversteifung. Wo es wirtschaftlich möglich ist, erscheint
ein Schienenhülsenapparat für die Zeit von 6—8 Monaten angezeigt. Wo dies
nicht möglich ist, muß man sich mit der BRUNSschen Gehschiene (Abb. 208
und 209), die eine Entlastung und durch Verstellen des Fußendes auch eine
gewisse Extension gestattet, begnügen, wenngleich natürlich bei dieser die Coxa
vara sich sekundär noch verstärken kann.

Bei der **medialen Schenkelhalsfraktur** kommt es nur in wenigen Fällen
zur knöchernen Konsolidation. Die Extensionslagerung kann sich zur Schmez-
behinderung auf einige Tage beschränken. Es ist
dann alsbald die Entscheidung zu fällen, ob man
sich von vornherein mit einem Schienenhülsenapparat oder einer Gehschiene begnügt, oder ob
man operativ vorgehen und den Schenkelkopf
exstirpieren soll. Meist ist des hohen Alters
wegen die Pneumoniegefahr eine Kontraindikation gegen die Operation.

Die Schenkelhalsfrakturen gehören zu denjenigen Frakturen, bei denen häufig genug die
wirtschaftliche Lage und das Alter des Kranken
den Arzt Kompromisse zu schließen zwingt.

Nicht minder wichtig als die Frakturbehandlung ist die **Allgemeintherapie**, besonders bei
alten Leuten. Die anfangs drohende **Pneumonie**
muß mit Atemübungen, Aufsitzenlassen im Bett,
Bettgymnastik des anderen Beins und der Arme,
der Darreichung von Excitantien, die **Decubitusgefahr** durch größte Sauberkeit, Abwaschungen,
Luftkissen- oder besser Wasserkissenlagerung, früh-
zeitiges Aufstehen bekämpft werden (s. S. 130).

Im kindlichen Alter ist die traumatische

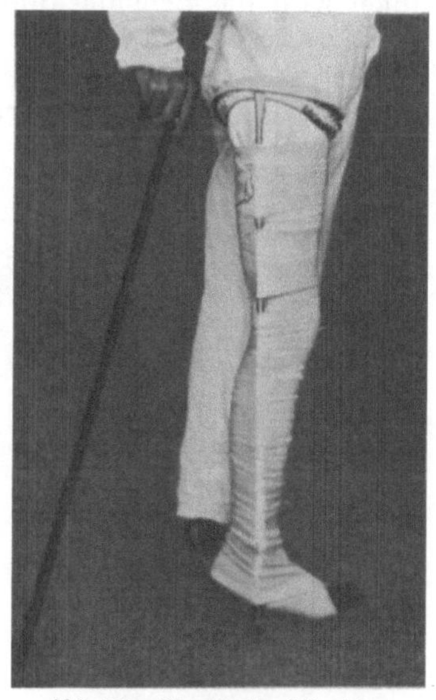

Abb. 209. BRUNSsche Gehschiene
(angelegt).

Epiphysiolyse der Kopfepiphyse oder die **Epiphysenfraktur** das Äquivalent späterer Schenkelhalsbrüche. Die Symptome
sind denen der medialen Schenkelhalsbrüche sehr ähnlich. Die Prognose
ist an sich gut; immerhin drohen Störungen, so das Abrutschen der Kopfkappe dadurch, daß sich die Kopfkappe nach unten dreht und zu einer
sekundären posttraumatischen Coxa vara Veranlassung gibt. Die Behandlung
besteht in Heftpflasterextension (leichte Abduktions- und Flexionsstellung) und
später in entlastendem Beckengehgipsverband. Die Dauer der Behandlung wird
meist zu kurz gehalten, es ist auch bei Jugendlichen mit 5—6 Monaten Hei-
lungsfrist zu rechnen.

Zur Schenkelhalsregion gehören auch die sehr seltenen *isolierten Frakturen
der Trochanteren.*

Der **Trochanter major** frakturiert ausschließlich bei direktem Trauma.
Diagnostisch weisen die Abflachung der ganzen Trochantergegend, differentialdiagnostisch gegenüber eingekeilter Schenkelhalsfraktur die fehlende Verkürzung

bei vorhandenem Trochanterhochstand, Fehlen der Außenrotation und Fehlen des Achsenstoßschmerzes auf die Möglichkeit einer isolierten Fraktur des großen Rollhügels hin.

Therapeutisch kommt bei starker Dislokation Verschraubung in Frage, da der Trochanter mit seinem Ansatz der Glutäalmuskulatur beim Gehen und Stehen eine wichtige Rolle spielt.

Im Gegensatz zum Trochanter major, der nur bei direkten Gewalteinwirkungen frakturiert, ist die Fraktur des Trochanter minor eine typische Abrißfraktur, und zwar durch gewaltsamen Muskelzug des M. ileopsoas.

Die Diagnose kann, abgesehen von vagen „Distorsions- und Kontusionsbeschwerden", durch den Nachweis der Functio laesa erbracht werden. Bei Abrißfrakturen des Trochanter minor ist aktive Beugung im Hüftgelenk über den rechten Winkel hinaus unmöglich (LUDLOFFsches Symptom). (Bis zum rechten Winkel wird die Beugung durch den M. rectus femoris, darüber hinaus durch den M. psoas bedingt.)

II. Die infratrochantere Oberschenkelfraktur.

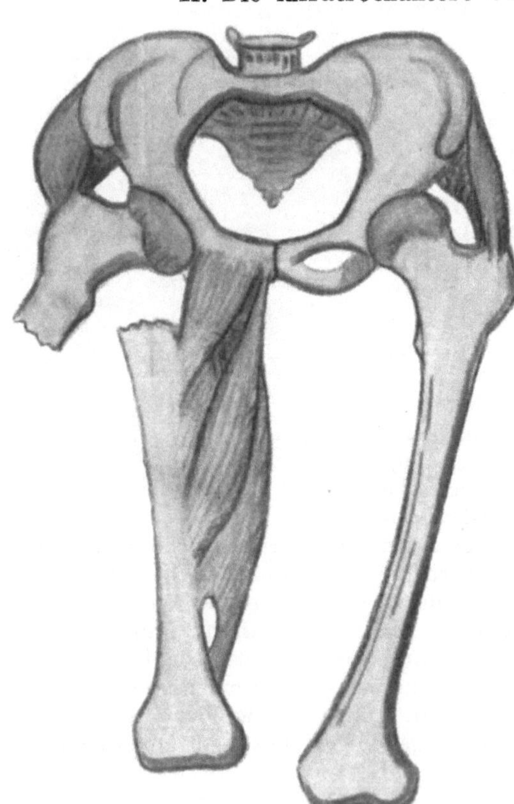

Abb. 210. Muskelmechanik bei infratrochanterer Oberschenkelfraktur.
(Unter Benutzung einer Zeichnungsvorlage aus MOLLIER, Plastische Anatomie.)

Als Übergang zwischen dem massiven Trochantergebiet und dem schwächeren Schaftgebiet stellt die Gegend unterhalb der Trochanteren schon an sich ein frakturgefährdetes Gebiet dar. Es kommt, wie oben schon (S. 197) kurz ausgeführt, hinzu, daß diese Region eine wichtige Gruppengrenze zwischen Muskelkomplexen sehr verschiedener Aufgabe, besonders aber sehr verschiedener Zug- und Wirkungsrichtung darstellt. Proximal steht das Trochantergebiet unter der Mechanik der Hüftmuskulatur, distal wirkt auf den Schaft das Ansatzgebiet der Adduktoren.

Entstehung und Bruchformen.

Die subtrochanteren Femurfrakturen entstehen durch direkte Gewalteinwirkung, und zwar als Querbrüche durch Abscherwirkung oder als Schrägbruch durch einen Biegungsmechanismus, nicht selten aber auch indirekt als Spiralbrüche durch einen Torsionsmechanismus. Wird z. B. das Bein bei Verschüttung bis hoch hinauf durch Erdmassen

fixiert, so können weitere nachrollende Gesteinmassen den ganzen Oberkörper gegen den fixierten unteren Teil des Femur abtorquieren.

Symptome und Diagnostik.

Da alle Fraktursymptome (Frakturschmerz, Hämatom, Achsenstoßschmerz, abnorme Beweglichkeit, Krepitation, aufgehobene Belastungsfähigkeit) in sehr typischer Weise nachweisbar sind, macht die Diagnose keinerlei Schwierigkeiten.

Entscheidend für die Diagnose ist die Verkürzung und der Nachweis, daß bei Rotationsbewegungen des unteren Oberschenkelhalsabschnittes der Trochanter nicht mit folgt.

Für die Therapie entscheidend ist die Dislokation. Das proximale Fragment wird durch die Wirkung des am kleinen Rollhügel ansetzenden M. ileopsoas flektiert und durch den Zug der Mm. glutaei abduziert (Abb. 210).

Das distale Fragment wird durch die Adduktoren adduziert und durch das Eigengewicht außenrotiert.

Behandlung.

Die Behandlung der infratrochanteren Oberschenkelfraktur hat stets mit zwei Schwierigkeiten zu kämpfen.

Zunächst ist auf das zentrale Fragment infolge der Tiefe der Muskulatur und der Kürze des Fragmentes keine direkt wirksame manuelle Einwirkung möglich. Dieser Schwierigkeit sucht das Prinzip der Einstellung des beweglichen peripheren Fragmentes auf die Achse des unbeeinflußbaren proximalen Fragmentes Herr zu werden.

Die zweite Klippe ist die schwierige Ausschaltung des Adductorenzuges, der sich durch das notwendige Abduzieren des Beines noch verstärkt. Dieser adduzierenden Muskelretraktion kann nur durch kräftigste Extension in der Längsrichtung mit gleichzeitigem abduzierendem Seitenzug unterhalb der Fraktur begegnet werden.

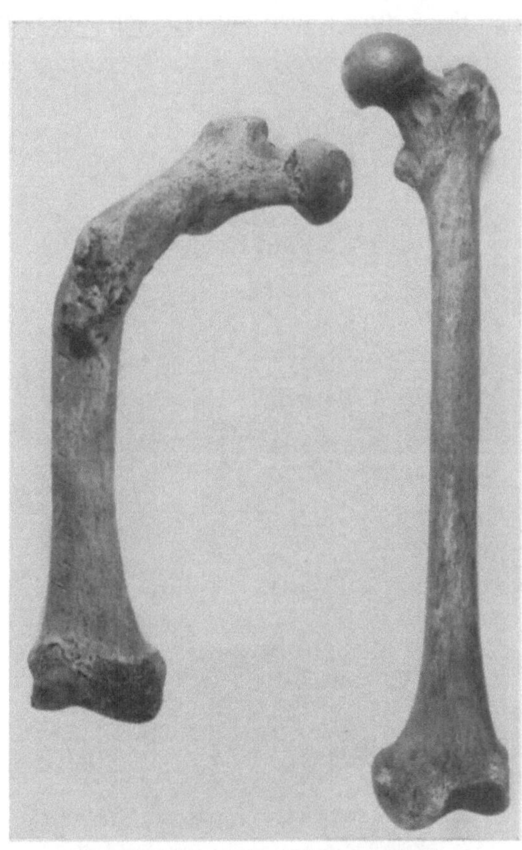

Abb. 211. Mit typischer Dislokation geheilte infratrochantere Oberschenkelfraktur.

Die Technik der Behandlung besteht demnach in der Reposition der Fraktur in tiefer Narkose und Erhaltung der tiefen Narkose bis zur völligen Beendigung der endgültigen Lagerung. Die Reposition (in Flexions- und Abduktionsstellung!) stellt das untere Fragment dem oberen Fragment gegenüber und sucht den Repositionseffekt durch Anlegung und sofortige Belastung der SCHÖMANNschen Zange zu erhalten (vgl. Abb. 64, S. 63). Die Zugrichtung erfolgt entsprechend der Stellung des oberen Fragmentes in Abduktions- und Flexionsstellung im Hüftgelenk, die Außenrotation wird durch Überführung des Fußes und Kniegelenks in die normale Mittelstellung ausgeglichen und die

Adduktion des unteren Fragmentes außer durch den Längszug noch durch Seitenzug nach außen bekämpft.

Die Zangenextension wird mit 30—40 Pfund belastet und bleibt 3 Wochen liegen. Schon nach 3—4 Tagen muß unbedingt der Ausgleich der Verkürzung erreicht sein. Für die nächsten 3 Wochen wird ein Beckenliegegips-, für weitere 3 Wochen ein entlastender Beckengehgipsverband angelegt. Nach 9 Wochen bleibt die konsolidierte Fraktur ohne Verband, eine Woche wird im Bett aktiv und passiv bewegt und die Muskulatur massiert. Frühestens nach 10 Wochen erfolgt der Beginn einer vorsichtigen Belastung mit gleichzeitiger Entlastung durch Benutzung von Stöcken, erst nach einem Vierteljahr ist volle Belastung gestattet.

Wir stehen auf dem Standpunkt, daß bei der Schwierigkeit und Verantwortung der Behandlung, nicht zuletzt auch wegen der dauernd erforderlichen Kontrolle, die Therapie der subtrochanteren Oberschenkelbrüche klinischer Behandlung vorbehalten bleiben sollte.

III. Schaftfrakturen des Femur im mittleren Drittel.

Muskelmechanisch handelt es sich bei den Schaftfrakturen des Femur um relativ einfache Verhältnisse, sobald die Frakturstelle einerseits dem Grenzgebiete der Hüftmuskeln entweicht, andererseits noch nicht in den Bereich des Ursprungs der Wadenmuskulatur gelangt ist. Entgegen den vier bei den subtrochanteren Frakturen zu berücksichtigenden Zuggewalten ist es hier im Grunde nur die mächtige Kontraktionskraft der Oberschenkelmuskeln, die die Symptomatologie und Therapie entscheidend beeinflußt.

Entstehung und Bruchformen.

Das Femur frakturiert im Bereich des Schaftes häufig und auf die verschiedenste Weise. So erzeugt ein Abschermechanismus z. B. bei Sturz vom umstürzenden Heuwagen und Aufschlag des nachstürzenden Wagens auf die Mitte des Oberschenkels, eine reine Querfraktur.

Andere direkte Gewalt, wie z. B. Fall auf eine Kante und

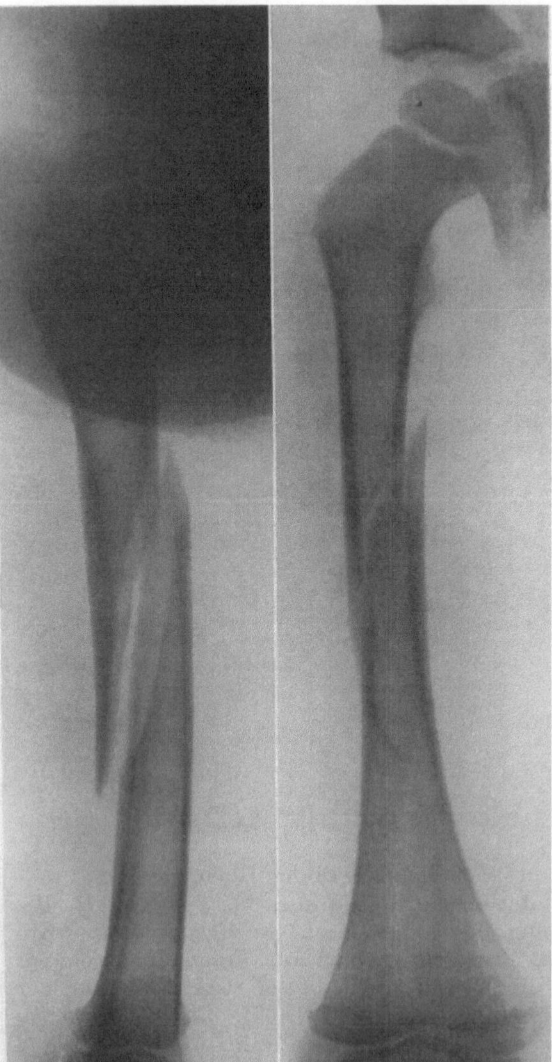

Abb. 212. Torsionsfraktur des Femur bei achtjährigem Kinde.

Aufschlagen der Mitte des Oberschenkels oder Anprall des Kotflügels eines Autos, erzeugt durch Biegung Schräg- oder Stückbrüche.

Durch Torsionsmechanismus entstehen relativ häufig indirekte Spiralfrakturen des Femurschaftes, besonders in der Kindheit (Abb. 212).

Symptome und Diagnostik.

Wie die subtrochanteren, so bieten auch die Schaftfrakturen des Femur alle typischen Fraktursymptome ohne Ausnahme dar.

Für die Diagnose selbst ist entscheidend die Verkürzung, die Außenrotation des Fußes und Knies und das Nichtmitgehen des Trochanters bei Drehbewegungen im Bereich des Knies. Die topische Diagnose wird durch den lokalen Druckschmerz und die Spitze einer winkligen Abknickung nahegelegt.

Für die Therapie ist die Dislokation maßgebend. Das proximale Fragment wird durch die Psoaswirkung etwas flektiert, was zu einer bei Betrachtung von der Seite feststellbaren sagittalen Achsenknickung führt. Das distale Fragment wird besonders bei Frakturen im oberen Teil durch die Adductoren adduziert, daraus resultiert eine zweite frontale Achsenknickung. Es wird ferner, je tiefer die Fraktur sitzt, um so mehr durch den Gastrocnemius nach hinten verschoben.

Das Eigengewicht des peripheren Gliedabschnittes führt endlich noch zu einer Außenrotation und dadurch zu einer Dislocatio ad peripheriam.

Doch treten diese drei Komponenten völlig in den Hintergrund gegenüber der gewaltigen Verkürzung, die fast stets zu einem Reiten der Fragmente führt. Diese Verkürzungstendenz findet nicht nur in der Mächtigkeit der Oberschenkelmuskulatur schlechthin, sondern noch

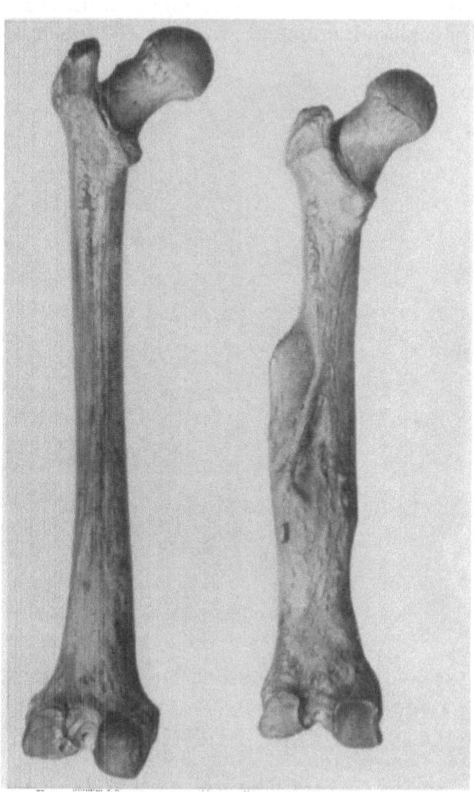

Abb. 213. Schaftfraktur des Femur, mit starker Verkürzung ausgeheilt.

besonders darin ihre Erklärung, daß die Retraktionswirkung einheitlich und fast ausschließlich in der Längsrichtung sich auswirkt (vgl. Abb. 213).

Behandlung.

Die Behandlung der Schaftfrakturen ist diktiert durch die Hauptgefahr der Verkürzung. Mit ihrem Ausgleich lassen sich gleichzeitig die winkligen Abknickungen und die Außenrotation meist ohne weiteres beseitigen.

Die Reposition erfolgt in tiefer Narkose, die bis zur endgültigen Lagerung des Kranken beibehalten wird. Nicht unwesentlich ist die Repositionsstellung des Beines. Der Zug setzt an dem im Knie zur Entspannung der Wadenmuskulatur gebeugten Unterschenkel an. Gleichzeitig wird der Oberschenkel im Hüftgelenk halb gebeugt und etwas abduziert (Gegenwirkung gegen Psoas und Glutaei), dann erst erfolgt Zug am Unterschenkel, Gegenzug am Becken und allseitige Koaptation, um die Fragmente, wenn möglich, zu verzahnen.

Zur Retention eignet sich am besten die Zugbehandlung durch die SCHÖMANN-sche Zange; sie extendiert an den Femurkondylen so, daß eine Semiflexion im Knie und in der Hüfte und gleichzeitig eine Abduktion und Ausgleich der Außenrotation erfolgt (Abb. 64, S. 63).

Eine durch den starken Zug noch nicht ganz ausgeglichene seitliche Verschiebung kann noch durch Anlegung seitlicher Hilfszüge korrigiert werden.

Wie bei der subtrochanteren Oberschenkelhalsfraktur bleibt auch bei der Schaftfraktur der Extensionsverband liegen, dann wird für 6 Wochen ein Beckengipsverband angelegt, welcher für die ersten 3 Wochen als Liegegips- und in den

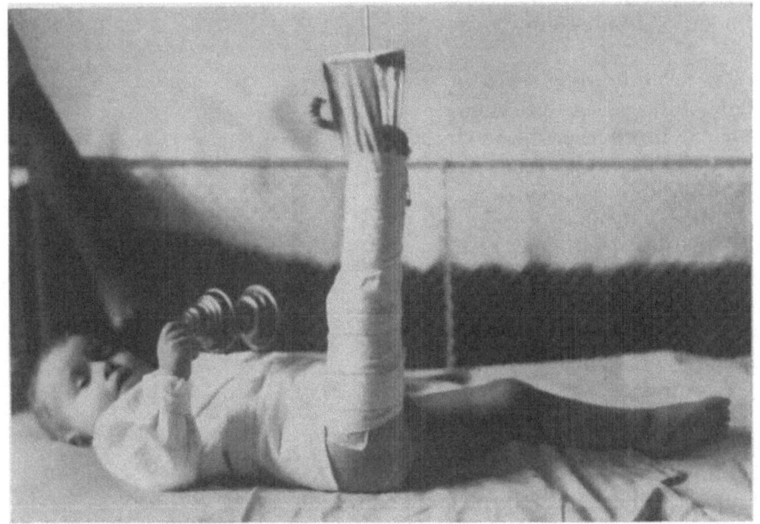

Abb. 214. Vertikale Suspension zur Behandlung der Schaftfraktur des Femur bei Kindern.

letzten 3 Wochen als entlastender Gehgipsverband dient. Nach einwöchiger Massage der Muskulatur im Bett erfolgt erst nach 10 Wochen der Beginn der ersten und vorsichtigen Belastung. Die volle Belastung ist frühestens nach 3 Monaten gestattet.

Bei Kindern bis zu 8—9 Jahren ist die Anlegung der Zange unnötig, es genügt die vertikale Suspension durch einen Extensionsverband, welcher so stark belastet wird, daß die Gesäßhälfte der verletzten Seite gerade eben von der Unterlage abgehoben wird. Der große Vorteil dieser vertikalen Suspension mit Heftpflasterverband besteht darin, daß sich bei Kindern mit dem Ausgleich der Verkürzung auch alle anderen Dislokationen ausgleichen und daß durch die Suspension die Kinder sehr leicht sauber zu halten sind. Bei älteren Kindern kommt die Heftpflasterextension am Oberschenkel in der Längsrichtung desselben bei Semiflexion des Hüft- und Kniegelenks, wie es in Abb. 53, S. 52 dargestellt ist, in Betracht.

Bei Neugeborenen, die intra partum eine Oberschenkelfraktur erlitten haben, wird das frakturierte Bein auf den Leib durch quere Züge fixiert und angewickelt.

Der Endzustand bei Schaftfrakturen des Femur, besonders der Erwachsenen, ist, wie man sich bei Begutachtungen immer wieder überzeugen muß, in einer großen Zahl der Fälle eine Ausheilung in Verkürzung. Dabei werden zwar bis zu 3 cm Verkürzungen durch Beckensenkung der verletzten Seite so ausgeglichen, daß der Gang ohne sichtbares Hinken erfolgt, rein funktionell ist aber auch eine geringe Verkürzung nicht ohne Ausfall. Weitere Verkürzungen bis zu 5 cm können durch einen erhöhten Absatz und erhöhte Sohle ausgeglichen werden. Trotz dieser Ausgleichbarkeit ist aber unter allen Umständen Heilung ohne jegliche Verkürzung auf das dringendste anzustreben, da nur auf diese Weise sekundäre Gelenkveränderungen durch Veränderungen der Gelenkmechanik bei Verkürzungen verhütet werden können. Auch die Schaftfrakturen gehören in klinische Behandlung.

Komplikationen. Bei Schaftfrakturen des Femur kommt es häufiger einmal als bei anderen Frakturen, besonders bei den Schrägbrüchen, zu Interposition von Weichteilen. Es liegt nahe, daß sich bei der starken Verkürzung die Fragmente in die Muskulatur einspießen und bei der Reposition Muskelstücke in den Frakturspalt hineinbringen. Bei Interposition von Weichteilen (fehlende Krepitation und Gefühl eines weichen Gewebswiderstandes bei Prüfung der abnormen Beweglichkeit, ausbleibende Konsolidation) kommt blutige Frakturbehandlung in Frage.

Eine Folge von Interposition oder von starkem Reiten der Fragmente kann die Pseudarthrose sein, die sich besonders bei schwer infizierten und mit Aussprengung größerer Knochenabschnitte einhergehenden Schußfrakturen entwickelt. Bezüglich der Therapie der Pseudarthrose muß auf das im allgemeinen Teil (s. S. 69) Gesagte verwiesen werden.

Ferner stellen gerade die Schaftfrakturen des Femur ein relativ hohes Kontingent von Fettembolien.

Endlich führt gerade bei Schaftfrakturen des Femur gelegentlich die Belastung eine nachträgliche Verbiegung herbei, eine Komplikation, die uns eine stetige Kontrolle zu Beginn der Belastung notwendig erachten läßt.

IV. Die suprakondyläre Oberschenkelfraktur.

Die suprakondylären Femurfrakturen entstehen besonders indirekt als Biegungsbruch bei Fall auf das gebeugte Knie. Die Bruchlinie entspricht einer Quer- oder Schrägfraktur, meist verläuft sie entsprechend dem Charakter als Flexionsfraktur von vorn unten nach hinten oben.

Symptome und Diagnostik.

Wie bei allen Oberschenkelbrüchen sind auch hier sämtliche Fraktursymptome (Bluterguß, Frakturschmerz, Achsenstoßschmerz, abnorme Beweglichkeit, Krepitation und fehlende Belastungsfähigkeit) voll ausgeprägt.

Typisch und für die Therapie bestimmend ist wiederum die Dislokation. Während allmählich die Adduktoren und die Hüftmuskeln, je näher die Fraktur an die Kondylen heranrückt, um so mehr an Bedeutung zurücktreten, kommt nunmehr der Muskelzug des an den Kondylen entspringenden M. gastrocnemius als neues dislozierendes Kraftmoment in Betracht. Der Gastrocnemius bedingt eine Drehung des unteren Fragmentes um die Querachse der Kondylen nach hinten.

Die Drehung des unteren Fragmentes nach hinten hat ein Reiten der Fragmente in sagittaler Richtung zur Folge, und zwar steht stets das obere Fragment vorn, das untere hinten, die gleichzeitige Verkürzung ist erheblich.

Bezüglich der Komplikationen gilt im ganzen das gleiche wie bei den Schaftfrakturen (s. S. 209), bei den suprakondylären Frakturen kommt lediglich noch die Gefährdung der Popliteagefäße und der Nerven der Kniekehle hinzu.

Behandlung.

Die Therapie muß zugleich zwei Erfordernissen, dem Ausgleich der Rückwärtsdrehung des unteren Fragmentes und der Verkürzung Genüge tun.

Die Hauptschwierigkeit liegt in dem geringen direkten Einfluß auf das kurze untere Fragment. Das Prinzip der Behandlung besteht in der Ausschaltung der rückwärtsdrehenden Gastrocnemiuskomponente durch Beugung im Kniegelenk (Abb. 215). Diese führt eine Annäherung der Insertionspunkte der Muskelgruppe

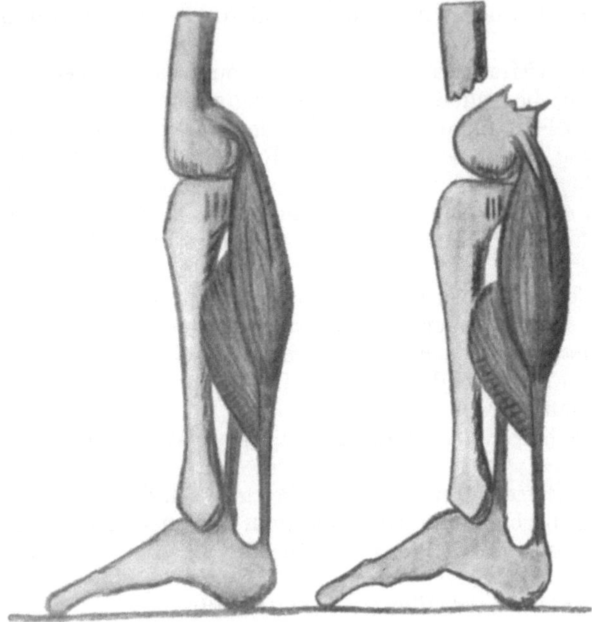

Abb. 215. Muskelmechanik bei suprakondylärer Oberschenkelfraktur.

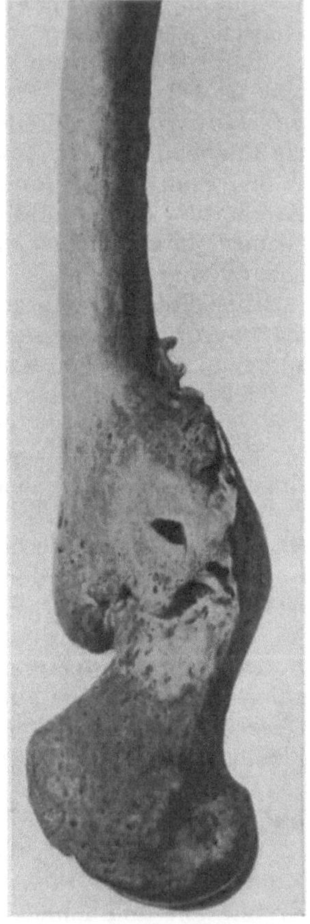

Abb. 216. Suprakondyläre Oberschenkelfraktur mit typischer Dislokation des unteren Fragmentes.

und damit Entspannung der Wadenmuskulatur herbei. Ferner hat sich die Therapie grundsätzlich mit der erheblichen Verkürzungstendenz der mächtigen Oberschenkelmuskulatur auseinanderzusetzen.

Die Behandlung besteht zunächst in Reposition in tiefer Narkose unter Beugung im Hüft- und Kniegelenk; diese Mittelstellung gestattet durch Entspannung der Muskulatur größere Kraftentfaltung beim Zug am gebeugten Unterschenkel als in Streckstellung. Unter Zug mit größter Kraft, Gegenzug durch Beckenfixation, durch seitlichen Druck und besonders durch Druck von hinten werden die Fragmente adaptiert und wenn möglich verzahnt.

Sodann erfolgt die Anlegung einer wirksamen Extension, am besten einer SCHÖMANNschen Zange, die bei gebeugter Hüfte und Knie angebracht und sofort mit 25—30 Pfund belastet wird. Endlich wird das Bein für die Dauerzugbehandlung zur Erhaltung der Repositionsstellung auf der BRAUNschen Schiene gelagert und dort fixiert (s. Abb. 59 u. 60, S. 57 u. 58).

Auf der BRAUNschen Lagerungsschiene selbst wird noch Heftpflasterextensions- oder Gipssohlenstreckverband am Unterschenkel angelegt, einesteils um die Extensionswirkung am unteren Femurende noch zu erhöhen, sodann aber besonders, um durch den Zug am Unterschenkel eine dem Gastrocnemiuszug entgegengesetzte Zugkomponente zu erzeugen.

Endlich noch ist Vorsorge gegen das Eintreten eines Spitzfußes dadurch zu treffen, daß man mit einem mit Mastisol befestigten Trikotstrumpf das Fußgelenk in rechtwinkliger Stellung suspendiert hält.

Die Stellung der Fragmente wird auf der BRAUNschen Lagerungsschiene in Etappen durch Röntgenaufnahme kontrolliert.

Nach 3 Wochen ist die erste Frakturkonsolidation so weit eingetreten, daß die Zangenextension abgenommen und ein Gipsverband angelegt werden kann. Sehr zweckmäßig für die Gipsnachbehandlung ist der Gipsverband nach HACKEN-BRUCH, bei dem mit Hilfe der Distraktionsklammern auch weiterhin eine Extensionswirkung ausgeübt werden kann, außerdem gestattet der Verband sofortige Bewegungen im Knie und Belastung der Extremität beim Gehen.

Der Gipsverband bleibt 6 Wochen liegen, nach Abnahme des Verbandes und Kontrollaufnahme wird das Bein eine Woche im Bett bewegt und massiert und nach 10 Wochen mit vorsichtiger Belastung begonnen. Volle Belastung ist frühestens nach einem Vierteljahr erlaubt.

Auch die suprakondylären Oberschenkelfrakturen verbieten eine Behandlung in der freien Praxis.

D. Freie untere Gliedmaße.

Knie, Unterschenkel, Fuß.

I. Frakturen und Luxationen im Bereiche des Kniegelenkes.

Das Kniegelenk selbst steht bei den Verletzungen seiner knöchernen Anteile so sehr im Vordergrunde der klinischen Erscheinungen, wie der Behandlung, Prognostik und der Komplikationen, daß es gerechtfertigt ist, die Frakturen und Luxationen seines Bereiches einheitlich zusammenfassend zu betrachten, mögen auch z. B. die Kondylenfrakturen des Femur zugleich auch noch Oberschenkelbrüche sein.

Das Kniegelenk stellt die bewegliche Verbindung zwischen Femur und Tibia dar; die Fibula hat keinen Anteil am Kniegelenk, die Patella ist als Sesambein der Sehne des M. quadriceps femoris eingelagert. Das Kniegelenk erlaubt Bewegung und Streckung und — lediglich bei gleichzeitiger Beugung! — Rotation des Unterschenkels. Die Führung des Gelenkes wird ausschließlich durch Weichteile, Bänder (die Kreuz- und Seitenbänder), Gelenkkapsel und ihre Verstärkungsbänder, die Sehnen, Muskeln (Quadriceps!) und die Menisci bewerkstelligt.

Die Seitenbänder spannen sich bei Streckung an und verhindern jede andere Bewegung, z. B. die Überstreckung und jede Rotation des Unter- gegen den Oberschenkel, sie verhindern zugleich in Streckstellung jede seitliche Ab- und Adduktion.

Die Kreuzbänder spannen sich bei Beugestellung an, gestatten Kreiselung im Knie und hindern die seitliche Ab- und Adduktion in Beugestellung und die Hyperextension in Streckstellung.

Das Kniegelenk wird bei folgenden Frakturen und Luxationen unmittelbar in Mitleidenschaft gezogen:

I. Frakturen des Gelenkanteils des unteren Femurendes.

II. Frakturen und Luxationen der Patella.

III. Luxationen des Kniegelenks.

IV. Frakturen des Gelenkanteiles des oberen Tibiaendes.

1. Frakturen des Gelenkanteiles des unteren Femurendes.

a) *Traumatische Epiphyseolyse der unteren Femurepiphyse.*

Sie ist das Äquivalent des Kindesalters für die suprakondyläre Oberschenkelfraktur der Erwachsenen. Bei gleichem Mechanismus, z. B. bei Fall auf das gebeugte Knie, frakturiert bei Kindern nicht der Knochen selbst, sondern es löst sich die nachgiebigere und weichere Knorpelfuge (s. Abb. 36, S. 30), wobei manchmal das sehr elastische kindliche Periost standhält und so erhebliche Dislokationen verhindert, während in anderen Fällen die ganze untere Epiphyse abrutscht, sich weit disloziert und sich gelegentlich sogar zwischen Schaft und Kniescheibe einklemmt.

Im ganzen handelt es sich im Prinzip um die gleichen Symptome wie bei der suprakondylären Oberschenkelfraktur. Es ist jedoch unbedingt notwendig, zu wissen, daß im Gegensatz zu diesen die traumatische Epiphyseolyse eine Gelenkfraktur darstellt, da die untere Knorpelfuge des Femur an der Rückseite in die Gelenkhöhle selbst hineinragt. So pflegt denn zu den leichteren Symptomen der suprakondylären Oberschenkelfraktur noch die Symptomatologie eines schweren traumatischen Haemarthros (Erguß, Tanzen der Patella, eventuell „Schneeballknirschen") hinzuzukommen.

Bei fehlender Dislokation genügt Lagerung in Streckstellung auf einer VOLKMANNschen Schiene für 4 Wochen und gleichzeitige Behandlung des Hämarthros im Kniegelenk. Noch während der Schienenlagerung wird das Gelenk bei jeder Verbanderneuerung passiv bewegt und der Quadriceps massiert, nach Abklingen der Ergußsymptome erfolgt 2 Wochen Bewegungstherapie im Bett (s. Abb. 61), dann erst vorsichtige Belastung bei gewickeltem Knie.

Bei Abrutschen der Epiphyse und Mißlingen der exakten Reposition ist unbedingt (Wachstumsstörungen!) die blutige Reposition und Retention durch temporäre, extraartikuläre Verschraubung indiziert.

b) *Kondylenfrakturen des Oberschenkels.*

Sie sind relativ selten und entstehen durch gewaltsame Abduktion oder Adduktion in der Höhe des Kniegelenks. Da die Innenseite des Knies geschützter ist, kommt es häufiger zu Frakturen des äußeren Condylus als des inneren. Der Bruchlinienverlauf ist meist schräg und endigt gewöhnlich in der Fossa intercondylica. Der abgesprengte Condylus verschiebt sich infolge Muskelzugs stets nach oben.

Neben den gewöhnlichen Fraktursymptomen, die insgesamt nachweisbar sind, ist es die Verbreiterung der oberen Kniegelenksregion und vor allem das pathologische Genu valgum bei äußerer Kondylenfraktur oder ein Genu varum bei Abbruch des inneren Femurknorrens und das „Wackelknie", welches die Diagnose zu stellen gestatten. Von „Wackelknie" spricht man dann, wenn man auf Grund irgendwelcher pathologischer Zustände den Unterschenkel bei Streckstellung des Knies gegenüber dem Oberschenkel nach beiden Seiten abwinkeln kann. Diese Gelenkfrakturen gehen entsprechend ihrem breiten Ursprungsgebiete für die Gelenkkapsel stets mit sehr ausgedehntem Kapsel- und Bänderzerreißungen einher.

Die Behandlung der isolierten Kondylenfraktur ist wegen der sekundären Folgezustände eine ausgesprochen undankbare. Es besteht die Gefahr des Bestehenbleibens eines Wackelknies und damit einer großen Unsicherheit beim Gehen. Diese funktionelle Gefährdung läßt eine blutige Reposition, genaueste Adaptation und Verschraubung des abgesprengten Condylus überall dort indiziert erscheinen, wo eine ganz strikte Kontraindikation nicht besteht, um so mehr noch, als die genaue Anpassung der Gelenkfragmente unter Kontrolle des Auges zugleich auch noch eine gewisse Prophylaxe gegen die erheblichen Gefahren chronisch rezidivierender hartnäckiger Gelenkergüsse und späterer Arthritis deformans verspricht.

Gelegentlich vermag ein Fall oder Schlag auf das gebeugte Knie oder ein Fall auf die Füße bei gestrecktem Knie beide Kondylen zugleich zu frakturieren. Dabei wirkt der Femurschaft wie ein Stemmeisen, sprengt die beiden Kondylen auseinander und stemmt sich selbst zwischen die Kondylen hinein. Es entstehen auf diese Weise komplizierte Bruchlinienformen, die häufig dem T- oder Y-Frakturlinienverlauf mehr oder minder ähneln.

Bei diesen Frakturen beider Kondylen sind alle Symptome noch weiter gesteigert, die Therapie ist, wenn irgend möglich, operativ, aber auch bei guter Reposition bleibt das Endergebnis meist funktionell unbefriedigend, so daß entlastende Schienenhülsenapparate selten zu umgehen sind.

2. Frakturen und Luxationen der Patella.

a) Patellarfraktur.

Entstehung und Bruchformen.

Die Patellarfraktur ist ein typisches Beispiel dafür, daß ein und derselbe Knochen bald direkt, bald indirekt frakturiert und daß sich je nach dem verschiedenen Mechanismus verschiedene Frakturformen, verschiedene Komplikationen und eine verschiedene Behandlungsindikation ergeben.

Direkt frakturiert die Patella durch Fall unmittelbar auf die Kniescheibe. Der Knochen zerspringt in mehrfache Bruchstücke, es resultiert ein „Sternbruch" (s. Abb. 217), der seitliche Streckapparat des Kniegelenks wird bei dem direkten Aufschlag nicht mit eingerissen, höchstens gelegentlich sekundär beim Aufrichten noch nachträglich verletzt. Ein erheblicher Teil der direkten Patellarfrakturen ist kompliziert.

Indirekt frakturiert die Patella durch Muskelaktion (vgl.

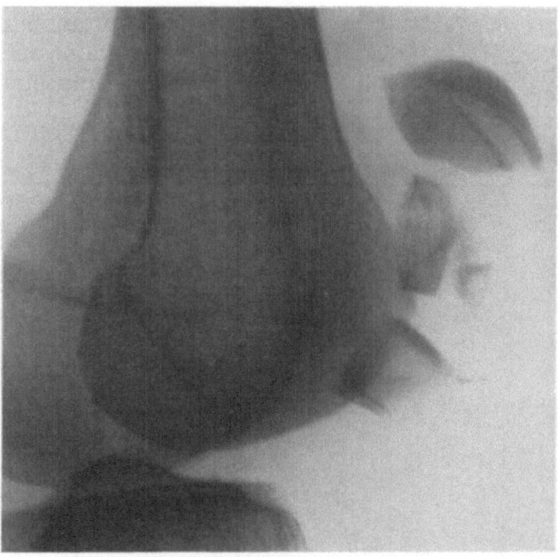

Abb. 217. Sternbruch der Patella.

Beispiel S. 13). Wenn jemand hintenüber zu fallen droht, so innerviert er intensivst den Muskel der Aufrichtung, den Quadriceps femoris. Bei dieser übermäßigen Muskelanspannung reißt aber erfahrungsgemäß fast ausnahmslos nicht die Quadricepssehne oder das Lig. patellae, sondern die Patella selbst mitten durch. Es entsteht auf diese Weise der reine indirekte Querbruch der Patella (Abb. 218). Da sich aber mit der Ruptur der Kniescheibe die Gewalt noch nicht ausgewirkt zu haben pflegt, reißt der seitliche Streckapparat in gleicher Höhe, öfter aber höher oder tiefer, noch mehr oder minder weit ein. Diese indirekten Frakturen sind bei typischem Hergang stets rein subkutane Frakturen, kompliziert sind sie nur, wenn nach der Fraktur der Betreffende mit dem Knie noch aufschlägt und sich dabei eine Wunde erwirbt.

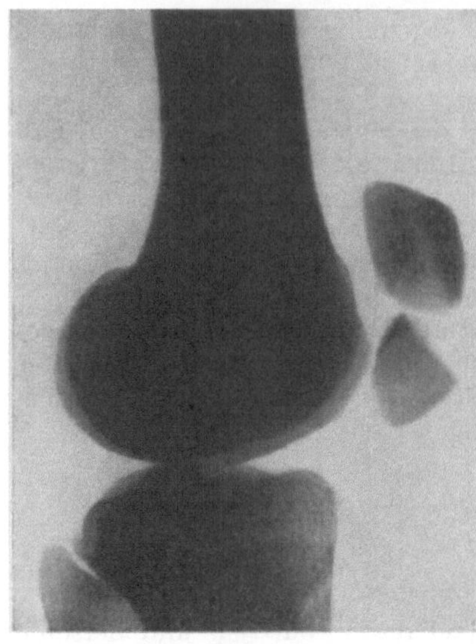

Abb. 218. Frischer Querbruch der Patella.

Neben dem direkten mehrfachen und dem indirekten Querbruch sind Schräg-, Längs- und Komminutivbrüche selten.

Symptome und Diagnostik.

Da es sich beim Bruch der Patella stets um eine Gelenkfraktur handelt, stehen klinisch zunächst die Symptome des Häm- arthros im Vordergrunde. Wenn einige Zeit verstrichen ist, kommt auch seitlich und hinten in der Kniekehle das mächtige Hämatom subkutan zum Vorschein, beson- ders dann, wenn der obere Recessus des Kniegelenks mit eingerissen ist.

Das zweite wichtige Symptom ist die bei der oberflächlichen Lage der Patella leicht nachweisbare Diastase der Fragmente. Das obere Fragment kann dabei, wenn der seit- liche Streckapparat mit eingerissen ist, all- mählich bis zu 10 cm und darüber retrahiert werden (vgl. Abb. 48, S. 46).

Das dritte charakteristische Symptom bildet die Functio laesa: Infolge des Ausfalls der Quadricepsfunktion kann das passiv gebeugte Knie aktiv nicht gestreckt werden. Diese Prüfung gibt uns zugleich auch einen wichtigen Hinweis

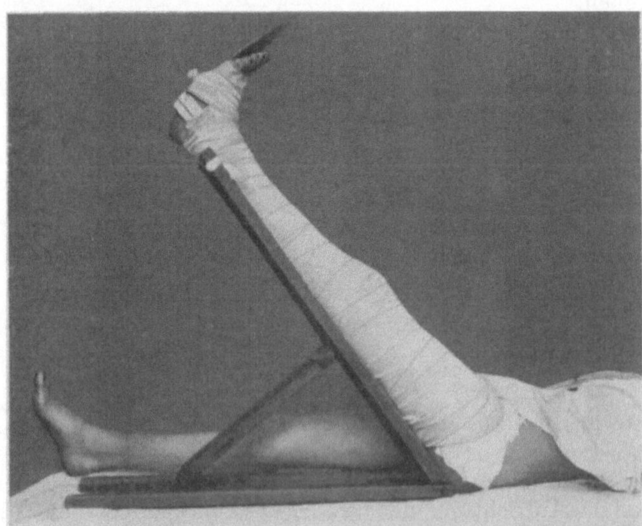

Abb. 219. Steillagerung des Beins zur konservativen Behandlung der Patellarfrakturen.

auf Mit- oder Nichtmitbeteiligung des seitlichen Streckapparates. Bei weitgehendem Einriß ist überhaupt keine, bei fehlendem Einriß eine zwar stark behinderte, aber doch wenigstens zu einem geringen Teil nachweisbare Streckfunktion möglich.

Behandlung.

Unter sonst gleichen Umständen ist für Prognose und Therapie der Zustand des seitlichen Streckapparates der entscheidende Gesichtspunkt.

Ist der seitliche Streckapparat nicht zerrissen, so bleibt die Diastase der Fragmente gering und man kann dann konservativ verfahren. Die konservative Behandlung besteht in Kompressionsverband des Kniegelenkes in Streckstellung, in Punktion und Entleerung des Gelenkes, sobald der Erguß hochgradig ist, und Steillagerung des Beins zur Entspannung des M. quadriceps (Abb. 219), Beginn der Massage der Streckmuskulatur schon nach 1—2 Tagen und funktionelle Bewegungstherapie nach 3—4 Wochen. Die Fraktur heilt zwar dabei meist nur fibrös, es übernimmt aber die Narbe zwischen den Fragmenten später die Streckfunktion vollkommen, so daß das Resultat ein funktionell gutes zu werden vermag.

Ist der Streckapparat dagegen zerrissen, dann ist stets, sofern keine direkte Kontraindikation (verschmutzte Hautwunden!) besteht, die operative Therapie (Arthrotomie, Excision interponierter Kapselfetzen, Naht der Patella und des Streckapparates) angezeigt, da sonst die Diastase immer mehr zunehmen und schließlich die Funktion des Quadriceps und damit die Gehfunktion auf das schwerste beeinträchtigen würde. Die Patellarnaht ist eine Gelenkoperation des größten Gelenkes und erfordert peinlichste Asepsis.

Welche Therapie aber auch eingeschlagen wird, von entscheidender Bedeutung bleibt stets die funktionelle Behandlung. Es muß nicht nur der rapide eintretenden Atrophie des Quadriceps durch Massage und Gehübungen des Beines in Streckstellung entgegengearbeitet, sondern auch die Schrumpfung der Bänder durch frühzeitige Bewegungsbeanspruchung bekämpft werden. Sehr bewährt sich dabei der einfache Rollenzug (s. Abb. 61, S. 58).

Die Endergebnisse der Patellarfraktur sind nicht so ideal, als der Nichteingeweihte zunächst vielleicht erwarten möchte. Gerade dann, wenn der Streckapparat mitgenäht werden mußte, pflegt auch bei sehr sorgfältiger und einwandfreier Versorgung und Nachbehandlung leicht eine Behinderung der Beugefähigkeit zurückzubleiben.

Es handelt sich eben gerade bei der Patella nicht bloß um den Bruch eines dazu noch entbehrlichen Sesambeines, sondern um eine schwere Verletzung des ganzen Bewegungs-, besonders des Streckapparates im Kniegelenk.

An späteren Komplikationen drohen gar nicht so selten Refrakturen, besonders bei fibröser Konsolidation, dann Ankylosen durch Verwachsungen zwischen Patellarfragment und Femurkondylen, endlich spätere Arthritis deformans.

Nur in seltenen Ausnahmen sind Querrupturen der Quadricepssehne und des Lig. patellae Äquivalente für die indirekte Patellarfraktur. In beiden Fällen ist die operative Naht geboten.

b) Luxationen der Patella.

Außer den kongenitalen gibt es auch traumatische Luxationen der Patella, bei deren Zustandekommen allerdings offenbar eine lokale Disposition (Kleinheit der Patella, Schlaffheit der Bänder) mit eine Rolle spielt.

Die Patella kann direkt, z. B. beim Radfahren, durch Gegenstoß mit der Kniescheibe gegen einen Baum, oder indirekt, durch Muskelzug, besonders bei Genu valgum oder varum, luxieren.

Die Verrenkung erfolgt am häufigsten nach außen (s. Abb. 220, 221), selten nach innen und ganz selten nach unten. Als Rarität endlich wäre noch die sog. totale Luxation, das ist die Drehung der Patella um ihre Längsachse um 90° (vertikale Luxation) oder gar um 180°, zu erwähnen.

Bei der oberflächlichen Lage und leichten Abtastbarkeit ist die Diagnose sehr leicht. Die Therapie besteht bei der gewöhnlichen seitlichen Luxation in frühzeitiger Reposition und Ruhigstellung für einige Tage. Nicht gering ist die Gefahr der Reluxation und Ausbildung einer habituellen Luxation. Letztere verlangt operative Behandlung, bei der die abnorme seitliche Beweglichkeit der Patella durch plastische Methoden künstlich eingeschränkt wird. Gute Resultate ergibt die Methode von ALI KROGIUS, bei der auf der medialen Seite ein Fascienstreifen entnommen und auf die laterale Seite herübergeschlagen wird. Der Effekt ist ein doppelter: medial wird die Beweglichkeit eingeschränkt, lateral wird dem Ausweichen Halt geboten.

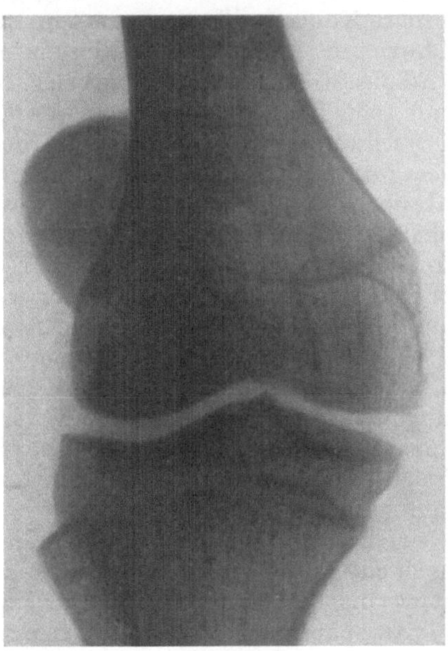

Abb. 220. Luxation der Patella nach außen.   Abb. 221. Luxation der Patella nach außen im Röntgenbild.

3. Luxationen des Kniegelenkes.

Die ungemein festen Bänder halten die Gelenkanteile so fest zusammen, daß auch große Gewalten eher Zertrümmerungsfrakturen als Luxationen setzen. Wenn aber Luxationen entstehen, so ist dies nur möglich, wenn es sich einmal um sehr grobe, breit angreifende Gewalten, dann um solche Mechanismen handelt, bei denen eine Art Abscherwirkung genau in Höhe des Gelenkes zustande kommt oder wenn, wie in Abb. 222, krankhafte Prozesse der Umgebung (hier Coxitis tuberculosa) auch zu einer Schwächung und Schädigung des ganzen Bänderapparates des Knies geführt haben.

Die große Breite der Gelenkflächenberührung erklärt die relative Häufigkeit von Subluxationen.

Das Kniegelenk kann in allen vier Richtungen und je nach der Richtung der Gewalteinwirkung nach hinten, vorn, medial und lateral luxieren. Bei der Mehrzahl der Luxationen platzt der eng anliegende Hautschlauch, es sind also meist komplizierte oder offene Luxationen; stets ist die Verletzung sehr ernst.

Im Vordergrunde der Symptome steht die hochgradige Dislokation des Unterschenkels im ganzen gegen den Oberschenkel, die abnorme Beweglichkeit in allen Richtungen (Lig. cruciata und Seitenbänder reißen ab, daher keine federnde Fixation!), die mächtige Hämatombildung, die Verbreiterung der Knieregion, sowie die Deformität des ganzen Knieabschnittes.

Die Komplikationen sind zahlreich: der Infekt bei offenen Luxationen, der gleichbedeutend mit der Indikation zur primären Gelenkresektion, wenn nicht Amputation, ist, die Zerreißung der Popliteagefäße mit konsekutiver Nekrose.

Bei einfacher subkutaner Luxation ist die Reposition, da die Bänderarretierung durch Zerreißung aufgehoben ist, meist sehr leicht. Gerade wegen der Bänderzerreißung ist aber auch bei der Knieluxation eine längere Immobilisierung mindestens durch Schienenlagerung notwendig. Trotzdem wird ein Wackelknie mit seinen Folgezuständen meist nicht zu verhüten und das Tragen eines Schienenhülsenapparates nicht zu umgehen sein.

Bei komplizierten Luxationen ist frühzeitigste Exzision der Wunde, Säuberung des Gelenkes, Naht und Immobilisation angezeigt, bei Verschmutzung oder größerem Intervall zwischen Luxation und Wundversorgung als 12 Stunden kommt primäre Resektion des Kniegelenkes, bei Verletzung der Art. poplitea meist nur die Amputation in Betracht.

Die Meniskusluxation.

Die beiden Menisci sind als plastisch-kompressible Zwischenscheiben zwischen die korrespondierenden Femur- und Tibiakondylen zwischengeschaltet und dienen dazu, deren nur linienförmigen Kontakt in eine breite, flächenhafte Berührung umzuwandeln. Sie sind gegenüber beiden Knochen beweglich, es erfolgt aber die Bewegung zwischen Femurknorren und Menisken nur bei der Beugung, zwischen Menisken und Tibiaknorren nur bei Rotation.

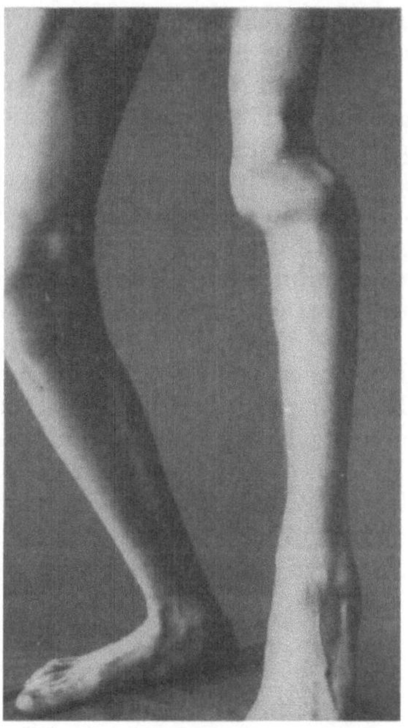

Abb. 222. Luxation des Kniegelenkes
nach außen.

Luxationen der Menisken treten demzufolge nur dann auf, wenn im Kniegelenk die normale Rotation, die ja eine vorherige Beugung zur Voraussetzung hat, forciert wird und dann gleichfalls oder anschließend der Femurkondylus durch weitere Beugung den entsprechenden Meniskus „wie das Wagenrad den Hemmschuh" vor sich her schiebt und aus einer oder mehreren seiner Verbindungen löst.

Luxationsanlässe vermögen sonach alle übermäßigen Rotationen im gebeugten Kniegelenk zu werden. Am häufigsten ist der Mechanismus dann gegeben, wenn der Fuß und Unterschenkel als Standbein feststehen, das Kniegelenk etwas gebeugt ist und dann der Oberkörper durch eine plötzliche Wendung den einen Femurcondylus auf der Tibia rotiert.

Beispiel: Beim Fußballspiel wird ein Spieler im Augenblick eines Schusses aufs Tor auf der dem Standbein entgegengesetzten Seite angerempelt. Es erfolgt auf diese Weise auf dem im Moment des Schusses gebeugt gehaltenen Bein eine Drehung des Oberschenkels auf dem durch den Stand fixiert gehaltenen Unterschenkel. Plötzlicher intensivster Schmerz im Knie: Meniskusluxation.

Der mediale Meniskus luxiert um ein Erhebliches häufiger als der laterale. Diese Beobachtungstatsache findet ihre Erklärung darin, daß eine Drehung nach

außen und damit eine Verschiebung des medialen Meniskus.sehr viel häufiger ausgeführt wird als umgekehrt nach innen.

Unter den Symptomen steht zunächst der höchst intensive Schmerz an der
betreffenden Seite des Knies und die plötzliche vollständige Gebrauchsunfähigkeit
im Vordergrunde. Alsbald gesellt sich ein Erguß im Gelenk hinzu. Sehr charakteristisch ist in frischen Fällen auch die Art der Stellung des Gelenkes. Es wird
ängstlich ein wenig gebeugt gehalten, vollständige Streckung wird vermieden.
Außer der Anamnese stützt sich die Diagnose ferner noch auf den sehr konstanten
Druckschmerz an dem betreffenden Gelenkspalt und auf den Schmerz bei Überstreckung. Das Röntgenbild ist negativ. Auch die Palpierbarkeit des losen, sich
aus dem Gelenkspalt herausdrängenden Meniskus ist, nach unseren Erfahrungen
wenigstens, selten.

Die Behandlung der frischen Luxation besteht in Druckverband und Lagerung auf einer VOLKMANNschen Schiene in leichter Beugestellung (Unterpolsterung des Knies). Nach Abklingen des Ergusses Beginn der Massagebehand-
lung des Quadriceps femoris, aber noch ohne Bewegungstherapie. Erst nach
3 Wochen erfolgen langsam sich steigernde Bewegungsübungen. Gehübungen
sind von dieser Zeit an erlaubt, jedoch nur in der BRUNSschen Gehschiene oder
zum mindesten mit gewickeltem Knie und Stöcken. Erst nach 6 Wochen darf
mit vorsichtiger freier Belastung begonnen werden.

Diese Behandlung führt in der Mehrzahl, also nicht in allen Fällen, zum Ziel.
Bei einem Teil der Fälle kommt es bei der nächsten ähnlichen Gelegenheit zum
Rezidiv und dann fast stets zu chronisch-rezidivierenden Ergüssen oder immer
neuen Einklemmungserscheinungen. In solchen Fällen gibt die operative
Exstirpation des betreffenden Meniskus fast durchweg ausgezeichnete Erfolge. Wenn in wenigen Fällen der Effekt kein voll befriedigender ist, so liegt
das dann wohl meist an dem späten Zeitpunkt der Operation und an den inzwischen aufgetretenen Symptomen der Arthritis deformans.

4. Frakturen des Gelenkanteiles der Tibia.

a) Abrißfraktur der Eminentia intercondylica.

Die Eminentia intercondylica spielt in der Frakturpathologie eine besondere
Rolle insofern, als ihr Abriß neben der Meniscusluxation eine der Einzelkomponenten ist, in die das Röntgenverfahren den alten, verschwommenen Begriff

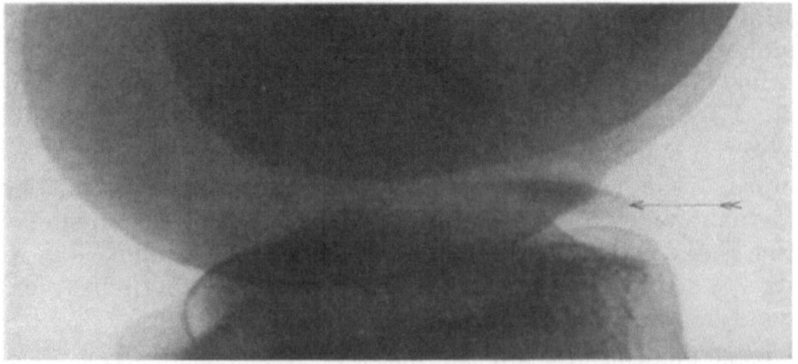

Abb. 223. Abrißfraktur der Eminentia intercondylica.

des „Derangement interne" des Kniegelenks zerlegt hat. Als Ursprungsgebiet
der beiden Kreuzbänder des Kniegelenks reißt die Eminentia intercondylica
der Tibia ab, sobald die überaus kräftigen Kreuzbänder, sei es einzeln, sei es beide,
über die Haltefestigkeit des Knochenansatzes hinaus beansprucht werden. Da

die Kreuzbänder einerseits (zusammen mit der hinteren Gelenkkapsel und den Seitenbändern) eine Überstreckung im Kniegelenk nach hinten verhüten, andererseits die Rotation des gebeugten Unterschenkels gegen den Oberschenkel nach einwärts (die nach auswärts hemmt das mediale Seitenband) hemmen, so ist ohne weiteres verständlich, daß gewaltsame Überstreckung im Knie und Einwärtsrollung des gebeugten Unterschenkels die beiden Anlässe sind, die Abrißfrakturen erzeugen können.

Beispiel: Einem jungen Kollegen fährt bei einem Skikurs ein Anfänger in voller Fahrt von vorn gegen das im ruhigen Stand völlig gestreckte Knie. Sofort intensiver Schmerz, sehr schnell Erguß, klinisch pathologische Überstreckbarkeit. Röntgenbild: Fraktur der Eminentia intercondylica.

Von klinischen Symptomen weisen der unklare Schmerz im Knie, der erhebliche Erguß auf die innere Knieverletzung hin. Sofern man daran denkt, vermag die pathologische Überstreckbarkeit im Knie (Vergleich mit der anderen Seite!) bei fehlendem Wackelknie die Diagnose sehr wahrscheinlich zu gestalten. Gesichert wird sie durch den röntgenologischen Nachweis der Abrißfraktur (Abb. 223). Die Dislokation ist stets gering.

Die Therapie vermag fraglos in einer Reihe von Fällen durch Druckverband, Schienenlagerung für 3—4 Wochen, bei erheblichem Erguß Gelenkpunktion, Massage, Heißluft, später (nach 4 Wochen) aktive Bewegungsübungen klinisch eine Ausheilung zu erzielen. In neuerer Zeit hat sich PERTHES auch für die operative Behandlung (Annageln des Fragmentes) eingesetzt.

b) Die Kondylenfrakturen der Tibia.

Im Stand bilden Femur und Tibia eine einheitliche feste Tragsäule. Trifft eine scharf umschriebene Gewalt, z. B. der Stoß eines Kuhhorns, diese Tragsäule dicht unter dem Knie von außen, so knickt die Säule an dieser Stelle nach innen ein. Dabei stemmt der äußere Femurcondylus den äußeren Tibiacondylus schräg ab (Isolierte Kondylenfraktur). Der umgekehrte Modus durch direkte, von innen nach außen umknickende Gewalten ist seltener.

Die Fraktur beider Tibiakondylen ist identisch mit einem Stauchungsbruch des Tibiakopfes. Beim Aufsprung auf den Fuß aus größerer Höhe sprengt die Wucht des fallenden Körpers die Kondylen entzwei, der Aufprall von unten treibt den Tibiaschaft wie ein Stemmeisen zwischen die Kondylen hinein (vgl. Abb. 224) und hält ihn dort eingekeilt fest.

Die Symptome leiten sich ohne weiteres aus dem Mechanismus ab. Stets ist das Kniegelenk im Bereich des abgesprengten Condylus oder beiderseits verbreitert; oft genug kann man sogar durch das Hämatom hindurch die Kondylenkante treppenförmig aus dem äußeren oder inneren Kniegelenkspalt herausragen fühlen (s. Abb. 224). Das Frakturhämatom ist mächtig, reicht schon in den nächsten Tagen weit am Oberschenkel hinauf und bis zum Fuß hinunter. Die Verkürzung ist nachweisbar, aber gering. Bei Einkeilung des Tibiaschaftes darf man sich nicht über die Sachlage hinwegtäuschen lassen durch die Angabe, daß die Verletzten nach dem Unfall sogar noch einige Schritte gehen konnten.

Da es sich dabei stets um Gelenkfrakturen handelt, kommen zu den Frakturesymptomen die Symptome der schweren Gelenkverletzung hinzu, so die pathologische Ab- und Adduktionsmöglichkeit und die Deformierung im Sinne eines Genu valgum oder Genu varum.

Durch die Dislokation kommt es zu einer Inkongruenz der Gelenkflächen, es besteht so die große Gefahr der schweren Beeinträchtigung der Gelenkfunktion, des bleibenden Wackelknies, teilweiser Versteifung und endlich schwerer sekundärer Arthritis deformans.

Die Behandlung strebt also immer genaue Reposition an. Sie ist jedoch meist schwierig zu bewerkstelligen. Bei Schrägfrakturen verspricht die operative Therapie mit Reposition und Verschraubung bessere Erfolge als die konservative; bei den Stauchungsbrüchen des Tibiakopfes ist auch nach der Operation der Erfolg zweifelhaft.

Aber auch bei anatomisch gut gelungener Reposition pflegt das Resultat meist undankbar zu sein, es gibt genug Kranke, die später dauernd auf den entlastenden Schienenhülsenapparat angewiesen sind.

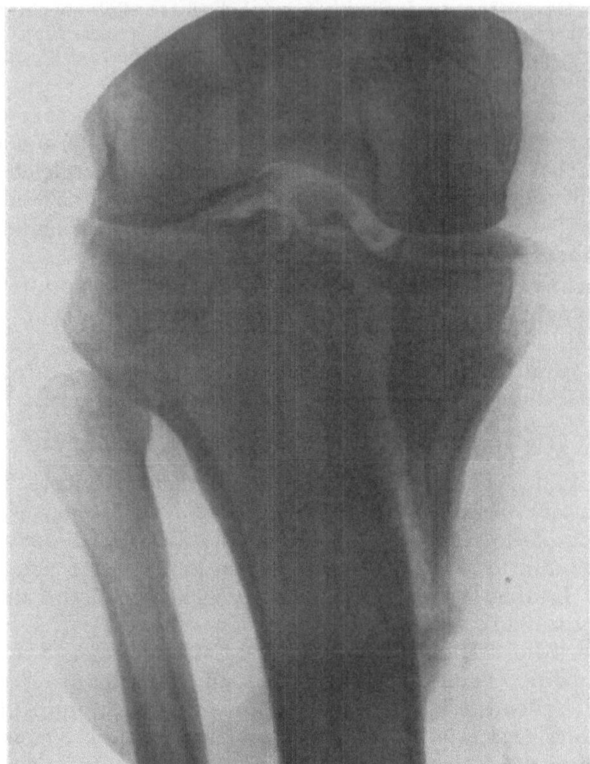

Abb. 224. Stauchungsfraktur des Tibiakopfes mit Einkeilung des Tibiaschaftes zwischen die Kondylen.

Überblickt man alle Frakturen und Luxationen im Bereiche des Kniegelenks, so wird man mit Resignation gewahr, daß eine völlige Restitutio ad integrum die Ausnahme und das Zurückbleiben von anatomischen und funktionellen Störungen die Regel ist. Es hängt dies mit der hohen statischen und dynamischen Beanspruchung und mit dem außerordentlich komplizierten Bau dieses größten Gelenkes des menschlichen Körpers zusammen, in dem eine Fülle von Gebilden auf verhältnismäßig engen Raum zusammengedrängt sind, so daß jede Störung an einem Punkt sich stets in einer Reihe von Funktionen auswirkt.

II. Unterschenkel.

Es war schon die Rede davon, daß der Unterschenkel und Fuß ihre für den Menschen spezifische Sonderform der Umwandlung des Klettergreiffußes zum reinen Stützfuß bei der Aufrichtung des Menschen verdanken. Der Unterschenkel ist als Auswirkung des Übergangs zur aufrechten Körperhaltung gleichfalls rein als Stützorgan umgebaut.

Im Gegensatz zum Unterarm hat die Fibula ihre Beteiligung an der Bildung des Kniegelenkes verloren und lediglich distal die Beteiligung an der Malleolengabel behalten. Sonst spielt statisch die Fibula überhaupt keine Rolle mehr.

Von den Frakturen des Unterschenkels, die mit 15,5 vH an zweiter Stelle hinter den Vorderarmfrakturen (22,0 vH) rangieren, wurden die Kondylenfrakturen bereits bei den Frakturen des Kniegelenks behandelt (s. S. 219), da die Gelenkverletzung das Frakturbild entscheidend bestimmt.

Von Frakturen des oberen Tibiaendes wäre kurz noch die **Abrißfraktur der Tuberositas tibiae** zu erwähnen, die selten einmal durch Muskelzug des Quadriceps und damit als ein gewisses Äquivalent für die indirekte Querfraktur der Patella vorkommt.

Die Diagnose ist einfach, da die abgerissene Tuberositas tibiae leicht palpabel ist, außerdem läßt sich der Ausfall der Quadricepsfunktion am Unvermögen, das gebeugte Knie zu strecken, leicht nachweisen.

Die Therapie ist operativ und besteht in dem Herunterholen der nach oben dislozierten Tuberositas tibiae und Verschraubung an der Rupturstelle, wobei analog der Patellarfraktur gleichfalls zur Steillagerung und später zur gleichen funktionellen Nachbehandlung gegriffen werden muß (s. S. 214).

1. Schaftfrakturen beider Unterschenkelknochen.

Mechanismus.

Unterschenkelfrakturen sind sehr häufig, sie stellen allein ein Siebentel aller Frakturen, dabei entstehen sie vorwiegend direkt (Schlag gegen den Unterschenkel, Überfahrenwerden), es sind dann meist Abscher- oder Biegungsbrüche. Indirekt frakturiert der Unterschenkel oftmals durch einen Torsionsmechanismus, besonders dann, wenn der Fuß irgendwie fixiert ist und der übrige Körper mit großer Gewalt gegen den Unterschenkel gedreht wird (vgl. Beispiel S. 17).

Die Torsionsfrakturen ergeben sehr oft einen langgestreckten, spiraligen Frakturlinienverlauf (vgl. auch Abb. 23), wobei das obere Fragment nicht selten nach unten zu in eine charakteristische, dem Mundstück einer Klarinette vergleichbare Spitze ausläuft („Flötenschnabelfraktur") (Abb. 225).

Alle Unterschenkelfrakturen treffen zuerst die wesentlich stärkere und allein stützende Tibia, frakturieren diese und berauben damit den Unterschenkel seines statischen Haltes. Die Fibula kann dann allein die Last des Körpers nicht tragen und bricht dann sekundär und dann gewöhnlich höher oben als die Tibia ein und

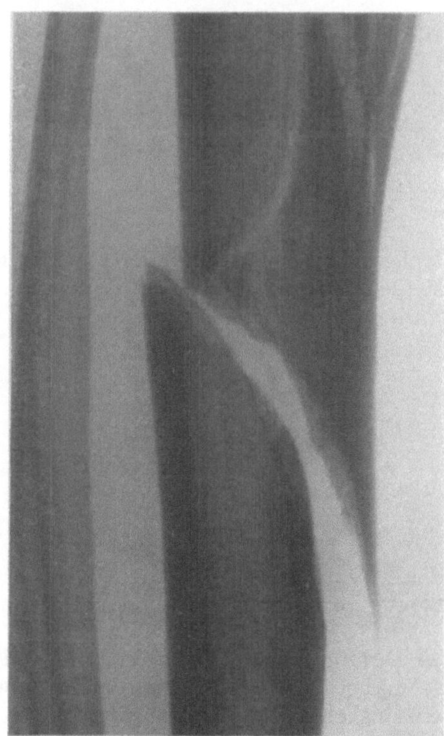

Abb. 225. Flötenschnabelfraktur der Tibia.

durch. — Die oberflächliche Lage der vorderen Tibiakante bringt es mit sich, daß ein relativ hoher Prozentsatz der Unterschenkelfrakturen kompliziert sind.

Symptome.

Die Diagnose der Unterschenkelfrakturen mit ihrer Kombination aller Fraktur-symptome ist so leicht, daß sie stets schon von Laien gestellt wird.

Hämatom, lokaler Druckschmerz, Achsenstoßschmerz, abnorme Beweglich-keit, Krepitation und Dislokation sind stets charakteristisch ausgeprägt. Sehr schonlich kann man die Unterschenkelfraktur palpatorisch durch Abtasten der

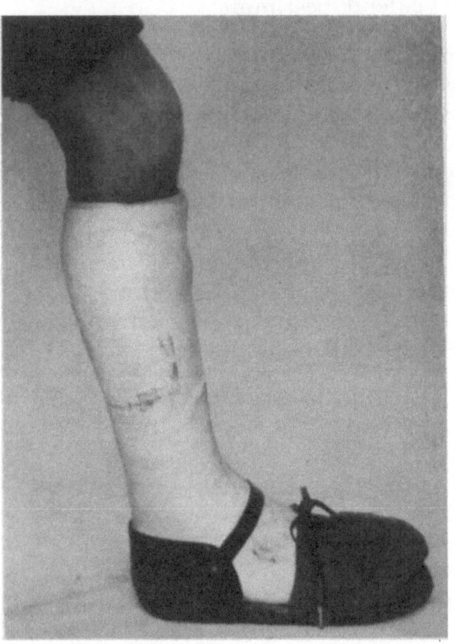

vorderen Tibiakante nachweisen. An der Frakturstelle selbst trifft man da-bei auf einen treppenförmigen, druck-schmerzhaften Absatz, der der Spitze des oberen Fragmentes entspricht. Das untere Fragment verschiebt sich meist nach hinten und außen ab. Die Dis-lokation ist an einer winkligen Ab-knickung der Unterschenkelachse in der Höhe der Bruchstelle erkennbar; wo sie nicht deutlich ist, wird sie sofort offen-bar, wenn man den Kranken versuchen läßt, den Unterschenkel anzuheben. Der Fuß sinkt der Schwere nach gewöhnlich nach außen um. Außer bei Querbrüchen kommt es stets zu Verkürzung.

Behandlung.

Bei der Mehrzahl der Frakturen treten Extensionsbehandlung und Im-mobilisierung durch Gipsverband mit-einander in Konkurrenz.

Zunächst wird jede Unterschenkel-fraktur grundsätzlich in Narkose sofort reponiert.

Abb. 226. Gehgipsverband für Schaftfraktur des Unterschenkels.

Die weitgehend ambulant durchführbare Gipsverbandbehandlung (Abb. 52) ist überall dort, wo sich die Reposition wie bei verzahnbaren Querbrüchen ana-tomisch einwandfrei bewerkstelligen läßt, erlaubt. Wo jedoch nach der Reposition

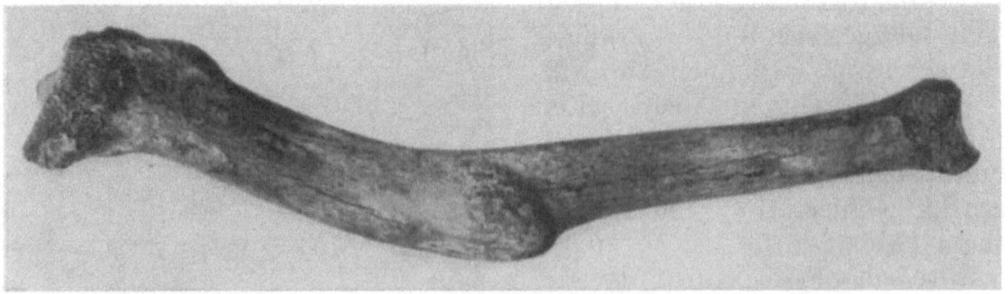

Abb. 227. In rekurvierter Stellung ausgeheilte Tibiafraktur.

die Dislokationen noch nicht völlig ausgeglichen sind (Schrägbrüche!), oder wo Gelenkbeteiligung sehr frühzeitige Bewegungstherapie erfordert, tritt die Ex-tensionsbehandlung in ihr Recht.

Beim Gipsverband gilt es drei Gefahren zu vermeiden:

1. Das Durchbiegen der Fragmente nach hinten (Abb. 227); eine dadurch entstehende Rekurvation zieht zwangsläufig die Mechanik des Kniegelenks in Mitleidenschaft (Überstreckung!) und führt leicht zu weiterer Verbiegung.

2. Jegliche pathologische Innen- oder Außenrotation; sie setzt durch Veränderung der Mechanik des Knie- und Fußgelenkes die Gebrauchsfähigkeit des Beines erheblich herab.

3. Die Gefahr eines Spitzfußes. Sie steht mit der der Rekurvation in wechselseitiger Beziehung. Sobald man nämlich den Spitzfuß durch Druck gegen den Großzehenballen ausgleicht, vermehrt man gleichzeitig die Durchbiegung der Fraktur nach hinten. Beide Gefahren zugleich vermeidet man mit Sicherheit nur, wenn man gleichzeitig mit dem Druck gegen die Fußspitze zugleich die Frakturstelle von hinten her sicher stützt.

Der Extensionsverband am Unterschenkel wird stets in Semiflexion des Kniegelenkes zur Entspannung des Gastrocnemius (am besten auf der BRAUNschen Lagerungsschiene) angelegt. Die Extension kann als Heftpflasterstreckverband oder als Nagel- oder Drahtzangenextension oder mit dem Gipssohlenstreckverband nach v. GAZA bewerkstelligt werden. Die Belastung muß bei kräftigen Männern oft bis auf 25—35 Pfund gesteigert werden.

Die Extension kann nach drei Wochen durch vorübergehende Immobilisierung im Gipsverband ersetzt werden.

Die funktionelle Behandlung ist im Streckverband leicht, da alle Gelenke bewegt und die Muskeln massiert werden können. Bei der Gipsbehandlung dürfen die einzelnen Verbände nicht zu lange liegen. Zwischen zwei Verbänden sind zweckdienlich einige Tage zwischen zu schalten, während welchen der Unterschenkel nur in dem aufgeschnittenen Gipsverband gelagert wird, um so wenigstens in Etappen eine Bewegungstherapie für Gelenke und Muskeln zu ermöglichen.

Die Zeitdauer der Konsolidation beträgt durchschnittlich 8—10 Wochen. Verzögerte Konsolidation ist aber gerade bei den Unterschenkelfrakturen der unteren Hälfte gar nicht selten. Gehbehandlung im Gipsstiefel bewährt sich dabei besser als alle anderen Mittel (s. S. 69) zur Anregung der Callusbildung.

Komplikationen.

Für die Unterschenkelfrakturen sind drei Komplikationen charakteristisch:

1. Das An- und Durchspießen der Haut durch spitze Fragmente der Tibia und damit die Verwandlung der subkutanen Fraktur in eine offene (beim Transport! Entkleiden des Beines!).

Bei Durchspießung von Fragmenten wird die entstandene Hautwunde exzidiert, die vorspringende Knochenkante abgetragen und durch Korrektur der Fraktur dafür gesorgt, daß sekundäre Durchspießung unmöglich ist.

2. Die Gefahr eines sekundären, traumatisch bedingten Plattfußes. Je näher die Fraktur an das Fußgelenk heranrückt, desto größer ist diese Gefahr. Sie wird heraufbeschworen durch Verletzung der Bänder bei der Fraktur selbst, durch ihre Auflockerung infolge von ödematöser Schwellung und insbesondere durch die Inaktivitätsatrophie während länger dauernder Immobilisierung.

Zur Prophylaxe des Plattfußes wird der Fuß bei der Gipsbehandlung stets in leichter Klumpfußstellung eingegipst und bei Beginn der Belastung eine nach Abdruck gearbeitete Plattfußeinlage verordnet und ihr Tragen (mindestens ein halbes Jahr) überwacht.

3. Die Pseudarthrosenbildung (s. Abb. 72). Neben allen bekannten Ursachen (Knochendefekte bei Schußverletzung und Nekrose, Interposition) muß gerade beim Unterschenkel eine regionäre Disposition mit im Spiele sein, da gerade im unteren Drittel Pseudarthrosen relativ häufig sind und dort der Therapie ganz besondere Schwierigkeiten bereiten. Ob dies mit dem Mangel an „Muskelbesatz" (REHN) oder mit Zirkulationsbedingungen zusammenhängt, scheint uns auch heute noch nicht sicher geklärt. Bezüglich der Therapie wird auf das S. 70 Gesagte verwiesen.

2. Die supramalleoläre Unterschenkelfraktur.

Sie verdankt ihre Sonderstellung gegenüber den eigentlichen Schaftbrüchen einmal der Pseudarthrosengefahr, die gerade hier relativ hoch ist, und dann der notwendigen Rücksichtnahme auf das Fußgelenk, welches stets zum mindesten im Sinne der Distorsion, wenn nicht als gleichzeitige oder primäre Malleolarfraktur mitbetroffen ist.

Auch die traumatische Epiphyseolyse (Abb. 228) gehört zu den supramalleolären Unterschenkelfrakturen, gerade auch was die häufige Kombination mit Knöchelfrakturen anlangt.

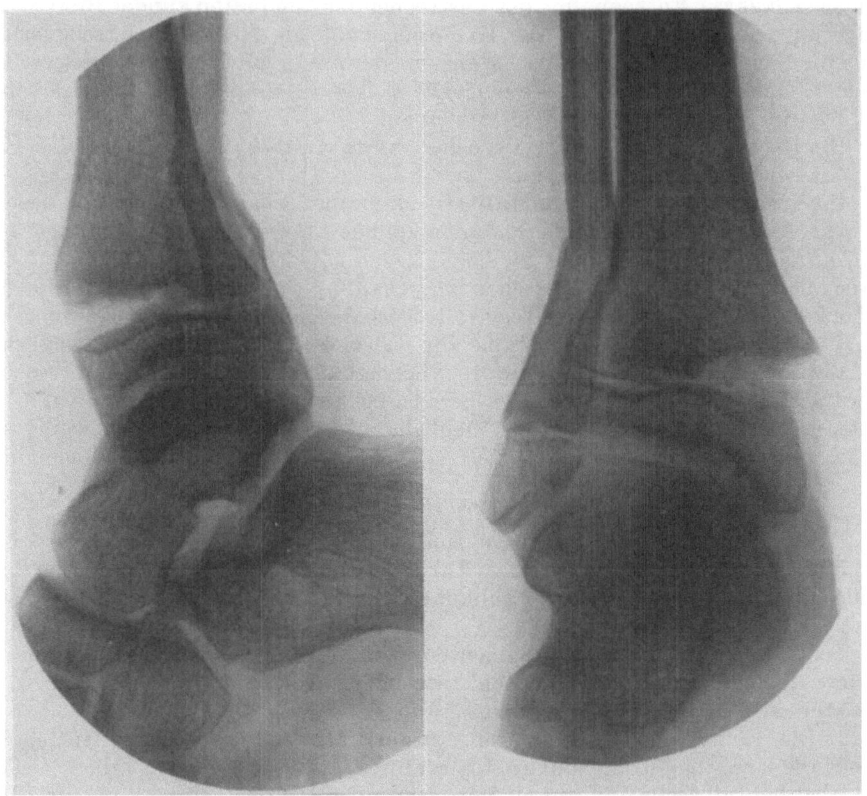

Abb. 228. Supramalleoläre Unterschenkelfraktur (Epiphysenfraktur).

Die Außenrotation des Fußes bei gleichzeitig nach vorn zeigender Kniescheibe läßt die Diagnose zusammen mit dem Hämatom an der Verletzungsstelle meist schon durch Inspektion stellen. Die Feststellung einer Kontinuitätstrennung an der vorderen Tibiakante, abnorme Beweglichkeit und Krepitation sichern die Diagnose vollends.

Für die Behandlung besteht die Gefahr, daß beim Fortbestehen geringfügiger Dislokation eine veränderte Gelenkmechanik im oberen Sprunggelenk resultiert. Es ist daher genaueste Reposition und insbesondere Vermeidung jeglicher Rekurvierung, aber auch jeglicher Innen- und Außenrotation notwendig.

In tiefer Narkose wird versucht, die Bruchenden durch Längszug so weit zu distrahieren, daß die Fragmente durch korrigierenden, allseitigen Druck auf-

einandergestellt und womöglich verzahnt werden, was bei reinen Querfrakturen
meistens leicht ist, bei Torsionsfrakturen dagegen sehr schwierig sein kann. Gelingt die Verzahnung und sorgt die retrahierende Tendenz der Muskulatur
zusammen mit der unregelmäßigen
Beschaffenheit der Fragmentenden
dafür, daß keine neue Dislokation
eintritt, so kann die Fraktur primär
durch Gipsverband bis zur Mitte des
Oberschenkels eingegipst werden.

Sonst kommt auch die S. 54 be-
schriebene Extensionsbehandlung, die
sich fortlaufend kontrollieren und
korrigieren läßt, in Betracht.

Bei der Nachbehandlung ist
die erhebliche Gefahr des posttraumatischen Plattfußes und der Beeinträchtigung der Gelenkmechanik in
den Vordergrund zu stellen und sobald als möglich mit der funktionellen
Bewegungstherapie zu beginnen.

Die Belastung darf erst in der
zehnten Woche einsetzen, muß zu
Beginn vorsichtig sein, auf sekundäre Belastungsverbiegung ist sorgsam zu achten.

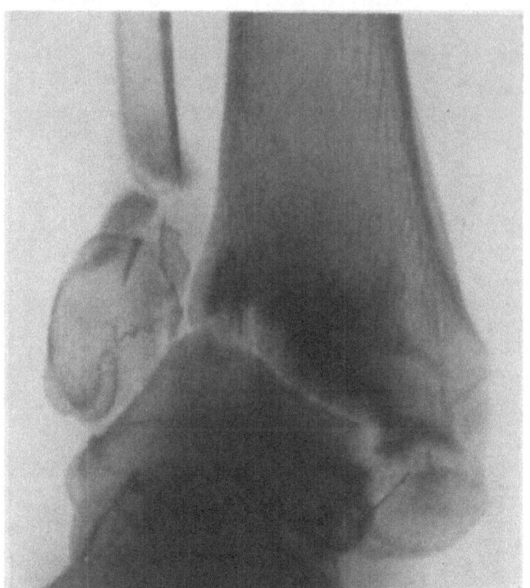

Abb. 229. Supramalleoläre Pseudarthrose des
Unterschenkels.

Wohl nirgends sind Pseudarthrosen häufiger als supramalleolär in der Gegend
der Grenze zwischen unterem und mittlerem Drittel des Unterschenkels (s. S. 68).

3. Malleolarfraktur.

Entstehung und Bruchformen. Die Knöchelbrüche entstehen am häufigsten
durch Umknicken mit dem Fuß, sei es nach innen oder häufiger nach außen.
Es entstehen dabei komplizierte Frakturmechanismen, bei denen jedoch entweder die Abduktionspronation beim Umknicken nach außen (Abduktionsmalleolarfraktur) oder die Adduktion und Supination (Adduktionsfraktur) im
Vordergrunde steht.

Ein analoger Mechanismus besteht in der Fixation des Fußes und im Umfallen
des ganzen Körpers nach der Seite (s. Abb. 18, S. 14) gleichviel, ob nach innen
oder nach außen.

Beispiel: Ein Weichenwärter stellt verbotenerweise eine Weiche mit dem Fuß. Es
geschieht dies in einer abduziert-supinierten Stellung des Fußes, wie es Abb. 230 I wieder-
gibt. Dabei wird der Absatz von der Weiche erfaßt und festgehalten. Der Weichenwärter
sucht sich der Gefahr wegen schnell zu befreien und fällt dabei nach innen um: typische
Adduktionsmalleolarfraktur.

Bei der häufigeren Abduktionsfraktur erfolgt beim Umknicken des Fußes
zuerst ein Abriß des Lig. deltoideum samt seines knöchernen Ansatzes, des
medialen Knöchels. Diese Rißfrakturlinie verläuft in Höhe der Gelenklinie.
Die weiterwirkende Gewalt knickt die Fibula ein, aber nicht in Höhe des Gelenkspaltes — hier ist sie ja am stärksten — sondern höher oben an ihrer schwächsten
Stelle, das ist 2—3 Querfinger breit oberhalb der äußeren Knöchelspitze entsprechend ihrer stärksten Verjüngung (Abb. 230).

Bei diesem sekundären Biegungsbruch der Fibula reißt nun nicht selten der
äußere fibulare Knöchel dank seiner Bänderverbindung mit der Tibia ein drei-

eckiges Stück von der lateralen (und hinteren) Seite der Tibia mit aus (VOLKMANN-sches Dreieck, Abb. 230 I).

Aber nicht nur durch forzierte Drehungen um die Längsachse des Fußes, wie sie Abb. 230 darstellt, auch durch übermäßige Beugung und Streckung (Drehung um die

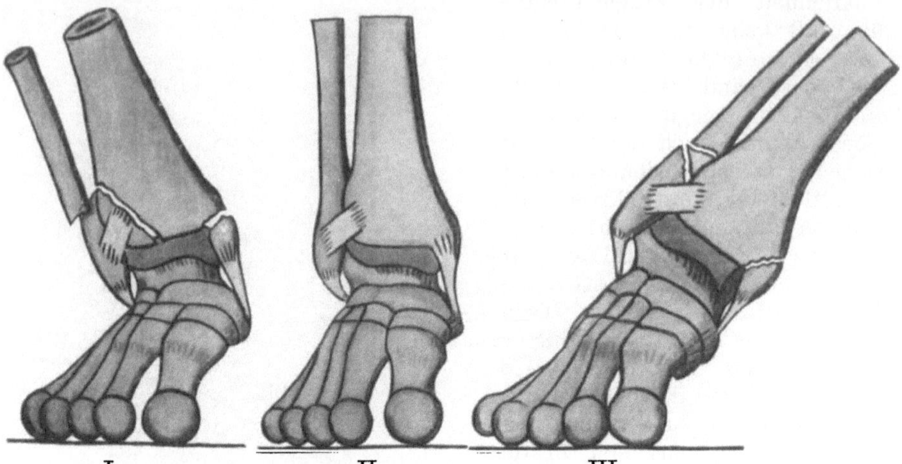

Abb. 230 I—III. Die Entstehung der Malleolarfrakturen durch gewaltsame Abduktion — Pronation und Abduktion — Supination.
I. Abduktion-Pronationsmalleolarfraktur mit Aussprengung des VOLKMANNschen Dreiecks.
II. Normalstellung (Zeichnung nach MOLLIER).
III. Adduktions-Supinationsmalleolarfraktur.

Querachse des Talocruralgelenkes!) kommen Knöchelbrüche zustande: Flexions- und Extensionsmalleolarfrakturen (Abb. 38, S. 32). Man erkennt die letzteren außer an der Dislokation auf dem Röntgenbild an den schräg von vorn unten nach hinten oben (seitliche Aufnahmen!) verlaufenden Bruchlinien.

Symptome und Diagnostik.

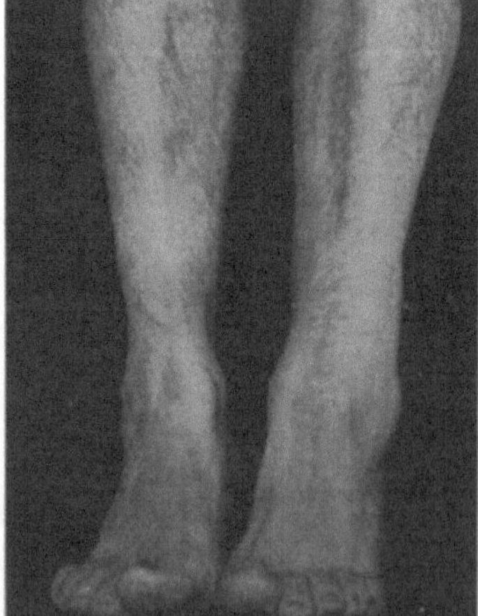

Abb. 231. Deformierung und Hämatom bei Malleolarfraktur zwei Stunden nach dem Unfall.

Die Sprengung der Malleolengabel führt schnell zu einem mächtigen Bluterguß und zu einer deutlichen Verbreiterung der Knöchelgegend (Abb. 231). Der scharf lokalisierte Druckschmerz bei Palpation der beiden Knöchelspitzen, die traumatisch bedingte Valgusstellung bei der Abduktions- und die Varusstellung bei der Abduktionsfraktur als Ausdruck der Dislokation und vor allem auch das völlige Unvermögen, den Fuß zu belasten, ja nicht einmal mit der Fußsohle gegen das untere Bettende zu treten, lassen die Diagnose ohne weiteres stellen und meist auch die Differentialdiagnose gegenüber der einfachen Distorsion entscheiden.

Wichtig ist die Röntgenuntersuchung zur Klarstellung des Frakturlinienverlaufs, zur Feststellung von Infraktionen, Fissuren, Aussprengungen und gleichzeitigen Tarsalfrakturen. Die Aufnahmen müssen stets in zwei Ebenen erfolgen; gerade Fibulabruchlinien bleiben häufig in einer Ebene unerkannt (vgl. Abb. 38, S. 32).

Behandlung.

Sie hat mit den Folgeerscheinungen der Sprengung der Malleolengabel, mit der Gefahr des traumatischen Plattfußes und der Gefahr der Beeinträchtigung der Gelenkbeweglichkeit zu rechnen.

Die Malleolarfraktur, die frisch in Behandlung kommt, wird zunächst in einen feuchten Druckverband gelegt und geschient, um auf diese Weise der allzustarken Hämatombildung entgegenzuwirken. Sobald die Schwellung am dritten oder vierten Tage zurückgeht, wird in tiefer Narkose die Fraktur reponiert. Dabei wird — bei der häufigeren Abduktionsfraktur — die traumatische Pes valgus-Stellung durch Supination des ganzen Fußes samt Calcaneus (!) und gleichzeitige Adduktion in eine leichte Pes varus-Stellung überkorrigiert und das Fußgewölbe so gut als möglich im Gipsverband herausmodelliert. Gleichzeitig wird versucht, die Sprengung der Malleolengabel und die Verbreiterung derselben durch beiderseitigen Druck auf die Knöchel zu beseitigen. Der bis zur Mitte des Oberschenkels reichende primäre, gut zu polsternde Gipsverband bleibt 14 Tage liegen. Nach dieser Zeit muß der Verband, da er wegen Abschwellung nicht mehr fest zu sitzen pflegt, erneuert werden. Gelegentlich der Abnahme des Gipsverbandes wird das Fußgelenk bereits vorsichtig passiv bewegt und dann ein neuer Gipsverband mit nur geringer Polsterung in Varus- und Supinationsstellung angelegt. Aber erst nach Ablauf von sechs Wochen darf die Fraktur im Gips belastet werden. Nach acht Wochen Abnahme des Gipsverbandes, Heißluft, Massage, Bewegungsübungen und Beginn vorsichtiger Belastung ohne Gips; darf aber erst nach zehn Wochen voll belastet werden, nachdem vorher eine nach Abdruck hergestellte Plattfußeinlage angefertigt worden ist.

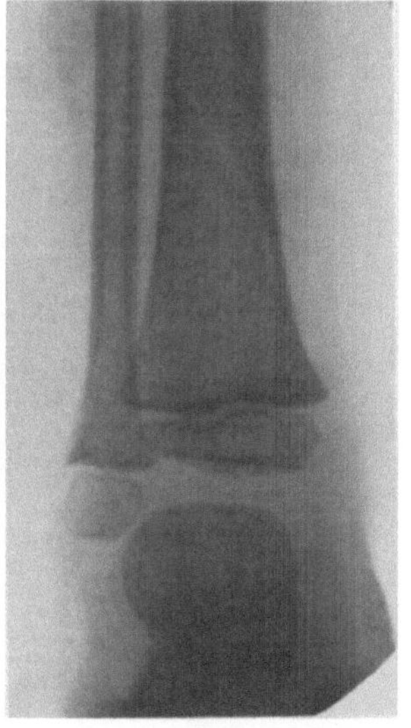

Abb. 232. Isolierte subperiostale Torsionsfraktur der Tibia.

Der Vorteil der Gipsbehandlung liegt darin, daß die Behandlung weitgehend ambulant durchgeführt werden kann. Wo dieser Gesichtspunkt keine große Rolle spielt, kommt auch dem Extensionsverfahren eine große Bedeutung zu.

Bis zur Wiederherstellung der Arbeitsfähigkeit vergehen stets 3—4 Monate, wenn nicht sogar bei schweren Frakturen noch länger. Zwei Drittel der Fälle gehen in völlige Heilung über, bei dem Rest, bei dem Beschwerden und Störungen zurückgeblieben, sind die Renten meist hoch.

4. Isolierte Frakturen der Tibia und Fibula.

Sie sind nicht so häufig, als man erwarten möchte. An der Tibia sind sie isoliert selten, weil die Fibula sofort auch einknickt, wenn schon die Tibia bricht. Am häufigsten kommt es noch bei unvollständigen und subperiostalen Frakturen vor, weil da die Tibia selbst noch stützt (Abb. 232). Da die Unterschenkelknochen parallel laufen, schient ein Knochen den anderen, so daß die Dislokation nicht sehr erheblich zu werden vermag. Isolierte Frakturen der Fibula kommen nur bei direkter Gewalt, besonders am Köpfchen und oberhalb des Knöchels vor, sie können, da die Hauptlast von der Tibia getragen wird, schon nach kurzer Zeit belastet werden.

Luxationen der Fibula im oberen, unteren oder beiden Tibiafibulargelenken (sog. totale Luxation der Fibula) sind beschrieben, kommen aber nur äußerst selten vor.

III. Frakturen und Luxationen im Bereich des Fußes.

1. Frakturen der Fußwurzelknochen.

Bei den Fußwurzelknochen beansprucht die Calcaneusfraktur weitaus das größte praktische Interesse. Talusfrakturen sind schon wesentlich seltener und die Frakturen der übrigen Tarsalia sind meist nur Nebenbefunde bei schweren Zertrümmerungen des Fußes z. B. beim Überfahrenwerden durch die Eisenbahn. Bei einem Sturz aus größerer Höhe fahnde man stets, auch wenn andere Frakturen bereits gefunden sind, nach Sprung- und Fersenbeinbrüchen. Sie werden oft übersehen.

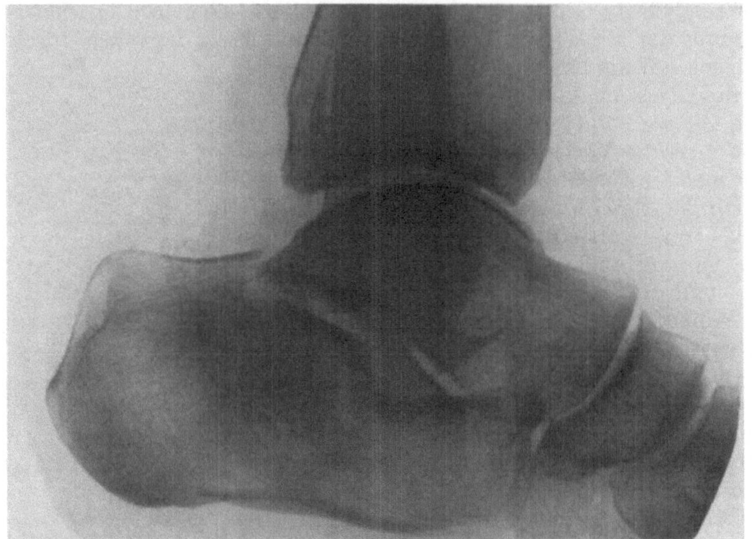

Abb. 233. Kompressionsbruch des Calcaneus.

a) Frakturen des Talus.

Isoliert kommen sie vor allem bei plötzlicher forcierter Beugung und Streckung vor, wobei sich die vordere oder hintere untere Tibiakante das Sprungbein meißelartig einstaucht, dann noch als Frakturen des die beiden Teile des Talus verbindenden Collum tali. Häufig sind sie nur Teilerscheinungen schwerer Fußzertrümmerungen. Die Symptome sind die schwerer Fußgelenkdistorsionen, die Diagnose wird meist erst auf Grund des Röntgenbildes gestellt.

b) Calcaneusfraktur.

Das Fersenbein trägt die volle Last des stehenden Körpers, es frakturiert direkt, wenn seine an sich hohe Belastungsfähigkeit plötzlich überschritten wird, z. B. durch Stauchung bei einem Sprung aus dem Fenster und Aufsprung auf beide Fersen oder dann, wenn z. B. im Seekrieg unter Deck Explosionen den Boden, auf dem Seeleute stehen, plötzlich mit großer Gewalt nach oben drücken. In beiden Fällen wird das auf Tragfestigkeit konstruierte Spongiosagerüst des Fersenbeines in sich zusammen komprimiert (Abb. 233, vgl. auch Abb. 6).

Neben diesen reinen Stauchungsbrüchen gibt es noch Frakturen des Fersenhöckers (s. Abb. 234), zu denen auch die Abrißfrakturen am Tuber calcanei durch Muskelzug der Wadenmuskulatur gehören.

Symptome. Die Ferse ist im ganzen isoliert aufgetrieben. Infolge der Kompression ist der Querdurchmesser verbreitert und entsprechend der Verminderung des Höhendurchmessers stehen die Knöchelspitzen tiefer als auf der unverletzten Seite. Das mächtige Hämatom der Fersengegend und endlich der seitliche Kompressions- und der axiale Stauchungsschmerz vervollständigen die klinisch meist einfache Diagnose des Fersenbeinbruches.

Das Röntgenbild zeigt entweder nur die innere Stauchung des Spongiosagerüstes ohne eigentlich erkennbare Frakturlinien oder auch gelegentlich schräg verlaufende Bruchlinien, vor allem aber eine charakteristische Gesamtdeformierung (Vergleich mit der gesunden Seite!) (s. Abb. 6). Bei Frakturen des Fersenhöckers läuft die Fraktur unmittelbar hinter dem Talocalcanealgelenk von oben nach unten.

Die Therapie ist undankbar; gewöhnlich läßt sich das in sich eingekeilte

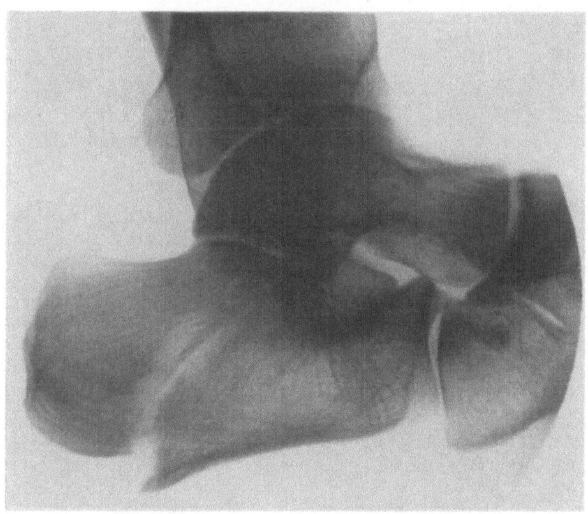

Abb. 234. Fraktur des Fersenhöckers.

Spongiosagerüst nicht wieder aufrichten. Eine eigentliche Reposition ist nur möglich, wenn der über den Talus hinausragende Fersenbeinhöcker nach oben disloziert ist (s. Abb. 234). In diesem Falle ist die Reposition indiziert, aber schwierig zu bewerkstelligen, die Entspannung der Achillessehne durch Spitzfußstellung und Extension an der Ferse genügt gewöhnlich nicht. Am einfachsten erscheint noch die Reposition mittels zweier percutan auf den Fersenbeinhöcker durchgestoßener Knochenhäkchen und anschließender Gipsverband in Spitzfußstellung. Nach 14 Tagen wird der Gipsverband unter allen Umständen abgenommen und mit einer funktionellen Behandlung im Sinne besonders der Bewegungstherapie im Fußgelenk begonnen. Unter keinen Umständen darf der Calcaneus vor Ablauf von 8 Wochen belastet werden. Bis zur vollen Belastungsfähigkeit vergehen meist viele Monate.

In selteneren Fällen kommt es gelegentlich einmal zu einer typischen Abrißfraktur des Ansatzes der Achillessehne, zu einer Abrißfraktur am Tuber calcanei, bei der auch bei extremer Spitzfußstellung das Fragment stark nach oben disloziert wird; es muß bald möglichst operativ heruntergeholt und durch Verschraubung am Tuber des Fersenbeines versorgt werden.

Die übrigen Fußwurzelknochen frakturieren nur selten, die Frakturen kommen am häufigsten noch bei Überfahrung des Vorderfußes vor und sind dann

meist nur Teilverletzungen neben oft genug sehr viel schwereren Verletzungen
der Sehnen usw. Die Frakturen selbst sind gewöhnlich erst auf dem Röntgenbild
einwandfrei feststellbar. Therapeutisch kommt, sofern es die übrigen Verletzungen
erlauben, Gipsverband in leichter Klumpfußstellung und baldige funktionelle
Nachbehandlung in Betracht.

2. Die Luxationen des Fußes.

Sie erfolgt entweder im oberen (Talocrural-) oder im unteren (Talotarsal-)
Sprunggelenk. Entsprechend der Funktion des oberen Sprunggelenkes im
Sinne der Beugung und Streckung ist die Luxation im oberen Sprunggelenk ent-
weder eine nach vorn oder nach hinten.

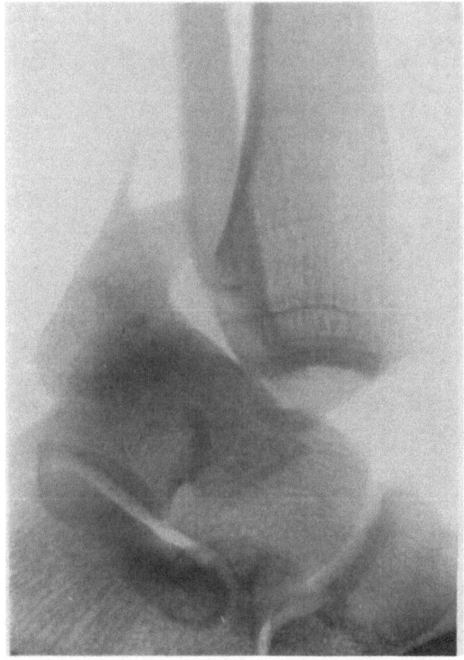

Abb. 235. Luxation des Fußes im oberen Sprunggelenk nach hinten bei gleichzeitiger Malleolarfraktur.

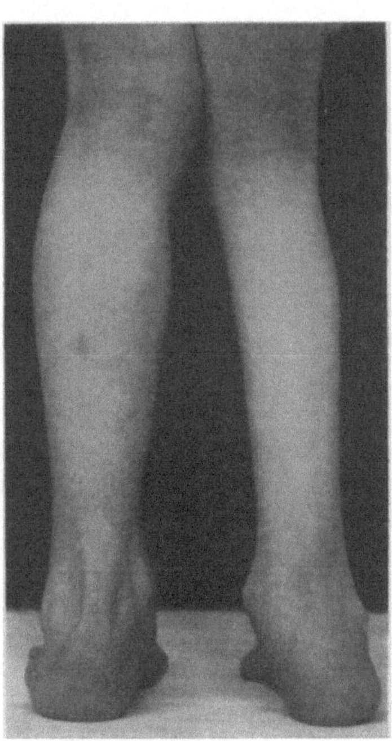

Abb. 236. Luxatio pedis sub talo.

Seitliche Luxationen im oberen Sprunggelenk, sei es nach außen oder innen,
können nur als Subluxationen bei gleichzeitiger Malleolarfraktur vorkommen
(s. Abb. 85, S. 83), aber auch bei den übrigen Luxationen des Fußes sind gleichzeitige Frakturen, besonders der Knöchel, häufig.

Bei Luxationen im unteren Sprunggelenk ist die Luxation entsprechend
der Funktion dieses Gelenkes (Pro- und Supination) entweder eine Luxation
nach medial oder nach lateral. Auch hier kommen andere Formen meist nur im
Verein mit Frakturen vor. Die Luxation im unteren Sprunggelenk wird, sofern
der Talus seinen Kontakt mit dem Talocruralgelenk behalten hat, als Luxatio
pedis sub talo (Abb. 236), sobald der Talus gänzlich aus allen Gelenkverbindungen herausgesprengt ist, als isolierte Luxation des Talus bezeichnet.

Die Diagnose der Fußluxationen ist aus der hochgradig deformen Stellung
des Fußes im Vergleich zum Unterschenkel im Prinzip meist leicht, in den Einzelheiten erst nach sehr genauer Palpation zu stellen. Die Reposition wird oft

durch interponierte Sehnen erschwert. Grundsätzlich erfolgt die Reposition in umgekehrter Reihenfolge der Ereignisse beim Luxationsvorgang, welch letzterer wiederum aus der Stellung der luxierten Knochenteile soweit als möglich rekonstruiert werden muß. Nicht selten, so stets bei den offenen Luxationen, ist die blutige Reposition erforderlich.

3. Frakturen der Metatarsalia und Phalangen.

Sie entstehen gewöhnlich als Komplikation bei hochgradigen Quetschungen, Einklemmungen und Überfahrenwerden des Vorderfußes. Meist sind diese Frakturen kompliziert. Die Diagnose ist bei der oberflächlichen Lage der Metatarsalia am Fußrücken leicht. Aber auch bei subkutanen Frakturen weist die stark behinderte Störung der Belastungsfähigkeit, der scharfumschriebene Druckschmerz und oft die palpable Abknickung auf die Fraktur hin.

Eine typische Fraktur der Metatarsalia ist die sog. Marschfraktur (Abb. 237). Besonders bei Parademarsch und Marschexerzieren auf dem Kasernenhof werden oft bei Soldaten am zweiten, seltener am dritten, nie am ersten Metatarsale eine umschriebene „Fußgeschwulst" festgestellt, bei der die Röntgenkontrolle in der neueren Zeit eine Querfraktur des zweiten Metatarsale nicht selten mit sehr reichlicher Callusbildung ergeben hat.

Bei den Frakturen der Phalangen, die meist kompliziert sind, lohnt sich eine konservative Behandlung nur, wenn es sich um die für das Gehen wichtige Großzehe oder um subkutane Frakturen handelt. Bei den

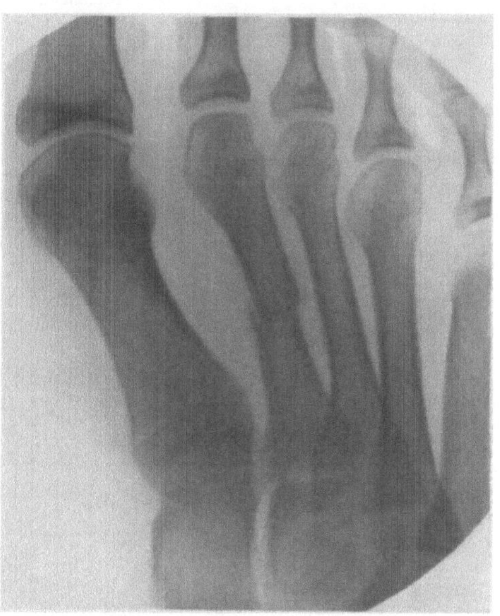

Abb. 237. Querfraktur des Metatarsus II.

offenen Frakturen der Phalangen ist die Exartikulation der betreffenden Zehen oder wenigstens Zehengliedes das praktisch einfachste, schnellste und sicherste Verfahren.

An Luxationen im Bereich des Vorderfußes sind solche des CHOPARTschen und LISFRANCschen Gelenkes und einzelner Metatarsalknochen beobachtet worden; alle diese Luxationen sind außerordentlich selten.

Die Luxation der Zehen ist an der bajonettförmigen Dislokation des luxierten Zehenanteils, meist nach oben, ohne weiteres durch Inspektion und an der charakteristischen federnden Fixation erkennbar. Ihre Reposition erfolgt einfach durch Zug.

Am häufigsten noch ist die dorsale Luxation des Hallux durch forcierte dorsale Hyperflexion z. B. beim Aufsprung auf die Zehenspitze. Die Reposition erfolgt hier, analog der Daumenluxation, nicht durch Zug, sondern zuerst durch weitere Dorsalflexion, dann durch Gegendrücken des Grundgelenkes gegen das Capitulum metatarsi I und allmähliches Überleiten in die Plantarflexionsstellung, ohne daß dabei der knöcherne Kontakt auch nur einen Augenblick aufgegeben werden darf.

Sachverzeichnis.

Abduktionsfraktur des Oberarmes 154.
Abduktionsmalleolarfraktur 226.
Abduktionsschiene 47, 48.
Abnorme Beweglichkeit als Frakturbeweis 21.
— Fixation bei Luxation 88.
Abrißfraktur 12, 13, 46.
Abrißfraktur der Eminentia intercondylica 218.
— des Processus coronoideus mandibulae 13, 115.
— des Processus styloideus ulnae 171.
— des Tuber calcanei 13, 228.
— des Tuberculum majus humeri 90, 94.
— der Tuberositas tibiae 221.
Abschermechanismus bei Frakturen 16.
— bei Luxationen 87.
Achsenstoßschmerz 18, 200, 222.
ADAMscher Bogen 198.
Adduktionsfraktur des Oberarmes 153.
Adduktionskontraktur des Oberarmes 142, 150, 156, 157.
Adduktionsmalleolarfraktur 226.
Akzidentelle Weichteilverletzung und Fraktur 9, 10.
A. meningea media, Zerreißung bei Schädelfraktur 27, 107.
Anamnese bei Frakturen 27.
— bei Luxationen 90.
Aneurysma nach Fraktur 72.
Arrosionsblutung bei Infektion 82.
Arthritis deformans posttraumatica 39, 213, 215, 218, 219.
Atlas, Luxation des 131.
Aufsplitterung (KIRSCHNER) 71.

Becken, Frakturen und Luxationen 183.
Beckenrandbrüche 37, 184.
Beckenringbrüche 185.

Begutachtung 28, 33.
Berstungsbrüche (Schädel) 99, 101.
Berufsfrakturen 12, 27, 100, 124, 140.
Berührung, fehlende, der Fragmente 22.
Betrachtung, lokale 29.
— regionäre 28.
Betriebsstillegung des Bewegungsapparates 1.
Beugungsluxation der Wirbelsäule 132.
Beweglichkeit, abnorme 21.
Bewegungsapparat 1.
— regionärer 2.
Bewegungstherapie, aktive 58.
— mobilisierende 57.
— passive 57.
Biegungsbrüche (Schädel) 99.
Biegungsmechanismus 13.
Bluterguß bei Frakturen 19.
— bei Luxationen 88.
Bolzung 64.
BRAUNsche Lagerungsschiene 57, 58, 210, 211, 223.
Bruchspalt 5.
Brückencallus 72, 175, 176.
BRUNSsche Frakturstatistik 11, 139, 144, 168, 183, 197, 221.
— Gehschiene 202. 203.
Brustbeinfrakturen 137.
Brustwirbelsäule, Luxationen 134.

Calcaneusfraktur 15, 228.
Callus, endgültiger 36, 37.
— Knorpel- oder Übergangs- 35.
— luxurians 72.
— provisorischer 35.
Callusbildung 37.
— Störungen der 72.
Capitulum humeri, isolierte Frakturen 161.
Carpalia, Frakturen und Luxationen 178, 179.
Cerclage 66.
Clavicula, Frakturen 12, 23, 140.
— Luxationen 142.

Collumfrakturen des Humerus 19, 150, 153.
— der Scapula 23, 144, 145.
Commotio cerebri 105.
Compressio cerebri 106.
Contusio cerebri 106.
Coxa vara traumatica 198, 202. 203.
CRAMER-Schienen 42, 43, 162.
Cystitis nach Wirbelfraktur 128.

Dachziegelheftpflasterverband bei Rippenfraktur 137.
Daumenluxation 181.
Décollement traumatique 29, 189.
Decubitus 43, 54, 80.
— bei Wirbelfrakturen 130.
Deformationsluxationen 84.
Deformität 22, 23, 88.
Delirium tremens 28, 80.
Depressionsfraktur des Schädels 101. 110.
Derangement interne 218.
Destruktionsluxationen 84.
Diagnose, topische 19.
Diagnostik der Frakturen 18, 26.
— der Luxationen 90.
Diastase 22, 24, 46, 214.
Differentialdiagnose 19, 27.
Dislocatio ad axin 24.
— ad latus 24.
— ad longitudinem 24.
— ad longitudinem cum contractione 25.
— ad longitudinem cum distractione 24.
— ad peripheriam 25.
Dislokation 22, 88.
Dislokationsformen 23, 24.
Distensionsluxationen 84.
Distraktionsgipsverband (Hakenbruch) 54, 211.
Doppelfrakturen 9, 116, 156.
Drahtextension nach KLAPP 61.
Drahtspanner (KIRSCHNER) 66.
Drahtumschlingung 66.
Drehung 25.
Druckschmerz 18.
Dynamische Funktionsbehinderung 21.

Echinokokken, Spontanfrakturen 4.

Einkeilung 15, 16, 21, 26, 156.

Einteilung nach dem Frakturlinienverlauf 6.

— nach dem Grad der Fraktur 4.

— nach der Knochenbeschaffenheit 3.

— nach der Zahl der Frakturen 9.

— nach dem Zustand der bedeckenden Weichteile 9.

Ellenbogen, Luxationen 92, 164.

— T- und Y-Fraktur 161.

Ellenbogengelenk, Anatomie 164.

Embolie, siehe Thrombose

Entstehungsmechanismen von Frakturen 12.

Entzündung, traumatische und Frakturheilung 35.

Epilepsie, posttraumatische 111.

Epiphysenfrakturen 153,161, 198, 199, 203, 212, 224.

Epiphysenfugen 7, 30, 31, 85, 160, 174, 206, 224, 227.

Epiphysiolyse am oberen Humerusende 153.

— traumatische, der unteren Femurepiphyse 212.

Epistropheussymptom (SUDECK) 132.

Erstarrende Verbände 48.

Extensionsbehandlung, operative 61.

Extensionslagerung nach ZUPPINGER 53.

Extensionsverband nach BARDENHEUER 51.

Extensionsverfahren bei Schulterluxation 149.

Fehlen von abnormer Beweglichkeit 22.

Fernsymptome 18.

Fernverletzungen 34.

Fersenbein siehe Calcaneus

Fettembolie 79, 209.

Fibula, Luxationen 227.

Finger, Frakturen und Luxationen 180.

Fissur 5, 37, 99.

Fixation, federnde 88.

Flötenschnabelfraktur 221.

Fourchettestellung 22, 23, 173.

Fragmente 5, 22.

Frakturen der Mittelhandknochen 180.

— multiple 9.

— des Oberarmes 152.

— der Phalangen 180. 231.

— des Gelenkanteils der Tibia 218.

— — — des unteren Femurendes 212.

— direkte 11, 12.

— isolierte, der Tibia und Fibula 227.

— — der Trochanteren 203.

Fraktur 1.

— pathologische 3.

Frakturstatistik 11, 139, 144, 168, 183, 197, 221.

Fraktur, subperiostale 6, 7, 37.

Fraktursymptome, eigentliche 18, 21.

— Verletzungssymptome 18.

Fraktur, traumatische 3.

Fraktura antebrachii 175.

— male sanata 67.

Frakturbehandlung 41.

— infizierter Frakturen 82.

— formative 44.

— funktionelle 56.

— Methoden der 61.

— operative 59.

Frakturcallus 37.

Frakturdiagnostik 27.

Fraktureinteilung, ätiologische 3, 10.

— deskriptive 3.

Frakturentstehung 3, 10.

Frakturformen 3.

Frakturhämatom 19, 35.

Frakturhäufigkeit 10, 11.

Frakturheilung 35.

— bei infizierter Fraktur 81.

— bei komplizierter Fraktur 36.

— Störungen der 67.

— indirekte 11, 12.

— komplizierte 77.

Frakturlinie 5.

Frakturlinienverlauf 6.

Frakturkomplikationen 67.

Frakturpathologie 2.

Functio laesa 20.

Funktionsbehinderung bei Frakturen 20.

— dynamische 21.

— statische 21.

Funktionsstörung bei Luxation 88.

Funktionsübernahme 21.

Fuß, Frakturen 228.

Fuß, Luxationen 83, 230.

Fußwurzelknochen, Frakturen 228.

Gastrocnemiuswirkung 197, 210, 211.

Gefäßverletzungen bei Frakturen 34, 72.

— bei Luxationen 95.

Gefensterter Gipsverband 78.

Gehgipsverband 222.

Gehirnerschütterung 105.

Gehirnquetschung 106.

Gelenkbänder 40.

Gelenke 20, 40.

Geschlecht und Frakturhäufigkeit 10.

Gesichtsschädel, Frakturen und Luxationen 112.

Gewalteinwirkung und Frakturentstehung 11.

Gibbus, bei Wirbelfrakturen 127.

Gipssohlenstreckverband (v. GAZA) 54, 210, 223.

Gipsverband 48.

Gleitschiene bei Unterkieferfraktur 119.

GLISSONsche Schlinge bei Brustbeinfrakturen 138.

— — bei Wirbelfrakturen 129.

Grad der Fraktur 4.

Gummen, Spontanfrakturen 4.

Habituelle Luxation 84, 93.

— — der Patella 216.

— — der Schulter 150.

— — des Unterkiefers 122.

Hämarthros 212, 214, 218.

Hämatome bei Schädelfrakturen 105.

Hämatomyelie 127.

Hämatopneumothorax bei Rippenfrakturen 136.

Hämatothorax bei Rippenfrakturen 136.

Hämoptoe bei Rippenfrakturen 136.

— bei Sternalfrakturen 138.

Halswirbelsäule, Luxationen 132.

Handwurzelknochen, Frakturen 178.

— Luxationen 179.

Harnblasenverletzung bei Beckenfraktur 189, 190.

Harnröhrenverletzung bei Beckenfraktur 189, 190.

Hautemphysem 22, 29, 36, 76, 109, 136.

Heftpflasterextensionsverband (BARDENHEUER) 51.
Heilung von Frakturen 18, 35.
— in schlechter Stellung 67.
HEUSSNERsche Spiralschiene 59, 164.
Hirnabszeß nach Schädelfraktur 111.
Hirndruck 106.
Hirnnerven, Verletzung bei Schädelbrüchen 106.
Hirnschädel, Frakturen 97.
HOFMEISTERsches Verfahren bei Schulterluxation 150, 151, 157.
Hüftluxationen 83, 85, 89, 192.
Humerusfrakturen 152.
— diakondyläre 161.
— am oberen Ende des Humerus 153.
— Schaftbrüche 156.
— suprakondyläre 158.
— am unteren Ende 158.

Immobilisation 42, 78.
Impression 5.
Indikationsstellung zur operativen Frakturbehandlung 59.
Infizierte Fraktur 37, 81.
Infraktion 5.
Ischämische Muskelkontraktur 73, 162.
Inspektion und Frakturdiagnostik 27.
Interposition 22, 46, 70, 209, 215, 223, 131.

JACKSON-Epilepsie nach Schädelbrüchen 111.
Jochbein, Frakturen 21, 213.

Katheterismus bei Beckenfrakturen 190.
Kniegelenk, Anatomie 211.
— Frakturen 211, 216.
— Luxationen 216.
Knochenbrüchigkeit 3.
Knochencysten, Spontanfrakturen 4.
Knochenmetastase und Fraktur 3.
Knochennaht 66.
Knochenneubildung, regenerative und Frakturheilung 35.
Knochenschienung 64, 120.
Knochentransplantation 71, 120.
Knochenverletzungen bei Luxationen 94.

Knorpelreiben 22.
KOCHERsche Bruchlinien bei Ellenbogenfraktur 8, 159.
KOCHERsches Repositionsverfahren bei Schulterluxation 149.
Komminutivfraktur 7, 8.
— des Schädels 100.
Komplikationen bei Frakturen 27, 67, 111, 127, 141.
— bei Frakturinfekt 81.
— bei Luxationen 94, 148.
Komplizierte Fraktur 9, 77.
— Frakturbehandlung 77.
— Frakturheilung 36.
Kompressionsfraktur 5, 124.
Kompressionsschmerz 19, 136, 174, 187.
Kondylenfrakturen des Oberschenkels 212.
— der Tibia 219.
Konsolidation 36.
— ausbleibende 69.
— Dauer der 36.
— Störungen der 68.
Kontinuitätstrennung des Rückenmarks 127.
Kopf ‚Luxation des Kopfes 131.
Krepitation 22.
KRÖNLEINsche Luxationsstatistik 86, 139, 145, 165, 192.
KÜMMELLsche Krankheit 33, 128, 129.

Laminektomie bei Wirbelfrakturen 129.
Längsfrakturen 6.
Längsverschiebung bei Frakturen 24.
— bei Luxationen 88.
Lebensalter und Frakturhäufigkeit 10.
LE FORTsche Bruchlinien bei Oberkieferbrüchen 112, 113.
Lendenwirbelsäule, Luxationen 134.
Lig. cruciata, Verletzungen der 211, 217, 218.
Lig. iliofemorale 192, 195, 200.
Lig. patellae, Ruptur 215.
Liquorfluß bei Schädelbrüchen 104.
Lochbrüche des Schädeldaches 102.
LUDLOFFsches Symptom 21, 204.
Luftemphysem 36, 76, 109, 136.
Lungenverletzung 27.

Luxatio antebrachii 92, 165.
Luxatio centralis des Caput femoris 94, 187.
— coxae 192.
Luxatio pedis sub talo 230.
— radii 167.
— ulnae 167.
Luxation der Hand 177.
— von Handwurzelknochen 179.
Luxation der Zehen 231.
Luxation des Kreuzbeines 187.
Luxation des Darmbeins 186.
— des Daumens 181.
— Definition 1, 83.
Luxation des Hüftgelenkes 192.
— des Kniegelenkes 216.
Luxationen, Allgemeines 82.
Luxationen der Finger 181.
Luxationen des Metacarpus 180.
— der Patella 215.
Luxationen im Bereich des Ellenbogens 164.
Luxationsbehandlung 91.
Luxationsentstehung 85.
Luxationsformen 83.
Luxationsfrakturen 94.
— des Beckens 186.
— des Ellenbogens 167.
— des Oberarmes 95.
— der Wirbelsäule 128, 134, 135.
Luxationshäufigkeit 86.
Luxationsmechanismus 87.
Luxationsstatistik 86.

Malacie, posttraumatische, der Handwurzelknochen 179.
MALGAIGNEsche Beckenfraktur 185.
Malleolarfraktur 27, 225.
Mammacarcinom, Spontanfrakturen 3.
Markhöhle und Frakturcallus 38.
Marmorknochenkrankheit 4.
Marschfraktur 231.
Mediko-mechanische Übungstherapie 59.
Mehrfachfrakturen 6.
Meningitis 111.
Meniskusluxation 217.
MERKELscher Sporn 198.
Messung und Frakturdiagnostik 30.
Metacarpalia 180.
Metatarsalia, Frakturen und Luxationen 231.
MÖLLER-BARLOWsche Krankheit 4.
Muskelatrophie 40.

Muskelmechanik 20, 153, 155, 204, 210.
Muskelstupor 20.
Muskelzug 23.
Muskulatur, Heilungsvorgänge 39.
Myositis ossificans 76, 162.

Nachweis einer Fraktur 32.
Nagelextension nach STEIN-MANN 61.
Nagelung 65.
Nase, Frakturen 114.
N. axillaris, Verletzung bei Collumfrakturen des Oberarmes 155.
Nearthrose bei traumatischer Hüftluxation 85, 93, 196.
— nach Luxationen 94.
— pseudarthrotische 70.
— bei Schulterluxation 152.
Nebenverletzungen und Frakturdiagnostik 33.
— Komplikationen durch 72.
Nekrose nach Fraktur 72.
Nervenverletzung bei Frakturen 34, 75.
Nervenverletzungen bei Luxationen 95.
Notverband (SAUERscher) bei Unterkieferfrakturen 119.
Notversorgung der Frakturen 42.

Oberarmfrakturen 152.
Oberarmschaftfrakturen am oberen Ende 153.
— am unteren Ende 36, 156, 158.
Oberkiefer, Frakturen 112.
Oberschenkelfraktur, infratrochantere 68, 204.
— Schaftfraktur 206.
— supracondyläre 23, 209.
Oberschenkelfrakturen 197.
Olecranonfraktur 65, 168, 172.
Operative Frakturbehandlung 59.
Organverletzungen bei Frakturen 34, 77.
— bei Luxationen 95.
Os lunatum, Luxation 32, 179.
Os naviculare, Fraktur 32, 178.
Ossophyt 69.
Osteogenesis imperfekta, Spontanfraktur 4.
Osteomalacie, Spontanfraktur 4.

Osteomyelitis von Frakturen 81.
— Spontanfrakturen 4.
Osteosarkom 4.
Osteosynthese 59, 66.
Ostitis fibrosa, Spontanfrakturen 4.

Palpation und Frakturdiagnostik 29.
— örtliche 29.
— regionäre 29.
Parierfraktur der Ulna 27, 169.
Patella, Luxationen 215.
Patellarfraktur 13, 24, 26, 213.
Periostitis ossificans bei Frakturosteomyelitis 81.
Phalangen, Frakturen 180, 231.
Physikalische Therapie 59.
Plattfuß nach Frakturen 223, 225, 227.
Pleuraverletzung bei Rippenfrakturen 136.
— bei Sternalfrakturen 138.
— bei Claviculafrakturen 141.
Pneumonie als Frakturkomplikation 80, 202.
Popliteagefäße, Verletzungen der 73, 209, 217.
Prostatacarcinom bei Spontanfrakturen 4.
Provisorischer Callus 35.
Pseudarthrose des Oberschenkels 209.
— des Schenkelhalses 69, 201. 202.
— der Tibia 69, 71.
— der Ulna 71.
— des Unterarmes 175.
— des Unterschenkels 225.
Pseudarthrosenbildung 69.
Pyothorax 136.

Quadricepssehne, Ruptur der 215.
Querfrakturen 5.
Querschnittslähmung des Rückenmarks 27, 29, 127 129.

Rabenschnabelfortsatz, Frakturen 144.
Rachitis, Spontanfraktur 4.
Radialislähmung bei Oberarmfraktur 29, 156, 158.
Radius, Fraktur 15, 22, 39, 173.
— isolierte Frakturen 171.
Radiusköpfchen, Fraktur 171.
Radiusluxation 167.

Reibegefühl 22.
Reibegeräusch 22.
Reiten der Fragmente 22.
Rekurvation bei Unterschenkelfrakturen 222.
Reposition bei Frakturen 44.
— bei Luxationen 92.
— unmögliche 46.
— unnötige 45.
Retention bei Frakturen 47.
— bei Luxationen 92.
Retraktion, muskuläre 40.
Ringmutterschienenverband 119.
Rippenfrakturen 14, 21, 27, 35.
Rißmechanismus 12, 125.
Rollenzug 58, 215.
Röntgenuntersuchung der Frakturen 30.
ROSER-NELATONsche Linie 194, 200.
Rotationsluxation der Wirbelsäule 132, 133.
Rückenmarkskompression bei Wirbelfraktur 127.
Ruhigstellung, schmerzreflektorische 20.

SAUERscher Notverband bei Unterkieferfrakturen 119.
SAYREscher Heftpflasterverband 141.
— — bei Schlüsselbeinfraktur 142.
— — bei Schlüsselbeinluxation 144.
Scapula, Frakturen 144.
Schädelbasisfrakturen 12, 19, 103, 108.
Schädeldachbrüche 107.
Schädelfrakturen 97.
Schaftbrüche des Humerus 156.
Schaftfrakturen des Femur 206.
— des Radius 172.
— der Ulna 169.
— der Unterschenkelknochen 221.
SCHANZsche Wattekravatte 135.
Schenkelhalsfraktur 17, 25, 28, 29, 72, 197.
Schenkelhalspseudarthrose 69, 201, 202.
Schienenverbände 47.
Schlüsselbein, Frakturen 12, 139.
— Luxationen 142.
Schmerzreflektorische Ruhigstellung der Muskulatur 18.
Schmerzsymptom 18.

SCHÖMANNsche Zange 63, 205, 208, 210.
Schrägbrüche des unteren Humerusendes 160.
Schrägfraktur 5.
Schubwirkung siehe Abschermechanismus.
Schulterblatt, Frakturen 144.
Schultergürtel, Frakturen und Luxationen 138.
Schulterluxation 90, 145.
Schußfrakturen 78.
Schwachpunktfrakturen der Kiefer 117.
Semiflexion 53, 56, 57.
Serienfrakturen bei Rippenbrüchen 135.
Sinus pericranii 105.
Sinusthrombose nach Schädelfraktur 111.
Skorbut, Fraktur bei 4.
Spätkomplikationen 29.
Spiralfederextension 181.
Spiralfrakturen 6.
Spitzfuß 211, 223.
Splitterfraktur 7.
Spontanfrakturen 3, 4.
Sportverletzungen 10, 15, 17, 87, 106, 108, 137, 180, 198, 217, 219.
Stauchungsbruch des Tibiakopfes 219.
Stauchungseinkeilung 16.
Stauchungsmechanismus 5, 6, 15.
Stauchungsschmerz 18, 126.
Steckschüsse 78.
Stellung, Heilung in schlechter 67.
Sternum, Frakturen 137.
Störungen der Frakturheilung 67.
Streckverbände 51.
Stückbrüche 7, 11, 100, 175.
Stützkorsett bei Wirbelfraktur 130.
Subluxation 83, 85, 181, 212.

Subperiostale Fraktur 5, 227.
SUDECKsches Symptom 132.
Sukzedanfrakturen 9.
Suprakondyläre Oberarmfraktur 31.
— Oberschenkelfraktur 23.
Symptome bei Frakturen 18, 29, 197.
— bei Luxationen 87.

Talus, Frakturen 228.
Tetanus nach Frakturen 28, 82.
Tetanusantitoxin bei komplizierter Fraktur 78.
T-Fraktur 7, 8, 161, 213.
Thrombose und Embolie 29, 75.
Tibiafrakturen, isolierte 227.
Torsionsmechanismus 17, 124, 212, 227.
Trauma 3.
Trochanter major, Fraktur 203.
— minor, Fraktur 21, 204.
Tuberositas tibiae, Abrißfraktur 221.
Tumoren bei Spontanfrakturen 4.
Übergangscallus 35.
Übungstherapie, medikomechanische 59.
Ulna, isolierte Frakturen 38, 168.
— — Luxationen 167, 176.
Ulnaschaftfraktur mit Luxation des Radiusköpfchens 170.
Unterkiefer, Frakturen 12, 115.
— Luxationen 119.
Unterschenkelfrakturen, supramalleloläre 224.
Urininfiltration 189.
Urinphlegmone 189.

Veraltete Luxation 93.
Verletzung der A. und V. brachialis 162.

Verletzung von Beckenvenen 189.
— der Harnblase 189.
— der Harnröhre 189.
Verletzung des N. axillaris bei Schulterluxation 155.
Verletzungskrankheit, Fraktur als 1.
Verletzungssymptome bei Frakturen 18.
— bei Luxationen 88.
Verschraubung 65.
Verzahnung 63.
VOLKMANNsches Dreieck 226.
VOLKMANN-Schiene 42, 48, 202, 212, 218.
Vorderarm, Frakturen 66, 72, 167.
— Luxationen 176.

Wackelknie 217, 219.
Wahrscheinlichkeitsdiagnose bei Frakturen 27.
Weichteile, Heilung der umgebenden 39.
Weichteilhämatom 19.
Wirbelluxationen 131.
Wirbelsäule, Frakturen 16, 123.
— Luxation 131.
Wundinfektion von Frakturen 81.

Y-Fraktur 8, 161, 213.

Zangenextension 63, 205, 208, 210.
Zeitdauer der Frakturkonsolidation 36.
Zentrale Luxation des Schenkelkopfes 94, 187.
Zerreißung der A. meningea media 107, 271.
Zertrümmerungsbrüche des Schädels 100.
Zuppingerprinzip 53.
Zwangsstellung bei Luxationen 90.

Berichtigungen.

Zeichnungsvorlage s. Abb. 63. S. 62.
ile 6. Statt Abb. 36: Abb. 7. 88. 150. 155. 172. 212. 228.
Muß um 180° gedreht gedacht werden.
ile 11. Statt Semiflorien: Semiflexion.
Zeichnungsvorlage aus Corning, Lehrbuch der topographischen Anatomie.
Zeichnungsvorlage aus Spalteholz, Anatomie des Menschen.
Zeichnungsvorlage aus Mollier, Plastische Anatomie.